Clinical Rehabilitation of Nasopharyngeal Carcinoma

鼻咽癌
临床康复

主　　编 陈传本　王　维

名誉主编 郎锦义　胡超苏

主　　审 马　骏　易俊林

副 主 编 邱素芳　何　侠　李金高　陈晓钟　申良方

人民卫生出版社
·北京·

图书在版编目（CIP）数据

鼻咽癌临床康复 / 陈传本，王维主编． -- 北京：人民
卫生出版社，2024.11． -- ISBN 978-7-117-37249-7

Ⅰ．R739.630.9

中国国家版本馆 CIP 数据核字第 2024YK9458 号

人卫智网	www.ipmph.com	医学教育、学术、考试、健康， 购书智慧智能综合服务平台
人卫官网	www.pmph.com	人卫官方资讯发布平台

鼻咽癌临床康复
Biyan'ai Linchuang Kangfu

主　　编：陈传本　王　维
出版发行：人民卫生出版社（中继线 010-59780011）
地　　址：北京市朝阳区潘家园南里 19 号
邮　　编：100021
E - mail：pmph @ pmph.com
购书热线：010-59787592　010-59787584　010-65264830
印　　刷：三河市宏达印刷有限公司
经　　销：新华书店
开　　本：889×1194　1/16　印张：20
字　　数：647 千字
版　　次：2024 年 11 月第 1 版
印　　次：2024 年 11 月第 1 次印刷
标准书号：ISBN 978-7-117-37249-7
定　　价：139.00 元

打击盗版举报电话：010-59787491　E-mail：WQ @ pmph.com
质量问题联系电话：010-59787234　E-mail：zhiliang @ pmph.com
数字融合服务电话：4001118166　E-mail：zengzhi @ pmph.com

编　委（以姓氏音序为序）

白　静　包头市肿瘤医院	刘荣强　福建医科大学附属南平市第一医院
蔡宏懿　甘肃省人民医院	陆　颖　柳州市工人医院
陈　隐　福建省肿瘤医院	陆雪官　复旦大学附属肿瘤医院
陈传本　福建省肿瘤医院	骆惠玉　福建省肿瘤医院
陈俊强　福建省肿瘤医院	马　骏　中山大学肿瘤防治中心
陈明远　中山大学肿瘤防治中心	麦海强　中山大学肿瘤防治中心
陈晓钟　浙江省肿瘤医院	倪晓雷　龙岩市第一医院
陈秀梅　福建省肿瘤医院	齐　榕　福建省肿瘤医院
陈子龙　福建医科大学附属泉州第一医院	乔　俏　中国医科大学附属第一医院
冯　梅　四川省肿瘤医院	秦继勇　云南省肿瘤医院
付　强　华中科技大学同济医学院附属同济医院	邱素芳　福建省肿瘤医院
傅志超　中国人民解放军联勤保障部队第九〇〇医院	曲宝林　中国人民解放军总医院第一医学中心
高　劲　中国科学技术大学附属第一医院西区	申良方　中南大学湘雅医院
龚晓昌　江西省肿瘤医院	孙　艳　北京大学肿瘤医院
官　键　南方医科大学南方医院	孙　颖　中山大学肿瘤防治中心
韩　非　中山大学肿瘤防治中心	王　军　甘肃省肿瘤医院
韩亚骞　中南大学湘雅医学院附属肿瘤医院	王　维　重庆医科大学附属第二医院
何　侠　江苏省肿瘤医院	王　颖　重庆大学附属肿瘤医院
洪金省　福建医科大学附属第一医院	王佩国　天津医科大学肿瘤医院
胡超苏　复旦大学附属肿瘤医院	王若峥　新疆医科大学附属肿瘤医院
胡广原　华中科技大学同济医学院附属同济医院	王孝深　复旦大学附属眼耳鼻喉科医院
黄建丽　福建医科大学附属漳州市医院	吴　慧　河南省肿瘤医院
黄清廷　上海市质子重离子医院	徐本华　福建医科大学附属协和医院
贾晓晶　吉林大学白求恩第二医院	杨华清　福建省肿瘤医院
金　风　贵州医科大学附属肿瘤医院	杨坤禹　华中科技大学同济医学院附属协和医院
郎锦义　四川省肿瘤医院	尹　丽　江苏省肿瘤医院
李　超　三明市第二医院	张　勇　河南省肿瘤医院
李　龄　广西医科大学附属肿瘤医院	张秋宁　甘肃省肿瘤医院
李　霞　辽宁省肿瘤医院	张石川　四川省肿瘤医院
李金高　江西省肿瘤医院	钟亚华　武汉大学中南医院
林　勤　厦门大学附属第一医院	朱荔丰　福建省三明市第一医院

编 者 （按姓氏音序排序）

陈 歆	陈 妍	陈锡山	丁 力	何天宇	江庆华	孔祥虎	况志星	兰 美	郎锦义	李 阳	李 莹
李安川	李枋霏	李倩倩	李倩侠	梁岚青	廖东霞	廖文军	林 冰	林巧婧	林水芹	刘 沁	刘 青
刘春凤	刘培桃	刘绍永	卢天柱	吕文龙	莫炎霖	倪梦珊	彭珊珊	邱 晶	邱 玲	沈春英	沈文斌
苏碧玲	孙 斌	孙健达	孙学明	童铷烯	王 景	王 丽	王朝嘉	王建凯	王鑫鹏	翁友良	吴 迅
吴 峥	吴求吉	吴三纲	熊 倩	熊 伟	胥 莹	徐 鹏	徐思琪	薛 芬	杨 眉	杨欢欢	杨筱萃
阴 骏	尹珍珍	于洋洋	张 鹏	张 叶	张洋洋	赵 丹	赵 彦	钟春红	周 琴	周 鑫	周冠群
周凌然	朱虹玉	卓 妍									

编写秘书 翁友良 李 莹 徐思琪 吴丽水

4

陈传本

　　二级主任医师、教授、博士研究生导师，福建医科大学肿瘤临床医学院院长，福建省肿瘤医院原院长。享受国务院政府特殊津贴专家、福建省卫生健康突出贡献中青年专家、福建省首批"省级高层次人才（B类）"，福建省肿瘤防治办公室主任、福建省肿瘤性疾病医疗质量控制中心负责人。长期从事肿瘤诊治与基础研究，擅长鼻咽癌、舌癌、口咽癌、喉癌、鼻窦癌等头颈部恶性肿瘤的放射治疗、三维适形调强放射治疗等精确放射治疗及综合治疗，尤其在鼻咽癌的诊治方面具有丰富的临床经验。

　　兼任中国临床肿瘤学会理事，中国临床肿瘤学会鼻咽癌专家委员会副主任委员、肿瘤放射治疗专家委员会常务委员，中国抗癌协会常务理事，中国抗癌协会肿瘤放射治疗专业委员会常务委员、肿瘤热疗专业委员会常务委员，福建省医师协会肿瘤放射诊断科医师分会会长，福建省抗癌协会会长、肿瘤放射治疗专业委员会主任委员、鼻咽癌专业委员会副主任委员，福建省医学会放射肿瘤治疗学分会副主任委员、肿瘤学分会副主任委员。近年主持福建省自然科学基金项目、福建省卫生健康委员会省医学创新课题多项。曾多次获得福建省科学技术进步奖一等奖、二等奖，福建省医学科技奖二等奖等。以第一作者或通讯作者发表学术文章 52 篇，被 SCI 收录 30 篇，其中关于安罗替尼联合 PD-1 抑制剂治疗晚期宫颈癌的 II 期临床研究成果，以通讯作者身份发表在全球肿瘤治疗领域权威期刊 *Journal of Clinical Oncology*（影响因子为 45）。在国家级核心期刊发表学术文章 8 篇，主持的研究项目入选中国科学技术协会发布的 60 个重大科学问题和工程技术难题。主编《常见肿瘤放射治疗宣教手册》《2018 年福建省恶性肿瘤报告》《2019 年福建省恶性肿瘤报告》等。

王 维

中西医结合主任医师,教授,博士研究生导师、博士后导师。重庆医科大学附属第二医院中西医结合科学科带头人。重庆市妇女联合会副主席。国家青年岐黄学者,重庆英才·创新创业领军人才,重庆市中西医结合学术技术带头人,国家区域中医(肿瘤)诊疗中心培育单位主任,国家中医药管理局中医肿瘤重点专科带头人,国家中西医协同"旗舰"科室主任,国医大师金世元学术经验传承人及传承工作室(重庆)负责人,全国名中医王辉武学术经验传承人,全国名老中医药专家学术经验继承人及传承工作室负责人,重庆市中西医结合防治肿瘤创新研发中心主任,重庆市中医药防治肺癌传承创新团队带头人,北京大学重庆大数据研究院智慧中西医研究中心顾问,重庆市中医药专家学术经验继承工作指导老师。

兼任世界中医药学会联合会肿瘤经方治疗研究专业委员会副会长,中国中医药信息学会肿瘤康复分会会长,中国抗癌协会中西整合乳腺癌专业委员会副主任委员,中国中医药研究促进会青年医师分会副会长,重庆市康复医学会肿瘤康复专业委员会、重庆市医药生物技术协会中医肿瘤和肿瘤康复专委会、重庆抗癌协会肿瘤心理学专委会主任委员等。曾获国家卫生健康委优秀巡讲专家、全国巾帼建功标兵、中国康复医学会优秀康复医师、重庆十佳科技青年等荣誉称号。

擅长中西医结合治疗中晚期恶性肿瘤,中医药辅助术后、放化疗后肿瘤患者康复调理及预防肿瘤转移复发,中医药治疗放化疗后白细胞降低、免疫功能低下、食欲不振、恶心、呕吐、便秘等。在亚健康状态人群治未病调理、养生防癌、癌前病变治疗方面有较高造诣。

在国内创新性提出中医"六位一体"肿瘤全程管理整合模式,并得到多位院士、国医大师等国内知名中西医专家高度评价。科研成果曾获中国民族医药协会科学技术进步奖一等奖、中国民族医药学会科学技术奖二等奖、中国中医药研究促进会科学技术进步奖二等奖、重庆市科技进步奖二等奖等奖项。

主持或参与国家中医管理局中医药行业科研专项项目、国家重点研发计划子课题及省部级科研课题等30余项;发表学术文章40余篇;在国内外学术会议作重要报告100余次,先后3次受邀美国整合肿瘤医学会(SIO)大会发言。开发中医肿瘤防治新技术20余项,国家发明专利24项,其科技成果转化金额达1 700余万元。主编《肿瘤防治新模式研究与实践:中医"六位一体"整合模式》《肿瘤防治手册:中医"六位一体"整合模式问与答》,副主编《肺癌临床康复治疗》、"肿瘤防治科普丛书"《认识肿瘤》分册,参编《康复医学》(第2版)、《食管癌临床康复》、《临床肿瘤康复》、《中医内科学:肿瘤分册》等专著及教材10余部。

郎锦义

一级主任医师、二级教授、博士研究生导师。四川省人民政府参事、放射肿瘤学四川省重点实验室主任、电子科技大学肿瘤医工研究院院长、成都中医药大学中西医结合肿瘤研究院院长、四川省肿瘤临床医学研究中心主任、四川省肿瘤医院放射治疗中心省甲级重点医学学科带头人、国家重点肿瘤专科学科带头人。国家卫生计生突出贡献中青年专家，中央保健会诊专家，享受国务院政府特殊津贴专家，四川省学术和技术带头人，四川省干部保健专家委员会专家。曾获四川省杰出人才奖，获"全国优秀科技工作者""首届国之名医"、四川省首批"天府名医"荣誉称号。

兼任中华医学会放射肿瘤治疗学分会第八届委员会主任委员、放射外科学组组长，中国抗癌协会鼻咽癌专业委员会主任委员、放射肿瘤治疗专业委员会副主任委员，四川省抗癌协会理事长，西部放射治疗协会理事长，四川省医学会放射肿瘤学专业委员会主任委员。《肿瘤预防与治疗》杂志主编、*Reports of Practical Oncology and Radiotherapy* 杂志编委。长期致力于肿瘤放射治疗工作的开展，主持参与了多部临床指南、技术规范、临床路径的讨论和制订，包括"鼻咽癌 92 分期"和《NCCN 头颈部肿瘤临床实践指南（中国版）：2010 年 第一版》，主导完成《头颈部鳞癌综合治疗：中国专家共识 2013 版》。率先在国内开展"高剂量率后装腔内放射治疗鼻咽癌"研究，该法现已成为鼻咽癌腔内联合治疗的经典方法。承担国家级课题十余项，其中国家自然科学基金项目 3 项，国家科技支撑计划项目 3 项（包括国家"863"计划课题子课题项目等）。合著著作 9 部，获得发明专利 3 项；获得四川省科学技术进步奖二等奖 3 项、三等奖 2 项，四川省医学科技奖一等奖 2 项，成都市科学技术进步奖二等奖 1 项、三等奖 2 项，累计发表论文百余篇。

胡超苏

  主任医师，教授，博士研究生导师。复旦大学鼻咽癌诊治中心主任，鼻咽癌首席专家，中国抗癌协会鼻咽癌专业委员会前任主任委员，上海市医学会肿瘤放射治疗专科分会前任主任委员，国家肿瘤质控中心鼻咽癌质控专家委员会主任委员，中国临床肿瘤学会鼻咽癌专家委员会副主任委员，中国临床肿瘤学会头颈肿瘤专家委员会候任主任委员，中国抗癌协会神经肿瘤专业委员会常务委员，中国抗癌协会肿瘤放射治疗专业委员会常务委员，上海市抗癌协会鼻咽癌专业委员会名誉主任委员。分别于1994年和2004年在美国威廉博蒙特医院放射治疗科和安德森癌症中心放射治疗科进修。主要从事鼻咽癌及头颈部肿瘤的放射治疗及综合治疗工作。发表论文150余篇。曾获中国抗癌协会科技奖一等奖、教育部科技进步奖二等奖、上海市科学技术奖三等奖、上海市抗癌科技奖二等奖等。

马 骏

中国科学院院士,享受国务院政府特殊津贴专家,中山大学肿瘤防治中心常务副主任、常务副院长。主要研究方向为鼻咽癌的精准诊治,提出了鼻咽癌临床分期诊断国际新标准,创立了晚期鼻咽癌化疗联合放疗增效新方案及低风险鼻咽癌的"减毒"治疗新策略,牵头制订了《中 - 美临床肿瘤学会鼻咽癌诊治国际指南》,指导了全球的临床实践,实现了我国鼻咽癌诊疗水平从"跟跑"到"领跑"的跨越。以通信作者身份发表 SCI 论著 230 余篇,包括 *NEJM*、*Lancet*（2 篇）、*JAMA*、*BMJ*（2 篇）、*Nat Med*、*Lancet Oncology*（5 篇）、*Ann Oncol*（2 篇）。

现任国务院学位委员会第八届学科评议组特种医学组召集人。兼任中国抗癌协会鼻咽癌专业委员会主任委员、广东省抗癌学会理事、*Cancer Communications* 执行编委,担任中国 - 美国临床肿瘤协会（CSCO-ASCO）鼻咽癌临床诊治指南委员会联合主席及牵头人、美国临床肿瘤学会（ASCO）全体大会评审委员及继续教育会委员、美国国家癌症研究院（NCI）鼻咽癌临床试验设计委员会委员、全球鼻咽癌化疗荟萃分析执行委员会（MAC-NPC）委员、欧洲肿瘤内科学会（ESMO）年会头颈部肿瘤专场学术委员会委员。

以第一完成人荣获国家科学技术进步二等奖 2 项（2015 年、2009 年）、教育部高等学校科学研究优秀成果奖（科学技术）一等奖 2 项（2021 年、2015 年）、广东省科技进步奖一等奖 3 项（2022 年、2015 年、2008 年）,获评"中国高等学校十大科技进展"2 项（2012 年、2019 年）、"中国生命科学十大进展"2 项（2021 年、2019 年）。曾获"吴阶平医药创新奖"（2020 年）、"广东省科学技术突出贡献奖"（2019 年）、"CSCO 临床肿瘤学年度成就奖"（2019 年）,首届"全国创新争先奖"（2017 年）等奖项。获评为"全国优秀科技工作者"（2014 年）、国家百千万人才工程"有突出贡献中青年专家"（2013 年）、"国家高层次人才特殊支持计划领军人才"（2016 年）、"百名南粤杰出人才"（2013 年）、"卫生部有突出贡献中青年专家"（2010 年）等荣誉称号。获得何梁何利基金科学与技术进步奖、吴阶平医药创新奖、谈家桢生命科学奖、首届全国创新争先奖状等奖项。培养多名国家高层次人才,5 人为长江学者特聘教授（2 人）、"国家杰出青年科学基金"资助、"国家优秀青年科学基金"资助、青年长江学者,带领团队入选教育部"创新团队发展计划"、科技部"重点领域创新团队"、国家外专局 / 教育部高等学校学科创新引智基地。

易俊林

主任医师，博士研究生导师，中国医学科学院肿瘤医院放射治疗科副主任，河北中国医学科学院肿瘤医院质子放疗中心主任。在放疗领域工作30年，擅长鼻咽癌、头颈肿瘤、脑瘤的放射治疗和综合治疗，掌握最新放射治疗技术。组织国家肿瘤质控中心放疗质控专家委员会制订《鼻咽癌靶区勾画和计划设计指南》。开展鼻咽癌优化治疗方案，降低治疗相关毒性，提高生活质量的研究，论文被美国临床肿瘤学会-中国临床肿瘤学会（ASCO-CSCO）鼻咽癌治疗指南引用，作为编者参加ASCO-CSCO鼻咽癌治疗指南的编写。致力于通过优化多学科综合治疗方案，提高头颈肿瘤器官功能保全率和生存力的研究，特别是下咽癌保留喉功能的治疗策略，大大提高了下咽癌的治疗效果和患者的生活质量。相关论文多次在美国学术年会上报道并被评为最佳论文，并发表在业内具有影响力的期刊，且被SCI收录；编写论著10余部，学术造诣和研究成果得到业界公认。兼任国际原子能机构地区协作项目"癌症管理中姑息性放疗的多学科方法"中国国家项目协调员，亚洲放射治疗联盟（FARO）中国代表，中华医学会放射肿瘤治疗学分会第八届青年委员会副主任委员，国家癌症中心国家肿瘤质控中心喉癌质控专家委员会主任委员、鼻咽癌质控专家委员会副主任委员，中国临床肿瘤学会鼻咽癌专家委员会候任主任委员，中国抗癌协会鼻咽癌专业委员会副主任委员，中国人体健康科技促进会鼻咽癌专业委员会副主任委员，中国人体健康科技促进会质子重离子放射治疗专业委员会副主任委员，中国医疗保健国际交流促进会鼻咽癌防治分会副主任委员，中国研究型医院学会放射肿瘤学会专业委员会秘书长等。

　　鼻咽癌为耳鼻咽喉最常见的恶性肿瘤之一，其具有独特的流行病学和地理分布特点。国际癌症研究机构公布的数据显示，2020 年全球鼻咽癌新发病例数达 13 万余人，70% 以上的病例分布在东亚和东南亚。我国是鼻咽癌高发区，发病率是世界其他地区的 50～100 倍，其中广东、广西、福建、江西等南方地区明显高于北方地区。随着精准治疗的发展和调强放射治疗的推广，化疗、靶向治疗、免疫治疗及中医中药的整合应用，因人制宜制定个性化诊疗策略的探索，鼻咽癌治疗取得了里程碑式的进步。早期鼻咽癌（Ⅰ期、Ⅱ期）的 5 年生存率在 90% 以上，甚至接近 100%，局部晚期鼻咽癌（Ⅲ期、Ⅳ期）也在 80% 左右。然而鼻咽癌放化疗后伴随的毒副作用，严重影响患者的治疗依从性及长期生活质量。随着鼻咽癌调强放射治疗的广泛应用，肿瘤患者的生存期得到很大改善。如何减轻或消除肿瘤及其治疗对患者造成的痛苦和损伤，促使患者在躯体、心理、社会等方面获得最大程度的恢复，以及如何对不良反应进行积极有效的预测和管理，已成为全社会关注的问题，也突显了当前肿瘤临床康复的重要性。

　　近年来，患者在躯体、心理、社会及职业上的康复需求显著增加，促进了康复医学的发展。康复医学（rehabilitation medicine）是医学的一个新分支学科，与预防医学、保健医学、临床医学并称为"四大医学"，是具有独立的理论基础、功能测评方法、治疗技能和规范的医学应用学科，旨在加速人体伤病后的恢复进程，预防和 / 或减轻其后遗功能障碍程度，帮助病伤残者回归社会，提高其生存质量。肿瘤本身及其治疗常导致一系列不适症状，康复医学能通过心理疏导、康复训练等来帮助患者，减轻治疗带来的不良反应和后遗症，使患者能够最大限度地恢复身体、心理、社会和职业功能，达到回归家庭、回归社会、回归工作岗位需求的远期目标。中医学作为我国代代相传的智慧结晶，其在肿瘤康复方面的潜力更是有待发掘。将康复治疗技术与传统中医疗法相整合，通过运动功能锻炼、饮食营养调整、口腔卫生管理、药剂药量指导等多方面引导患者主动进行康复训练，改善症状，提高生活质量。创新发展我国肿瘤康复医学学科，中西医相结合，打造我国特色的肿瘤康复事业，走出一条具有中国特色的鼻咽癌临床康复之路。

　　近十年来，我国积极推动医疗卫生事业从以治病为中心向以人民健康为中心的重大转变。肿瘤防治工作成了健康中国行动的重要组成部分，其所包含的内容更是十分丰富，肿瘤康复就是其中举足轻重的一部分，越来越受到广泛的关注。鉴于鼻咽癌在我国的发病特点，我们需要一部符合我国国情的康复指导专著。依托中国临床肿瘤学会鼻咽癌专家委员会，由陈传本教授、王维教授组织相关专家编写的《鼻咽癌临床康复》是一部具有我国特色的鼻咽癌康复专著。该书在整合中西医治疗的基础上，对肿瘤患者各个时期进行康复指导，把"整合康复学"理念应用于临床实践，涉及躯体康复、心理治疗、饮食康复、运动康复、中药、中医康复等内容，阐述了一个符合中国特色的鼻咽癌临床康复理论体系。该书结构严谨、内容丰富、立意深远、取材新颖，对国内外鼻咽癌领域取得的最新研究成果进行展示，从多角度帮助医护人员关注肿瘤患者全方位需求，为患者提供全程、全生命周期的优质服务，做肿瘤患者"生命线"的守护者，是一本很有参考价值的指导书籍。

樊代明

中国抗癌协会理事长

中国工程院院士

美国医学科学院外籍院士

法国医学科学院外籍院士

2024 年 10 月 1 日

第二部分 各 论

附录 291

第一部分

总　论

第一章 概 论

第一节 鼻咽癌康复的定义及现状

一、鼻咽癌康复医学的定义

（一）名词释义与分析

对于肿瘤康复，世界卫生组织给出了这样的定义：肿瘤康复是帮助患者最大限度地改善因肿瘤及其治疗所导致的躯体和 / 或心理功能障碍、社会属性受损和职业能力下降等。从定义不难看出肿瘤康复医学是一个涉及多学科团队（multi-disciplinary team，MDT）的全面治疗过程，它集合了内科、外科、放疗科、疼痛科、病理科等多个学科对患者进行全面管理；通过积极预防肿瘤复发、延长患者生存期、改善预后，同时关注患者的心理状况，最大程度地提升生活质量[1]。在国外，肿瘤康复医学被译为"cancer rehabilitation"，以恢复生理功能为主要目的，比如鼻咽肿瘤外科术后的吞咽、语言功能恢复等。

（二）概念

1. 广义概念 广义的肿瘤康复医学是指，为了使患者由于肿瘤本身和抗肿瘤治疗所造成的躯体残缺、生理功能异常、心理障碍等恢复功能，而采取的医学、教育、心理疏导等综合手段治疗的过程。肿瘤康复服务的提供者为多学科协作团队，由各个专科的医师、护士、物理治疗师、职业治疗师、营养治疗师、心理学家、社会工作者、志愿者等组成的跨学科团队，以满足患者的个人需求[2]。其目的是减轻或消除肿瘤及其治疗给患者造成的痛苦和损伤，促使患者在身体、社会、心理和职业等方面得到最大程度的恢复，以达到"减少肿瘤复发转移，减轻放射后遗症，提高生存质量"的要求。之所以要将肿瘤康复的概念分为广义和狭义是为了更好地体现肿瘤康复所包含内容之丰富，涉及学科、临床专业人员之多这一特点，也是为了肿瘤康复这一门正在发展的学科能在世界范围更全面、更多元化地发展起来[3]。

2. 狭义概念 狭义的肿瘤康复医学即指以物理治疗与康复治疗为基础的专业医学学科分支。其主要参与人员是康复治疗师、物理治疗师等，基于相关的器械及非药物疗法等手段来实现医疗服务[4]。目的是帮助癌症患者恢复躯体及生理功能，即进行独立或更复杂活动所需的基本行动能力[5]，一般不涉及心理、社会、职业等方面的问题。生理功能是否恢复很大程度上决定了患者回归家庭与社会的速度快慢，决定了患者的生活质量高低。对于鼻咽癌患者，康复内容主要包括：①改善吞咽功能；②改善构音障碍；③改善张口受限；④控制颈部疼痛；⑤缓解转颈困难等。

3. 鼻咽癌康复医学定义 本书提议将鼻咽癌康复医学定义为以多学科合作团队为基础，以鼻咽癌患者需求为中心，从鼻咽癌的诊断开始到生命结束，提供一系列身心帮助及社会支持、医疗服务，从而帮助肿瘤患者在疾病及治疗的有限范围内获得最大的身体、社会、心理和职业功能支持。

二、鼻咽癌康复医学现状

（一）我国鼻咽癌流行情况与需求现状

根据国际癌症研究机构公布的癌症数据显示，2018 年全球鼻咽癌新发病例数达 12 万余人，与鼻咽癌相关的死亡人数达 7 万余人[6]。鼻咽癌具有独特的地理分布特点，我国是鼻咽癌的高发区，广东、广西、福建、江西等南方地区的发病率明显高于北方地区。放射治疗是鼻咽癌治疗的基础，随着三维适形放射治疗、调强放射治疗等技术在鼻咽癌中的应用，以及靶向、免疫等治疗手段的发展，鼻咽癌的 5 年生存率得到显著提高。

尽管如此，鼻咽癌患者在治疗过程中仍然面临着许多挑战。癌症本身、不同的治疗手段等因素均可能对肿瘤患者的生理和心理造成不同程度的不良影响，患者普遍存在癌症相关疲劳（cancer-related fatigue，CRT），即"与癌症或癌症治疗相关的身体、情感、认知疲劳，与最近的活动不成比例，并干扰正常功能"，这种疲劳在治疗开始前就已经普遍存在，治疗期间疲劳程度更加严重。CRT 是癌症和癌症治疗中最常见和最令人痛苦的症状之一，致使患者难以很好地回归社会、家庭[7]。因此，越来越多的患者及其家属不仅希望控制肿瘤本身，还希望获得更高的生活质量以达到身心和谐的目的。随着肿瘤患者多方面需求的增加，肿瘤康复服务的重要性日益突出。有研究表明，康复干预对具有癌症病史的个体是有一定效果的[8]。康复治疗不仅可以减少肿瘤治疗过程中的各种不良反应带来的负面影响，并且能显著提高肿瘤患者的生存质量。

然而，目前在肿瘤康复领域还存在着许多问题，政府对医疗保健的投入资金有限，在肿瘤治疗和康复方面接受专业培训的医疗康复人员不足，患者及肿瘤专科医生缺乏对癌症康复深刻的认识等，这些问题使得仅有部分患者在治疗肿瘤过程中出现相关损伤和残疾后才开始重视康复治疗[9]。当前肿瘤康复模式仍有一定的局限性，如在肿瘤治疗过程中高发的相关功能性疾病并未得到有效的康复干预[10]；如有进行康复干预的患者，干预措施的有效性必须被评估，以判断它们是否有益于患者，康复方案是否需要进行调整[11]。基于这些问题，我们希望医疗机构能尽可能地提供高质量、全面、多学科的肿瘤康复服务，以尽可能地提高癌症幸存者的功能水平和生活质量[12]。

（二）鼻咽癌康复服务团队

近年来，肿瘤 MDT 治疗模式发展迅速，该模式同样也适用于鼻咽癌。在中国临床肿瘤学会（Chinese Society of Clinical Oncology，CSCO）2020 版鼻咽癌诊疗指南中就提到了鼻咽癌的治疗总则即为 MDT 治疗。具体指患者在治疗前应由多个学科专家（放疗科、肿瘤内科、放射诊断科、头颈外科、耳鼻咽喉科等）组成的专家团队共同分析患者的临床表现、影像、病理和分子生物学资料，对患者的一般状况、基础疾病、病理诊断、分期、疾病发展趋向和预后做出全面的评估，并根据当前的国内外诊疗规范 / 指南或循证医学证据，结合现有的治疗手段，共同制订科学、合理、规范的整体治疗方案。多学科团队在治疗过程中根据患者机体状况的变化、肿瘤对治疗的反应而适时调整治疗方案[13]。如果患者在康复阶段缺乏多学科团队的帮助，经规范化治疗后可能会出现远期毒性反应，如牙关紧闭、口腔干燥、味觉改变、张口受限等，会给患者带来社会心理问题，严重影响患者正常生活。由于上述并发症的出现，患者对急性护理和长期康复的需求正在不断增加[14]。对于鼻咽癌放疗后的患者来说，合理开展早期康复训练可明显改善患者的身体状况，改善营养状态，减轻放疗、化疗带来的毒副作用，有助于患者治疗后恢复功能，提高患者的生存质量。对接受同步放化疗的头颈部肿瘤的患者进行运动康复有助于提高他们的功能和生活质量，还可以降低治疗后疲劳程度恶化的概率[15]。正是这些人群的康复需求和医疗技术的进步促进了肿瘤康复医学的发展，进而帮助患者更好地回归自我、回归家庭、回归社会。

（三）鼻咽癌康复的发展

多学科肿瘤康复团队是肿瘤康复的临床实践基础，然而在多学科的协作中，康复科专业人员与肿瘤科护理人员的衔接仍较为薄弱[16]。目前，肿瘤康复领域的发展还面临着诸多挑战。基于这些挑战，应该通过发展新技术和建立临床肿瘤康复门诊等规范路径来推动肿瘤康复的应用与实践。

1. 建立健全康复服务体系　肿瘤的临床治疗手段多种多样，但肿瘤患者的康复现状仍不容乐观。肿瘤治疗后产生的心理、躯体上的负面影响，需要我们提高警惕。尽管当前已经开展了肿瘤康复的实践，但仍有大量的患者未能享受到康复治疗带来的益处或者其需求仍没有得到满足[17]。肿瘤康复是一个长期且充满艰难险阻的过程，需要合理地制订完善的康复计划。通过分析康复计划的实现程度，及时做出相应的调整，有利于提高康复的疗效。

通过一系列全面、综合的评估，需要进一步完善鼻咽癌康复服务体系，如躯体康复、心理治疗、饮食康复等方面。心理和身体干预包括针灸、冥想、按摩疗法、瑜伽等，可以改善肿瘤患者生存期间的症状[18]。营养支持在肿瘤治疗的各个阶段都起着重要作用,适时地将营养治疗与物理治疗和运动治疗相结合,有助于预防和减少与治疗相关的副作用[19]。心理治疗可帮助患者缓解对疾病的恐惧、焦虑、抑郁等不良情绪,在患者康复过程中也起到至关重要的作用。同时,也可通过建立肿瘤康复规范化门诊来帮助肿瘤患者进行康复,即通过详细评估患者的躯体功能、心理健康、营养状态及生活质量等情况,为患者制订从医院到家庭的详细、个体化的康复治疗方案,根据患者的整体情况给予患者离院后的药物、营养、心理等各方面的指导[20]。

2. 发展中国特色的鼻咽癌临床康复　巧妙地将中西医相结合,走出一条具有中国特色的鼻咽癌临床康复之路。中医学作为中国特色的治疗手段在鼻咽癌的康复治疗过程中有其独特的优势。近年来,中医药在肿瘤的预防和治疗中得到广泛应用,中西联合的治疗方案越来越得到认可。有研究发现,中药通过调节 DNA 甲基化修饰过程而发挥着重要的抗肿瘤作用,中医理论的平衡和整体概念与肿瘤环境中 DNA 甲基化修饰的平衡不谋而合[21]。此外,中药还具有降低药物不良反应、增强患者机体免疫力等疗效,可以减轻鼻咽癌患者放化疗后的不良反应及提高生活质量,改善预后[22]。强调联合多学科为患者制订个体化的康复方案,规律随访评估疗效,根据实际情况及时调整方案;及早介入,针对放化疗副作用进行预防性干预,减轻治疗的毒副作用和并发症,体现了未病先防的治未病中医理念[23]。将现代康复治疗技术与传统中医药疗法相结合,统筹兼顾,辨证论治,制订鼻咽癌康复的长期治疗目标和短期的康复目标,同时关注患者恢复情况及具体康复需求,身心并治,标本兼顾。不仅可以改善症状,提高生活质量,还有助于防止肿瘤复发转移。

(陈传本　邱素芳　翁友良)

 扫一扫,查阅参考文献

第二节　鼻咽癌康复管理策略与模式

在现代诊疗模式下,随着磁共振诊断技术的广泛普及,精确放疗技术的逐步应用,以及综合治疗模式的不断优化,鼻咽癌的总体疗效整体得到了明显的改善[1]。目前,初诊鼻咽癌的 5 年整体生存率在 80% 以上[2]。由于鼻咽癌患者整体疗效的改善,越来越多的患者治疗后能获得长期生存[3]。因此,如何全程管理和随访治疗后长期生存的鼻咽癌患者,贯穿着鼻咽癌康复的全程,从简单的患者管理上升为疾病管理,转变为健康管理,是所有从事鼻咽癌诊疗工作的医务工作者需要一直努力的目标。

肿瘤康复是指调动医、患、家庭及社会的积极性,综合运用各种技术措施,帮助鼻咽癌患者最大限度地主动获得和恢复躯体、社会、心理和职业能力[4]。鼻咽癌的康复管理内容较广泛,主要包括心理、药物、运动、饮食及生活等多方面的综合干预[5]。由于鼻咽癌放疗和化疗可能导致不同的损伤和功能受限,如语言或吞咽困难,张口困难、颈部肌肉纤维化等[6-7]。因此,需要专业的康复医师针对患者的实际情况来制订个体化的康复方案,由专业人员进行康复治疗和指导[5]。

(一)树立明确的生活目标

鼓励患者建立明确的生活目标,对事业、家庭未来的规划建设,对生活、学习的安排打算,甚至是上网、看电影等,使患者对生活充满渴望和追求,并从不断追求中获得幸福和乐趣,体味到人生的价值和美好,形成积极乐观的心态,这些都对患者的身心健康康复大有裨益。

(二)改变生活方式

从病因学上来看,与高血压、冠心病、糖尿病等一样,肿瘤也是一种生活方式疾病。与鼻咽癌发生有关的不良生活方式有:吸烟、酗酒、过多食用腌制食品等[8]。因此,改变不良生活方式也是一个不容忽视的康复措施。要戒烟、戒酒,注意饮食的合理搭配与食材新鲜,加强体育锻炼,注意劳逸结合,养成规律的生活作息方式,保证足够的睡眠。

（三）康复锻炼

1. 肿瘤患者进行康复锻炼的目的

（1）改善和预防卧床休息时间过长出现的肌肉萎缩、关节强直、组织器官功能退化等并发症[9]。

（2）帮助肿瘤患者提高机体抗氧化能力，调节免疫状态，减轻放化疗对骨髓的抑制作用[10]。

（3）改善心肺功能，增强消化功能，增进食欲，恢复体力，有利于机体创伤的修复。

（4）改善神经系统功能，消除紧张和焦虑情绪，有助于患者休息。

（5）提高生活自主性，努力调节负面情绪，增强战胜癌症的信心。

2. 肿瘤患者康复锻炼的内容

（1）主动锻炼：指患者自己能做的各种形式的运动，从而提高肌力，改善关节活动度、持久力和耐力。适合于鼻咽癌患者康复锻炼的运动项目主要有：太极拳、散步、慢跑、游泳、骑自行车、做广播体操或北欧式健走等。这些运动项目大都具有增强机体功能、调节免疫抵抗力、促进代谢、改善精神心理状态等多方面的作用[11-12]，同时又具有运动强度适宜，简单而易长期坚持等特点，较适用于肿瘤患者进行康复锻炼。

（2）被动锻炼：指借助于他人的操作（如按摩）而使患者被动接受运动，以改善局部血液循环，使身心放松，从而帮助机体功能恢复。具体采取哪种锻炼方式要根据患者的身体状况而定。

3. 肿瘤患者康复锻炼的要点

（1）尽早开始：鼻咽癌患者放化疗后若无明显禁忌证，身体状况许可的情况下，可尽早开始锻炼。

（2）由弱到强，循序渐进：开始可以在床上做一些简单的肢体活动，接着在室内活动，然后到户外运动，从散步、打太极拳到游泳、骑自行车等。

（3）选择感兴趣的运动：这不仅起到锻炼身体、增强抵抗力的作用，而且会使患者心情愉快，达到心理治疗的目的。

（4）坚持锻炼：研究发现，短时间、间断时间较长的锻炼起不到健身作用[13]。所以，坚持锻炼是很重要的。因此，每次运动应不少于 1 小时，保证坚持锻炼（间隔时间最好不超过 48 小时）。

（5）有氧运动：进行有氧运动时注意心率控制在 120 次 /min 以下，每次锻炼达到轻度疲劳且心情愉快的程度为佳。

4. 注意事项

（1）患者在康复锻炼之前，应进行一次较全面的身体检查，以充分了解自己的身体状况。

（2）康复期间患者出现病情反复或其他并发症（如上呼吸道感染、发热、腹泻等），应停止康复锻炼。

（3）放化疗患者出现血常规异常，如白细胞、血小板降低，有出血倾向时应停止康复锻炼。

（4）患者在参加身体锻炼的过程中，要善于自我观察，防止出现不良反应，并定期复查身体，以便调整锻炼方法。

肿瘤康复的最终目标就是最大程度地提高患者的生存质量，并使其具有最理想的社会功能。处在康复阶段的每一个肿瘤患者，都不应该把自己看作病人而整天在家"养病"。要及时转变角色，尽早参加一些社会活动和工作，重新融入家庭和社会，实现自己的人生价值。

（马 骏 周冠群）

扫一扫，查阅参考文献

第三节 鼻咽癌康复需求评估

一、鼻咽癌康复需求评估的必要性及重要性

鼻咽癌在我国属于高发疾病,特别是在我国南方地区,严重威胁我国人民身体健康。随着医疗水平的进步和我国鼻咽癌领域专家的共同努力,鼻咽癌疗效得到了很大提高,5 年生存率在 80% 以上 [1-2]。该病发生率男性高于女性,中位发病年龄 48 岁,患者多为社会、单位、家庭的重要成员和中坚力量,他们的肿瘤治愈和身体全面康复,以及回归社会和重担重任显得尤为重要。

鼻咽癌具有明显的疾病特异性症状和体征,晚期鼻咽癌会出现头疼、面部麻木、复视等症状,可能合并营养不良,治疗过程中会出现放疗相关的急性损伤如口干、味觉丧失;化疗相关的疲乏、恶心、呕吐、恐惧等症状,长期存活的患者中,少部分会出现吞咽困难、张口困难、颞叶坏死、记忆力、学习能力、工作能力、社会适应能力下降,以及营养不良、恶病质等相关症状 [3-5]。鼻咽癌患者和其他肿瘤患者一样,面对涉及心理、生理、并发症、治疗相关副作用、社会、经济等多方面问题。这些症状、体征及其他方面的问题,需要接受医学 - 心理 - 社会的全方位、全生命周期的照护和康复。

当前,肿瘤治疗领域的主要精力大多放在如何治疗疾病,提高生存率方面。尽管我们强调提高患者生活质量也是肿瘤治疗的一大目标,但在实际工作中,对严重影响患者生活质量的症状、并发症、治疗相关副作用、心理、生理及社会等方面的康复需求仍相对忽略。加强对这些方面康复需求的评估和处理,实现肿瘤患者治疗的目标,迫在眉睫且任重道远。

有研究表明,症状缓解和功能康复在提高鼻咽癌疗效和生活质量方面发挥重要作用,如治疗前的口腔评估、口腔卫生指导和处理,能够大大减少和预防放射性龋齿、下颌骨坏死等并发症;营养状态评估和营养指导能够提高患者对治疗的耐受性,营养良好的患者疗效优于营养不良患者 [6];行为功能治疗对缓解患者紧张、焦虑情绪大有帮助 [7];头部和颈部功能锻炼能够降低张口困难的发生率或减轻严重程度,能够改善颈部肌肉纤维化导致的活动受限;上肢功能锻炼可以提高长期存活患者的生活自理能力;吞咽功能锻炼可以改善患者进食,维持良好的营养状态,避免误吸导致的吸入性肺炎。因此,康复治疗在鼻咽癌治疗中非常重要,对患者进行全面、准确、系统、全生命周期的康复需求评估,并给予正确指导和处理非常重要。

通常,在患者入院时根据相关的体格检查及问诊开展康复需求的评估;同时,心理专家进行心理评估;也需要在患者出院后或随访时,对前期康复方案的效果,以及新阶段的需求进行适时和针对性的评估。评估必须准确、易懂、尽可能简单、可操作性强,各单位结果便于比较。因此,应用标准化量表对患者的生活质量和康复需求进行评估就显得尤为重要。

二、康复需求评估量表

美国肿瘤护理协会(Oncology Nursing Society,ONS)在 1989 年提出肿瘤康复的定义 [8],将肿瘤康复定义为"帮助癌症患者克服癌症带来的限制,使者达到理想的功能状态的过程"。康复包括躯体、心理、精神、社会、职业和教育等方面。康复服务要能够根据患者在不同阶段的需要,提供预防性、康复性、支持性或缓解症状等服务。随着医学的发展和患者需求的增加,康复的内涵和服务也不断发展和完善 [9-11]。目前,在对康复需求进行评估时,多根据患者的需要应用综合客观量表和专项评估量表指导患者完成全面评估。

(一)用于癌症康复需求评估的综合评估量表

综合测试量表可以用来对鼻咽癌与其他肿瘤患者的共性需求进行评估,综合测试量表涵盖的内容 / 项目有很多(表 1-3-1)。癌症治疗通用评估量表(Functional Assessment of Cancer Therapy-General,FACT-G)为其代表性量表,这个通用量表包含了躯体、功能,社会、情感以及治疗满意度等分量表 [12]。

老年患者需要进行针对性的评估。可以采用老年综合评估(comprehensive geriatric assessment,CGA)对

患者的脆弱性和合并疾病进行评估，通过 G8、EORTCQOL-ELD14 或 15、QIQ-C30、SF36 等量表，结合患者期望，对患者进行生活质量评估 [13-16]。

表 1-3-1　用于癌症患者康复需求综合评估量表内容 / 项目总结

内容 / 项目	量表
生活质量	癌症特有：EORTC QLQ-C30，FACIT 通用：NHP，SF-36
健康相关认知	IPQ-R，MHLC，SOC
癌症的应对	CBI，COPE，WoCL
社会支持	ISSS，SSUK
疼痛	MPI，PDI
心理压力 / 共病率	BD Ⅰ-Ⅱ，BSI，DT，GHQ，HADS

（二）用于鼻咽癌康复需求评估的量表

鼻咽癌有其独有的临床特征、相关症状、治疗方式以及治疗相关的副作用和功能损伤，需要针对性的评估量表。

营养风险评估使用欧洲肠外肠内营养学会（The European Society for Clinical Nutrition and Metabolism，ESPEN）2002 营养风险评估表 [17-18]；生活质量评估采用癌症治疗功能评估（Functional Assessment of Cancer Therapy，FACT-HN）[19]；症状评估采用美国 MD 安德森症状评估量表（The MD Anderson Sympton Inventory，MDASI）[20]。口干、后组脑神经损伤等症状评估采用口干问卷调查表（Xerostomia Questionnaire，XQ）和美国 MD 安德森头颈肿瘤症状量表（The MD Anderson Symptom Inventory for Head and Neck Cancer，MDASI-HN）[21]；吞咽功能评估采用美国 MD 安德森吞咽困难量表（The MD Anderson Dysphagia Inventory，MDADI）[22]。

目前鼻咽癌的康复和生活质量评估量表大多参考国际标准，由于鼻咽癌在我国具有高发的特征，结合国人的身体素质、文化水平、社会和经济环境而制订出具有中国特色的中国康复需求评估标准非常重要，中山大学肿瘤医院已经在这方面开展了相关工作 [23]。

三、鼻咽癌康复需求评估所需条件

（一）康复需求评估专家团队

对治疗过程中产生的并发症和损伤的预防及功能康复是鼻咽癌康复的重要方面，躯体功能康复是康复治疗的主要内容，贯穿肿瘤治疗全程，而支持性心理治疗在患者康复治疗过程中起到推动作用。鼻咽癌患者治疗时间长，以同期放化疗为基石的治疗方案通常还需要肿瘤内科的参与，残存或复发后可能需要外科参与。治疗前处理涉及口腔科、营养科，有合并症的还涉及心脑血管科、内分泌科、外科、精神 / 心理科、康复科、中医科等，不同的科室的专家全程或部分参与和发挥作用。因此，需要组建多学科专业团队，对患者的进行系统、全面的评估，制订具有针对性、个体化的康复计划，并给予专业性指导，促进患者全面康复。

（二）康复评估者需要的能力

肿瘤康复评估者应为医务人员，需要具备高超的专业技能和多学科综合治疗理念。对心理需求的康复需求评估，需要了解患者的真实情况，谈话交流可能会涉及某些患者的敏感事宜，还可能会透露非常个人化或私密的细节。因此，良好的沟通能力，特别是倾听技巧是与患者直接接触的任何医疗健康专业人士需要具备的关键技能之一，要以尊重、礼貌、开诚和善良的状态与患者交流。承担评估的医务人员需要接受专业训练，根据英国国家卫生和临床技术优化研究所（National Institute for Health and Care Excellence，NICE）2020 年指南 [24] 的心理分级，2 级心理技能是所有进行评估人员的核心要求，如专科护士、医师和专职医疗人员等，这些评估人员应精通心理困扰的筛选和心理教育及解决问题的技巧。如果患者正在接受治疗，评估者应该很好地了解他们的当前情况和既往的治疗及护理病史。因此评估者应具备医学、心理和交流的知识和技巧，还要了解能够帮助患者的有关信息资源。

晚期鼻咽癌患者的并发症、长期存活患者可能发生放疗相关晚期并发症，特别是张口困难、吞咽困难等症状，以及颞叶损伤导致的认知、记忆、学习能力下降，都严重影响患者生活质量和回归社会的能力。因此，鼻咽癌康复治疗势在必行，对患者进行康复需求评估时，评估者不仅要依靠行之有效的需求评估量表，还要多学科共同协作进行全面评估。

（易俊林）

扫一扫，查阅参考文献

第四节　鼻咽癌康复计划的制订

一、鼻咽癌康复计划制订的重要性及必要性

头颈部肿瘤是世界第六大常见肿瘤，而鼻咽癌是其中最常见的恶性肿瘤之一。2018 年，全球新增鼻咽癌确诊病例超过 12.9 万例，死亡人数超过 7.3 万[1]。全球 80% 的鼻咽癌患者在我国[2]。鼻咽部位置深在，与周围组织关系密切，毗邻颅底、鼻腔、口咽、中耳、颈椎等解剖结构，因此，鼻咽肿瘤引起的症状呈现多样化的特点，可以出现鼻部、耳部、眼部、脑神经损伤等症状。鼻咽癌局部治疗首选放疗，部分患者还需要联合化疗、免疫治疗等治疗手段。近百年来，鼻咽癌 5 年生存率从 20% 提高到 85% 以上，10 年生存率接近 70%[3]。但存活并不等于功能完全恢复，据统计，经过抗癌治疗后约有 52% 的各类癌症患者仍存在着各种身体功能障碍或疼痛，以及心理情绪上的问题，需要进行身体康复和心理康复。这些治疗给患者带来获益的同时，也可能会引起多种副作用。患病及治疗副作用还可能使患者及家属出现心理变化及社会角色的改变。这些因素会严重影响患者的生活质量，而癌症患者及家属往往重视治疗，轻视康复，忽视保健。目前，关注癌症患者生活质量，重视发展癌症康复与姑息治疗专业技术已成为共识。因此，针对鼻咽癌患者，制订全面的个体化康复计划非常重要且十分必要。

癌症康复的概念最早于 1971 年由美国在国家癌症计划中提出，1972 年，美国国家癌症研究所在"癌症康复计划会议"中将癌症康复分为社会心理支持、体能优化、职业辅导和社会功能优化四个方面[4]。WHO 将肿瘤康复治疗定义为帮助患者最大限度地改善因肿瘤及其治疗所导致的躯体和 / 或心理功能障碍、社会属性受损和职业能力下降等。肿瘤及其治疗可能导致诸多躯体功能障碍，如疼痛、脱发、肌肉骨骼障碍、周围神经功能损伤、感觉缺失、麻痹、共济失调、淋巴水肿、疲乏甚至截肢等，且躯体功能在肿瘤诊断治疗后往往进行性下降。不仅如此，由于疾病经济负担、就业影响、活动受限等因素，肿瘤患者也普遍存在各种心理社会学问题[5]。康复治疗即针对以上躯体功能障碍及心理社会学问题而展开的多学科综合干预，使患者的功能达到或基本达到疾病前水平，消除或减轻晚期患者的并发症，帮助患者达到和维持躯体、情感、精神、职业和社会适应能力等方面的最佳状态[6]。

鼻咽癌全程康复管理是指从诊断为鼻咽癌开始，到肿瘤治疗及康复，直至患者死亡的全过程，包括鼻咽癌患者心理康复、护理康复、营养康复、运动康复、中医中药康复等，让患者正确面对疾病、了解癌症的各种治疗方案，选择适合自己的治疗方式，管理最常见的治疗不良反应，丰富治疗外的个人生活，推进保健计划、姑息治疗和临终关怀等。

二、鼻咽癌康复计划的整体规划

（一）鼻咽癌康复计划服务对象

鼻咽癌康复计划服务对象广义上应包括从肿瘤确诊直到生命结束的所有鼻咽癌现存患者，以及鼻咽癌患

者的家庭和鼻咽癌高危人群。但就现阶段而言，新诊断的、治疗期间及治疗后随访期内的鼻咽癌患者是目前鼻咽癌康复计划的重点人群。由于鼻咽癌等头颈部肿瘤会影响到患者基本的生理功能，如呼吸、饮食、视听、交流、社会互动等，鼻咽癌放射治疗可能影响到内耳、腮腺、颚骨、脑干等正常组织，出现听力下降、口干、前庭功能紊乱、头颈部水肿、肌肉僵硬等反应[7-8]，严重影响生活质量，这部分人群对躯体功能、心理、饮食、癌痛等方面的缓解和恢复具有强烈需求。另外，治疗结束后的随访和监测也是鼻咽癌康复的重点。

（二）鼻咽癌康复团队

康复医学内容丰富，涉及医药、护理、心理学、社会学、营养学、运动学、体育学、中国传统医学等多个学科。躯体功能康复是肿瘤康复治疗的主要内容，应贯穿肿瘤治疗全程；支持性心理治疗可帮助患者缓解焦虑、抑郁等不良情绪，协助提高患者整体生活质量，在患者康复过程中也起到重要的推动作用；饮食康复在肿瘤康复治疗中也应得到重视。康复治疗与传统抗肿瘤治疗相结合，最大程度地提升患者对肿瘤治疗的整体满意度，也是肿瘤康复治疗存在的价值和意义。在整个康复过程中，所用的各种方法是综合的，需要共同参与并协作完成。因此，康复团队应包括肿瘤科医师和护士、康复科医师、营养师、中医科医师、心理咨询师、精神心理医师、肿瘤相关社会工作者、物理治疗师、体能教练等。肿瘤康复医务人员需要有系统扎实的临床医学和康复医学知识，才能最大限度地帮助患者恢复躯体功能。

（三）鼻咽癌康复目标与干预

根据 Bergelt 和 Koch[9] 的建议，康复目标可以分为生物医学/治疗相关类、社会心理类、教育类和职业类四大类（表 1-4-1）。

表 1-4-1　癌症康复的干预目标

分类	目标
生物医学/治疗相关目标	● 初期治疗后继续按推荐方案治疗 ● 诊断识别和治疗癌症及其治疗带来的后遗症（如疼痛、乏力、耐力缺乏、外周神经病、睡眠障碍等） ● 提高健康状况和性能状态，注重力量、耐力和移动性
社会心理目标	● 支持应对疾病及其伴随的身体变化的过程 ● 恢复和提升社会、情感和认知功能 ● 加强疾病管理上的自助策略、能力及资源 ● 促进患者对不可逆受限情况的适应力，帮助其建立替代技能及能力 ● 协助患者在个人、家庭、社会及工作方面获得稳定
教育目标	● 提供癌症及其治疗与社会心理上的支持形成的信息 ● 告知患者危险因素，并开始纠正其健康相关的行为，如饮食习惯、运动、吸烟或饮酒
职业目标	● 协助患者重新融入职场中，恢复其之前的工作或者对其再训练，以求能在一定情况下获得适当的职位

癌症康复可分为预康复、恢复性康复、支持性康复和姑息治疗[10]。Silver 等[5] 将癌症预康复定义为从癌症诊断到急性治疗开始期间发生的一个连续性护理过程，包括身体和心理的基线评估，针对性地实施身体及心理干预，以减少患者功能障碍的发生或降低其严重程度；恢复性癌症康复的目标是争取以最小的功能损伤恢复到癌症发病前的个人生理、心理、社会和职业功能；支持性康复则寻求减少功能性障碍带来的困难，并对永久性的损伤进行弥补；姑息治疗的对象通常是癌症晚期患者，以治疗或减轻并发症（特别是疼痛）为目的。不同的癌症可能导致不同种类的功能障碍，因此，癌症康复正在多方面同步发展，不仅包括多个学科机构的康复学设置，也包括疾病的急性期康复、亚急性期康复、门诊患者康复和家庭保健康复。

从 2006 年开始，中国中医科学院广安门医院肿瘤科发挥中医优势，通过中医药综合康复方法在临床开展肿瘤康复工作，建立了肿瘤康复中心，下设康复治疗部、研发部和康复信息室[11]。通过"中医""体能""营养""心理"四位一体的中医综合康复，以期获得满意的康复效果。

　　针对鼻咽癌患者的专有康复计划用于解决诊断或治疗已经明确的问题和后遗症。鼻咽癌放疗后可能出现多种长期或短期的不良反应,如吞咽困难、口干症、张口困难、颈部放射性纤维化等。吞咽困难的干预措施包括放疗保护干预、手术干预、药物干预、针灸干预、康复训练等[12];康复措施包括口腔感觉训练、口腔运动训练、气道保护方法、低频电刺激、表面肌电生物反馈训练、球囊扩张术、针刺治疗、通气吞咽说话瓣膜的应用等,有助于恢复吞咽功能,改善咀嚼、舌的感觉及功能活动[13];口干症的干预措施包括放疗保护、饮食调理、中医药治疗、口腔按摩等;颈部放射性纤维化的干预措施包括颈部功能锻炼操(如米字操等)、颈部按摩、针灸治疗、低温冲击治疗等[14]。

三、鼻咽癌康复计划制订的目的

　　鼻咽癌在头颈部肿瘤中发病率相对较高,且病灶位置深在,周围解剖结构复杂,毗邻眼、内耳、颞叶、颞下颌关节、脑干、脑神经、延髓、垂体等很多重要器官。鼻咽癌病理类型大多为低分化鳞癌或未分化癌,对放射线具有较高的敏感性,因此,放疗是鼻咽癌的首选治疗手段,有时还需要联合化疗、免疫治疗等,这些治疗有可能给患者带来明显的不良反应,以及心理、社会功能降低,因此,针对每个鼻咽癌患者制订全面的康复计划,具有重要意义。

　　1. 促进鼻咽癌放疗后患者健康恢复　鼻咽癌患者放疗后出现的组织器官、肢体功能障碍,通过综合运动疗法、物理疗法、中医疗法等制订康复计划,可以得到有效恢复。放疗后可用运舌法刺激唾液腺分泌,有助于促进唾液分泌,清洁口腔,改善齿龈血液供应;吞咽唾液也有助于减轻放射治疗后的咽痛。叩齿练习、张口训练及按摩等可缓解放疗后张口困难,提高生活质量。

　　2. 改善患者的精神状态　肿瘤患者都存在不同程度的心理障碍,给治疗带来一定的困难,也使患者的生活质量下降,还与肿瘤的发生、发展有密切关系。制订全面的康复计划,对鼻咽癌患者进行心理指导、咨询及音乐治疗,可以改善患者的心理状态。生存的希望、信念、意志和毅力,是战胜癌症不可低估的强大助力,将辅助其他治疗发挥巨大效力。

　　3. 改善患者的营养状况　大多数鼻咽癌患者经过放射治疗后体重下降,有的甚至降低10%以上。另外,放疗可导致唾液分泌减少,咀嚼困难,使患者进食减少,化疗后常见恶心呕吐等消化道症状,进一步加重营养不良。通过制订康复计划和适合鼻咽癌患者的饮食营养方案,可以改善患者营养状态,增强免疫功能。

　　4. 减轻患者和社会经济负担　鼻咽癌康复计划中的运动治疗、物理治疗、饮食疗法等,既简便又经济,在增强患者免疫功能的同时,对减轻患者和社会的经济负担具有重要意义。

　　5. 帮助患者进行职业康复　鼻咽癌患者的身体健康与功能恢复到一定程度后,可视体力情况逐渐恢复原来的工作或改换工种,在恢复就业前可到医务人员处取得有关就业问题的建议和劝告。鼻咽癌康复计划可以帮助患者进行职业康复,有助于患者回归社会。

(陈俊强　付　强　黄清廷　沈文斌　赵　彦　刘　沁　王朝嘉)

 扫一扫,查阅参考文献

第二章 鼻咽癌康复概述

第一节 鼻咽癌的心理康复

一、鼻咽癌患者心理状况概述

鼻咽癌是我国南方地区常见的头颈部恶性肿瘤之一，发病率位居耳鼻咽喉恶性肿瘤之首，是我国重点防治的恶性肿瘤之一[1-2]。鼻咽癌目前公认的有效根治性治疗手段为放疗和以放疗为主的综合性治疗。鼻咽癌患者经规范化治疗后 5 年总体生存率约为 80%[3]。随着医疗技术水平的进步，治疗效果不断提高，生存期逐渐延长，而放化疗给患者带来的吞咽困难[4]、口腔黏膜炎[5]、味觉障碍[6]等不良反应及损伤会持续数周或数月，甚至会伴随终身，严重影响了患者的身心健康及生活质量。患者对鼻咽癌认识不足，担心疾病的进展，忧心康复过程中照顾者的负担以及经济负担，都给患者造成了巨大的心理压力与困扰，继而产生恐惧、焦虑、紧张、抑郁、绝望等不良情绪。这些不良情绪对机体免疫功能产生抑制作用，从而影响免疫系统对癌细胞的识别和消灭功能，对癌症的发生、发展和结果有很大的影响，甚至加速癌症的恶化[7]。因此，医务人员及时评估患者心理状态，帮助患者做好情绪管理，尽早进行心理疏导，实施心理干预策略，对缓解患者心理压力，提高患者的治疗效果及生活质量有很大帮助。

二、鼻咽癌患者不同时期的心理特点

随着疾病治疗过程的进行（包括诊断、治疗、康复等），患者病情、经济状况以及家庭支持等因素发生改变，鼻咽癌患者的心理特点也在不断发生变化。

1. 否认期 在得知癌症诊断的 2 周内，为患者的情绪休克期。怀疑医生诊断错误，有些患者甚至反复到各大医院进行重复检查，八方寻医求证。情绪上表现为感到震惊、极力否认、回避或不相信如此残酷的事实，内心烦躁、紧张、焦虑，却压抑自己。在心理上将自己封闭起来回避现实，在躯体上表现为食欲缺乏，睡眠困难，注意力难以集中甚至难以维持日常生活。否认是患者的一种心理防御策略，但要注意时间不宜超过 2 周，否则应及早进行干预。

2. 愤怒期 该期表现为内疚、悔恨、抱怨、埋怨、怨恨；抱怨肿瘤为什么长在自己身上，觉得倒霉、委屈，并苦思冥想寻找自身患病的原因，回忆以往自己工作、学习、生活的经历，埋怨自己平时不重视身体的自我保护，没在意心情的调整，自己生活作息不规律，后悔烟酒过量，疲劳过度，后悔自己某些有损身心健康的行为。有的患者怨恨自己争强好胜、急躁倔强、不满足现状等。

3. 协议期 对肿瘤已不再恐惧，希望得到及时、有效的治疗，已意识到只有积极配合治疗，才能使疾病好转，恢复健康，延续生命。在放疗和以放疗为主的综合治疗期间，疗效是每个患者及家属考虑和担心的问题，心情都是焦虑伴随着希望。包括放疗在内的治疗副作用，会给患者带来的不同程度的不良反应，如口腔干燥、厌食、吞咽困难、张口困难等。患者容易出现明显抑郁、焦虑状态。化疗引起的血常规异常会让患者忧心忡忡，产生对疾病的不确定感。昂贵的医疗费用会加重患者的心理负担，担心治疗费用成为患者心中压着的一块大石头，患者对未来感到悲观失望，甚至放弃治疗或有自杀倾向。因此，医务人员应该在患者治疗前、中、后提供全程心理支持，帮助患者树立战胜疾病的信心，鼓励患者坚持与癌魔抗争，用毅力与痛苦较量，击退癌魔。

4. 忧郁期　大部分鼻咽癌患者在首次治疗期间心态很平和,治疗结束或告一段落后反而会担心,害怕扩散或转移。表现为孤独、被遗弃感、抑郁情绪、缺乏信心、情绪低落,表现为不听医务人员及家属的劝说、易怒、不服从、不遵从医嘱、不按时复查等。尤其在医院复查时,病友间议论自己的病情,听到有人绝望地说自己已经全身扩散了,这会引发内心的情感共鸣,自己也会开始担心很快会扩散。对未来的不确定感让患者无法安心,感到无助和苦恼。感冒、发热、身体不明疼痛都会让患者很紧张,误以为是复发或转移的信号。需要及时发现患者心理状态的变化,及时予以干预。

5. 接受期　该期表现为情绪平稳,坦然面对疾病;患者已接受患病现实,承认患者角色,情绪趋于平稳,对治疗也采取积极配合的态度,不再恐惧死亡,看到生命的曙光,逐渐走向康复。患者因为癌症离开了工作岗位,在家里也不再是主要劳动者。当医院的治疗结束后,患者面临着如何回到工作岗位,如何使自己的家庭生活正常化,如何回归社会这些难题。我们应帮助患者重拾昔日的自信,指导患者制订康复计划,鼓励患者积极参加社会活动,尽早回归家庭,融入社会。还有部分患者处于生命终末期,除了对死亡的恐惧,患者还容易出现孤独感,特别是行动受限、卧床、生活不能自理的患者会感到失去控制、失去尊严,甚至没有存在的意义等。此时,医务人员要及时与患者、家属沟通,鼓励亲属陪伴,减轻患者痛苦,维护患者的尊严,帮助患者完成未满足的心愿。

三、鼻咽癌患者心理康复指导

鼻咽癌患者确诊后,容易产生情绪的波动,如焦虑、抑郁、易悲观、易激动等。医务人员要及早、实时、动态地对患者的心理状态进行科学评估,积极与患者进行交流沟通,耐心倾听患者的诉求,及时发现心理问题[8],积极为患者进行心理干预,以获得症状的缓解,帮助其建立乐观积极的心态,增强战胜疾病的信心。

(一)心理评估

1. 观察法　医务人员通过对患者的言行举止实施直接或间接的观察与记录,推论、分析患者的心理状态。此法简便易行,医务人员可以在患者刚确诊时,行检查、治疗前,出现严重躯体症状时,疾病进展,支持系统缺失等时段加强对患者的观察,及时发现患者心理问题,及早进行心理干预。

2. 访谈法　通过面对面的交流,倾听患者的主观表述,倾听患者家属、其他医务人员及病友等的客观评价,了解患者的心理状态和个人背景、生活经历等具体资料,帮助护士判断患者当前存在的心理问题和诱因。医务人员通过此法还可评估患者与其家属对疾病的了解程度及对疾病的预后期望,评估患者的社会支持系统、既往经历及人生经验;有利于与患者之间建立信任的关系,患者也更容易将心中困惑向医务人员倾诉。

3. 量表法　采用通用、标准化的心理评定量表对患者进行量化的心理评估,为心理干预提供科学严谨的依据。

(1)使用笔者医院自制的《心理评估单》对患者进行初筛。此单从患者情绪、睡眠、人际关系、社会功能四个维度对患者心理进行初次评估,得出评估分数。评估时机为患者入院4小时内、治疗前(手术、化疗、放疗等)、病情变化及出院前等时间点,根据评估单得分对患者实施不同的心理护理措施干预。

(2)焦虑自评量表(Self-Rating Anxiety Scale,SAS):有20个问卷条目,用于评定患者焦虑的主观感受及其在治疗中的变化。分数越高,焦虑程度越重(附录1)[9]。

(3)抑郁自评量表(Self-rating Depression Scale,SDS):抑郁自评量表有20个问卷条目,可以评定抑郁症状的轻重程度及其在治疗中的变化,分数越高,患者抑郁程度越重(附录2)[10]。

(4)心理痛苦管理筛查工具(Distress Management Screening Measure,DMSM):由美国国家综合癌症网(National Comprehensive Cancer Network,NCCN)推荐的,该工具问卷包括以下两部分。

1)心理痛苦温度计(Distress Thermometer,DT):以0~10刻度数字表示心理痛苦程度,0表示无心理痛苦,1~3分为轻度痛苦,4~6分为中度痛苦,7~9分为重度痛苦,10分表示极度痛苦(附录3)。

2)心理痛苦相关因素调查表(problem list,PL):共36项相关因素,包括5方面问题——实际问题、交往问题、情绪问题、躯体方面问题及精神宗教信仰问题(附录4)。

(5)生活质量测定量表(Quality of Life Questionnaire,QLQ-C30):由欧洲癌症研究与治疗组织(The European Organization for Research and Treatment,EORTC)提供。该问卷有30项条目,涉及15个领域,包括5个功能量表、3个症状量表、6个单项测量项目和1个整体生活质量量表(附录5)[11]。

（二）心理支持

1. 提升认知力，树立战胜疾病信心　患者对鼻咽癌认识不足，导致其疾病不确定感明显，从而产生不良情绪[12]。医务人员应积极与患者沟通，耐心为患者解释疾病诊断、各种治疗方案、治疗不良反应和应对方式及预后等相关知识。根据患者文化水平及认知能力，利用健康宣教手册、宣传栏、短视频等资料，通过口述、现场演示、广播、多媒体等方式进行疾病相关知识的健康教育。医务人员在与患者交流过程中应将患者视为有尊严、有需要、有思想、有愿望的完整个体，充分尊重患者的隐私权、知情权、宗教信仰和生活习惯等。不断提升患者的认知力，减轻患者对癌症的恐惧，让患者认识到在医护和家人的帮助下，可以得到妥善的治疗及较高的生活质量。必要时由心理护理专科小组、心理咨询师为患者进行认知行为干预。我们应帮助患者重新认识鼻咽癌，使其意识到在科学飞速发展的今天，随时都可能有新的抗肿瘤药物或治疗技术，在肿瘤的治疗上随时都可能有重大突破，坚定抗癌信念，树立战胜疾病的信心。

2. 促进患者的家庭社会心理支持

（1）充分利用家庭支持系统：家属与患者朝夕相处，医务人员应给予正确的引导。鼓励家属多倾听患者的诉说，与患者交流，给予患者精神上的安慰、支持、暗示。对心理承受能力强的患者，家属还可鼓励患者积极参与到治疗、康复的决策中，尊重患者的决定权；对心理承受力较弱的患者，家属在其面前要充满信心地描述病情，有选择性地告知病情的内容，给患者足够的心理支持。家属在患者确诊、治疗、康复的过程中，不仅要辛劳付出，还要承受焦虑、抑郁、压力、经济的痛苦，因此，医务人员除了关注患者的心理状态，也需要关注患者家属的心理问题，及时予以疏导，有效挖掘家庭力量，可以更好地照顾患者，更好地发挥家庭支持系统的作用。有效的家庭支持会使个体感到被重视、被关心，缓解患者及家庭成员的负性情绪[13]。

（2）搭建医务人员、患者、家属之间的交流平台：科室可以开设微信公众号、建立鼻咽癌俱乐部、医护患交流微信群及 QQ 群、组织病友会，还可以应用医院随访追踪系统。医院定期组织开展活动，鼓励患者积极参与，病友互相交流经验，鼓励康复患者分享抗癌心得。患者可以通过以上渠道及时了解最新的资讯和疾病康复知识，增强治疗期的自信心，即使患者出院也可得到延续性的专业指导。在专业医务人员支持下开展，目的在于给予患者情感支持、鼓励患者情感表达、增强患者的信心，从而促进肿瘤的康复，延长生存时间。

（3）病友互助护理模式：除医务专业人员之外，也可让病友建立互助护理模式，此模式为鼻咽癌患者提供一种个安全、接纳、分享以及宣泄的团体，处于治疗中的患者能与互助患者沟通平时与家属或医务人员无法提及的感受，提升患者的认同感和归属感。此外，互助病友能把自身如何配合治疗的经验与其他患者分享，减轻患者治疗过程中带来的不适感等。同时，病友之间相同的经历及相互的鼓励，可以加快放化疗后的康复、减少治疗的痛苦。

（4）发动社会媒体的作用，寻求社会的支持：关爱独居或生活困难患者，必要时为其联系民政部门、社工组织或志愿者团体；帮助申请更多的经济补助，争取得到最大的身心照护。同时鼓励患者主动接受外在的帮助，加强与亲朋好友的联系，从而提高患者的生活质量。

3. 提高患者情绪自我管理能力，及时宣泄不良情绪　张妍欣等[14]研究显示鼻咽癌患者疾病心理社会适应总分呈低心理社会适应水平。因此，医务人员应该指导患者掌握情绪的自我管理方法，提升心理社会适应水平，改善不良情绪。

（1）觉察情绪：当患者产生负性情绪时，表示在治疗、康复过程中有事件刺激而致引发警报。可以试着问自己"我最近有没有情绪不好的时候？""当时我是怎么了？""是治疗遇到什么困难了？"另外，反省自己也有助于患者下次更及时地觉察到情绪的变化。

（2）接纳情绪：喜怒哀乐乃人之常情。治疗效果好，开心；治疗反应大，恐惧；疾病进展，悲伤；当这些合理的情绪出现时，其实并没有所谓的好坏。在顺境中为自己鼓掌，允许自己快乐；在逆境中给予自己安慰和鼓励。学会接纳自己的情绪，只需告诉自己"我现在的情绪（伤心/愤怒）是正常的，是遇到某件事该有的情绪"。

（3）学会情绪放松技巧

1）话疗：以说话的方式宣泄和疏导心中郁结从而达到身心健康。可以是患者与家属、患者与患者、患者与专业人士之间的交流沟通。

2）体育锻炼：锻炼是提高人们情绪的良药。锻炼有益于克服抑郁症患者共有的孤独感。对于肿瘤患者来说，在康复期可以视个人具体的身体状况选择一些体育锻炼项目。比如散步，运动量不大却可达到与跑步同样的锻炼效果。因而，专家建议患者应每天锻炼一定的时间，转移自己的注意力，对增强生活的信心和排除不良情绪非常有帮助。

3）音乐疗法：音乐能陶冶个性，鼓舞人积极、乐观、开朗、恢复信心。音乐疗法更强调合适的音乐信息，激发人体潜能，增强机体免疫力，使人体各项功能平和有序。

4）兴趣疗法：努力培养自己的多种兴趣爱好，如种花、养鸟、书法绘画等。但须讲究一个度，不能过度，切勿太累。

4. 适时适宜地使用心理干预措施

（1）躯体化症状治疗：鼻咽癌患者在以放疗为主的综合治疗中，出现各种不良反应如恶心、呕吐、疼痛、失眠，放射性皮肤损伤、张口困难等，这些症状的困扰加重患者的身心压力，降低患者的整体生活质量[15]。应该予以相应的治疗，如镇静安眠、镇痛、抗焦虑抑郁，早期有针对性地开展系统康复训练[16]，减轻或避免患者由并发症所带来的消极影响，改善鼻咽癌患者的身心健康。

（2）行为治疗

1）改善睡眠治疗：赖小英等[17]对143例首诊鼻咽癌患者进行调查研究，结果显示治疗前患者的睡眠障碍发生率为50.3%。睡眠质与量的下降，影响患者后续治疗的顺利进行，降低患者的生活质量。因此，可以根据患者的病情，决定是否给予睡眠干预治疗。一般可以采用以下几种方法：①催眠治疗，这是一项使人进入催眠状态，应用积极的暗示调节患者的身心状态和行为的独特的心理治疗技术，在心理障碍的治疗中可以取得较好的治疗效果，治疗前需要向患者说明催眠治疗的意义，一起制订治疗计划，取得患者的信任；②自我催眠，指导患者通过自我暗示将意念集中指向某一目标，可以舒缓情绪、释放压力，可以跟着自我催眠的磁带进行学习练习；③腹式呼吸法（"4—7—8"呼吸法），首先吸气4秒，再憋气7秒，最后再呼气8秒，降低呼吸频率，降低血压、心率，这样使人体处于一种放松状态，由此缓解焦虑紧张的情绪，同时有助于睡眠。

2）主动被动放松：放松训练又称松弛反应训练或自我调节疗法，通过对身体的主动放松增强对体内自我的控制，达到缓解焦虑、紧张、恐惧等不适的目的。如气功、呼吸松弛调节训练、想象松弛训练、自我暗示松弛训练等。

3）脱敏以及转移：①脱敏疗法又称交互抑制法，诱导患者缓慢地暴露出导致心理障碍的情境，通过心理的放松来对抗焦虑情绪，从而达到消除焦虑抑郁的目的；②转移疗法，转移患者注意力以及环境的方法，改变性情来排解心结，如旅游、搬迁、聚会等。

4）正念减压疗法：邵晓丽[18]采用正压减压疗法能有效减轻鼻咽癌患者心理痛苦，同时可以缓解患者焦虑、抑郁情绪，并改善其生活质量。正念减压疗法具体方法如下：第一要做的是为自己选择一个注意的对象，可以是声音、文字、词组、自己的呼吸、身体感觉、运动感觉等；在选择了被注意的对象后，需要做的就是舒适地坐着，闭上眼睛，进行简单的腹部呼吸放松练习（不超过1分钟）；然后调整呼吸，把注意力集中在选定的注意力上。每次练习10～15分钟，练习结束安静休息1～2分钟。

（三）药物治疗

必要时给予患者一定药物治疗，对缓解患者的精神症状有明显的作用，临床医师需要注意抗肿瘤药物与抗精神病药物的相互作用以及相关的副作用。常用的药物有五羟色胺选择性再摄取抑制剂（SSRI）、选择性五羟色胺-去甲肾上腺素再摄取抑制剂（SSNRI）、非典型抗精神病药物、苯二氮䓬类等。

在以上所有心理治疗的方法中，支持性心理干预是最简单，也是最重要的一种方法[19]，通过利用交流、劝告和鼓励等方式来对患者进行治疗，目标是维护或提升患者的自尊感，强化自身已存在的优势，促进对疾病的适应性应对。在相互尊重与信任的治疗关系中，帮助患者探索自我，适应体象改变和角色转换。

（杨华清 卓 妍 林水芹）

扫一扫，查阅参考文献

第二节　鼻咽癌的护理康复

一、放疗护理

（一）放疗前的护理

1. 全面评估　认真询问患者病史、阳性体征；评估患者心肺功能、营养状况、心理及社会支持情况；进行安全风险评估（跌倒、坠床，压疮等）、生活自理能力评估。根据评估结果对患者实施个体化护理。

2. 心理护理　介绍放疗实施步骤，放疗前准备工作可能需要 1 周左右的时间，讲解治疗中可能出现的不良反应及注意事项，加强沟通，了解患者及家属的顾虑，提出解决方案，消除患者对放射治疗的不正确认识和可怕想象，使患者积极配合治疗。

3. 改善患者的一般情况，保持良好的身体状况　积极治疗各种合并症，如糖尿病、结核病、冠心病等。患者放疗前就可以增加营养的摄入，以高热量、优质蛋白质、高维生素、易消化的饮食为宜，忌食辛辣、刺激性食物。劝导患者戒烟戒酒。

4. 保证放疗位置准确　嘱患者在每次照射时都要保持与定位时的治疗体位一致，须穿着统一厚度的宽松圆领棉质内衣，照射过程中需保持呼吸平稳，减少体位误差对精确放疗的影响。放疗期间注意保持体表标记的完整清晰，千万不能洗掉，如有模糊，应及时找主治医师重新确定体位标记。

（二）放疗期间的护理

1. 照射野皮肤护理　保持局部皮肤清洁干燥，防止感染；应选择宽大柔软的全棉内衣，避免粗糙、化纤衣物接触摩擦；照射野皮肤可用温水和软毛巾先轻轻蘸洗，但禁止使用肥皂和沐浴露擦洗或热水浸浴；禁用碘酒、乙醇等刺激性药物，不可随意涂抹药物和护肤品；避免粗糙毛巾、硬衣领、首饰的摩擦；避免冷热刺激，如热敷、冰袋等；照射野皮肤禁止剃毛发，如需剃毛发应使用电动剃须刀，防止皮肤损伤而造成感染；照射野区域禁做穿刺点；如外出时，照射野皮肤应注意防晒，应打伞或戴帽子等；勿搔抓照射野皮肤，皮肤脱屑处勿用手撕剥；指导患者保持放射定位标记清晰完整。

2. 口腔护理　放疗前行牙周洁治，拔除龋齿，避免放疗引起放射性骨髓炎。使用软毛牙刷、含氟牙膏刷牙。保持口腔清洁，每次饭后用软毛牙刷刷牙，勤漱口每日用 0.9% 生理盐水或 3%～5% 碳酸氢钠溶液交替含漱，多饮水（每日 2 000～3 000mL）、宜食高蛋白、高维生素、低脂肪饮食、多吃水果、蔬菜、戒烟戒酒，避免吃过热、过硬、过酸或过甜的食物。口腔黏膜反应严重者（破溃、疼痛明显）遵医嘱予以局部消炎、止痛，护士协助行口腔护理。

3. 鼻咽冲洗　鼻咽冲洗可降低鼻咽癌放射治疗后鼻黏膜放射性损伤，减轻不适感，促进正常黏膜修复，鼻咽癌患者进行规律的鼻腔冲洗还可以明显降低鼻咽局部感染的概率。鼻咽冲洗的操作步骤：①将鼻咽冲洗头连接于橡胶管的一端；②将鼻咽冲洗管另一端接于冲洗开关处，旋紧；③打开水流排气；④取立位，头向前倾 90°，与水槽平行；⑤张口呼吸，将冲洗头放入一侧鼻前庭，调节水流，使水缓慢流入鼻腔，由对侧鼻孔流出（如对侧鼻腔不通畅，由口中流出，勿咽下），同法冲洗对侧，一侧 2～3 分钟为宜；⑥冲洗完毕，擦净口鼻。鼻咽冲洗的注意事项：①冲洗温度要适宜（36～38℃），水流速度从小到大；②冲洗时应从鼻腔阻塞较重侧开始，以免由于鼻咽部液体压力增高而引起中耳感染；③冲洗时勿讲话或吞咽，以免发生呛咳，咳嗽或打喷嚏时应立即暂停冲洗；④动作轻柔，冲洗后避免用力过猛、过急地擤鼻，以免引起其他部位继发感染；⑤鼻腔发生急性炎症或出血、血小板低于正常时，禁做冲洗，以免炎症扩散或出血不止。

4. 血液系统反应的护理 放疗可引起骨髓抑制，导致周围血的血常规相关指标下降，常表现为白细胞、血小板、红细胞的减少，血红蛋白降低等。一般每周查血常规 $1\sim2$ 次，发现血常规相关指标降低时，应予以对症药物治疗。中性粒细胞下降则应予以抗生素预防感染。当白细胞低于 $2\times10^9/L$、血小板低于 $50\times10^9/L$ 或体温 $\geq38.5℃$ 时，给予药物治疗的同时应暂停放疗，待相关指标升高后再行放疗。在白细胞低于正常值期间，嘱患者注意休息，不去公共场所，减少亲友探望，以防交叉感染。贫血会使放疗的敏感性下降，血小板过低会引起出血，因此严重贫血或血小板过低应考虑成分输血。当血小板低于 $50\times10^9/L$ 时，减少活动，防止磕碰摔倒；低于 $20\times10^9/L$ 时，患者应绝对卧床。

5. 营养护理 鼻咽癌放疗患者营养不良发生率高达 50%[1-2]，放疗期间体重下降发生率高达 $53.6\%\sim95\%$[3]。鼻咽癌放疗期间放射性口腔黏膜炎、吞咽困难等均会严重影响患者的营养摄入，放化疗造成的胃肠道反应使胃肠道吸收能力下降，摄入减少，也极易造成营养不良[3]。营养不良可造成机体免疫功能低下，对肿瘤治疗的耐受性将下降，并发症明显增加，不利于患者的康复。良好的营养状态有助于提高患者对肿瘤治疗的耐受能力，提高生活质量，保证按期完成治疗，降低并发症的发生率。

护理人员应重视肿瘤患者的营养筛查评估和营养治疗护理。于入院 24 小时内行营养风险筛查，一般采用营养风险筛查量表 2002（Nutrition Risk Screening, NRS 2002）（附录 6），NRS 2002 评分 <3 分者，在其住院期间每周筛查一次；NRS 2002 评分≥3 分者，进一步使用营养评定量表（Scored Patient-Generated Subjective Global Assessment, PG-SGA）进行营养评估，根据患者的临床情况，制订个体化的营养计划。同时监测营养治疗的效果，每周监测患者体重，定期监测血清蛋白和血红蛋白等营养指标。称量体重宜在当日治疗开始前，以避免输液治疗对体重的影响。专科护理人员应加强与患者的沟通，了解患者饮食习惯，给予个体化的营养咨询、饮食指导、营养宣教等，鼓励患者进食，向患者解释加强营养能促进组织的修复、提高治疗效果及减轻不良反应，以促使其配合治疗。

在鼻咽癌放疗的患者中，放射性口腔黏膜炎为最常见的并发症。患者常伴有口咽疼痛，疼痛导致进食少，造成机体营养不足，应给予积极的对症治疗措施，进食前使用 2% 利多卡因溶液或含有镇痛药物成分的溶液漱口。饮食宜温凉，一般 40℃ 左右，以减少对口腔的冷热刺激。对于有营养不良风险的患者，在患者肠道功能尚可的情况下，首先考虑加强饮食指导，根据患者个体情况鼓励尽可能进食易消化、少纤维、营养丰富的软食、流质或半流质饮食，应特别注意饮食的能量密度，不能单纯考虑热量，要做到营养丰富、易于消化和吸收，必要时根据患者机体需要进匀浆饮食、辅以肠内营养剂，并提供清洁的进食环境。如肠内营养还不能满足患者的能量供给，可给予肠外营养。

6. 放疗期间常见并发症的护理

（1）放射性皮炎的护理：放射性皮炎（radiation-induced skin reaction, RISR）是鼻咽癌患者放射治疗中最常见不良反应之一[4]，是由于放射线（主要是 β 和 γ 射线及 X 线）照射引起的皮肤黏膜炎症性损害[5]。表现为皮肤红斑、色素沉着、瘙痒、脱皮、水疱、糜烂等症状，严重者可导致溃疡及坏死，往往在治疗后 $2\sim3$ 周开始，大约持续 4 周至放疗结束。若在放射治疗期间得不到有效的预防、治疗和护理，有 $20\%\sim25\%$ 的患者会形成 Ⅲ～Ⅳ度皮炎，从而导致鼻咽癌放疗患者暂时或长期的放疗中断，降低肿瘤的控制率和治愈率[6]。相关研究[7]表明，年龄、同步放化疗、放疗剂量和照射体积、面积是急性放射性皮炎的独立危险因素。对放射性皮炎患者采取积极有效的护理措施，有助于减少放疗中断，提高放疗效果。

1）心理护理：患者通常有明显的恐惧、抑郁或焦虑等情绪，护士应与患者及时沟通，告知其这是由于放疗后皮肤损伤引起的，属于正常现象，并告知其常用的预防及处理措施[8]，安排接受过放疗的患者，以亲身经历，讲解放疗过程和感受，消除患者紧张、焦虑、不安的情绪，使其身心处于最佳状态，接受治疗和护理[9]。

2）症状护理：①Ⅰ度皮炎，表现为红斑、色素沉着、干性脱皮。一般使用无刺激的皮肤保护剂，有水剂和乳剂两种类型。水剂常见的有医用射线防护喷剂、外用重组人碱性成纤维细胞生长因子、外用重组人表皮生长因子；乳剂常见的有三乙醇胺乳膏、伤口愈合凝胶等。护理上的关键是要注意尽可能地暴露照射部位皮肤，保持干燥，减少摩擦。②Ⅱ度皮炎，表现为湿性脱皮、发炎、化脓。临床上证实在潮湿的环境下，伤口愈合速度较干燥环境下快，且疼痛减轻。一般使用生理盐水清洁伤口，待干后选用水胶体敷料覆盖脱皮区域。若伤口渗液较多，选择无创、非粘连，能有效控制渗液的敷料，如藻酸盐敷料、泡沫敷料等，再以水胶体敷料外敷固定，保持湿润，减轻疼痛，预防感染。放疗中避免使用含金属的敷料，以免造成辐射散射和增加表面剂量，必要时停止放疗。一旦放疗结束，对于有脓性分泌物的皮肤，可选用藻酸银敷料、银离子泡沫敷料等抗炎敷料。③Ⅲ度皮炎，表现为照射野皮肤溃疡、坏死。停止放疗，用外科换药方法给予换药，严重者联合使用全身抗生素，控制感染。

（2）放射性口腔黏膜炎的护理：放射性口腔黏膜炎（radiation-induced oral mucositis，RIOM）是放射线电离辐射所引起的急慢性口腔黏膜损伤，是鼻咽癌放疗中常见的严重并发症之一[10]。主要表现为口腔黏膜红斑、溃疡、疼痛。此外，还会出现口干、口腔微环境失调，进而诱发口腔感染或全身感染。放射性口腔黏膜炎发病率＞80%，其中约 30% 会发展至重度 RIOM（≥3 级）[10-11]。重度 RIOM 患者会出现剧烈的口腔疼痛、进食困难和局部感染，引起患者出现严重营养不良和身体状况下降，从而导致放疗中断和 / 或化疗次数减少。有研究[12]表明，性别、放疗剂量、放疗分割模式和同步放化疗是放射性口腔黏膜炎的独立危险因素。对放射性口腔黏膜炎患者采取积极有效的护理措施，有助于减少放疗中断，提高放疗效果。

1）评估：①评估时机。放疗 / 化疗前应进行口腔黏膜炎的风险因素及口腔黏膜情况评估；放疗期间应每日评估口腔黏膜 1 次，出现口腔黏膜炎时应每日至少评估 3 次，评估至愈合或治疗结束后 2 周。应指导出院患者居家期间进行自我评估。②评估内容。应评估口腔黏膜炎的风险因素，判定风险等级（表 2-2-1）；应使用美国国家癌症研究所颁布的不良反应分级（common terminology criteria adverse events，CTCAE）中放射性口腔黏膜炎分级标准[14]（表 2-2-2），评估口腔黏膜炎的严重程度。

表 2-2-1　口腔黏膜炎的风险等级[13]

风险等级	风险因素		
轻度风险	□女性	□年龄≥60 岁	□吸烟　　　　　□饮酒
	□佩戴义齿	□口腔卫生不良	□口腔 pH＜6.5
中度风险	□有口腔疾患（龋齿、牙周病等）		□口干 / 唾液分泌不足
	□有营养不良的风险、营养状况差		□脱水
	□疾病终末期		□重度骨髓抑制
	□合并糖尿病或免疫缺陷病		□接受氧疗、留置鼻胃管等可能导致口腔干燥的治疗
	□服用靶向药物		□服用双膦酸盐制剂
	□服用镇静剂		□服用阿片类药物
	□服用利尿剂		
高度风险	□头颈部放疗		□大剂量化疗
	□自体 / 异体造血干细胞移植		

注：有 2 个及以上中度风险因素为高风险人群，有 3 个及以上轻度风险因素为中度风险人群；合并多个口腔黏膜炎相关风险因素时，以高级别风险为准。

表 2-2-2　WHO 口腔黏膜炎分级标准[14]

级别	分级标准
0 级	无症状
Ⅰ级	口腔黏膜出现红斑，伴有疼痛，但不影响进食
Ⅱ级	口腔黏膜出现红斑、溃疡，但能进食固体食物
Ⅲ级	口腔黏膜出现严重的红斑和溃疡，不能进食固体食物
Ⅳ级	溃疡融合成片，有坏死，不能进食

2）预防

A．轻度风险患者的防措施：鼓励患者每日自我评估口腔情况，有异常变化及时告知医护人员；指导患者戒烟、戒酒；指导患者避免进食尖锐、粗糙、辛辣、过咸、过酸、过热等易损伤或刺激口腔黏膜的食物；指导患者做好基础口腔护理：进食后和睡前使用软毛牙刷刷牙，宜用含氟牙膏，至少 2 次 /d。牙刷刷头向上放置储存，每月至少更换 1 次牙刷；使用不含乙醇的溶液漱口，如生理盐水或 3%～5% 碳酸氢钠溶液，至少 2 次 /d；使用漱口液时应先含漱，再鼓漱，时间至少 1 分钟，治疗期间禁用牙线和牙签。

B．中度风险患者的预防措施：应在轻度风险预防措施的基础上进一步加强；指导患者宜增加生理盐水或 3%～5% 碳酸氢钠溶液漱口数次，至少 4 次 /d；宜在治疗前指导患者前往口腔科筛查及治疗口腔基础疾患；使用半衰期短的化疗药物时，宜指导患者用药前开始含冰片、冰水等保持口腔低温 30 分钟；奥沙利铂化疗期间应避免使用口腔冷疗，应指导患者用清水漱口后，再使用药物漱口液或口腔黏膜保护剂。

C．高度风险患者的预防措施：应在中度风险预防措施的基础上进一步加强；可使用不同机制的药物漱口液，使用不同药物时至少间隔 30 分钟；使用低剂量激光治疗时，应根据仪器使用说明调节波长和照射时间；使用重组人角质细胞生长因子时，应正确配制并指导患者每次含漱 3 分钟，至少 4 次 /d。

3）护理

A．Ⅰ级、Ⅱ级口腔黏膜炎的护理措施：指导患者在晨起、进食后和睡前使用软毛牙刷刷牙，至少 2 次 /d；指导患者使用生理盐水或 3%～5% 碳酸氢钠溶液漱口，至少 6 次 /d；指导患者用清水漱口后，再使用口腔黏膜保护剂或促进口腔黏膜修复的药物；指导患者避免进食易损伤或刺激口腔黏膜的食物；指导患者根据口腔黏膜炎影响进食情况调整食物的黏稠度、软硬度及摄入方法；指导患者在口腔黏膜炎愈合前尽量少佩戴义齿，如必须佩戴义齿，在使用后应充分清洁，遵从口腔科医生建议妥善存放；使用低剂量激光治疗时，应根据仪器使用说明调节波长和照射时间；宜按照中华护理学会发布的《成人癌性疼痛护理标准》(T/CNAS 01—2019) 中的规定，对口腔黏膜炎相关疼痛进行评估和护理。

B．Ⅲ级、Ⅳ级口腔黏膜炎的护理措施：应在Ⅰ级、Ⅱ级口腔黏膜炎护理措施的基础上进一步加强；对张口困难的患者，可指导其使用口腔清洁专用海绵棒清洁口腔；对口腔黏膜炎引起疼痛的患者，应指导其进食前使用 2% 利多卡因溶液或含有镇痛药物成分的溶液漱口，按时、按量服用镇痛药物，避免将凝胶类镇痛剂涂抹在口腔后部；对口腔黏膜炎引起口腔干燥的患者，应指导其多饮水，并小口多次饮用，咀嚼无糖口香糖或刺激唾液分泌的新鲜水果，使用润唇膏，使用生理盐水或 3%～5% 碳酸氢钠溶液喷雾，使用保持口腔湿润的漱口液、唾液替代品、黏性溶液等；对口腔黏膜炎引起吞咽困难的患者，给予肠内营养支持时，应指导患者正确使用肠内营养制剂，预防腹胀、腹泻、恶心、呕吐等并发症；给予肠外营养支持时，应正确配制及输注肠外营养液，并观察并发症。对口腔黏膜炎引起继发感染的患者：应早期识别口腔黏膜炎继发感染征象，及时通知医生；应及时留取标本进行病原学检查，进行抗感染治疗时，应按时给药，并观察药物不良反应。

（3）放射性食管炎的护理：放射性食管炎表现为局部疼痛或胸骨后灼烧感，进食时加重，常于放疗后 1 周或数周内出现，一般症状较轻。严重者可出现胸部剧痛、发热、呛咳、呼吸困难、呕吐、呕血等，应警惕食管穿孔或食管 - 气管瘘的发生。对放射性食管炎患者采取针对性护理，可以保证治疗的连续性，提高治疗效果及患者的生活质量。

1）饮食护理：宜进食高热量、高蛋白、高维生素、低脂肪、低纤维素、易消化的半流质或流质饮食，少食多餐，进食后半小时内不宜平卧，以免食物反流，加重病情，食物温度以 40℃左右为宜，温度过高或过低会致刺激食管黏膜，使放疗后初愈的黏膜再受伤，每次进食后须饮水 100mL 左右，冲洗食管，防止食物残渣潴留，减轻对食管黏膜的刺激，防止发生感染。

2）症状护理：临床常使用止痛剂、激素、制酸凝胶、抗生素、维生素 B 的混合剂以缓解症状。用药方法常为含服，即指导患者于餐前及睡前 30 分钟，将混合液含在口中，5 分钟后去枕平卧于床上，分次慢慢咽下，使药物与黏膜表面较长时间接触，有利于药物发挥作用进行止痛。此外，也可以配合使用康复新液含服，中药茶饮（如金银花茶、菊花茶等）口服[12]。

3）预防护理：对于放射性食管炎预防目前并无相关指南，循证尚有大量文献报道。例如，放疗前后饮冰牛奶、冰酸奶和蜂蜜。具体方法为：市售酸奶 100mL，加入 20～30mL 蜂蜜，搅拌均匀，于放疗前 30 分钟缓慢吮吸，最后剩 20mL 留下，进放疗室时，含在嘴中，躺在放疗机上后缓慢吞下，使其覆盖食管黏膜表面，放疗结束后再饮用一杯，如此至整个放疗疗程结束。还有报道称可在患者放疗之初即给予雾化吸入（生理盐水 20mL ＋ 庆大霉素 80TU ＋ 地塞米松 5mg），每日 1 次，每次 30 分钟，其间指导患者做吞咽动作，调整呼吸，避免过度通气，操作结束后 1 小时内禁食禁水，也可减轻放射性食管炎严重程度，降低放射性食管炎的发生率。另外，口服康复新液、中医药方剂，如甘露饮、竹叶石膏汤、沙参麦冬汤等，含服人重组白介素 -11 等，在防治放射性食管炎上也具有良好的效果。同时，应注意保持口腔清洁，减少食管黏膜感染的机会。

（三）放疗后的护理

指导患者实时观察局部及全身反应消退情况，告知治疗结束后 1～2 个月，会出现放疗的急性反应如放射性口腔黏膜炎、放射性食管炎，随之缓解。可逐渐恢复正常饮食，饮食要求营养丰富，但应避免硬食及粗纤维食物，以免对口腔黏膜和食管造成损伤。放疗结束后还要继续保护照射野皮肤至少 1 个月，每日坚持鼻咽冲洗、功能锻炼。注意观察放疗远期反应，如放射性龋齿、放射性面颈部水肿、中耳炎、放射性脑损伤等，一旦发生应及时就诊。指导患者定期复查，一般治疗后 1 个月进行第一次复查，以后应遵医嘱，按时复查。一般为治疗后 2 年内每 3 个月复查一次，2 年后每 6 个月复查一次，5 年后每年复查一次。

二、化疗护理

鼻咽癌放射治疗时伴用化疗，不同临床病例有不同程度的获益，但也易导致化疗毒副作用与并发症发生。尤其在同步放化疗的研究中，毒副作用的发生率显著高于单纯放疗组。Hong 等[15] 报道同步放化疗组，白细胞减少症（3 级和 4 级：47% 和 12%）和血小板减少症（3 级和 4 级：24% 和 3%）发生率显著提高；急性黏膜炎发生率提高了 13%，胃肠道反应增加 12%，血液毒性发生率增加了 14.8%，与单纯放疗组相比均有显著性差异。Nishimura 等[16] 报道同步放疗中 3 度黏膜炎发生率为 75%，40% 患者需要降低化疗的剂量，并有 58% 的患者未能按要求完成辅助化疗。因此化疗合并放疗可以提高晚期鼻咽癌的疗效，但同时也显著增加了治疗的毒副作用。因此，在临床工作中，对于鼻咽癌化疗患者要做好相应的护理准备工作。

（一）化疗前护理

1. 心理护理　责任护士应热情接待患者，经常与患者交谈，了解患者心理状况并给予精神上的安慰和鼓励，向患者详细说明治疗的目的、方案、过程及可能出现的不良反应。取得患者的信任，树立战胜疾病的信心，使其能积极配合治疗。

2. 化疗前药物准备　在给药前 12 小时和 6 小时各口服地塞米松 10mg，给药前 30 分钟给予异丙嗪 25mg 肌内注射，西咪替丁 30mg 静脉注射。

3. 化疗前器械准备　紫杉醇给药时使用非聚氯乙烯材料输液器，顺铂用避光输液器，准备好抢救药（如抗过敏药物）、抢救相关物品、心电监护仪、氧气装置等。

（二）化疗中护理

1. 过敏反应　紫杉醇易引起过敏反应，其多发生在用药后最初的 10 分钟内，发生率为 39%，其中严重者 2%，因此，可以在化疗前预防性应用抗过敏药物如地塞米松、异丙嗪。化疗前还应准备急救物品，应用心电监护，先用生理盐水作引针确定在血管内，确定局部无渗漏后再输入化疗药物，开始滴速宜慢 15 滴 /min，观察 30 分钟无过敏反应后将滴速调为 50～60 滴 /min，化疗开始时用心电监护 6 小时，观察生命体征，每 15～30 分钟监测并记录血压、心率及心电图改变，直至紫杉醇输完。一旦发生过敏反应立即停用药物，报告医师进行处理。

2. 心血管毒性反应　用药后 1 小时可能出现低血压和短时间的心动过缓，因此开始静脉滴注紫杉醇 1 小时内给予心电监护，每 10 分钟测一次血压、心率、呼吸，如有异常立即停药处理。

3. 骨髓抑制的护理　骨髓抑制主要表现为白细胞、血小板减少，护理中要密切观察血常规及体温变化，发现异常，及时给予升白细胞、血小板、红细胞治疗。同时嘱患者注意休息、保暖；指导患者做好口腔护理，保持口腔清洁，嘱患者减少外出，谢绝探视，防止感染，必要时采取保护性隔离。血小板低下者应减少磕碰，延长注射部位按压时间，注意有无出血倾向。

4. 外周神经毒性的护理　外周神经毒性表现为轻度麻木、感觉异常、肌肉酸痛,可影响手的精细动作和行走。出现外周神经毒性者可以在以后的治疗中减少 20% 的紫杉醇剂量,同时口服维生素 B_1,以减少神经毒性的发生。大剂量顺铂化疗还可出现听力受损及周围神经损伤,导致听力和感觉运动障碍。化疗时多与患者交谈,了解听力及口唇、手指有无异常情况,嘱患者多饮水,食用含纤维素高的食物,必要时加用营养神经的药物。要加强护理安全管理实施健康指导,提高护理人员的安全意识,提供安全的就医环境,预防发生跌倒等意外。

5. 肝肾功能损害的护理　顺铂可直接与肾小管结合,损伤肾功能,肾毒性损害是大剂量顺铂化疗最常见、最严重的并发症之一,水化和利尿是减轻肾毒性的较好方法,化疗时严格按医嘱用药,给予水化 3 天,用药后及时给予利尿剂,补充电解质,每日摄入量维持在 3 000～3 500mL,使尿量在 2 500mL 以上,必要时给予碳酸氢钠和别嘌呤醇碱化尿液,抑制尿酸形成,监测尿液的酸碱度,pH 保持在 6.5～7.0,准确记录 24 小时尿量,密切观察尿量变化 3～4 天,用药后 1 周检查肝肾功能,发现异常及时向医生报告。

6. 消化道反应的护理　恶心、呕吐是应用顺铂后最常见的症状,当剂量 >50mg/m^2 时恶心、呕吐发生率在90% 以上,急性呕吐一般发生在用药后的 1～2 小时,可持续 1 周左右,治疗过程中采取预防用药法即化疗前后 30 分钟用生理盐水 10mL＋盐酸昂丹司琼 8mg 静脉滴注。护士做好解释、疏导和安慰工作,以减轻患者的心理负担。呕吐后协助患者漱口、擦脸、更换污染衣物,及时倾倒呕吐物,室内通风保持空气清新。每天记录呕吐次数、量、呕吐物的颜色、性质,观察有无水、电解质紊乱的发生;同时嘱患者进食清淡易消化的饮食,少量多餐,嘱患者呕吐时侧卧,以防误吸入气管,引起窒息。化疗期间指导合理饮食,避免进食过甜、过油腻食物,少食多餐,经常食用新鲜水果、蔬菜等。

7. 脱发的预防和护理　紫杉醇联合化疗后的患者肯定会发生脱发,多数患者在输注 2～3 周后开始脱发,给患者带来沉重的心理压力。护理人员在化疗前应向患者做好解释工作,告诉患者药物会引起暂时性脱发,治疗停止后头发可很快恢复生长,使之有心理准备;同时指导患者准备好帽子、头巾、发套等物品以度过脱发期。

8. 口腔黏膜炎的护理　同期放化疗期间采用护理干预可降低放射性口腔黏膜炎的发生率[17],指导患者进行正确的刷牙方法,保持口腔清洁。根据患者的口腔 pH 选择适宜的漱口液,有溃疡的患者延长含漱时间,行咽拭子细菌培养和药物试验,根据检验结果合理使用抗生素,疼痛较剧烈时局部使用表面局部麻醉药如用 2%利多卡因含漱,应用黏膜保护剂等。

三、分子生物靶向治疗护理

分子靶向治疗成为目前继手术、化疗、放疗等三大常规治疗之后最热门的肿瘤治疗方法。靶向治疗是通过干预肿瘤细胞所特有的靶点,抑制肿瘤细胞生长,甚至使其完全消退的一种全新的生物治疗模式。

分子靶向治疗应用于头颈肿瘤及鼻咽癌的治疗已有十年,鼻咽癌的分子靶点治疗法已成为药物研发的焦点。最初将单一药物运用于复发及已转移鼻咽癌患者的治疗中,但疗效欠佳,平均肿瘤进展期为 3～4 个月。到目前为止,分子靶向治疗的研究结果还是令人振奋的,靶向治疗为鼻咽癌的治疗又提供了一个崭新的方式。现阶段,靶向治疗联合化学药物治疗使得患者总体生存期达 8～12 个月,靶向治疗后患者的副作用比较轻微,主要表现为:皮肤黏膜反应、消化道反应和手足综合征。

1. 皮肤不良反应　不同靶向药物所致皮肤不良反应的发生率和临床表现各异。表皮生长因子受体(epidermal growth factor receptor,EGFR)抑制剂的生物效应包括抑制角化细胞的分化、增殖和存活及细胞的过早分化和凋亡导致白细胞聚集并引起组织破坏和炎症[18]。皮肤毒性是 EGFR 抑制剂最常见的不良反应之一,发生率为79%～88%[19],多表现为痤疮样皮疹、皮肤干燥瘙痒或甲沟炎等。针对皮肤不良反应的推荐治疗包括糖皮质激素、四环素、甲硝唑和皮肤保湿剂等。

2. 黏膜炎　黏膜炎是靶向治疗常见的不良反应之一,口腔黏膜炎的症状包括疼痛、吞咽困难、发音障碍等,胃肠道黏膜炎常常表现为腹痛、腹胀和腹泻等症状,黏膜炎通常出现在治疗开始后的 7～10 天,在没有合并细菌、病毒或真菌感染的情况下具有自限性,通常 2～4 周后可自行缓解。目前并没有十分有效的预防措施,口腔清洁以及避免食物的冷热刺激可能有助于预防黏膜炎。

3. 腹泻　化疗药物如伊立替康、顺铂或氟尿嘧啶导致腹泻的机制各不相同，包括胆碱能综合征、上皮细胞急性损伤等。针对腹泻的治疗主要包括减轻症状、补液、纠正水电解质及酸碱平衡紊乱，必要时可使用抗生素治疗，特别是在合并重度粒细胞减少的情况下。同时应评估是否合并了其他危险因素，例如，服用了有导泻作用的食物、胃肠动力药物、大便软化剂等，治疗中应首先去除上述诱因。轻度腹泻比较容易控制，对症治疗或短期应用洛哌丁胺即可缓解，几乎不需要调整靶向药物剂量。祛除诱因后，经过静脉补液、抗生素等治疗后仍持续存在的腹泻，需要进行药物剂量调整、中断或终止治疗。

4. 手足综合征　手足综合征，即肢端特别是手掌或足底出现红斑、红肿、疼痛等症状。通常出现在治疗开始后的前 6 周。前驱症状包括手掌、足底的麻木或感觉异常，逐渐加重并伴随双侧对称的肿痛、边界清晰的红斑，进一步加重则会出现水疱或脱皮，严重的还可能出现溃疡或继发性感染。虽然手足综合征只局限于肢端并不会危及生命但是往往给患者带来痛苦导致生活质量的降低，甚至是治疗的中断或终止。一旦出现手足综合征，减量或停药是目前唯一被证实有效的处理措施。此外，一些减轻疼痛、预防感染的支持治疗同样十分重要，比如过度角化或脱皮的部位可以外用尿素软膏和 5% 水杨酸制剂[20]，预防性使用维生素 B_6 和 COX-2 抑制剂能够减轻化疗所致的手足综合征症状，局部或全身使用糖皮质激素也是治疗化疗所致手足综合征的有效药物。

分子靶向治疗鼻咽癌是一种全新的治疗模式，是较为特异地阻断肿瘤细胞中起关键作用的信号传导通路，从而达到治疗肿瘤的目的。但是，目前在临床应用中，分子靶向治疗期间仍存在一定的不良反应，还需积累经验和观察远期疗效。

四、免疫治疗护理

（一）概述

免疫治疗旨在通过激活、调动人体免疫系统的力量，帮助自身免疫系统恢复发现癌细胞及与其作斗争的能力。免疫系统与肿瘤的斗争主要经历三个阶段：免疫清除、免疫平衡和免疫逃逸。在肿瘤初始阶段，免疫系统可以识别并清除大部分肿瘤细胞，而肿瘤细胞也不甘示弱，残存的肿瘤细胞开始"卧薪尝胆"，与免疫系统和平共处，最终实现"变身"，逃脱了免疫系统的"查杀"，从而迅速生长并呈现为临床上可诊断的肿瘤（免疫逃逸）。早在 19 世纪就有对免疫与肿瘤关系的研究和治疗尝试，然而，直到近 5 年，肿瘤免疫治疗才有循证依据证明其可明确延长肿瘤患者的生存期[21]。

鼻咽癌（NPC）的发生与 EB 病毒感染存在相关性，90% 以上的鼻咽癌患者都有 EB 病毒感染或者潜伏，程序性死亡配体 1（programmed death ligand 1，PD-L1）表达可有 89%～95%，存在大量的淋巴细胞浸润。NPC 丰富的免疫细胞间质浸润和 EBV 病毒抗原表达的特性，为免疫治疗提供了良好的治疗靶点。NPC 的一般免疫状况使患者适合免疫治疗，尤其是免疫检查点抑制剂（immune checkpoint inhibitor，ICI）。近年来免疫治疗药物在恶性肿瘤的治疗中取得了突破性进展，程序性死亡受体 1（programmed cell death receptor 1，PD-1）免疫治疗已经成为复发转移性头颈鳞癌的标准治疗[22]。

（二）鼻咽癌免疫治疗的种类

免疫治疗的种类多样，比如免疫检查点抑制剂、治疗性抗体、肿瘤疫苗、小分子抑制剂、细胞治疗、细胞因子等。其中，免疫检查点抑制剂是目前进展较快、疗效最确切的疗法。美国国家综合癌症网络（National Comprehensive Cancer Network，NCCN）头颈部鼻咽癌治疗指南推荐免疫治疗作为复发转移 NPC 的二线治疗选择，其中推荐纳武利尤单抗用于复发/转移非角化癌患者，帕博利珠单抗用于 PD-L1 表达阳性的复发/转移患者；以上均为 2B 类证据。基于 PD-1/PD-L1 阻断的 ICI 在我国也取得突破进展，2021 年在国家药品监督管理局获批用于治疗复发或转移性鼻咽癌。我国目前已经有多个免疫检查点抑制剂获批用于临床，比如卡瑞利珠单抗、特瑞普利单抗、信迪利单抗、纳武利尤单抗等[22]。

NPC 的其他免疫疗法，包括：EBV 特异性疫苗、自体树突状细胞、过继性 T 细胞转移和免疫调节剂。鼻咽癌的未来研究方向主要是 EBV 相关疫苗；免疫治疗的联合；嵌合抗原受体 T 细胞免疫治疗（chimeric antigen receptor T cell immuno-therapy，CAR-T）（EBV 相关抗原）、特异性 T 细胞（抗原）受体（T cell receptor，TCR）；抗血管生成联合放疗的探索；驱动基因和生物标志物的研究。

（三）鼻咽癌免疫治疗相关不良反应及防治措施

ICI 的加入成为了近年来晚期恶性肿瘤治疗的热点，其被广泛应用于临床并取得了一定的成果，但同时带来的免疫相关不良反应（immune-related adverse events，irAE）也给临床护理带来了巨大挑战[23]。皮肤症状和胃肠道症状最为常见。在进行肿瘤免疫治疗相关不良反应管理时，应遵循"预防为主、早期干预、个体化管理、身心结合、全程随访"的整体护理原则[24]，在免疫治疗过程中对患者进行有效评估，及时发现免疫治疗相关不良反应的症状，协助临床医生采取有效措施进行相应处理。

1. 皮肤不良反应及防治措施

（1）皮肤不良反应：最常见的是皮疹[25]和瘙痒[26-27]，致命性皮肤毒性包括 Stevens-Johnson 综合征 / 中毒性表皮坏死松解症、伴嗜酸性粒细胞增多和系统症状的药疹[28]。Stevens-Johnson 综合征 / 中毒性表皮坏死松解症的主要表现为全身弥漫性、融合性红斑、水疱、大疱，尼氏征阳性。受外力挤压后，大疱可破裂形成深红色糜烂面，状似烫伤样创面[29]。

（2）防治措施

1）皮疹及瘙痒的防治措施：①保护皮肤。保持皮肤的清洁和湿润，常规用温水清洁皮肤，忌用碱性肥皂水擦洗；使用无乙醇、无刺激的保湿润肤霜顺着毛发生长的方向涂抹直至完全吸收[30]，每天 2～3 次，可减少毛囊炎的发生；勤剪指甲，避免指甲过长抓破瘙痒皮肤引起继发感染；穿全棉内衣内裤，选择质地柔软宽松的纯棉衣物，不要穿化纤和材质较硬的衣物，防止因衣服材质粗糙或摩擦使皮肤破损。②忌吃刺激、辛辣食物，饮食宜清淡易消化。③瘙痒时可局部外用清凉剂（如薄荷）或布类物品冷敷或轻拍局部皮肤缓解不适[30]。④外出时避免阳光照射，采取遮阳伞、太阳帽等防晒措施。⑤可遵医嘱予以抗组胺类药物口服治疗，使用炉甘石洗剂、莫匹罗星软膏外涂皮肤患处[31]，面部可使用压缩面膜湿敷金银花水于皮肤瘙痒处[32]。⑥观察用药后皮疹变化情况，停用一切可疑致敏药物。⑦睡眠时保持空气凉爽。

2）Stevens-Johnson 综合征 / 中毒性表皮坏死松解症的防治措施：①大疱表皮松动未脱落者可保留疱皮，起到生物敷料的作用；对于已坏死、脱落并粘贴在创面上的表皮，可移除的直接移除，不易移除的用灭菌剪刀剪掉[33]。②小水疱及渗液少的水疱待其自然吸收，不做特殊处理。直径大于 2cm、充满液体的大水疱，常规消毒后用 5～20mL 无菌注射器低位抽吸疱液，并送疱液行细菌和真菌培养[34]。抽吸疱液后，为防止再次损伤，可使用非黏性敷料覆盖保护，如水胶体油纱。③银离子抗菌敷料等外用抗菌剂可用于表皮剥脱处使用；对糜烂创面可采用泡沫敷料、水胶体敷料等覆盖，以保持创面温度、湿度适宜，有利于创面修复[35]。④病情严重者，需遵照医生处方正确使用口服或外用药物治疗。

2. 口腔黏膜不良反应及防治措施

（1）口腔黏膜不良反应：口腔溃疡、疼痛影响进食、口干大量饮水。

（2）防治措施：①保持口腔卫生，养成餐后 30 分钟清洁口腔的习惯，使用软毛牙刷或牙线，选用非刺激性牙膏，如含氟牙膏，避免使用硬毛牙刷和含增白剂的牙膏，禁用含乙醇类物质的漱口液；②口腔发炎时，要遵照医生指导的漱口方法使用漱口溶液；③有义齿者，需要到口腔科检查义齿是否合适；④少食多餐，食用清淡软食，避免辛辣刺激、过热过冷、过硬或粗糙的食物，鼓励小口喝冷水或冰水，减轻口腔疼痛；⑤每天饮水 2 000～3 000mL，少量分次饮用，减轻口干症状；口干时建议食用促进唾液分泌的食品，如无糖口香糖、柠檬、山楂及话梅类食品等；口唇干裂时可用凡士林涂抹。

3. 胃肠道不良反应及防治措施

（1）胃肠道不良反应：腹泻和结肠炎是 ICI 治疗的常见胃肠不良反应，主要表现为腹泻、大便带血、腹痛、恶心呕吐、食欲下降等。

（2）防治措施：①评估患者腹泻发生时间、粪便性状、腹泻次数和量、气味和颜色，以及是否有脱水表现，严重者遵医嘱停止免疫治疗。②为患者提供个性化营养干预方案，指导患者进食色香味俱全的高蛋白、高热量食物，适量饮水，记录饮食情况；腹泻严重者根据病情和医嘱，给予禁食，或进食流质、半流质、软食，并遵医嘱补液；应减少以下食物的食用，如高纤维、高脂肪、生食、蔬菜、乳制品、酒、咖啡、糖等[21]，减少对肠道的刺激。③指导患者进行肛周皮肤护理，便后温水清洗或使用吸水性强的软纸擦拭，若肛周皮肤红肿，可局部涂凡士林或护臀霜保护皮肤，或高锰酸钾溶液坐浴。④症状较轻的患者适当休息，重型患者卧床休息，减轻肠蠕动和肠痉挛；若行药物灌肠，宜在晚睡前，嘱患者排便后进行，取左侧卧位，低压灌肠。⑤长期腹泻可致水电解质失衡、结肠炎、肠穿孔等并发症，加强病情观察和实验室指标监测；指导家属辅助患者完成各项日常活动，预防跌倒；若腹泻持续加重，遵医嘱予以止泻药物。某些止泻药有致肠麻痹的风险，注意观察用药后患者排气、排便、腹胀情况，及时处理。⑥每天排便 4 次及以上或大便带血时，需要报告医护人员，在家的患者要及时到医院就诊[21]。

4. 关节痛和关节炎不良反应及防治措施

（1）关节痛和关节炎不良反应：主要表现为关节疼痛、行走困难、关节肿胀和红斑。

（2）防治措施：①症状较轻时每天进行适当的活动，每次 30 分钟，可以改善体力和睡眠，减轻疼痛；②选择中等强度的锻炼方式，如瑜伽、太极、气功、游泳、散步等有氧运动；③活动前做好热身，活动时注意关节的保护，预防跌倒发生，尤其变换体位时（如起床久坐站立等），动作要缓慢；④如关节出现不适感觉时，及时报告医护人员，在家的患者必要时到医院就诊。

5. 肝脏不良反应及防治措施

（1）肝脏不良反应：少于 5% 的患者会出现免疫相关性肝炎，其主要表现为谷丙转氨酶和 / 或谷草转氨酶水平升高，伴或不伴有胆红素水平升高，一般无特征性临床表现，有时伴有发热、疲乏、食欲下降等非特异性表现[36]。胆红素水平升高时可出现皮肤巩膜黄染、茶色尿等。ICI 相关的肝脏损害患者预后较好，大多数患者停止 ICI 治疗后可自行缓解，少数患者出现肝衰竭。

（2）防治措施：①用药过程中注意观察患者皮肤、巩膜是否有黄染，是否有食欲减退、恶心、呕吐、厌油腻等消化道症状，是否有皮肤瘙痒等。如出现上述情况，立即告知医生，并密切监测肝功能情况，尽早进行对症治疗。②症状明显时或起病初期，嘱患者卧床休息；稳定好转期，可适当活动，保持生活规律。③可温水清洗皮肤，避免使用碱性刺激物擦洗，选择棉质宽松衣物，剪短指甲，避免抓破皮肤，保证皮肤完整性。④指导患者遵循"高热量、高纤维素、低脂、易消化、清淡"的饮食原则，稳定期高蛋白饮食，重症肝损害期严格限制蛋白摄入，以防肝性脑病发生。

6. 内分泌不良反应及防治措施

（1）内分泌不良反应：ICI 相关内分泌毒性主要包括垂体炎和甲状腺功能障碍，可累及肾上腺、胰腺等内分泌器官，引起原发性肾上腺功能不全和糖尿病。研究表明，约 5% 接受 ICI 治疗的恶性肿瘤患者可能会出现不同级别的内分泌紊乱[37]，与伊匹木单抗（Ipilimumab）（CTLA-4 抑制剂）联合会导致发病率增加[38]。其中，最常见的是甲状腺功能减退（6%）和甲状腺功能亢进（2.8%）。甲状腺功能减退的患者多数表现为嗜睡、畏寒、体重增加、毛发脱落、便秘、抑郁等典型症状，一般较轻微；甲状腺功能亢进患者主要表现为心悸、出汗、进食、腹泻和体重减轻。内分泌毒性导致的腺体功能异常较难恢复，对于内分泌不良反应的治疗，患者有可能需要终身服用激素[39]。

（2）防治措施

1）甲状腺功能减退：①对于甲状腺功能减退患者，应重点关注患者情绪变化，有无焦虑或抑郁。②加强与患者沟通，积极引导其正确面对自己的负性情绪，并教会患者用合理情绪疗法[40]、欣赏音乐、阅读、正念、放松训练、寻找内在安全岛等转移注意力的方法来调节自己情绪。同时，取得家属理解与配合，共同应对患者的情绪变化。有定性研究显示，在参与免疫治疗后的幸存者中，他们特别强调需要知道在遇到问题时该向谁求助，并表示特别需要社会心理支持，包括他们的近亲[41]。③给予高蛋白、高维生素、低钠、低脂饮食，保证摄入足够水分。

2）甲状腺功能亢进：①密切观察患者用药反应，重点评估患者神志、食欲和体重、发质与发量、是否耐受冷或热、是否出现心悸、是否腹泻或便秘、是否皮肤干燥，以及情绪或行为是否异常；②指导患者充分休息，避免过度疲劳和情绪激动；③补充足够热量、优质蛋白质，多食富含维生素的食物，禁食海带、海鱼等含碘量较高的食物，不宜饮用浓茶、咖啡等刺激性饮料；④对于使用激素替代治疗的患者，应在治疗前进行相关的健康教育，指导患者定期复查，不可自行停药或减量。

7. 肺部不良反应及防治措施

（1）肺部不良反应：免疫相关性肺炎是一种罕见但有致命性威胁的严重不良事件。临床症状主要包括呼吸困难、咳嗽、发热、胸痛，偶尔会发生缺氧且会快速恶化导致呼吸衰竭[42]。

（2）防治措施：①评估患者肺功能基本情况和既往病史，明确有无肺部自身免疫性疾病（如结节病），是否存在危及呼吸的病史（如哮喘、慢性阻塞性肺疾病等）及肺部感染。对于上述高危人群，应加强病情监测，提前做好干预措施。一旦怀疑药物性肺损伤，应立即停用相关药物，并遵医嘱早期使用糖皮质激素，待症状改善后遵医嘱逐渐减量[43]。②治疗过程中，注意观察患者生命体征，评估患者休息和运动时的呼吸、脉搏、血氧饱和度，如早期发现血氧饱和度下降时应及时进行处理。③对于免疫相关性肺炎的患者，嘱其多卧床休息，减少体力消耗；胸痛明显者，协助取患侧卧位，指导患者深呼吸和咳嗽时用手按压患侧，采用局部按摩或转移注意力的方法缓解疼痛，必要时遵医嘱使用止痛药；痰液量多者，鼓励其深呼吸，协助翻身及进行胸部叩击，指导有效咳嗽，促进排痰；痰液黏稠不易咯出时，鼓励多饮水，必要时给予雾化吸入；持续低流量吸氧，改善缺氧状况。④指导患者遵医嘱按时用药，勿自行停药或减量。

8. 其他不良反应及防治措施

（1）其他不良反应：其他不良反应包括肾脏、心脏、神经系统、输液不良反应等。主要表现为尿液减少或者血尿、下肢水肿、食欲减退、尿液变黄、疲乏、肌无力、麻木等。

（2）防治措施：①密切观察病情，指导患者多注意休息；进行放松训练，采取医护一体化管理模式[44]，缓解患者癌因性疲乏程度，提升患者生命质量，同时也提高患者的依从性；②多进食富含维生素的食物，如水果蔬菜，避免高脂肪饮食摄入，如红肉（猪、牛、羊）、黄油等；③定期检测促肾上腺皮质激素和甲状腺激素，密切随访；④检查结果异常或感觉不适时及时告知医护人员，必要时到医院就诊；⑤治疗前应如实告知医护人员是否有药物过敏史；⑥输注过程中不随意调节输液滴速，输液结束后建议休息12小时，无不适方可离院。

总之，免疫治疗应用于一线全身治疗失败复发的复发/转移非角化鼻咽癌，或PD-L1表达阳性的晚期鼻咽癌PD-1治疗患者中。一方面可以直接杀伤肿瘤细胞；另一方面，更重要的是通过作用于免疫系统，增强机体的免疫应答，并最终延长患者的生存期。但是不能避免对正常组织的损害，因而在治疗过程中及治疗过后可能出现以上毒副作用和不良反应。免疫治疗相关不良反应的发生率低，且多为轻中度，具有可逆性，但少数可致命。早期识别、检查和治疗对免疫相关不良反应的积极管理十分重要。此外，每个人的不良反应与肿瘤部位、类型、治疗剂量及自身身体等情况有关。因此，一旦感觉身体有异常，应及时就医。

五、血管通路的护理

（一）选择合理的血管通路工具

根据患者的血管通路条件、化疗方案、化疗周期、药物类型、输注速度、持续时间及舒适度和活动度，综合考虑选择最佳的血管通路。根据置入血管的类型分为经外周静脉穿刺的中心静脉导管和中心静脉导管[45]。

1. 经外周静脉穿刺的中心静脉导管 经外周静脉穿刺的中心静脉导管（peripherally inserted central venous catheter, PICC）是经外周静脉（贵要静脉、头静脉、肘正中静脉、肱静脉等）穿刺置入，导管尖端被送达上腔静脉或下腔静脉的导管[45]。

（1）适应证：①需要输注发泡性或刺激性药物；②需要输注高渗性药物；③需要使用压力泵或加压输液；④长期静脉输液，需保持患者的舒适度；⑤缺乏外周静脉通路；⑥患者自愿选择或知情同意，年龄不限。

（2）禁忌证：①已知对导管材质过敏；②穿刺部位有感染、损伤、放射治疗史；③穿刺部位有静脉血栓形成史或外科手术史；④严重出血性疾病；⑤上腔静脉综合征；⑥乳腺癌根治术或腋下淋巴结清扫的术侧肢体；⑦锁骨下淋巴结肿大；⑧安装起搏器的一侧；⑨慢性肾脏病患者。

2. 中心静脉导管 中心静脉导管（central venous catheter, CVC）是指经锁骨下静脉、颈内静脉、股静脉置管，尖端位于上腔静脉或下腔静脉的导管。

（1）适应证：①接受短期治疗的患者，并预计其治疗不需要延期；②用于外周穿刺的静脉条件不良的患者；③患者治疗中含有高渗、碱性或酸性药物；④患者需要静脉输注和采血的次数多；⑤与其他有同样作用的血管通路相比,患者更接受CVC。

(2)禁忌证:①穿刺局部皮肤有破损或感染;②穿刺局部有放疗史;③有出血倾向。

3. 输液港 植入式静脉输液港(implantable venous access port, IVAP),以下简称输液港(PORT),是指完全植入人体内的闭合输液装置,包括尖端位于上腔静脉的导管部分及埋植于皮下的注射座[45]。

(1)适应证:①需长期化疗的恶性肿瘤患者;②需长期静脉营养的患者;③需长期多次输注血液制品的患者;④与其他静脉通路相比,更愿意接受静脉输液港的患者。

(2)静脉输液港植入术没有绝对禁忌证,其相对禁忌证包括:①严重的不可纠正的凝血功能障碍;②无法控制的败血症或血培养为阳性;③穿刺部位与健肺同侧(存在发生致命气胸或血胸的风险);④穿刺部位存在异常的静脉血压回流表现,如上腔静脉综合征、穿刺部位血栓等;⑤穿刺部位有感染性病灶、开放性伤口、放疗史,颈部或上纵隔肿物;⑥已知对输液港体或导管材料过敏。

(二)深静脉导管的护理

1. PICC护理 PICC的使用期限可达12个月或遵照产品使用说明书,加强导管留置期间的维护,对有效防止导管相关性血流感染等并发症有重要意义。PICC的维护应遵循无菌技术操作原则和严格的手部卫生,由技术娴熟的专业人员按标准化的程序护理。

(1)PICC导管的日常维护[46]:①洗手,戴手套,检查穿刺点局部有无红肿、疼痛及渗出物,观察导管外露长度与PICC记录单是否一致;②0°角平行去除旧的敷料;③消毒:用75%乙醇消毒液清洁穿刺点周围皮肤及连接部分上的残胶,至少两遍(消毒液与皮肤接触15秒),消毒范围直径应≥15cm,避开穿刺点,待干;④用2%葡萄糖酸氯己定醇消毒液擦拭穿刺点周围皮肤,至少两遍(消毒液与皮肤接触30秒),范围直径应≥15cm,待干;⑤用2%葡萄糖酸氯己定醇消毒液擦拭导管外露部分及连接部分,待干;⑥更换无菌手套,涂抹液体敷料时应避开穿刺点,以穿刺点为中心向周围均匀涂抹,避免来回涂抹,待干;⑦粘贴无菌透明敷料,面积≥10cm×10cm;⑧塑形,用拇指及示指指腹捏牢导管突起部分,使导管和敷料完全贴合,排出空气,避免水汽产生;⑨抚平,用拇指抚平整片敷料边框,排出敷料下空气,使敷料与皮肤充分黏合;⑩按压,从预切口处移除边框,同时按压透明敷料,边撕边框边按压;⑪加强固定,第一条胶带蝶形交叉固定连接器,第二条胶带在交叉处横向固定;⑫粘贴记录纸,在记录纸上记录维护年份、日期、时间和操作者姓名,贴于敷料外部的边缘,必要时用弹力绷带加压止血。

(2)每日评估患者导管情况,发现问题及时处理:①每日检查穿刺部位有无红、肿、触痛、回血等;②需要时测量双侧臂围并与置管前对照;③检查透明敷料有无卷边、松脱和破损及标注的维护日期是否正确;④检查有无输液不畅和渗液、漏液;⑤治疗后不再需要留置导管时,应尽早拔除导管。

(3)加强对患者的健康教育:①置管后立即压迫穿刺点15分钟,凝血功能障碍者可延长压迫时间;②嘱患者置管后的第一个24小时可进行适当伸缩活动,经常松拳、握拳,以促进血液回流;③嘱患者置管后第一个24小时需更换敷料,以后根据敷料类型定期更换(无菌透明敷料应至少每7天更换1次,无菌纱布敷料应至少每2天更换1次);④嘱患者置管侧手臂可适当活动,但避免剧烈运动,如提重物、干重活等;⑤嘱患者淋浴时做好防水措施,可使用保鲜膜或专用防水袖套包裹穿刺部位及透明敷料区域;⑥嘱患者不可使用剪刀或其他锐器在PICC导管外露部分做任何修剪动作,以防导管损坏;⑦禁止使用高压注射器或高压注射泵经PICC导管注射造影剂,以免损伤导管(耐高压PICC导管除外);⑧避免在置管侧上臂测血压;⑨嘱患者保持良好的日常心态、健康心理。

2. CVC护理 CVC的使用期限可达1个月或遵照产品使用说明书。

(1)CVC导管的日常维护[46]:参同前文"PICC导管的日常维护"。

(2)每日评估者导管情况,发现问题及时处理。监测措施参见前文"每日评估患者导管情况,发现问题及时处理"。

(3)加强对患者的健康教育:①嘱患者每日观察穿刺点及周围皮肤的情况,发现皮肤瘙痒、过敏、穿刺点红肿疼痛等异常现象时应及时告知护士;②嘱患者置管后第一个24小时需要更换敷料,以后根据敷料类型定期更换:无菌透明敷料应至少每7天更换1次,无菌纱布敷料应至少每2天更换1次[45];③若穿刺部位渗血、渗液,应及时予以更换敷料;④穿刺部位敷料发生松动、污染等完整性受损时需立即更换敷料;⑤嘱患者穿脱衣服、变换体位时防止导管牵拉、脱出。

3. PORT 护理 PORT 可使用期限较长,能够承受数百次的无损伤针穿刺,有关特定品牌使用数据,请查阅相关制造商的网站或产品说明书。加强导管留置期间的维护,对有效防止导管相关性血流感染等相关并发症有着重要意义。PORT 的维护应遵循无菌技术操作原则和严格的手部卫生,由技术娴熟的专业人员按标准化的程序护理。

(1)PORT 导管的日常维护[46]:①~③参同"1. PICC 护理"中(1)的①、③、④;④遵循无菌技术操作原则,将所需用物放置在无菌治疗巾内备用;更换无菌手套,排除损伤针内空气;使用预充式导管冲洗器脉冲式冲洗预充输液接头;⑤穿刺,以穿刺点为中心,非主力手拇指、示指、中指固定输液港座;主力手持无损伤针自港体中心垂直刺入穿刺座,直达底部;⑥回抽,回抽见血确定导管在血管内,更换 10mL 预充式导管冲洗器脉冲式冲洗导管;⑦垫纱布,在无损伤针针翼下方垫厚度适宜的小纱布,纱布不可遮盖穿刺点;余参同"1. PICC 护理"中(1)的⑦~⑫。

(2)PORT 使用时的注意事项:①经静脉输液港输注药物前,须抽回血确定导管在静脉内。如抽吸无回血,应进行 X 线片或导管造影检查,有阻力时不应强行冲管;②如患者出现穿刺点或胸部肿胀、疼痛,应停止使用静脉输液港;③静脉输液港应使用专用的无损伤穿刺针,冲管及封管时必须使用 10mL 以上注射器[44];持续输液时,无损伤针应每 7 天更换 1 次[47];④观察静脉输液港植入侧肩部、颈部及同侧上肢是否出现水肿,询问患者有无肢体麻木、疼痛症状;⑤评估注射座的位置及皮下组织的厚度,根据输注液体的情况及皮下组织厚度,正确选择无损伤针的型号;⑥触摸注射座的位置,如发现异常,可能发生注射座翻转,请勿随意调整,及时通知医生处理;⑦询问患者有无畏寒、寒战等不适。

(3)PORT 植入后的健康教育:①植入输液港后 24 小时内,植港侧上肢减少活动,注意不要挤压、撞击注射座,保持注射座植入部位及穿刺处皮肤的干燥、清洁;②如发现输液港处皮下出现红、肿、热、痛,肩颈部及同侧上肢出现水肿、疼痛等异常情况,需及时就医处理;③治疗间歇期,每 4 周维护一次[48];④留置输液港治疗间歇期可以洗澡,日常生活不受影响。

六、疼痛护理

疼痛是一种与组织实际或潜在损伤相关的感觉、情感、认知和社会维度的痛苦体验[49]。疼痛被认为是继心率、血压、脉搏和呼吸之外的第五大生命体征。疼痛是癌症患者最常见和难以忍受的症状之一,严重影响癌症患者的生活质量。控制疼痛是患者的基本权益,也是医务人员的职责义务[50]。疼痛可分为急性疼痛与慢性疼痛。慢性疼痛是一种疾病,长期的疼痛刺激可引起中枢神经系统的病理性重构,导致疼痛进展和愈加难以控制[51]。2019 年 3 月在中国正式实施的第 11 版国际疾病分类(International Classification of Diseases 11th Revision, ICD-11)中,将"慢性癌性疼痛"列为独立病种[52]。初诊癌症患者的疼痛发生率约为 25%,晚期癌症患者的疼痛发生率为 60%~80%,其中 1/3 的患者为重度疼痛。癌性疼痛(以下简称癌痛)如果得不到缓解,患者将感到极度不适,可能会引起或加重患者的焦虑、抑郁、乏力、失眠和食欲减退等症状,严重影响患者日常活动、自理能力、社交能力及整体生活质量。鼻咽癌以鼻塞、听力下降、头痛及涕中带血等症状为主[53]。放疗是临床治疗鼻咽癌的主要方法,但放疗极易造成患者疼痛、放射性口腔黏膜炎、口干、放射性皮肤损伤等不良反应,严重影响患者的生活品质[54]。

(一)癌痛病因

癌痛的原因复杂多样,根据国家卫生健康委员会《癌症疼痛诊疗规范(2018 年版)》和江苏省《成人癌症疼痛诊疗规范(2020 年版)》大致可分为以下三类。

1. 肿瘤相关性疼痛 指肿瘤压迫或侵犯软组织、皮肤、黏膜、骨、神经、脊髓、血管、脑膜、内脏,以及空腔脏器的穿孔或梗阻和脑转移导致的颅内压升高等导致的疼痛。

2. 肿瘤治疗相关性疼痛 指手术治疗、化疗、放疗、分子靶向治疗、免疫治疗和介入治疗等抗肿瘤治疗导致的疼痛。如外科手术(开胸术、乳房切除术、截肢术等)后引起的神经损伤、瘢痕增生、脏器粘连、残肢痛和幻肢痛等；化疗后引起的黏膜炎、周围神经变性（痛性多发性神经病）、栓塞性静脉炎、骨无菌性坏死等；放疗引起的周围神经损伤、软组织纤维化、口腔炎等。诊疗操作导致的疼痛也可归入此类，如食管镜、胃镜和结肠镜检查、伤口护理、皮下或肌内注射、动静脉置管、经皮穿刺肿瘤活检、骨髓穿刺活检、腰椎穿刺等，需要预先镇痛和／或镇静处理。

3. 与上述均无关的疼痛 肿瘤患者的其他合并症、并发症以及社会心理因素等非肿瘤因素导致的疼痛。如肿瘤患者高发的带状疱疹神经痛、压疮、肌筋膜疼痛综合征，其他疼痛性疾病或伴有疼痛的其他疾病（如原发性三叉神经痛、糖尿病周围神经病变、痛风）和恐惧、焦虑等精神心理因素诱发或加重的疼痛等。

（二）癌痛常规筛查

癌痛筛查为评估癌症患者是否发生疼痛或存在发生疼痛的风险，应把握与患者接触的每次机会进行癌痛筛查，筛查基本流程如图 2-2-1 所示，包括初次接诊、后续每次接触以及新的治疗、操作开始前。下述临床场景应及时进行癌痛筛查：患者门诊首诊和首日入院时，筛查患者是否存在疼痛；病情变化时，筛查患者是否存在疼痛；接受有创性操作（如穿刺、置管和拔管等）时，筛查患者是否有发生疼痛的可能并预先处理；癌症患者存在疼痛客观行为表现（面部表情、呻吟和躯体动作等）时，筛查患者是否有疼痛等[53]。

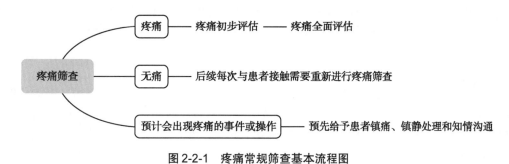

图 2-2-1 疼痛常规筛查基本流程图

（三）癌痛评估

癌痛评估是合理且有效进行镇痛治疗的前提，疼痛评估应以患者主诉为依据，评估过程应在保证患者舒适的前提下尽可能做到准确、全面并遵循"常规、量化、全面、动态"的原则[52]。结合江苏省《成人癌症疼痛诊疗规范（2020 年版）》和中华护理学会于 2019 年 11 月发布的《成人癌性疼痛护理》，要求入院 8 小时内应对患者疼痛情况进行常规评估，24 小时内进行全面评估。疼痛控制稳定者，应至少每日进行 1 次常规评估，每 2 周进行 1 次全面评估。疼痛控制不稳定者，如出现爆发痛、疼痛加重，或药物剂量滴定过程中应及时评估；如出现新发疼痛、疼痛性质或镇痛方案改变时应进行全面评估；应用镇痛药后，应依据给药途径及药物达峰时间评估疼痛程度。

1. 常规评估原则 医护人员应主动询问癌症患者有无疼痛，常规评估疼痛程度，并进行相应的病历记录。对于有疼痛症状的患者，应将疼痛评估列入护理常规监测并记录。疼痛评估应注意区分与肿瘤急症相关和无关的疼痛，注意鉴别，与肿瘤急症相关的疼痛为病理性骨折、脑转移、感染以及肠梗阻或穿孔等导致的疼痛。

2. 量化评估原则 使用疼痛程度评估量表等量化标准来评估患者疼痛主观感受程度，需要患者密切配合。量化评估疼痛时，应重点评估 24 小时内患者最严重、最轻微以及通常情况下的疼痛程度。根据患者的实际情况选用评估量表：①对于认知和语言交流能力均良好的患者，癌痛量化评估可使用视觉模拟量表（Visual Analogue Scale，VAS）、数字评价量表（Numerical Rating Scale，NRS）、语言评价量表（Verbal Rating Scale，VRS）和面部表情疼痛评分量表（Face Pain Scale，FPS）等疼痛强度量表，其中 FPS 还适用于语言交流困难的老人、儿童、文化程度低、存在语言或文化差异的患者（附录 7）；②对于无法进行语言交流的认知障碍或智力障碍患者，行为观察是疼痛评估的有效方法，可参见晚期痴呆者疼痛评估量表（Pain Assessment In Advanced Dementia Scale，PAINAD）；③存在意识障碍的机械通气患者参见重症监护疼痛观察工具（Critical Pain Observation Tool，CPOT）。

3. 全面评估原则 癌痛全面评估是指对癌症患者疼痛情况和相关病情进行全面评估。根据评估量表的评估内容可分为：①评估疼痛强度和疼痛性质等综合因素建议使用简明疼痛评估量表（Brief Pain Inventory，BPI）

（附录 8）和简明 McGill 疼痛问卷（Short-Form Of Mcgill Pain Questionnaire，SF-MPQ）；②评估疼痛性质（即鉴别伤害感受性疼痛与神经病理性疼痛）建议使用神经病理性疼痛评估表（Douleur Neuropathique 4，DN4）和 ID pain 自评量表（Pain ID Self Rating Scale）；③评估患者焦虑 / 抑郁心理状态建议使用广泛性焦虑量表（Generalized Anxiety Disorder-7，GAD-7）和患者健康问卷抑郁量表（Health Patient Questionnaires-9，HPQ-9）；④爆发痛的评估量表国内主要采用数字评价量表（Numerical Rating Scale，NRS）、视觉模拟量表（Visual Analog Scales，VAS）和语言评价量表（Verbal Rating Scale，VRS）[56]，而国外常用爆发痛问卷（Break Through Pain Questionnaire，BPQ）和爆发痛评估工具（Break Through Pain Assessment Tool，BAT）[57]。

4. 动态评估原则 癌痛动态评估是指对患者的疼痛症状及其变化进行持续、动态的评价，包括对疼痛的原因、部位、性质、程度、爆发痛、疼痛缓解和加重因素的评价，以及对镇痛治疗不良反应的评价。动态评估对镇痛药物的剂量滴定具有重要意义。此外，鼻咽癌患者放疗、化疗前应进行口腔黏膜炎的风险因素及口腔黏膜情况评估；放疗、化疗期间应每日评估口腔黏膜情况 1 次，出现口腔黏膜炎后应每日至少评估 3 次，评估至愈合或治疗结束后 2 周。放疗前、中、后期的放射野皮肤评定，比较常用的是肿瘤放射治疗协作组（radiation therapy oncology group，RTOG）发布的急性放射性皮肤反应标准分级[58]：0 级：无变化；1 级：红斑、干燥脱屑、脱毛；2 级：鲜艳红斑、湿润脱屑、水肿；3 级：对流湿润脱屑、点状水肿；4 级：溃烂、出血、坏死。鼻咽癌黏膜损伤的动态评估有助于早发现、早诊断、早治疗，减轻口腔黏膜炎，减少急、慢性放射性皮肤损伤的发生，提高生活质量[59]。

（四）用药护理

WHO 的"三阶梯"止痛原则仍是癌痛治疗的最基本原则。护士应遵照医嘱，按规范实施给药护理。根据医嘱按时给药，服药时间尽量安排在 7：00—22：00，避免患者在休息时间及半夜被叫醒服药，影响睡眠质量。协助患者以口服或其他途径给药。给药期间密切监测患者疼痛程度的变化。在专业医护人员监督及指导下进行阿片类药物滴定。及时评估并处理爆发痛，观察记录给药后的疗效。注意常用镇痛类药物的使用方法及注意事项（附录 9）、阿片类药物常见不良反应的预防及护理（附录 10），密切观察患者用药后效果及不良反应，并给予相应处理。

（五）非药物护理

1. 依据疼痛评估情况，宜对患者实施多学科管理的个体化干预。

2. 应指导患者主动报告疼痛、预防不良反应的方法、阿片类药物取药和贮存的方法，嘱患者不可自行调整药量。

3. 预防性护理：在鼻内镜下鼻咽部活检术前，将患者置身于比较舒适的环境，提前告知病情、手术程序及术中出现各种意外后的处理措施，提高患者对疾病及其疼痛的认知度，使其预先心中有数，做好心理准备，有效地提高痛阈[60]。

4. 程序化护理[61]与针对性护理[62]相结合：鼻咽癌放化疗期间，在评估阶段、诊断阶段、计划阶段、实施阶段均围绕减少或减轻鼻咽癌不良反应，减少疼痛感来进行护理，主要侧重于患者的口腔溃疡疼痛与皮肤破溃疼痛两方面的护理。由于患者极易因疼痛折磨导致负性情绪而影响临床疗效，可予以针对性的心理护理，有助于减轻疼痛。

（六）健康教育

1. 向鼻咽癌患者发放中国抗癌协会编写的相关资料，针对患者不同教育背景进行一对一教学，播放癌痛相关视频，每月进行一次疼痛相关讲座，提高依从性[63]。对癌痛患者及其家属存在的共性信息需求进行讲解，面对面交流讨论癌痛相关知识或解答疑问[64]。

2. 倾听患者对疼痛药物和疼痛治疗的顾虑和担忧，消除患者常见疼痛相关误区：①癌痛不是肿瘤晚期的标志，但是长期存在或严重的癌痛会影响患者的生活质量和免疫力，甚至会导致焦虑、抑郁，对于癌痛应该"止"，不能"忍"。②镇痛药物及时、按时使用才能安全有效，而且所需要的镇痛药物剂量也最低，切勿仅在疼痛剧烈时才使用镇痛药物，按时用药能保证体内维持有效的血药浓度，有效控制疼痛；③疼痛患者规范化使用阿片类药物成瘾风险极低，患者不必因担忧成瘾风险而惧怕使用阿片类药物；④患者担心一旦使用阿片类药物则需终身用药,事实上,疼痛若得到控制,可以随时安全停用阿片类药物或换用非阿片类药物。了解患者本身对疼痛控制的想法,协助患者及家属建立现实的目标,并积极向目标方向努力。

3. 医护人员应教会患者正确评估疼痛等级的方法,指导患者用药相关注意事项:①指导患者按时服用医生开具的控释、缓释制剂药物来控制基础疼痛,出现爆发痛时需使用即释制剂药物进行控制。按时规律服药,不得随意增减剂量。②告知患者镇痛治疗过程中常见的不良反应和应对方法,不良反应包括便秘、恶心、呕吐、嗜睡、头晕、尿潴留、皮肤瘙痒等。③根据患者使用的药物,给予针对性的用药知识宣教。服用阿片类止痛药期间需同时服用缓泻剂预防便秘。对于骨转移患者,在移动或变换体位时要特别注意,尽量减少对疼痛部位的刺激,协助患者翻身、变换体位,以减轻疼痛、避免病理性骨折的发生。

4. 对于疼痛控制不稳定的患者鼓励使用疼痛日记(附录 11),每日记录疼痛情况,培养患者自我管理疼痛的能力。教会患者如出现疼痛加重或出现新的疼痛,疼痛发作次数增加或发作时间延长,服药后疼痛没有缓解,服药后出现不可缓解的恶心、呕吐、头晕,白天容易入睡且很难唤醒或精神错乱等情况,应及时告知医务人员,如在家中要及时到疼痛科门诊就诊。

(七)疼痛随访

对出院的疼痛患者应建立出院疼痛患者随访制度,做好随访记录。出院 1 周内进行第 1 次随访。可由疼痛门诊对出院疼痛患者通过电话或定期复诊随访。随访内容包括了解患者在家疼痛控制情况,服用止痛药及药物不良反应情况,并针对具体存在的问题给予相应指导,如指导患者正确用药、预防和处理药物不良反应,评估患者对止痛药物的顾虑和担忧,给予相应解释,提高治疗依从性等。在疼痛加重、每日出现 3 次及以上的爆发痛或影响睡眠时应咨询医生或来院治疗[64]。

(骆惠玉　朱虹玉　钟春红　苏碧玲)

扫一扫,查阅参考文献

第三节　鼻咽癌的营养康复

由于鼻咽癌本身及抗肿瘤治疗的影响,营养不良成为 NPC 患者常见的临床并发症之一,其中接受放疗的 NPC 患者是营养不良发生率最高的群体之一[1-3],营养不良严重影响 NPC 患者的预后[4]。研究表明,合理的营养治疗对于 NPC 患者的生活质量和预后有积极的影响[5-6]。因此,对于 NPC 患者,为改善其预后,营养治疗是必不可少的。

一、营养治疗的相关定义

传统的营养不良(malnutrition)是指营养紊乱,包括营养不足、微量营养素异常、营养过剩。2015 年 ESPEN 专家共识提出了全新的营养紊乱概念,并将营养紊乱分为营养不良、微量营养素异常、营养过剩 3 类。从而,营养不良与营养不足同义。

临床营养学是一门运用代谢支持、代谢调理方法对适用患者进行临床营养干预,并检测这种干预效果的学科。代谢支持治疗又称营养支持治疗,是指根据病情的需要,为了满足患者机体的合理营养需要量,采用静脉营养途径、肠内管饲途径等手段补充热量和营养素的治疗方式。代谢调理治疗是用药物、生物制剂、组织特异性物质和一些氨基酸来减少分解代谢,促进蛋白质合成,提供生长迅速细胞所必需的营养物质,发掘营养素的药物作用等方式对人体营养代谢进行干预。

临床营养学近 20 年来正扩展至各个临床学科,也逐渐成为肿瘤治疗学中一个重要的组成部分。随着营养药理学的临床研究发展,将会推动整个临床肿瘤学发生根本性变化。

二、营养不良的相关因素

1. 治疗相关因素 放疗是鼻咽癌患者首选治疗方法，联合化疗可改善中晚期患者的治疗效果，但无论是放疗还是化疗均会产生不良反应。放疗引起口腔黏膜、味蕾、唾液腺等组织器官损坏，造成患者咀嚼和吞咽食物困难，味觉和食欲下降。化疗药物在杀灭肿瘤细胞的同时，会产生一定的不良反应，可导致食欲下降、恶心呕吐等胃肠道反应，影响营养摄入。口腔黏膜炎、唾液分泌减少、张口困难及胃肠道反应是 NPC 患者体重丢失和营养不良的主要原因[7-10]。放疗联合化疗的不良反应更加严重；有调查发现，NPC 患者在接受同步放化疗治疗期间，92.3% 患者出现胃肠道反应；34.6% 表现出 Ⅰ～Ⅱ期的口腔黏膜反应，65.4% 出现Ⅲ～Ⅳ期的口腔黏膜反应，与单纯放疗组比较，体重丢失超过 10% 的比例增加 23.6%[11]。

2. 心理相关因素 恶性肿瘤患者普遍存在恐惧、焦虑、抑郁和绝望等情绪障碍[12]。这些负性心理可造成生理、精神、免疫紊乱，引起患者胃肠功能紊乱、食欲下降，营养物质摄入减少，进而导致营养不良[13-14]。

3. 饮食相关因素 由于患者及其家属对营养知识缺乏，供给患者的各种营养成分搭配不合理，营养供给不足，从而导致患者体重丢失[15]。此外，有些患者对营养认知存在误区，认为限制能量及营养素的摄入可抑制肿瘤的生长和发展，从而控制饮食[16]。这些错误认识常常加重患者能量和蛋白质摄入不足的状况，最终引起营养不良。

三、营养治疗的意义

合理的营养治疗对鼻咽癌患者的治疗和预后均具有积极的意义。对于鼻咽癌放疗患者来说，放疗可以引起口腔黏膜炎、呕吐和营养不良，影响患者的生活质量，使患者放疗的耐受性降低。围放疗期的营养治疗可以保持鼻咽癌患者的体重，提高放疗的敏感性和精确度，减轻放疗毒性反应，提高患者的耐受性，使更多的患者能够完成放疗，进而提高患者近期和远期疗效。卢大松等[17] 将 116 例鼻咽癌化疗患者随机分为对照组和个体化营养干预组，检测两组患者放化疗前后的营养状况、生活质量以及两组患者的 2 年和 3 年总生存率等指标，结果证实，个体化营养干预能有效地改善局部晚期鼻咽癌患者放化疗期间的营养状况，提高患者生活质量，改善生存预后。陈媛媛等[18] 将 114 例鼻咽癌放化疗患者随机分为对照组和口服肠内营养干预组，检测两组患者放化疗前后的营养状态和治疗耐受性，结果证实，口服营养补充能够提高治疗耐受性及血清蛋白稳定性。Ge[19] 等对鼻咽癌放疗患者进行规范化的营养干预，结果证实，可有效恢复患者正常营养状态，减少放疗并发症，提高患者生活质量。

对于接受化疗的鼻咽癌患者，营养治疗可以增加化疗期间及化疗后营养物质摄入的数量和质量，促进患者更顺利完成化疗，并且能从化疗中更好更快地恢复，从而获得更好的治疗疗效和生活质量。Shengjin 等[20] 对接受同步放化疗的鼻咽癌患者的研究发现，在同步放化疗的同时口服营养补充剂（oral nutritional supplements, ONS），能够改善患者的营养状态。Huang 等[21] 研究预防性 ONS 在接受新辅助化疗和同步放化疗的局部晚期鼻咽癌患者中的作用，发现虽然 ONS 对短期减肥或营养评估评分没有好处，营养不良和体重减轻在治疗过程中逐渐增加，但结果证实预防性 ONS 可以提高对同步放化疗的耐受性。

四、营养治疗的实施

（一）营养诊断

营养诊断是营养治疗的前提，没有营养诊断就没有营养治疗。因此，所有鼻咽癌患者在确诊后均应该进行营养诊断。营养诊断采用三级诊断体系。营养筛查是营养不良诊断的第一步，包括营养风险筛查、营养不良风险筛查、营养不良筛查三方面，可以分别采用营养风险筛查 2002（NRS 2002）（见附录 6）、营养不良通用筛查工具（Malnutrition Universal Screening Tool, MUST）或者营养不良筛查工具（Malnutrition Screening Tool, MST）、理想体重和 BMI 进行筛查。营养评估是营养不良的二级诊断，通过评估主要判断患者有无营养不良及其严重程度。常用的营养评估量表有主观整体评估（Subjective Global Assessment, SGA）、患者主观整体评估（Patient-Generated Subjective Global Assessment, PG-SGA）等。SGA 是美国肠外肠内营养学会（American

Society of Parenteral and Enteral Nutrition，ASPEN）推荐的临床营养评估工具，其目的是发现营养不良，并对营养不良进行分级。PG-SGA 是专门为肿瘤患者设计的肿瘤特异性营养评估工具，由患者自我评估和医务人员评估两部分组成，具体内容包括体重、进食情况、症状、活动和身体功能、疾病与营养需求的关系、代谢需求、体格检查等 7 个方面。营养评估应该在患者入院后 48 小时内完成，由护士、医师和营养师共同评估实施。在营养评估基础上，为了进一步了解营养不良的类型及导致营养不良的原因，分析营养不良是否合并代谢紊乱及器官功能障碍，需要进一步进行综合评价，即营养不良的三级诊断。综合评价是通过病史采集、膳食调查，对营养不良的原因进行分析；从能耗水平、应激程度、炎症反应、代谢状况对营养不良进行四维度分析；从人体组成、体能、器官功能、心理状况、生活质量对营养不良的后果进行五层次分析。综合评价的目的是了解营养不良的原因、类型及后果，应该在入院后 72 小时内完成。在准确而全面的营养诊断后，对于存在营养不良的患者应该及时给予营养治疗，并且根据患者营养不良的程度，选择不同的营养治疗方案。

（二）营养治疗的方式

营养治疗的途径包括肠内营养和肠外营养两种方式。

1. 肠内营养支持 肠内营养支持（enteral nutrition，EN）是指通过口服或管饲途径，经过肠道补充机体代谢所需的营养物质。欧洲肠外肠内营养学会（ESPEN）非手术肿瘤患者 EN 支持指南的共识指出：恶性肿瘤放疗、放化疗期间推荐为避免治疗引起的体重丢失及治疗中断应使用强化饮食治疗和口服营养制剂以增加摄入热量（A 级别）[22]。鼻咽癌营养治疗专家共识指出：当患者胃肠功能良好，存在解剖或原发疾病的因素不能经口补充者，管饲肠内营养应为首选[23]。

（1）制剂的选择：较理想的营养配方是高脂、低糖、高蛋白、含有免疫营养物。2018 版《国家基本药物目录》[24] 中，将肠内营养制剂按蛋白质来源分为两大类：

1）氨基酸型和短肽型 / 要素型（elemental type）肠内营养制剂：无须消化可以直接被吸收，能全部被利用的精制食物，内含自然食物中所含的各种营养素。氮源是以氨基酸混合物或蛋白质水解物，糖类则不需消化或很易消化，脂肪则为一些必需脂肪酸和易吸收的脂肪微粒。要素膳刺激胃腺体分泌作用很小，明显延缓胃的排空，临床不宜自主进食或向胃内滴灌注。十二指肠滴注要素膳可增加胰液体积。要素膳维护肠黏膜屏障、减少细菌易位作用显著，长期应用却不能防止小肠绒毛缩退。

2）整蛋白型 / 非要素型（non-elemental type）肠内营养制剂：以整蛋白或蛋白质游离物为氮源，包括天然食物经捣碎混合后制备而成的匀浆膳，或以牛奶为基质添加相关成分而成的牛奶基础膳食。国内尚无组件式肠内营养制剂，肿瘤内科临床也较少用。

（2）制剂输入途径：口服营养补充（oral nutrition supplement，ONS）是以特殊医学用途食品经口服途径摄入，补充日常饮食的不足。ONS 是鼻咽癌患者肠内营养的首选途径。当单纯 ONS 不能满足患者全部的营养需求时，应该考虑给予管饲营养。管饲分为两大类，一类是经鼻安置导管，导管远端可放置在胃、十二指肠或空肠中；另一类是经皮造瘘安置导管，包括微创（内镜协助）和外科手术下各类造瘘技术。经鼻置管是最常用的肠内营养管饲途径，具有无创、简便、经济等优点，其缺点是可能导致鼻咽部刺激、溃疡、出血、导管脱出或堵塞、反流性肺炎等并发症。如果患者管饲时间短于 4 周，可选择经鼻管饲，但如果管饲时间预计超过 4 周，为避免经鼻管饲的并发症，可考虑选择经皮内镜下胃造瘘术（percutaneous endoscopic gastrostomy，PEG）或经皮内镜下空肠造瘘术（percutaneous endoscopic jejunostomy，PEJ）。PEG/PEJ 创伤小，可使用数月至数年，能够满足长期管饲喂养的需求。各种管饲方式各有利弊，因此在选择营养途径前需要进行仔细的内镜和影像学检查，准确评估患者的营养状况，并同患者及家属详细沟通病情，选择最合适的管饲方式。

（3）制剂投给方式：有一次性投给、间歇重力滴注、连续滴注三种方式。间歇重力滴注多用于需要长期管饲者，将膳食置输液吊瓶内，经饲管缓慢滴注，每次 500mL 左右，持续 80～120 分钟，每日滴注 3～4 次，饲喂节律接近正常餐食。连续滴注有泵入和持续重力滴注两种，营养吸收最好，因其受设备条件限制，在鼻肠管饲启动阶段，肿瘤内科临床多采用 12 小时以上重力滴注法。

（4）常见并发症：包括胃肠道、代谢、感染、机械方面以及精神心理影响五个方面。

1）胃肠道并发症：最常见，其中 10%～20% 患者发生恶心、呕吐、腹泻、腹胀或便秘。①恶心、呕吐多由胃排空功能障碍、肠麻痹等疾病相关因素，温度过低、气味难闻、脂肪比例高、乳糖含量高等 EN 制剂相关因素，输注速度过快引起；②腹泻是指应用 EN 后发生多次稀便或一次较多的稀便，EN 高渗液引起肠道分泌增加是最常见的原因，其他原因包括疾病本身导致肠道对水分吸收障碍或分泌过多、乳糖不耐受、EN 液温度过低等，也不能排除营养液污染的原因。

2）代谢并发症：输入过多水分会引起心、肾、肝功能障碍；5%～10% 患者可能发生高渗性脱水，老年患者是高危人群；高血糖现象主要见于糖尿病患者；电解质、微量元素异常可见高钠、血钾异常、高氮质血症；管饲综合征（tube feeding syndrome），又称低磷血症，严重者下肢感觉消失、语言障碍、精神症状发作、昏迷、心肺功能衰竭等，严重营养不良是高危因素，因此强调在 EN 的初期，要监测严重营养不良患者的血磷水平。

3）感染并发症：吸入性肺炎多见于呕吐、误吸时突然发生呼吸道症状，呼吸急促、心率加快、胸部 X 线片上有肺部浸润影。床摇高倾斜 30° 半卧位、检查有无胃潴留表现，持续滴注、均匀输注 EN 制剂可预防。

4）机械方面并发症：鼻胃空肠管异位入气管、胸腔、鼻、咽、喉、食管等部位导致的并发症，包括：炎症、糜烂、坏死、溃疡、感染，气管食管瘘、食管静脉曲张破裂出血，以及管道打结、管道拔出困难，管腔堵塞、不通畅等。

5）精神心理影响：各种不适感，饥饿感，限制感，悲观感等。

（5）临床护理要点

1）观察临床表现：观察消化道反应，注意与化疗引起的消化道反应相区别。

2）观察代谢状况：观察 24 小时出入量及相对频繁地行血生化和电解质检查。

3）各实施环节要点：膳食温度、速度调节，正确体位，管路通畅，膳食卫生和用量记录等。

4）评定患者的营养情况。

5）获得患者良好的依从性：要有效地进行沟通、必要时予以等待，结合科普知识进行宣教。

综上所述，EN 具有简便、有效、安全性强、合乎生理、便于肠黏膜屏障维护、减少细菌易位等诸多优点，只要患者存在消化道功能，首选应用。掌握 EN 适应证、选择合适的营养途径及营养制剂种类非常重要，而识别、预防和积极治疗并发症可以大幅度提高 EN 的效率。

2. 肠外营养支持 肠外营养支持（parenteral nutrition，PN）是指通过静脉途径提供机体所需要的蛋白质、氨基酸、碳水化合物、电解质、微量元素等营养物质，以达到营养治疗的方法。

（1）途径选择：肠外营养输注途径包括经外周静脉的途径和经中心静脉的途径。经外周静脉的肠外营养途径简便易行，且容易早期发现静脉炎，但缺点是输液渗透压不能过高，需反复穿刺，易发生静脉炎，故不宜长期使用。经外周静脉的肠外营养途径主要适应证：①短期肠外营养（<2 周）、营养液渗透压低于 1 200mOsm/（kg•H_2O）；②中心静脉置管禁忌或不愿置管；③导管相关感染或有脓毒症。当肠外营养超过 2 周或营养液渗透压高于 1 200mOsm/（kg•H_2O）时，应经中心静脉进行肠外营养，包括经颈内静脉、锁骨下静脉或上肢的外周静脉达上腔静脉[13]。

（2）输注方式：包括多瓶分瓶输注和"全合一"输注两种方式。将各种营养制剂以单瓶分别输入人体的方式为多瓶分瓶输注。该输注方式较方便，多采用外周静脉途径，技术实施的要求不高。因各营养素非同步进入人体，不利于机体对营养物质的利用和代谢，易发生不良反应。适于短期使用和 PN 的实施。将各种营养物质混合于一个袋中，配制成全营养混合液再行输注为"全合一"输注。所用途径是中心静脉，其有效性和安全性均明显好于多瓶分瓶输注。肿瘤内科临床中对于胃肠道功能完全丧失者和需要长期使用 PN 治疗者原则上均应选用此方法。

（3）常见并发症：晚期恶性肿瘤患者存在多种平衡紊乱、代谢异常的问题，更容易发生代谢并发症。

1）糖代谢紊乱：主要为高糖高渗性非酮性昏迷。恶性肿瘤应激状态加重儿茶酚胺、胰高血糖素等分解激素大量分泌，促使糖异生、血糖升高；同时，存在胰岛素"抵抗"，胰岛素在周围组织的效应减低，患者自身糖利用受限。人工营养输注大量的糖，内源性胰岛素产生严重不足，易出现高糖高渗性非酮性昏迷。预防方法是增加外源性胰岛素的用量，减少外源性葡萄糖的输注。

2）代谢性酸中毒：肿瘤患者糖的利用下降，肿瘤组织无氧酵解致血清乳酸升高，血 pH 下降；营养液中有可滴定酸如 50% 的葡萄糖等和阳离子氨基酸，都可致血 pH 下降。预防方法为应用小剂量碳酸氢钠溶液和减少糖的输注量。

3）血钾异常：营养支持致机体合成代谢，大量糖输入促使钾离子向细胞内转移，易发生低钾血症。注意血钾浓度监测和补充钾离子。高钾血症多出现在分瓶输注时。

4）脂肪超载现象：脂肪乳剂用量超出患者脂肪廓清能力时，会发生高脂血症、脏器功能紊乱、神志逐步不清甚至昏迷。停止输注脂肪乳剂后可自行消退。

5）高氨血症：常见原因是氨基酸的过快输注和精氨酸的输注量减少。可通过减缓输注氨基酸的速度和加用精氨酸制剂来预防。

6）感染并发症：长期 PN 支持会导致肠黏膜萎缩，肠功能减退，肠菌移位，最终发生内源性败血症，防治方法是缩短 PN 时间，行肠内喂养等。有时还可见导管性败血症。

（4）临床护理观察

1）治疗前行重要脏器功能检查。

2）观察患者一般情况及能量和氮量摄入情况。

3）观察体液平衡状况：监测体重变化、24 小时出入量，观察是否有水肿、脱水表现。

4）监测生命体征：如体温、脉搏、血压等。PN 开始时即体温升高，提示患者对 PN 治疗不适应，发生中高热应停止 PN。治疗开始 3 天后发热，首先考虑感染。

5）实验室检查：每周 1～2 次血常规、电解质、微量元素和脂肪廓清情况检测，血脂测定在停止输注脂肪乳剂 6 小时后采集标本。合并肝肾功能不全、糖尿病、严重感染的恶性肿瘤患者尤应注意机体脂肪廓清能力监测。

总之，需要在判定全身营养状况和患者胃肠道功能状况基础上制订 PN 支持计划。胃肠功能完全丧失者行全胃肠外营养（TPN）；胃肠功能部分存在者行 PN 联合肠内营养支持。一旦肠道功能恢复，或肠内营养支持满足患者能量及营养素需要量，即停止 PN 支持。血流动力学不稳定、终末期肝肾衰竭、胆汁淤积者禁用 PN。非具有营养风险的肿瘤患者 PN 治疗对改善预后、延长生存无益。

（三）能量

患者能量需求的准确预测是临床营养治疗的前提。能量需求的预测方法有测定法（measurement）和估算法（estimation）。测定法相对精准，但操作复杂，估算法操作方便，应用范围更广。Harris-Bendict 及其改良公式至今一直作为临床上计算机体基础能量消耗（basal energy expenditure，BEE）的经典公式。鼻咽癌患者的能量需求随着肿瘤分期、患者一般状况、治疗方式和不良反应等而不同。目前对鼻咽癌患者的日常能量需求尚无确切的数据和准确计算方法，当无法准确个体化测量时，一般推荐能量需求量为 25～30kcal/（kg·d）（1kcal = 4.186 8kJ，下同）。

（四）营养素

鼻咽癌患者所需的营养素主要包括：碳水化合物、脂肪、蛋白质、水、电解质、微量元素和维生素。三大营养物质（碳水化合物、脂肪和蛋白质）的代谢是机体供能和维持人体生命活动及内环境稳态最重要的因素，也是制订营养方案时首要考虑的因素。非荷瘤状态下三大营养素的供能比例为：碳水化合物为机体能量的主要来源。肿瘤细胞糖酵解能力是正常细胞的 20～30 倍，理论上应该减少碳水化合物在总能量中的供能比例，提高蛋白质、脂肪的供能比例。脂肪的主要生理功能是提供能量、构成身体组织、供给必需脂肪酸并携带脂溶性维生素等。正常成人每日蛋白质的基础需要量为 0.8～1.0g/kg，相当于氮 0.15g/kg。2017 年 ESPEN 指南提出，对于体重稳定或减轻的肿瘤患者，脂肪的比例可以从 0.7g/（kg·d）提高至 1.9g/（kg·d），同时适当补充长链 ω-3 多不饱和脂肪酸（polyunsaturated fatty acid，PUFA）或鱼油。蛋白质供给量推荐为 1～1.5g/（kg·d）。氨基酸提供机体最直接、最有效的氮源。静脉内给予的氮应由氨基酸提供，它比蛋白质供氮更合理，直接参与合成代谢，且无异性蛋白副作用。水是维持生命的必需物质，也是营养治疗的重要成分。一般成人每日需水量为 30～50mL/（kg·d），但受代谢情况、年龄、体力、温度和膳食等影响较大。

五、营养治疗的具体实施方案

鼻咽癌患者的营养治疗包括肠内及肠外营养两方面。具体来说,肠外营养方案的制订对于大部分的鼻咽癌患者并非"全肠外营养",更普遍的是"补充性肠外营养",这就需要在充分评估计算患者肠内营养的摄入量后,再相应地补充剩下的肠外营养所需能量。在能量制剂的选择上,我们推荐复方能量制剂如卡文、卡全等,避免单一脂肪乳、氨基酸制剂输注。肠外营养不仅需要计算患者所需摄取的能量,还需要考虑热氮比、电解质、微量元素等浓度和配比。通常应通过中心静脉置管进行输注,避免长期外周静脉输注导致静脉炎的发生。

肠内营养包括口服及管饲,对于大部分经口进食能力较差或不能经口进食的鼻咽癌患者来说,口服和管饲的食物除了全营养粉剂外,最为经济适用的就是匀浆膳,顾名思义其本质上是膳食,只是经过了加工,打成了匀浆的状态。相比于汤水,其中的热量会高很多。这种匀浆膳除了可以口服,还可以鼻饲以及通过胃造瘘管打入,能较好地满足管饲的营养要求。匀浆膳最基础的配方:将猪肉煮熟后加入青菜,配上牛奶、水和米饭后搅拌成浆(注意:先煮熟,再搅拌成浆),配方可以参考均衡饮食的模式,蛋白质来源可以是鸡蛋、鸡胸脯肉、猪瘦肉、猪肝、豆制品等,另外要注意放盐和食用油。患者自制匀浆膳也有一定的缺点,比如口味较差、热量不足、保质期较短、残渣较多、存在营养失调风险等。因此还需要在营养师指导下合理搭配适宜的全营养粉剂。

而对于能正常经口进食的患者,则必须定时定量合理搭配食物,充分满足患者能量及蛋白质等需求,以下面的可视化表格(表2-3-1)为例,具体说明如何制订患者一天的进食计划。

表 2-3-1 进食计划表

餐次	进餐时段	具体食物	能量 /kcal	蛋白质 /g
早餐	7:00—8:00	鸡蛋 50g + 包子 150g + 牛奶 250mL	440	20
早加餐	10:00—10:30	营养粉 40g + 乳清蛋白粉 8g,兑温水至 200mL	185	14
午餐	12:00—12:30	软米饭 75g + 瘦肉 50g + 蔬菜 200g + 植物油 10g	495	17
午加餐	15:00—15:30	营养粉 40g + 乳清蛋白粉 8g,兑温水至 200mL	185	14
晚餐	17:30—18:00	面条 / 抄手 / 米饭 75g + 蔬菜 100g + 瘦肉 50g	360	16
晚加餐	20:30—21:00	营养粉 40g + 乳清蛋白粉 8g,兑温水至 200mL	185	14

六、营养治疗的疗效评价

在鼻咽癌放疗、化疗等抗肿瘤治疗以及营养治疗过程中,医师 / 营养师应该定期对营养治疗的疗效和不良反应进行评价,以监控患者营养治疗的效果,必要时调整营养治疗方案。根据反应速度快慢,将营养治疗疗效评价指标分为快速反应指标、中速反应指标和慢速反应指标。快速反应指标通常每周测量 1~2 次,必要时每天测量 1 次,包括:体重、血常规、电解质、肝肾功能、炎症参数、白蛋白、前白蛋白、转铁蛋白、放化疗不良反应等;中速反应指标通常每月测量 1~2 次,包括:人体测量参数、人体成分分析、生存质量评估、体能评估、肿瘤病灶评估、晚期放化疗不良反应等;慢速反应指标主要是生存分析,通常每 3~6 个月测量 1 次。

七、家庭营养治疗与康复

鼻咽癌患者经过化疗、放疗等综合手段,肿瘤得到控制或消除之后,延长生存时间、提高生活质量成为肿瘤患者康复的主要目标。营养状况是决定患者康复速度和康复程度的重要因素。因此,对于处于康复期的患者,仍然需要对其进行营养状况监测,以便于对营养不良进行早期识别,从而开展家庭饮食指导及营养治疗。ONS 是家庭营养最主要的方式,是对患者经口摄入营养不足的重要补充。患者家庭营养治疗要求医师为患者选择和建立适宜的营养途径、制订营养方案、监测营养并发症并对营养过程进行管理。家庭营养主要依靠患者和家属实施,因此应在出院前对患者及家属进行教育和培训,以保证家庭营养治疗的有效性和安全性。家庭肿瘤患者营养的监测和随访非常重要，医护人员应及时了解治疗效果并选择维持或调整治疗方案。随访可通过门诊、电话、网络及上门访视等多种方式实施。随访内容包括患者的肿瘤治疗情况、胃肠道功能、营养目标量的完成情况、营养状况指标及生活质量评价、并发症情况等。

（陈　隐　杨　眉　钟春红　李倩倩）

扫一扫，查阅参考文献

第四节　鼻咽癌的运动康复

一、概述

运动疗法是指患者根据自身疾病特点，选择合适的运动方法进行训练，以促进机体运动功能恢复的特殊疗法[1]。近年来，运动疗法作为一种辅助疗法逐渐引入肿瘤护理中，适度运动也成为肿瘤康复的重要治疗原则之一。多项研究表明，给予肿瘤患者合理适当的运动，可提高其免疫力、减轻疲乏、改善睡眠质量、缓解焦虑抑郁、促进不良情绪的宣泄和释放，有利于提高患者的生活质量[2-4]。适合肿瘤患者的运动方式有多种，如有氧运动（瑜伽、气功、太极拳、上下楼梯等）、呼吸锻炼、渐进式拉伸等，可根据肿瘤性质、患者所处的病程阶段，单独或多种运动方式联合使用。通过适当的运动康复，提高鼻咽癌患者的社会功能及生活质量，并与其他鼻咽癌康复手段协同应用，促进机体全面康复。

（一）运动对鼻咽癌的防治作用

全球大约有 25% 的恶性肿瘤的发生与超重及久坐等不良生活方式有关[5]。运动可以影响肿瘤细胞的代谢生长过程，使其重新编程，导致宿主与肿瘤微环境的相互作用发生变化[6]。通过对代谢相关通路的调控（糖代谢、胰岛素代谢及自噬等）、免疫系统的影响、炎症因子的调节和肿瘤血管生成的抑制等，运动可以调节肿瘤细胞的部分代谢途径，改善或恢复细胞微环境的稳态[6]。不仅如此，运动还能够通过减少和改善肿瘤发生的危险因素来预防其发生[5]。因此，运动对鼻咽癌的防治作用不容忽视。

（二）运动在鼻咽癌康复中的应用

陈霞等[7]对 60 例鼻咽癌放疗后的患者进行随机对照研究，采取张口运动的功能锻炼指导进行干预，结果显示，张口运动能够改善患者的临床症状、吞咽功能，提高生存质量。陈奇鸿[8]、黄志梅[9]等采取引导式八步操对鼻咽癌放疗患者进行随机对照研究，结果显示，干预组患者比普通护理组患者的颈部纤维硬化、张口困难等不良反应发生率明显下降，生活质量显著提高。香港大学对 52 例鼻咽癌患者进行 6 个月的气功训练[10]，结果显示，相比于对照组，干预组患者可明显改善颈部活动能力，保持了颞下颌关节和肩关节的活动能力，并且睡眠问题减少。甚至在停止训练后，气功的效果仍可持续 6 个月。

二、运动康复训练方法及效果评价

（一）运动康复训练方法

鼻咽癌患者的运动康复训练方法尚无系统、科学、具有权威性的指导方案。目前，鼻咽癌运动康复的主要方法包括有氧运动、呼吸肌训练、吞咽功能训练、头颈肩部功能锻炼等。①常用的有氧运动方法有步行、瑜伽、打太极拳、做韵律操等，有氧运动可以改善常见的癌症相关症状，包括焦虑、抑郁、疲乏以及提高身体功能和生活质量[11]；②常见的呼吸肌训练有缩唇训练、腹式呼吸、咳嗽训练等，呼吸肌运动可改善患者呼吸肌功能，改善心肺功能及日常行动能力[12]；③常见的吞咽功能训练有颞下颌关节训练、咀嚼肌运动、口唇运动、舌部运动、空吞咽动作训练等，吞咽功能训练能有效改善患者的吞咽功能和张口度，提高患者的生存质量[13]；④常见的头颈肩部功能锻炼有引导式八步操、抗阻运动等,抗阻运动在减少并发症、缓解疲劳、提高生活质量方面具有较好的疗效[14]。另外,针刺联合康复训练能有效改善鼻咽癌放疗后舌运动及吞咽障碍,提高患者生活质量[15-16]。

(二)运动康复训练效果评价

1. 运动康复训练效果客观评价方法

(1)6分钟步行试验:6分钟步行试验(six-minute walk test,6MWT)测量患者在笔直平坦硬质路面快速步行6分钟所通过的距离,距离越大者运动能力越佳。6MWT能较好地反映日常身体活动能力,且操作简单易行。

(2)洼田饮水试验:患者饮用30mL温水,观察饮水时间及呛咳情况,判定患者吞咽功能。洼田饮水试验分级明确清楚,操作简单。

2. 运动康复训练效果主观评价方法

(1)生活质量评价:生活质量是临床常用的评价指标,常被用于评价治疗是否有效,主要包括生理方面、社交方面、社会方面、情感方面、功能方面及处理问题的能力等多个领域。鼻咽癌患者常用的生活质量评价工具有癌症患者生命质量测定量表中文版(European Organization for Research and Treatment,EORTC QLQ-C30)、中国头颈癌生命质量量表(Quality of Life Instruments for Cancer Patients-Head and Neck Cancer,QLQCP-HN)、Spitzer生活质量指数(quality life index,QL-Index)、简短疲乏量表(Brief Fatigue Inventory,BFI)、焦虑自评量表(SAS)、抑郁自评量表(SDS)等。

(2)吞咽功能评价:吞咽困难严重影响患者的饮食摄入,是影响鼻咽癌患者生存质量的主要问题,通过吞咽功能训练可有效改善吞咽功能。常用的评价工具有中文版安德森吞咽困难量表(M.D.Anderson Dysphagia Inventory,MDADI)、功能性经口摄食量表(Functional Oral Intake Scale,FOIS)等。

三、运动康复在不同治疗方式中的应用

根据美国临床肿瘤学会/美国癌症协会(American Cancer Society,ACS)发布的《头颈部肿瘤幸存者生存护理指南》建议,鼻咽癌患者可进行符合ACS指南的定期体育活动,包括:①应避免不活动,并在诊断或治疗后尽快进行正常的日常活动(level of evidence,LOE 5 Ⅲ);②每周至少150分钟适度或75分钟的剧烈有氧运动(LOE 5 Ⅰ、ⅠA)(表2-4-1),活动应以每次至少10分钟的片段进行,最好分散在一周内;③每周至少进行2天涉及所有主要肌肉群的肌肉强化活动(LOE 5 ⅠA),如果疾病限制了活动,则在其能力允许的范围内尽可能多地进行身体活动,并避免长时间不活动[17]。

表2-4-1　适度和剧烈活动的示例[18]

适度的活动(我可以一边做一边说话,但不能唱歌)	剧烈活动(我只能说几句话,不停地喘口气)
● 交际舞和排舞	● 有氧舞蹈
● 在平坦的地面或少许山坡上骑自行车	● 骑车时速超过16.1km/h
● 划独木舟	● 快速跳舞
● 普通园艺(耙草、修剪灌木)	● 繁重的园艺活动(挖掘、锄地)
● 接球和投球的运动(棒球、垒球、排球)	● 爬山
● 网球(双打)	● 跳绳
● 使用手动轮椅	● 武术(空手道)
● 使用测力计	● 竞走、慢跑或跑步
● 快步走	● 大量运动跑步(篮球、曲棍球、足球)
	● 快速游泳
	● 网球(单打)

(一)运动康复在外科治疗中的应用

在早些年,手术并不被推荐用来治疗鼻咽癌,但随着对解剖学理解的深入、手术技巧的不断提高、手术设备的逐渐改进,手术治疗鼻咽癌也获得了越来越多的应用[19]。目前治疗鼻咽癌的外科手术方法主要包括开放

手术和内镜手术两种[20]。开放手术存在视野狭窄、暴露不完全、手术创伤大、瘢痕形成等劣势，术后遗留牙关紧闭、吞咽困难、鼻咽反流等严重并发症而影响患者生活质量[21-22]。Hsu 等[23] 报道了 10 例经下颌翼状肌入路鼻咽癌挽救性手术，结果显示翼状肌分离导致的张口困难可通过术后训练改善。自 2000 年以来，鼻内镜手术技术发展迅猛。Wong 等[24] 回顾性分析内镜手术治疗 15 例局部复发鼻咽癌患者的资料，结果显示无严重并发症发生。此外，手术更常用于鼻咽癌放化疗后颈部淋巴结残留及复发的治疗。颈部淋巴结清扫术的术后远期并发症包括颈肩麻木、肩痛、颈部皮肤纤维化等[25]。McNeely[26] 对头颈肿瘤颈淋巴结清扫术后的患者进行 12 周的肩部功能抗阻训练，结果显示，阻力运动训练改善了患者的肩部功能，在持续 12 个月的随访中，坚持肩部功能抗阻运动，让肩部功能的改善得以持续。

（二）运动康复在放疗中的应用

目前对鼻咽癌放疗后运动康复尚缺乏科学系统的指导。国内大多通过自制功能锻炼操来预防和改善放疗后的并发症[27]。因此，对功能锻炼的训练方式、训练时间以及训练强度不太统一。但有一个共同的结果，即进行功能锻炼都收到较好的效果，提高了患者的生活质量。根据长期的临床护理实践，我院针对鼻咽癌患者放疗相关并发症，制订了一套功能锻炼"八步操"（表 2-4-2），并对 80 例患者进行随机对照研究，结果显示，"八步操"能有效提高患者功能锻炼的达标率和依从性，但随访 6 个月后锻炼依从性有所下降，故如何提高患者对功能锻炼的重视程度仍值得我们进一步研究[8]。

表 2-4-2　功能锻炼"八步操"

步骤	锻炼内容
第一步 心理放松 - 冥想 （站立式）10 分钟	1. 双腿分开与肩同宽，脚尖平行或微微自然地外倾，类似太极拳的起始姿势。 2. 双手自然垂于身体两侧，掌心向内。 3. 头部和肩部自然端正，脊椎与地面垂直，双手合十，放于胸前。 4. 闭上眼睛，随着优美舒缓的音乐进入冥想练习。
第二步 颈部运动 5 分钟	调整呼吸，吸气，抬起头部，头后仰，呼气，垂下头部，下颌着胸骨；吸气，还原正中，呼气，向左侧弯颈部，左耳着左肩，吸气，还原正中，呼气，向右侧弯颈部，右耳着右肩；吸气，还原正中，呼气，向右侧转动颈部至极限，吸气，还原正中，呼气，向左侧转动颈部至极限，吸气，还原正中；颈部连续性环绕，使颈部在 360° 内尽量都活动到，向上环绕 180° 时，吸气，向下环绕 180° 时，呼气。一吸一呼刚好 360°。
第三步 张口运动 2 分钟	口腔张开至最大幅度，发出"哈"声，充分暴露口腔，停留 10 秒，然后闭口换气，重复 8 次。
第四步 叩齿运动 2 分钟	上牙与下牙相互有节奏地叩击作响，用力不宜过大，所有牙齿都叩到，做 10 次，最后用舌头舔牙周 5 圈，以牢固牙齿，锻炼咬肌。
第五步 舌肌运动 2 分钟	微微张开口，舌前伸、后缩，舌头顶左颊，舌头顶右颊，连续八个八拍。可防止舌头、口腔黏膜、咬肌发生退化现象。
第六步 鼓腮运动 2 分钟	闭住口唇向外吹气，使腮部鼓起，同时用指腹轻轻按摩腮部和颞下颌关节，再将两侧颊部向口腔内吸吮，使颊部凹陷，同时用指腹轻轻按摩腮部和颞下颌关节，重复 8 次。
第七步 鼓膜运动 2 分钟	用两手掌同时堵住左右耳，挤压后迅速离开，重复 8 次，可改善听力，防止鼓室粘连。
第八步 躯体放松 5 分钟	双眼轻闭，双腿分开与肩同宽，双臂自然下垂，掌心朝内，平静均匀地呼吸，不可用力，观察自己呼吸的气流，慢慢放松全身肌肉，最后慢慢睁开眼睛。

四、注意事项

国内外指南一致认为，运动测试和干预对癌症生存者通常是安全的，并且每个癌症生存者都应该"避免不活动"。鼻咽癌患者的运动康复可参照美国癌症协会 / 美国临床肿瘤学会（ACS）2016 版《头颈部肿瘤幸存者生存护理指南》指出的在诊断或治疗后尽快进行正常的日常活动等指导建议。但是,我们在临床实践过程中必须要注意到肿瘤患者或多或少地都曾经历过抗肿瘤治疗的现实,所以建议在进行运动康复时一定要注意如下事项[5]。

1. 在开始运动计划前,要按照 ACS 运动处方指南的要求判断是否存在运动的相关禁忌证。正在接受放疗、化疗或长期受到癌症手术影响的患者出现运动风险的可能性比普通人高,最好通过康复专家制订相应的运动计划。

2. 在治疗期也可以进行柔韧性练习。重点关注因手术、类固醇皮质激素使用和 / 或放疗而导致关节活动度下降的关节。

3. 患者接受化疗期间可能反复出现呕吐和疲劳症状,因此要经常调整运动训练方案,如降低运动强度、减少每次运动的持续时间等。

4. 极度疲劳、严重贫血、有活动性感染的患者在手术后不应立即进行中等强度或较大强度的运动。

5. 体内留置导管、中心静脉置管或食物输送管的患者和接受放射治疗后的患者,都应避免游泳运动。

6. 对未治愈的恶性肿瘤患者来说,恶病质或肌肉失用性萎缩是普遍存在的,且根据肌肉失用性萎缩的程度,很有可能限制运动。

五、小结

随着各领域运动医学研究的深入,运动对健康的益处已经越来越清晰。运动康复在鼻咽癌患者中的应用仍处于探索阶段,但其带来的作用已崭露头角,目前已知运动康复对鼻咽癌患者的作用有:①减轻疲乏、改善睡眠质量、缓解焦虑抑郁、促进不良情绪的宣泄和释放,提高患者的生活质量;②改善患者呼吸肌功能,改善心肺功能及日常行动能力;③改善患者的吞咽功能和张口度,提高患者的生存质量;④减少放疗后并发症。但目前对鼻咽癌患者的运动康复尚缺乏大样本、多中心的随机对照试验及科学系统的指导方案支持。因此,对鼻咽癌患者运动康复介入的时间、最合理的运动方式与方法、鼻咽癌患者运动康复的依从性及远期研究等方面,均可作为鼻咽癌患者运动康复的研究方向。随着运动肿瘤学的不断发展,运动治疗作为肿瘤整合治疗的重要组成部分,必将会作为抗肿瘤治疗的重要手段,使患者的临床获益最大化。

(陈秀梅　杨筱萃　刘春凤)

 扫一扫,查阅参考文献

第五节　鼻咽癌的中药及传统中医康复

鼻咽癌属于中医学"鼻渊""控脑砂""上石疽""失荣"等范畴。病位在鼻咽部,外因多由感受时邪热毒所致,内因多和情志失调、饮食不节、正气不足有关。其根本病机为先天禀赋不足,后天失常、饮食失宜等导致正气亏虚,脏腑功能低下,气运无力,痰饮水湿不化,气滞血瘀痰凝,阻结于鼻咽而成癌。《灵枢》曰:"虚邪之入于身也深,寒与热相搏,久留而内著……邪气居其间而不反,发为筋瘤。"《素问·气厥论》曰:"鼻渊者,浊涕下不止也,传为衄蔑瞑目。"[1]《医宗金鉴》曰:"鼻窍中时流黄色浊涕……若久而不愈,鼻中淋沥腥秽血水,头眩晕而痛者,必系虫蚀脑也,即名控脑砂"[2]。《活法机要》谓:"壮人无积,虚人则有之。脾胃怯弱,气血两衰,四时有感,皆能成积"[3]。说明正气亏虚、痰热内阻为鼻咽癌的主要病理,其发病与肺、脾、肝、胆功能失调密切相关。鼻咽癌初期以标实多见,中医治疗重在化痰散结,清热解毒,佐以健运肺脾之气;中期虚实夹杂,应攻补兼施;晚期正气亏虚,且气阴两虚,阳损及阴多见,治疗重在先后天之本,补益肺脾肾,兼以祛邪。目前临床实践证实,中医药治疗配合现代医学可起增效减毒、减轻临床症状作用,达到提高生活质量、延长生存期的效果[4]。

一、中西医结合治疗

结合鼻咽癌的发病特点及临床诊治实践,将鼻咽癌的中西医结合治疗分为放疗期、化疗期、免疫治疗期、靶向治疗期及维持治疗期5个时期,参考《恶性肿瘤中医诊疗指南》,其辨证分型及治则方药如下[5]。

(一)放疗期的中医辨证施药

放疗是鼻咽癌的主要治疗方式之一,结合临床症状特点,中医认为放射线属热邪,火热之邪易耗气伤津,从而导致鼻咽癌患者放疗期多形成热瘀毒互结、气阴两虚的基本病机。放疗期鼻咽癌患者的临床常见分型有热瘀毒互结证、气阴两虚证等。治疗上以清热通窍、活血解毒、益气养阴为治则。

(二)化疗期的中医辨证施药

化疗是鼻咽癌的重要治疗手段之一,但化疗过程中往往出现消化道反应、骨髓抑制、癌因性疲乏、周围神经毒性及脱发等一系列不良反应。结合临床实践证实中药可以减轻化疗毒副作用,增强患者化疗耐受性和化疗疗效,提高生存质量和生存率。结合临床发病特点,化疗期鼻咽癌患者的临床常见分型有脾胃不和证、气血亏虚证、肝肾阴虚证等。治疗上以健脾和胃,滋养肝肾,补益气血为治则。

(三)免疫、靶向治疗期的中医辨证施药

最新的临床研究证实,免疫治疗联合化疗对晚期鼻咽癌患者有较好的临床获益,但在治疗过程中,存在皮肤黏膜毒性、胃肠道毒性、肝肾毒性、肺毒性、内分泌毒性、心血管毒性等一系列不良反应。中药结合免疫治疗可起到"减毒增效"的作用。结合临床发病特点,临床常见分型有血虚风燥证、血热毒盛证、阴阳两虚证、脾虚湿盛证等,治疗上以养血祛风,凉血解毒,阴阳双补,健脾利湿为治则。

(四)维持期的中医辨证施药

对于已经完成放化疗的患者,不适合或不接受手术、放疗、化疗、免疫治疗、分子靶向治疗等抗肿瘤治疗的鼻咽癌患者,可采用单纯中医治疗的治疗方式。结合临床发病特点,临床常见分型有热邪犯肺证、痰凝气滞证、血瘀阻络证、气阴两虚证等,治疗上以清热解毒、行气化痰、活血祛瘀、益气养阴为治则。

(五)中成药的辨证施药[6]

1. 口服中成药

(1)西黄胶囊(丸):具有清热解毒,化瘀软坚的功效,可用于鼻咽癌属于热毒壅结证者。

(2)平消胶囊:具有活血化瘀,止痛散结,清热解毒的功效;用于鼻咽癌属于毒瘀内结证者。

(3)复方斑蝥胶囊:具有破血消癥,攻毒蚀疮的作用,可用于鼻咽癌属于正虚毒瘀证者。

(4)安多霖胶囊:具有益气补血,扶正解毒的作用,可用于鼻咽癌放、化疗引起的白细胞下降、免疫功能低下、食欲缺乏、神疲乏力、头晕气短等症,属于气血两虚证者,可用于辐射损伤。

2. 中药注射剂

(1)复方苦参注射液:具有清热利湿,凉血解毒,散结止痛的功效。可用于鼻咽癌引起的癌肿疼痛、出血等症状者。

(2)华蟾素注射液:具有解毒,消肿,止痛的功效,可用于中、晚期鼻咽癌患者伴有疼痛症状者。

(3)艾迪注射液:具有清热解毒,消瘀散结的功效,可用于鼻咽癌属于正虚邪结证者。

(4)康艾注射液:具有益气扶正,增强机体免疫功能的功效,可用于鼻咽癌放化疗后合并白细胞减少症者。

(5)榄香烯注射液:具有增强疗效,降低放、化疗毒副作用的功效,可用于鼻咽癌放、化疗治疗的联合应用,或用于鼻咽癌合并癌性胸腹水的腔内治疗。

二、中医针灸治疗

1. 针刺治疗

(1)针刺治疗方法一

1)穴位:①气海、列缺、照海、海泉、水分、廉泉、金精、玉液;②肾俞、脾俞、三焦俞、心俞、太溪、大都、通里。两组交替取穴。

2）操作方法：用毫针浅刺，并行小幅度捻转，平补平泻，以局部得气为度，每日 1 次，留针 30 分钟，10 日为一疗程，总计 3 个疗程。

（2）针刺治疗方法二

1）穴位：太阳、攒竹、阳白、鱼腰、四白、鼻通、迎香、下关、颊车、承浆、合谷、太溪等穴。

2）操作方法：用 2.5～4.0cm 毫针浅刺，并行小幅度捻转，平补平泻，以局部得气为度，留针 30 分钟，隔 10 分钟行针 1 次，隔日 1 次，10 日为 1 个疗程，疗程间休息 1 周。上穴任意分为 2 组，交替使用。

（3）针刺治疗方法三

1）穴位：太阳、印堂、神庭、百会、内关、膻中、足三里等穴。

2）方法：用 2.5～4.0cm 毫针浅刺，并行小幅度捻转，平补平泻，得气为度，留针 30 分钟，隔 10 分钟行针 1 次，10 日为 1 个疗程，疗程间休息 1 周。

2. 耳穴压豆治疗

（1）主穴：咽喉、内鼻、上肺、下肺、内分泌、脾、大肠。

（2）配穴：出血者，加交感；局部炎症反应重者，加耳尖、神门；头痛者，加额；鼻塞者，加肾上腺；口干者，加口、肾[7]。

三、其他中医康复治疗

1. 中医辨证施膳 "药食同源"高度概括了药物和食物的关系。对于鼻咽癌患者，要以辨证施膳、饮食有节、三因制宜为饮食调护的原则。肺开窍于鼻，根据鼻咽癌临床特点及食物归经，在饮食中可适当多吃一些生津、益气的食物，如百合、沙参、山药、莲子等；在放疗期间往往合并口干、口腔溃疡等症状，可多吃清热、滋阴、解毒、易消化、营养丰富且清淡的半流质饮食，如生菜、莲藕、苦瓜、冬瓜、鲜肉等；在化疗期间往往合并消化道反应，可适当进食辛香开胃、增进食欲、帮助造血功能恢复的食物。针对鼻咽癌患者，应戒酒戒烟，避免食用咸鱼、咸肉、腌制品及辛辣刺激性食物，以及亚硝酸盐含量比较高的食物[8]。

2. 中医辨证施乐 中医五行音乐疗法是指在传统中医理论指导下，通过运用角、徵、宫、商、羽五种调式的音乐，对人体气机的影响分别顺应脏腑功能的特性，根据五行之间的生克制化规律来确定治则，应用五行音乐作用于肝、心、脾、肺、肾五脏系统，以对人体气机和脏腑功能产生影响，达到促进人类心理状态、生理状态的康复或治愈目的的治疗方法[9-10]。

（1）角调式音乐：以角音为主音，为春音，属木，入肝。角调式音乐有调神、振奋情绪的作用，对中医"肝"系统的作用比较明显。代表乐曲有《胡笳十八拍》《姑苏行》《鹧鸪飞》《春风得意》《春之声圆舞曲》《蓝色多瑙河》等。

（2）徵调式音乐：以徵音为主音，为夏音，属火，入心。徵调式音乐有振作精神的作用，用于情绪悲观的时候和情绪悲观的人。对中医"心"系统的作用比较明显。代表曲目有《紫竹调》《喜洋洋》《步步高》《喜相逢》《金色狂舞曲》《步步高》等。

（3）宫调式音乐：以宫音为主音，为长夏音，属土，入脾。正宫调式可达到调神、稳定心理的良好作用，对中医"脾胃"系统的作用比较明显。代表曲目有：《十面埋伏》《月儿高》《春江花月夜》《平湖秋月》《塞上曲》《月光奏鸣曲》等。

（4）商调式音乐：以商音为主音，属金，入肺。商调式音乐有宁心静脑的作用，对中医"肺"系统的作用比较明显。代表曲目有《阳春白雪》《将军令》《黄河》《潇湘水云》《金蛇狂舞》《十五的月亮》等。

（5）羽调式音乐：以羽音为主音，属水，入肾。羽调式音乐可达到镇定安神助眠的良好作用。对中医"肾"系统的作用比较明显。代表曲目有：《梅花三弄》《船歌》《梁祝》《二泉映月》《汉宫秋月》《平沙落雁》等[4]。

临床应用音乐治疗应以辨证施乐、因人制宜、中和之道为基本原则，可根据患者的心理状态和脏腑辨证来选取合适的音乐进行治疗，也可与电针、运动等形式相结合运用。

3. 中医运动指导 肿瘤患者经过放化疗等抗肿瘤治疗后，病情得到控制，但肿瘤本身及治疗过程都可能造成全身或局部组织的损伤，导致功能障碍。因此，进入康复期的肿瘤患者需要进行小强度、短时间、多次重复的耐力运动和健身操、八段锦等运动康复治疗。但是活动的强度和时间应循序渐进，以微微出汗而不喘为原则。肿瘤患者适度的运动成为肿瘤康复的重要治疗原则之一[11]。适当的运动对于肿瘤患者具有一定的治疗价值,包括提高生活质量,改善疲劳状态、心肺功能、紧张焦虑状态,增强社会适应力,减少放化疗副作用等方面。运动从改变体内激素水平、炎症状态、免疫功能等各个机制影响肿瘤患者的康复。我国传统的健身术包括气功、五禽戏、太极拳、八段锦、易筋经等。除了这些传统运动项目,也可采用散步、慢跑、游泳、舞蹈等运动以达到养生保健的目的。

4. 中医心理疏导 肿瘤患者大多承受着巨大的心理压力,主要表现为焦虑、抑郁、绝望、失眠、疼痛等心理情绪改变及躯体症状,这些心理问题如果不能得到及时、恰当的处理就会影响到患者的治疗和康复,导致生活质量明显下降,躯体功能、心理功能和社会认知功能等方面均明显降低[12]。

在肿瘤的每一个阶段,患者都有一些共性的心理特点,根据鼻咽癌患者发病过程中的心理特点,针对患者诊断期、治疗期、随访期、进展期、终末期不同的心理特征,采取有针对性、预防性的干预极为重要,早期评估患者的心理状态,早期发现患者的心理问题,早期进行干预,对减少肿瘤患者心理不良事件的发生,改善患者心理状态和适应能力,提高患者生活质量有重要的临床意义。鼻咽癌肿瘤康复相关的中医情志疗法主要有静心安神法、言语开导法、移情易性法、顺情从欲法、以情胜情法等,临床可根据患者的心理特点选择性干预。

(王 维 刘绍永)

 扫一扫,查阅参考文献

第三章 鼻咽癌诊疗进展

第一节 鼻咽癌概述

一、流行病学

鼻咽癌是源于鼻咽黏膜上皮的恶性肿瘤,好发于鼻咽腔顶部和侧壁。与其他类型的恶性肿瘤相比,鼻咽癌并不常见,但其发病率位居耳鼻咽喉恶性肿瘤之首,并且具有独特的地理分布模式。在过去的几十年里,鼻咽癌的发病率在全球范围内逐渐下降,这与生活方式改变、环境改善及治疗手段的进步有着一定的关系[1]。根据国际癌症研究机构公布的癌症数据显示,2020 年全球鼻咽癌新发病例数达 13 万余人,其中 70% 以上分布在东亚和东南亚[2]。我国是鼻咽癌的高发区,广东、广西、福建、江西等南方地区的发病率明显高于北方地区。鼻咽癌的发病率也存在性别和年龄差异,男性发病率为女性 2~3 倍,40~50 岁为高发年龄段[3]。

二、病因及发病机制

鼻咽癌的病因尚不明确,目前较为肯定的致病因素主要包括 EB 病毒感染、化学致癌因素、遗传因素、环境因素等。

1. EB 病毒感染　自 1966 年在鼻咽癌患者血清中检测到 EB 病毒抗体以来,关于 EB 病毒感染在鼻咽癌发病过程中所起作用的研究已取得重要进展[4]。目前研究已发现:①绝大多数鼻咽癌患者都存在 EB 病毒感染,在鼻咽癌活检瘤细胞中可检出 EBV DNA 和病毒抗原;②鼻咽癌患者的血清中大多有 EB 病毒抗体效价升高,且其效价水平常与病变好转或恶化呈正相关;③根据曾素的临床普查资料(1985 年),VCA-IgA 阳性者中检出鼻咽癌的例数较同龄阴性人群明显增高[5]。以上种种证据均指向 EB 病毒感染与鼻咽癌的发病密切相关。因此,现有许多研究利用游离 EB 病毒的特征来开发针对性药物,如 EB 病毒核抗原 1(Epstein-Barr nuclear antigen, EBNA1)抑制剂等[6]。

2. 化学致癌因素　鼻咽癌发病地区分布的独特性反映了同一地理环境及相似生活饮食习惯中某些化学因素有致癌的可能性。如高发区人群饮食结构中所包含的咸鱼、腌肉、腌菜中致癌物质亚硝酸盐的含量非常高,很大程度上增加了患鼻咽癌的风险。在儿童时期食用这种致癌物可能会导致异常遗传病变的积累和区域癌化,使其易患 EB 病毒感染,从而增加发展为鼻咽癌的风险[7]。除腌制食物外,其他环境因素如环境污染物、不良生活嗜好(吸烟 / 饮酒)、口腔卫生不良等均与鼻咽癌的发病有密切关系[8]。

3. 遗传因素　鼻咽癌患者有家族和种族聚集现象,提示鼻咽癌发病可能与遗传或血缘有关。中国南方人即使在移民到非流行区后仍保持较高的鼻咽癌发病率。我国南方高危人群的全基因组关联分析和连锁分析研究表明,染色体 6p21 上编码 MHC Ⅰ类分子区域的某些人类白细胞抗原单倍型和多个种系变异与鼻咽癌遗传易感性有关,可能是鼻咽癌在我国南方地区高发的因素之一[9]。

4. 环境因素　鼻咽癌高发区的大米和水中微量元素镍含量高于鼻咽癌低发区,镍摄入量过多而硒摄入量较少,均会增加罹患鼻咽癌的风险。动物实验已证实镍可以促进亚硝胺诱发鼻咽癌,维生素缺乏和性激素失调也可以改变黏膜对致癌物的敏感性[10]。

三、临床表现

（一）鼻部症状

1. 回吸涕血　占首发症状的18%～30%，确诊时超过70%的患者有此症状。回吸血涕一般为鼻咽癌外生型病变的较早期症状之一。当患者大力吸气或擤鼻时，气流摩擦生长于鼻咽部肿瘤的表面小血管和肿瘤糜烂破溃均可能导致出血，表现为涕中带血丝，量一般不多，尤以晨起回吸时痰中带血最具有诊断意义；鼻咽部肿瘤如体积过大伴有坏死、溃疡时可能会出现鼻咽大出血。

2. 鼻塞　占初发症状的10%～20%，确诊时约40%的患者有此症状。原发于鼻咽顶壁、侧壁的肿瘤初期体积比较小，常先引起单侧鼻塞，随着肿瘤逐渐增大可堵塞或侵入后鼻孔和鼻腔，引起进行性加重的单侧或双侧鼻塞。

（二）耳部症状

耳部症状多表现为耳闭塞感、耳鸣、听力下降。鼻咽癌好发于咽隐窝，咽隐窝与咽鼓管相通，肿瘤早期压迫或可堵塞咽鼓管，可致耳鸣、耳闭塞感以及传导性听力损失。患者常最初感到耳鸣和／或阻塞感，部分患者可出现深部耳痛；肿瘤压迫或侵犯咽鼓管、炎症肿胀及阻塞等因素可导致分泌性中耳炎，表现为传导性听力损失，不少患者因为耳部症状就诊于耳鼻咽喉科。

（三）颈部淋巴结肿大

鼻咽癌发生颈部淋巴结转移的概率较高，可为60%～80%，且出现较早，可较耳鼻症状更早出现，40%的初诊患者以颈部肿块为首发症状。转移常出现在颈深部上群淋巴结，始为单侧，继而发展为双侧。

（四）脑神经症状

1. 面部麻木　三叉神经受侵或受压可引起相应部位的浅感觉异常，表现为三叉神经分布区域皮肤蚁爬感、触觉过敏或麻木，严重者可致感觉减退、消失，是前组脑神经受侵最常见的症状，临床表现与受累的三叉神经分支有关。

2. 眼部症状　肿瘤压迫侵犯第Ⅲ对、第Ⅳ对、第Ⅵ对脑神经或者侵入眼眶形成球后、球内占位挤压眼球均可导致单侧或双侧眼球活动受限，出现复视；肿瘤自顶壁等多个方向侵入眼眶致占位时患者可觉眼球胀痛；第Ⅱ对脑神经受侵、长期受压或球后、球内占位均可导致视力下降，最终失明。鼻咽部肿瘤所引起的眼部症状因肿瘤侵犯方向、侵犯程度不同而各异。

3. 伸舌受限、语言、咀嚼、吞咽功能受限　肿瘤侵犯舌下神经，可致舌肌麻痹、活动障碍，患侧舌肌萎缩，伸舌时舌尖偏向患侧；侵犯舌咽神经，迷走神经和副神经会导致软腭上抬受限，声嘶，饮水呛咳，转头、耸肩受限等症状。

（五）远处转移

鼻咽癌患者常见远处转移部位包括骨、肺、肝脏，其中以骨转移最常见。早期患者多数无症状，严重时可出现持续性骨痛、咳嗽、咯血、肝区不适以及发热、贫血、体重下降等全身症状。

四、辅助检查

（一）EB病毒血清学检查

EB病毒血清学检查可作为鼻咽癌诊断的辅助指标，且治疗前后的血浆或血清EBV DNA载量对患者预后有一定的预测价值[11]。目前血清学检查主要包括血清EBV DNA拷贝数测定和EBV IgA抗体（如VCA-IgA、EA-IgA和EBNA1-IgA）的测定[3]。

（二）鼻咽部检查

1. 间接鼻咽镜检查　是诊断鼻咽癌必不可少的最基本的检查，简单、易行且经济，一般可以观察到鼻咽腔内有无肿块及鼻咽黏膜有无糜烂、溃疡、坏死、出血等异常改变，也可在间接鼻咽镜明示下钳取病变处组织送病理检查以明确诊断。

2. 纤维鼻咽喉镜检查　相比于间接鼻咽镜，纤维鼻咽喉镜检查更加直观、高效，有助于发现早期细微病变。

能直接呈现鼻咽部病变的表现,通过对病变部位黏膜及表浅血管的观察,能更容易确定病变部位及范围,从而引导活检,提高早期鼻咽癌诊断率及活检阳性率。

3. 鼻咽部肿物病理活组织检查 上述检查发现鼻咽部肿物或者异常的黏膜改变时,可钳夹局部活组织进行病理检查,这是诊断鼻咽癌的金标准。鼻咽部活检是确诊鼻咽癌唯一的定性手段,是其他检查所不能替代的。

(三)影像学检查

1. CT 及 MRI 检查 可以清晰地显示鼻咽腔内病变,并且可以清楚显示病灶外侵犯的部位、范围大小、深在的转移淋巴结及骨、肺、肝的转移情况,对鼻咽癌肿瘤的分期、预后预测等都有指导意义,并可作为治疗后判断是否复发及残留的对照,同时也是治疗后随访的检查手段,国际抗癌联盟/美国癌症联合委员(Union for International Cancer Control/American Joint Committee on Cancer,UICC/AJCC)第 8 版鼻咽癌分期已将 MRI 作为分期的首选影像学方法[12]。文献报道利用 CT/MRI 显示病变,设计放射治疗方案可使 5 年局部控制率有所提高。

2. 超声检查 该项检查比较经济且无创伤,在鼻咽癌诊断和随诊中得到广泛的应用,主要应用于颈部及腹部的检查,有助于检出临床触诊阴性的深在的淋巴结。

3. 放射性核素骨显像 该检查灵敏度较高,可能在骨转移症状出现前 3 个月或 X 线平片检出骨质破坏前 3~6 个月内即有放射性浓聚表现,可作为骨转移的诊断依据。

4. 正电子扫描检查 对发现原发病灶、颈转移淋巴结或远处转移灶及治疗后残存或复发很有帮助,可作为与 MRI 相互补的检查手段。

五、诊断

鼻咽部生理特点(作为人体气道中的一部分,较为狭窄)决定了其早期症状的特异性差,临床表现复杂多变,极易漏诊、误诊。详细询问病史非常重要。若患者出现不明原因的涕中带血、顽固性鼻出血、头痛、鼻塞、耳鸣、面部麻木、复视、上睑下垂、颈部淋巴结肿大等症状,应尽早进行间接鼻咽镜或鼻内镜检查,并行鼻咽部活检,同时还可进行 EB 病毒血清学、影像学等必要的检查,以明确诊断[10]。在鼻咽癌流行地区的高风险人群,可以应用血浆 EBV DNA,结合鼻内镜检查和 MRI 用于早期无症状鼻咽癌的检测,降低漏诊率[11]。其中鼻咽部首次活检阴性或鼻咽黏膜外观正常并不能排除鼻咽癌。对可疑鼻咽癌患者,应注意密切随访,必要时应反复进行鼻咽部活检,做到早期发现、早期诊断、早期治疗,延长患者寿命,提高生存质量。

六、病理分型和分期

(一)鼻咽癌病理分型

1. 大体分型 从大体肿瘤的表现,将鼻咽癌分为 4 种类型:结节型、菜花型、溃疡型和黏膜下浸润型,但一般都表现为局部黏膜隆起,表面可有或无溃疡形成,或表现为平坦浸润的外观,甚至肉眼无明显异常改变。通常结节型最为常见,黏膜下型在临床上常表现为对放疗较为抵抗[5]。

2. 镜下分型 2003 年 WHO 将鼻咽癌的病理类型分为 3 型:非角化癌、角化型鳞状细胞癌及基底细胞样鳞状细胞癌,非角化癌是鼻咽癌最常见的类型,又分为分化型和未分化型,占绝大多数病例,并与 EBV 感染有关,而角化型癌在高发地区比低发地区更常见。

(二)鼻咽癌分期

鼻咽癌分期标准有多种,目前国内外鼻咽癌通用的是 AJCC/UICC(2017 年第 8 版)TNM 分期(表 3-1-1,表 3-1-2)[13]。

表 3-1-1 AJCC/UICC 第 8 版鼻咽癌分期系统

分期		描述
T 分期	Tx	原发肿瘤无法评估
	T_0	未发现肿瘤,但 EBV 阳性且有颈部转移淋巴结
	Tis	原位癌

分期		描述
	T₁	肿瘤局限在鼻咽,或扩展至口咽和/或鼻腔,但无咽旁间隙受累
	T₂	肿瘤扩展至咽旁间隙,和/或邻近软组织受累(翼内肌、翼外肌、椎前肌)
	T₃	肿瘤浸润颅底骨性结构、颈椎、蝶骨翼状结构,和/或鼻窦
	T₄	肿瘤颅内扩散、累及脑神经、下咽、眼眶、腮腺,和/或翼外肌侧壁外广泛软组织浸润
N 分期	Nx	区域淋巴结无法评估
	N₀	无区域淋巴结转移
	N₁	颈部淋巴结单侧转移和/或咽后淋巴结单侧或双侧转移:最大径≤6cm,位于环状软骨下缘上方区域
	N₂	颈部淋巴结双侧转移:最大径≤6cm,位于环状软骨下缘上方区域
	N₃	颈部淋巴结单侧或双侧转移,最大径>6cm和/或扩展至环状软骨下缘下方
M 分期	M₀	没有远处转移
	M₁	远处转移

注:脑神经受累定义为影像学(MRI)和临床检查同时有脑神经受侵和麻痹;N 分期中颈部淋巴结最大径定义为影像学(MRI 或 CT)上横断位、矢状位或冠状位任一断面上所测量最大径;融合淋巴结测量:融合后的整个淋巴结中心所在层面上的最大径;对于下颈淋巴结分区可参照 RTOG 颈淋巴结分区标准(即采纳了《中国鼻咽癌 2008 分期》的颈淋巴结分区标准),如出现颈淋巴结跨区转移,则以淋巴结下缘跨入的分区作为界定 N 分期的标准。

表 3-1-2　鼻咽癌临床分期

临床分期	TNM 分期
0 期	$TisN_0M_0$
Ⅰ期	$T_1N_0M_0$
Ⅱ期	$T_{0\sim1}N_1M_0$, $T_2N_{0\sim1}M_0$
Ⅲ期	$T_{0\sim2}N_2M_0$, $T_3N_{0\sim2}M_0$
ⅣA 期	任何 TN_3M_0, $T_4N_{0\sim2}M_0$
ⅣB 期	任何 T、N 和 M_1

七、治疗方法的选择

鼻咽癌大部分病理类型为未分化型非角化癌,对放射线敏感,调强放射治疗(首选)或三维适形放疗均推荐用于鼻咽癌以尽量减少关键结构的照射剂量。当正常组织剂量限制无法满足以光子为基础的放射治疗的要求时,可考虑行质子治疗。部分类型鼻咽癌需结合化学治疗和手术治疗进行综合治疗。

1. Ⅰ期($T_1N_0M_0$)鼻咽癌　单纯根治性放疗是Ⅰ期鼻咽癌主要的治疗手段,可获得满意的治疗效果。

2. Ⅱ期($T_{0\sim2}N_{0\sim1}M_0$)鼻咽癌　在根治性放疗的基础上是否加用同期化疗存在较大争议,近期研究显示低危Ⅱ期鼻咽癌患者仅用调强放射治疗的治疗效果,与同步放化疗治疗效果相当,且显著降低治疗后不良反应的发生率,提高患者的生存质量[14]。但其中 T_2N_1 的患者发生远处转移的风险较高,提示更应该联合以顺铂为主的同期化疗,对于不耐受顺铂的患者,可以用其他铂类药物替代;不适宜化疗的患者,可以采用单纯放疗。

3. 局部晚期(Ⅲ~ⅣA 期)鼻咽癌　推荐以放疗为基础联合系统治疗的综合治疗方案。其中,联合铂类同步化疗是其主要的治疗模式。目前对非转移性Ⅲ~Ⅳ期鼻咽癌的治疗标准是同步放化疗联合诱导或辅助化疗[15]。研究表明在同步放化疗前连合吉西他滨加顺铂的诱导化疗可显著改善局部晚期鼻咽癌患者的总体生存率,而不会增加晚期毒副作用的风险,可作为局部晚期一线治疗方案[16]。对于无法耐受或不愿意接受化疗的患者,可考虑采用放疗联合靶向治疗(如西妥昔单抗、尼妥珠单抗、重组人血管内皮抑制素等)的治疗方案。同时,抗 PD-1 和抗 PD-L1 抗体等免疫检查点抑制剂已被证明可显著改善铂类化疗失败后鼻咽癌患者的无病生存期和总生存期,这些药物的应用也体现了精准医学的理念[17]。

4. 复发鼻咽癌 对于仅有原发肿瘤局部或区域复发的鼻咽癌患者,可选择手术或再程放疗[18]。局部复发的鼻咽癌病例,手术切除是首选的治疗方式,不适合手术者采用再程放疗进行治疗,可以联合免疫、靶向治疗[19]。总之,针对不同的复发情况,应该采用多学科综合治疗的模式,合理运用手术、放疗、化疗、免疫治疗、靶向治疗等手段,有计划地制定个体化综合治疗方案,尽可能在提高疗效的同时保证患者的生存质量。

5. 转移性鼻咽癌 可以进一步细分为初诊转移和治疗后转移两类,转移性鼻咽癌的个体异质性大,其治疗策略和预后不尽相同。对于初诊转移的患者,应遵循全身治疗与局部治疗并重的原则;对于治疗后转移的患者,合理的分层治疗、系统治疗结合局部治疗是其主要手段[20]。

八、预后

鼻咽癌的预后与许多因素都有关联,其中最主要的是患者的临床分期、病理类型,分期越晚,预后越差,随着 T 分期及 N 分期的增加,生存率不断下降。其他因素还包括治疗手段的选择、性别、血清 EBV DNA 拷贝数等。随着放射治疗技术的不断发展及个体化、综合性治疗的应用,鼻咽癌 I ~ II 期患者的 5 年生存率可达 80%~90%,III 期患者约为 70%,IV 期患者也可达到 50% 左右,未来仍有提高的可能。

(邱素芳　李 莹　徐思琪)

 扫一扫,查阅参考文献

第二节　鼻咽癌放疗进展

鼻咽癌(nasopharyngeal carcinoma,NPC)由于其特殊的解剖位置、生物学行为特点及其对放射线的敏感性,放射治疗一直是鼻咽癌标准治疗手段之一。放疗在各分期患者中均有重要作用,早期(I 期)病例可选择单纯根治性放疗,II 期及以上分期非转移性病例,需在根治性放疗基础上选择性联合化疗和 / 或靶向治疗。初诊伴远处转移(IVb 期)的病例,在评估肿瘤负荷及治疗耐受性的前提下,全身系统治疗基础上联合鼻咽局部及区域放疗对于患者预后同样具有重要价值[1]。鼻咽局部及区域放疗靶区范围包括鼻咽原发灶及亚临床病灶、颈部转移阳性淋巴结,以及选择危险度分级的颈部淋巴引流区。治疗后出现局部复发转移,需根据患者肿瘤负荷情况、与上次治疗间隔时长等因素综合评估,多数情况下放疗为姑息性,照射范围通常为进展的局部肿瘤区域,不做淋巴引流区的预防照射。

鼻咽癌放射治疗始于 20 世纪 20 年代,已历经百年,伴随放疗设备、技术及综合治疗的进步,目前 NPC 整体 5 年生存率早期 90%,局部晚期接近 80%,10 年生存率近 70%,表明 NPC 放疗已步入长生存时代[2-4]。未来的目标需要更多关注个体化精准治疗、治疗毒性及复发转移难治性病例的管理。本篇主要探讨与鼻咽癌放疗相关的内容及临床研究进展,重点关注放疗技术及靶区勾画、个体化精准放疗、放疗全程管理(包括毒性反应)等。鉴于本章第三节至第五节对鼻咽癌化疗、靶向及免疫治疗进展有详细阐述,本篇仅对与放疗相关的综合治疗进展进行阐述。

一、放射物理技术进展

鼻咽癌放疗靶区形状极不规则,放疗技术在过去数十年间,经历了从基于光子的常规二维放射治疗(two-dimensional radiationtherapy,2D-RT)、三维适形放射治疗(three-dimensional conformal radiationtherapy,3D-CRT)向调强适形放射治疗(intensity-modulated radiationtherapy,IMRT)的转变。在各种光子束 IMRT 技术中,固定角度调强放射治疗(fixed-beam IMRT,FB-IMRT)、容积调强放射治疗(volumetric modulated radiationtherapy,

VMAT）和螺旋断层放射治疗（tomotherapy, TOMO）是目前最常用的方式。IMRT 技术的剂量学特点为能够基于解剖和放疗靶区的几何信息适形、给予区别的照射剂量，在保护周边邻近正常结构的同时，对肿瘤区域进行高剂量照射，目前已成为国内外临床应用的主流技术。推荐使用每日图像引导的 IMRT（image-guided IMRT, IGRT），可以在患者治疗前、治疗中利用各种影像设备和影像图像，对肿瘤及其周围正常器官的位置形态进行追踪，治疗前采用至少 2D-IGRT 技术对患者摆位进行验证，有条件单位可以采用千伏级或兆伏级锥形束 CT、MRI 等影像技术实施每日图像引导以减少分次放疗间的摆位误差[5-8]。

接受 IMRT 的鼻咽癌患者，5 年总生存期（overall survival, OS）和肿瘤局部控制（local control, LC），均优于 3D-CRT 和 2D-RT，能减轻患者的晚期毒性如吞咽困难、口干症、神经毒性和张口困难等[9-11]。包括鼻咽癌在内的头颈部肿瘤根治性 IMRT 技术十大核心问题包括：①原发肿瘤的确定；②肿瘤侵犯范围；③是否有自然屏障；④第一站淋巴引流区的确定；⑤各区潜在转移概率；⑥潜在转移概率的预防；⑦周围限制器官；⑧处方剂量；⑨限制剂量；⑩动态变化的管理（adapative）。以上问题从根本上反映了现代放疗技术更高"精准化"的要求和方向，要求更准确的靶向肿瘤区域或潜在有肿瘤浸润的区域，对这些区域分别进行合理的"打击"，除了三维立体形状最大程度地与真实肿瘤靶区相吻合以外，进一步加入时间因素构成四维概念，即治疗的动态适应性变化，临床称为自适应放疗（adapative radiotherapy, ART）。随肿瘤体积退缩（诱导化疗后或放疗过程中），适时地进行放疗方案的相应调整，特别是对于肿瘤容积相对较大的患者，未进行放疗计划的适时调整，有可能造成正常组织器官的超量照射，进而提高了治疗毒性反应的发生率[12-14]。

除了主流的光子束 IMRT 外，近年来，质子、重离子治疗技术也开始逐渐应用于临床。质子、重离子放疗具有独特的布拉格（Bragg）峰物理特性，能将高剂量集中于肿瘤区域而周围正常组织剂量快速跌落，为进一步提高肿瘤局部控制及减少正常组织器官辐射毒性提供了机会，因此，必要时有条件可考虑质子或重离子治疗技术，特别是对于器官保护要求更高的特殊病例，如肿瘤累及或距离重要危及器官过近或复发患者。2021 年 Jiří 等[15]报道了 40 例鼻咽癌患者质子放射治疗结果，质子放疗剂量为 70～76GyE/35～38 次，2 年总生存率、LC 分别为 80% 和 84%，急性治疗反应表现轻微，仅 5% 患者出现 3 级以上晚期副作用（吞咽困难及脑坏死）。但质子、重离子放疗技术与光子 IMRT 技术相比，尚缺少对比研究报道，目前质子及重离子放疗技术主要用于复发性 NPC 研究。2020 年，上海市质子重离子医院报道了 206 例局部复发 NPC 碳离子治疗的研究结果[16]，放疗剂量为 50～69GyEGy（2.0～3.0GyEGy/ 次），2 年总生存率、LC、区域控制率（regional control, RC）分别为 83.7%、58.0%、87.3%。未见 3 级以上放疗急性毒副作用，3 级以上放疗晚期反应发生率分别为颞叶坏死 0.97%，脑神经麻痹 0.49%，听力下降 1.46%，口干 0.49% 以及黏膜坏死 16.02%，疗效优于再程光子放疗。未来，可通过生物标志物或功能影像来识别放射抵抗的患者和肿瘤区域，以便在初治鼻咽癌患者中使用质子或重离子治疗来提高肿瘤局部控制。

近年来，人工智能（artificial intelligence, AI）放射治疗研究与应用发展迅速，现阶段，人工智能放射治疗在鼻咽癌的研究主要包括：肿瘤靶区和头颈部危及器官自动勾画，放射治疗计划自动化设计，放射治疗毒性反应预测，以及放射治疗中的图像配准、虚拟 CT 生成等[12,17-20]。其中，肿瘤靶区和危及器官自动勾画是研究最多的领域，已进入临床应用推广阶段[21]。利用 AI 技术在多模态磁共振影像上自动勾画鼻咽癌原发肿瘤，平均勾画准确性为 79%[22]。AI 自动勾画的推广应用，还需要进一步提高勾画准确性，以及数据安全、模型泛化能力和可解释性等问题[20,23]。

二、放疗定位技术规范

（一）体位固定和模拟 CT 扫描

IMRT 对于体位固定的精确度要求高，NPC 患者体位固定的主要方式包括头颈肩热塑膜联合个体化发泡胶头颈垫、头颈肩真空袋、水活化固定枕或标准树脂头枕，其中发泡胶固定的适形度和精确度更理想[24-26]。另外，可加上口腔支架咬合器，口腔支架的使用可以减轻口腔反应、保护味觉，且能减小头颈部的摆位误差，更好地控制下颌的仰度。

模拟 CT 扫描时，应保持与定位时一致的体位，采用仰卧位头先进，体位正中对称，双臂自然平行放置于身体两侧,注意双肩高度一致,双腿并拢伸直。CT 扫描和重建层厚为 2～3mm[25]。扫描范围建议从头顶至胸骨切迹下 2cm,宽度需包括双侧肩部。未存在造影禁忌的情况下,CT 扫描需采用静脉碘造影剂增强。定位 CT 影像具备治疗计划三维坐标系的建立、靶区勾画、射野虚拟模拟、疗效评价和作为 IGRT 的参考影像等功能,通过影像 CT 值转换得到的电子密度信息,可用于放疗计划设计与剂量计算[27]。

(二)MRI 模拟定位

由于 MRI 图像具有更高的图像分辨率,对肿瘤浸润和软组织显示更为清晰[28],因此,有条件进行 MRI 模拟定位的单位,可选择 MRI 模拟定位,作为 CT 模拟定位的补充[29]。定位的体位、扫描中心、扫描层厚及扫描范围参照 CT 模拟定位。扫描方式为平扫＋增强。

三、放疗靶区勾画

根据国际辐射单位与测量委员会(International Commission on Radiation Units and Measurements,ICRU)83 号报告推荐,鼻咽癌放疗靶区定义为大体肿瘤区(gross tumor volume,GTV),临床靶区(clinical target volume,CTV)、计划靶区(planning target volume,PTV)、危及器官(organ at risk,OAR)和计划体积(planning organ at risk volume,PRV),其中 PTV 和 PRV 通常和各家单位所使用的加速器、治疗操作规程相关,应该根据实测每个单位的数据确定,如无条件实测,PTV 和 PRV 建议采用 3mm[30]。放射治疗是鼻咽癌的主要根治手段,放疗靶区勾画和治疗计划设计的质量,是影响鼻咽癌疗效和预后以及患者生活质量的重要因素,因此准确、规范、合理的靶区勾画具有重大意义。自 1994 年 IMRT 开始应用于恶性肿瘤临床治疗以来,国内外放射肿瘤科专业学者们在鼻咽癌 IMRT 靶区勾画方面积累了大量经验,国内多数收治病例数量较大的单位也结合各中心研究结果提出了相应的靶区勾画推荐或规范,国家癌症中心、中国医师协会、中国临床肿瘤学会等鼻咽癌专家组,陆续制订发布了放疗靶区勾画专家共识和指南[30-33]。而随着现代医学和影像技术的进步,以及对 NPC 生物学特性了解的深入,在靶区勾画方面仍然存在一定的争议。

(一)鼻咽原发灶

1. 原发灶大体肿瘤区 原发灶大体肿瘤区(GTVp)指临床检查包括体格检查、影像学及鼻咽内窥镜显示的原发灶(包括咽后淋巴结)范围,需结合 CT、MRI、腔镜及临床查体,以获得完整的肿瘤信息。通常外扩 5mm 包括整体鼻咽腔,邻近重要组织器官时,距离可缩小至 1mm。GTVp 处方剂量为 70～74Gy/30～33 次。

2. 原发灶临床靶区 原发灶临床肿瘤体积(CTV)需依据局部侵犯规律、自然解剖屏障及治疗失败复发病例经验综合确定,黏膜面有 1.0～1.5cm 的扩散距离(注意原发肿瘤下界区分位置),并充分利用自然和解剖屏障(空腔、骨骼、骨膜、硬脑膜等)。鼻咽原发灶的高危亚临床区 CTV1 通常为 GTV 外扩 5～10mm,包括全部鼻咽黏膜,当邻近重要组织器官时外扩距离可缩小至 1mm。原发灶的低危亚临床区 CTV2 为 CTV1 外扩 5～10mm,包括咽旁间隙、鼻腔后部距离后鼻孔至少 5mm、椎前肌、颅底骨质及孔道,当高危或中危区已受累时,需要将下一站危险结构包括在内,CTV2 通常向下与颈部选择性淋巴结引流区照射野合并为一个靶区内。CTV1 处方剂量为 60Gy/30～33 次,原发灶 CTV2 为 54～56Gy/30～33 次。

(二)颈部淋巴结

1. 颈部淋巴结大体肿瘤区 颈部淋巴结大体肿瘤区 GTVn 指影像学、临床或病理确定的颈部转移阳性淋巴结。颈部淋巴结转移的 CT/MRI 影像学证据:①颈部淋巴结短径≥10mm;②淋巴结中心伴有坏死周边环形强化(不论大小);③3 个以上融合成团的淋巴结且有短径≥8mm;④淋巴结为圆形;⑤咽后淋巴结短径≥5mm。彩色多普勒超声检查表现:①提示有异常的淋巴结被膜血管;②并可测量血管的阻力;③或用于可疑淋巴结的动态观察。PET/CT 对于未达到 MRI 诊断标准的颈部转移淋巴结诊断有一定指导意义[34-36]。或有颈部淋巴结活检病理、细胞学证实为阳性淋巴结。GTVn 处方剂量为 66～70Gy/30～33 次。

2. 颈部淋巴结临床靶区 颈部淋巴结临床靶区 CTV 范围主要基于 NPC 淋巴结转移规律,遵循从上到下同侧循序转移,跳跃性转移少[32,37]。当颈部存在阳性转移淋巴结时,预防照射原则上推荐应超出阳性淋巴结累及区域至少一个区,根据转移规律分为淋巴结高危预防区 CTV1 和低危预防区 CTV2。CTV1 处方剂量为 60Gy/30～33 次,CTV2 处方剂量为 48～54Gy/28～30 次。

（三）诱导化疗后靶区勾画

鼻咽癌诱导化疗后 GTV 勾画目前尚无统一标准，推荐诱导化疗前按鼻咽癌放疗要求进行定位 CT 扫描，在诱导化疗结束后重新定位，放射治疗在最后一次化疗后 3～4 周内开始。诱导化疗导致肿瘤组织退缩，虽然诱导治疗后肿瘤范围的改变（体积/位置）是绝对的，但肿瘤侵犯结构和正常组织之间的相对关系是不变的。基于已有研究结果，建议 GTVp、GTVn 的勾画可按照诱导化疗后的肿瘤范围，同时参考诱导化疗前后与正常组织的相对关系[38-39]。骨质、鼻窦、鼻中隔等占位效应不显著的区域，按照诱导化疗前范围，不能缩小靶区范围。软腭、肌肉和下颌下腺等受肿瘤占位效应显著的侵犯区域要跟随肿瘤退缩而缩小，但仍应包括化疗前侵犯的边界。且各自定义靶区的放疗剂量，通常不因诱导化疗而降低。近年有国内单位开展基于诱导治疗反应（CR/PR）进行个体化放疗靶区勾画及降量的研究（NCT04384627、NCT04448522、NCT03668730 等），结果提示该治疗方法在部分患者中可行，未增加复发风险，但仍需进一步验证其可行性[38,40-41]。

（四）危及器官勾画和剂量限定

根据鼻咽癌原发灶和颈部淋巴结转移规律，上述靶区周围的组织结构均为危及器官（OAR），包括脑干、脊髓、颞叶、视神经、视交叉、垂体、晶状体、颞下颌关节、下颌骨、内耳、腮腺等，可选择的器官包括眼球、下颌下腺、口腔、舌、喉、甲状腺、臂丛神经等。为提高勾画效率和一致性，推荐采用基于图谱的自动分割（systematic evaluation of atlas-based autosegmentation, ABAS）或基于人工智能的自动分割技术辅助 OAR 勾画[42]。根据器官结构功能以及损伤后果将 OAR 分为不同的优先级别，需要分别给予不同的权重和剂量限制[43-44]。Ⅰ类器官为一旦受到损伤会严重影响患者生活质量的器官，其权重甚至高于靶区，通常为脑干、脊髓、颞叶、视神经及视交叉。Ⅱ类器官权重相对小于肿瘤靶区，包括垂体、下颌骨、颞下颌关节、晶状体等。Ⅲ类器官为在满足肿瘤靶区剂量覆盖的前提下，尽可能对其保护的器官包括耳蜗、腮腺、下颌下腺、口腔、喉、甲状腺、咽缩肌等。

OAR 限制剂量尚无完全统一的标准参考，可参考放射治疗临床正常组织效应定量分析（Quantitative Analyses of Normal Tissue Effects in the Clinic, QUANTEC）2012 年版标准，并结合具体临床情况。

在 IMRT 时代，为了保证肿瘤侵犯部位靶区的剂量覆盖以提高局部控制率，在患者知情同意的前提下，可适当调整 OAR（如脑干、视神经、甲状腺等）限制剂量，临床发现并没有明显提高严重的放疗并发症的发生率，值得开展进一步临床研究[45]。由于颈段脊髓可能导致截瘫，因此不论鼻咽癌 T 分期早晚，临床实践中均应严格按照上述限制剂量进行照射。

（五）复发鼻咽癌放疗靶区勾画和剂量限定

复发性鼻咽癌强调再次进行全面的分期评估，包括鼻咽部病理活检、鼻咽+颈部 MRI 及全身的 PET/CT 评估复发或远处转移情况。目前，国际上并无针对复发性鼻咽癌制定的专属分期系统。临床上可借鉴来自中山大学肿瘤防治中心的复发鼻咽癌外科手术分期系统以及复发鼻咽癌再程放疗评分系统，进行治疗方案选择[46-47]。sⅠ～sⅡ期患者无论是鼻咽复发灶还是颈部淋巴结复发灶，可采取手术治疗。对于颈部淋巴结复发患者，颈部淋巴结清扫术为目前首选的治疗方式。对于可切除鼻咽复发灶，选择手术还是放疗，以及术式选择均不明确。再程放疗是有效的挽救性治疗手段，特别是对复发间隔超过 1 年的患者。有研究显示可手术切除复发鼻咽癌，微创外科手术相对于再程调强放疗，能显著提高患者的总生存率，降低患者的放疗并发症发生率[46]。ChiCTR-TRC-11001573 随机对照研究头对头对比了鼻内镜手术和 IMRT 治疗可手术切除复发鼻咽癌的疗效及安全性，结果显示手术组患者总生存率显著低于放疗组，且放疗相关并发症发生率显著降低[48]。sⅢ期患者手术无法根治性切除，再程放疗是唯一的局部根治治疗手段。sⅣ期患者为局部复发合并远处转移，主要以全身系统性药物治疗为主，放疗可作为姑息减症手段。

靶区勾画：GTVp 包括影像学及临床检查可见的鼻咽复发肿瘤（包括咽后淋巴结），GTVn 为颈部转移性淋巴结，不考虑淋巴结引流区预防性照射。再程放疗处方剂量通常推荐 60～66Gy/27～33 次，当剂量<60Gy 时肿瘤局部控制欠佳，但当剂量>70Gy 时，致死性并发症发生风险显著升高。

OAR 限量是复发鼻咽癌再程放疗的难点，取决于正常结构的阈值剂量和完成初次放疗后至复发的间隔时间，目前尚无统一标准，不同单位采用的限量不完全一致[49-51]。临床上应根据复发肿瘤分期、治疗目的以及正常组织的优先等级综合考虑。鼻咽坏死是鼻咽癌放疗严重的并发症,对于咽旁坏死的患者,颈内动脉破裂大出血致死的比率高达 70%,应在再程放疗时予以关注。

与光子 IMRT 相比,质子和重离子放疗技术可进一步降低正常组织损伤风险,虽然目前尚缺乏大样本随机研究,但小样本的回顾性研究提示质子和重离子放疗技术在复发与转移鼻咽癌中具有重要应用前景[15-16,52]。

四、根治性放疗剂量与分割方式

放疗剂量与分割次数是影响疗效及晚期毒性的主要因素之一。Intergroup 0099 和 RTOG 0225 试验采用处方剂量 70Gy/33～35 次(2.0～2.12Gy/ 次,每周 5 次)的方案,显示出良好的疗效和可接受的毒性反应。在剂量给予上,对于存在 MRI 放疗残留病灶的患者,可考虑加用 2～4Gy/1～2 次,而放疗敏感性良好的小原发灶,可以考虑小范围降低总剂量(例如 66～68Gy)。在分割方式上,应避免使用更大的分割次数,特别是与化疗联合使用时。

目前推荐鼻咽癌 IMRT 根治性放疗在 7 周内(每天 1 次,每周 5 次)完成,原发灶 GTVp 处方剂量 70～74Gy/30～33 次(单次 2.0～2.2Gy),GTVn 为 66～70Gy/30～33 次(单次 2.0～2.2Gy),CTV1 60Gy/30～33 次(单次 1.8～2.0Gy),CTV2 48～54Gy/28～33 次(单次 1.6～1.8Gy)。

五、放疗计划设计与验证

目前放疗 IMRT 计划设计与剂量计算主要以 CT 图像为基础,CT 值可以反映人体不同组织的电子密度,便于对组织不均匀性进行相应的修正。鼻咽癌放疗计划推荐调强逆向计划设计。通常采用 FB-IMRT 方式,照射野≥5 个,共面均匀分布;也可使用单弧或双弧的 VMAT。

调强计划剂量验证内容,应包括点剂量验证和剂量分布验证,鼓励开展基于患者解剖结构的三维剂量验证。

六、放疗相关不良反应

放疗相关不良反应包括急性反应和远期反应。其中远期毒性反应包括唾液腺分泌功能障碍、放射性脑病、认知功能不全等,需要在放疗计划制订时严格合理地对 OAR 进行剂量限制,治疗后的随访也非常重要,可有效监测和及时处理不良反应[53-56]。NPC 患者在放疗过程中最常见的急性不良反应包括皮肤反应和口腔黏膜反应。

1. 急性皮肤反应 主要表现为照射部位皮肤出现红斑、色素沉着、脱发,表皮浮起、水疱、破溃等。常用的预防和处理措施:①放疗期间保持局部皮肤清洁、干燥,照射野皮肤不宜用粗毛巾、肥皂擦拭,清洁面部时水温不宜过高,外出时戴帽子避免阳光直晒;②照射野有脱皮时,切勿用手撕剥,应让其自行脱落;③出现湿性反应时,外用医用射线防护剂等促进损伤修复;④照射野局部皮肤暴露,保持清洁,忌用乙醇、碘酒、胶布等;若合并感染,需及时使用抗生素。

2. 急性口腔黏膜反应 常见表现为口腔黏膜出现红、肿、疼痛、破溃等,其发生率和严重程度随着照射累积剂量增加而加重。由于腮腺、唾液腺均在照射范围内,放疗后腮腺及唾液腺功能受抑制,口腔内的唾液分泌减少,常有口干等症状。常用的预防和处理措施:①随身携带饮水瓶,保持口腔湿润,可饮用金银花、麦冬茶等;②自配淡盐水漱口,可使用盐酸氨溴索、地塞米松等配成漱口水,也可使用重组人表皮生长因子外用溶液、复方维生素 B_{12} 溶液等,预防真菌感染可使用碳酸氢钠溶液;③早晚使用软毛牙刷及含氟牙膏刷牙,饭后及睡前漱口,常做张口叩齿运动,破坏厌氧菌的生长环境,防止口腔继发感染;④进食清淡、易消化、高蛋白质、富含维生素的食物,避免食用辛辣食物;⑤若疼痛较为严重,可根据疼痛等级采用相应的对症处理。溃疡严重或感染时,可使用抗生素,若真菌感染严重,可使用氟康唑等抗真菌药物。建议采用咽拭子细菌培养及细菌药敏试验来明确感染菌。

七、个体化精准放疗进展

放射治疗是一个复杂的、多步骤系统工程[30],基于过去二维常规放疗的经验和 3D-CRT、IMRT 的良好生存结果，在 NPC 长生存时代和医学模式从"群体医学"向"个体医学"转变的背景下，未来鼻咽癌放疗领域将更加关注流程细节、社会卫生经济效益和个体化分层。实现早诊早治，筛选出最佳获益或严重治疗毒性风险的人群（分层或大个体化）或个体，进一步提高 NPC 放射治疗的增益比和患者生活质量，突破临床诊疗瓶颈。

首先针对肿瘤区域给予剂量"加法"雕刻，即剂量雕刻放疗（dose-painting IMRT，DP-IMRT）。通过功能影像了解肿瘤内部组织分化、代谢等生物学特性差异，相应地精准调整不同"活性"区域内部放疗剂量，达到更有针对性的放疗杀伤作用[57]。湖南省肿瘤医院放疗科团队首次进行局部晚期鼻咽癌治疗中弥散加权磁共振引导的 DP-IMRT 和常规调强放疗的 II 期随机对照试验[58]，结果显示弥散加权磁共振引导的 DP-IMRT 显著提高了完全缓解率（99% vs. 93.8%）、2 年无病生存率（98.8% vs. 91.3%）、局部无复发生存率（100% vs. 91.3%）、局部区域无失败生存率（95.8% vs. 91.3%）、无远处转移生存率（97.8% vs. 90.9%）和总生存率（100% vs. 94.5%），且并未增加毒性反应发生率。但当前的数据大多来自回顾性研究，未来还有待于更多临床研究结果来提供高级别循证医学证据。

其次，针对具备不同侵袭特点进行放疗靶区和剂量"减法"的治疗降级。减少靶区和剂量的临床研究思路包括：一是直接简化预防照射范围；二是通过长期随访数据，NPC 的危险分层更加客观和准确，低危区可考虑降低剂量及缩小范围。福建省肿瘤医院林少俊团队开展基于传统鼻咽癌靶区的"减容 IMRT"研究[59-60]，剔除了高危靶区定义缩小了靶区范围，简化了勾画流程。应用改良后小靶区治疗 471 例患者，13 例复发均位于照射野内，无边缘和照射野外复发，疗效与优化靶区前相当。中山大学肿瘤防治中心马骏牵头完成了一项局部晚期 NPC 多中心 3 期临床研究[61]，针对颈淋巴结阴性侧采用选择性上颈部照射，非劣效性检验显示生存率不差于全颈照射，急性放疗相关不良反应相似。该研究提出了 NPC 个体化颈部放疗靶区优化观点：早期无颈部淋巴结转移（N_0）患者，颈部预防范围仅包括双侧上半颈（环状软骨以上）；单侧颈淋巴结转移（N_1），阴性侧只照射上半颈，有助于减少下颈部皮肤、甲状腺、食管等晚期放疗毒性。除了原发灶和颈部引流区外，回顾性数据显示咽后淋巴结内侧组可以不包含入高剂量放疗照射野内。2022 年美国放射肿瘤学会（American Society for Radiation Oncology，ASTRO）会议中，中山大学肿瘤中心报道了一项开放性非劣性前瞻性随机 III 期研究，证实了咽后淋巴结内侧不包含入靶区，局部区域无复发生存率无明显下降，但放疗相关毒性更低。同样来自中山大学肿瘤防治中心麦海强团队，将 EBV DNA 水平和诱导化疗反应纳入了患者的危险分层体系，III 期、治疗前 EBV DNA<4 000 拷贝数 /mL、2 周期诱导化疗后获得完全 / 部分缓解且不能检出 EBV DNA 定义为低危组，进行放疗剂量减法探索[62]，采用 60Gy 照射可获得满意的生存结果，治疗相关毒性较低。

鼻咽癌放射生物学研究方向主要为有效预测和靶向辐射抵抗以及放疗毒性，为 NPC 放疗提供了有效的个体化解决方案。近年研究发现自噬、免疫因子等也与放疗抵抗密切相关，如抑制自噬能增强鼻咽癌细胞的放射敏感性[63-65]。

伴随肿瘤生物学研究和大数据的发展，基因组学已逐步融入常规临床实践中，指导肿瘤的个体化精准化疗和靶向治疗，但其用于指导个体化放疗的进展仍相对有限。基于基因组的个体化放射治疗方面，由 10 个基因表达水平构成的放射敏感性指数（radiation-sensitivity index，RSI）及基于 RSI 开发的基因组调整的放射剂量（genomic-adjusted radiotherapy dose，GARD）模型，可预测患者放疗疗效、指导临床放射治疗[66-67]。

总之，放射治疗是鼻咽癌治疗的核心，在既往放疗疗效的基础上，通过改进放疗技术、靶区范围和剂量及抑制放疗抵抗等，实现 NPC 的个体化精准放疗，将为患者治愈率和生活质量的提升提供了更多可能性。抗肿瘤药物（包括化疗、靶向和免疫药）的研发及临床应用，对未来鼻咽癌临床个体化放疗和个体化综合治疗提出了更多问题和挑战。

八、基于放疗的综合治疗进展

近百年 NPC 的临床诊疗实践显示，患者长期生存的提升除放疗设备及技术的进步外，基于放疗的系统性综合治疗的应用也是重要因素之一，对于预后相对较差、异质性更大的局部进展期及晚期病例，综合治疗为标准推荐。以放疗为基础的综合治疗探索，包括放化疗联合、靶向及免疫治疗联合等，近年取得了众多成绩及指南内容的更新。

（一）Ⅱ期及 $T_3N_0M_0$ 期鼻咽癌治疗进展

Ⅱ期及 $T_3N_0M_0$ 期患者相较于其他局部区域晚期患者，其肿瘤负荷和远处转移风险更小，预后相对较好。在 IMRT 治疗广泛应用的背景下，这一组人群在放疗基础上是否必须联用化疗，如何权衡及选择更高效、低毒的临床策略，成为临床关注的一个问题。

2020 年，易俊林[68]等报道了一项纳入 84 例Ⅱ期鼻咽癌患者的Ⅱ期随机试验的结果，结果显示同期放化疗（concurrent chemo-radiotherapy，CCRT）组 5 年 OS 和无进展生存期（progression-free survival，PFS）并没有优于单纯调强放疗。基于传统常规二维放疗Ⅱ期鼻咽癌同期放化疗的 10 年长期随访结果，提示 CCRT 生存获益主要体现在 T_2N_1 患者[69-70]。一项正在进行的评估调强放疗联合同期化疗疗效的大型随机对照试验（NCT02633202）有望明确 T_2N_1 亚组患者更合理的治疗方案。除临床 N 分期外，学者们也开始纳入更多影像、实验室或分子指标进行Ⅱ期患者的危险度分层评定。马骏团队 2016 年发表 296 例Ⅱ期鼻咽癌的回顾性分析显示，血清 EBV DNA 拷贝数、血清球蛋白、颈部淋巴结大小为该分期患者发生远处转移的高危因素。也有回顾性研究显示Ⅱ期 $T_{1-2}N_1$ 亚组患者如出现颈部淋巴结包膜外侵犯、液化坏死及初诊时 EBV DNA 拷贝数高，提示预后不良。因此，对于早期Ⅱ期 NPC 患者，IMRT 同期联合化疗的适用亚组人群及最佳方案仍未完全明确。

CCRT ± 诱导 / 辅助化疗是局部晚期（Ⅲ～Ⅳa 期）鼻咽癌的标准治疗，但与其他局部晚期患者相比，T_3N_0 期鼻咽癌治疗失败的风险相对较低[71]，是否可以省略化疗（诱导 / 辅助甚至同期）成为目前关注的另一个问题。近年在局部晚期鼻咽癌中开展的 CCRT 基础上增加诱导 / 辅助化疗的临床试验，这一亚组被排除在外[72-75]。而鉴于目前缺乏大样本随机研究的高级别证据，$T_3N_0M_0$ 鼻咽癌患者选择 CCRT 基础上加用诱导 / 辅助化疗时，应慎重权衡利弊。2022 年 ASCO 大会报道了 1 项Ⅲ期非劣效性临床研究[76]，结果显示对低风险人群（淋巴结 <3cm、无影像学淋巴结包膜外侵犯、治疗前 EBV DNA 低载量 <4 000 拷贝数 /mL、Ⅱ期和 T_3N_0 期）进行单独 IMRT，生存结果与 CCRT 组相似但不良反应更低，提示单独 IMRT 可作为低风险 $T_{1-2}N_1/T_3N_0$ 鼻咽癌的选择。

（二）Ⅲ期～Ⅳa 期（除外 $T_3N_0M_0$）中晚期鼻咽癌治疗进展

具有里程碑意义的 Intergroup 0099 随机试验确立了局部晚期（Ⅲ～Ⅳa 期）鼻咽癌 CCRT 标准治疗地位，同期推荐铂类药物，顺铂 3 周方案或每周方案无明显差异，每周方案似乎更有利于患者的生活质量[77-79]，目前尚无Ⅰ级证据指导放疗同期顺铂化疗的最佳剂量强度。存在顺铂禁忌时，可选择其他铂类如奈达铂、洛铂、奥沙利铂等[80-82]。

关于 CCRT 联合辅助化疗是否可给Ⅲ～Ⅳa 期局部晚期病例带来额外获益存在争议。2012 年马骏团队发表的Ⅲ期随机试验结果显示，局部晚期鼻咽癌中 CCRT 与 CCRT 加辅助化疗组的所有结局终点均无显著差异，2017 年该团队更新长期随访结果也证实了这一结论[75,83]。即使是纳入了 EBV DNA 拷贝数这一生物标志物，放疗后血浆 EBV DNA 阳性的高危患者，辅助 GP 方案化疗也未显示提高 OS 和 PFS[84]。患者对辅助化疗的耐受性较差、完成度不高，可能是辅助化疗无生存获益的原因之一[75,77,84]。因此，优化辅助化疗方案、提高患者治疗完成度，是可能的解决方法之一。目前已有Ⅲ期多中心随机研究结果证实，采用口服单药卡培他滨进行辅助治疗，耐受性相对较好，且提高了 3 年 PFS 率[85]。也可采用口服低剂量、长时间的节拍化疗（metronomic chemotherapy，MCT）方法[86]。乳腺癌病例中开展的临床研究结果证实了节拍化疗维持治疗的价值，且毒副作用较轻。2021 年中山大学肿瘤防治中心发表了一项鼻咽癌Ⅲ期卡培他滨 MCT 研究结果（NCT02958111），高危局部晚期（Ⅲ～Ⅳa 期，剔除 $T_{3-4}N_0$ 以及 T_3N_1）患者在根治性放化疗（CCRT ± 诱导化疗）辅助治疗一年，显著提高了患者生存期，患者可耐受治疗[87]。2023CSCO 鼻咽癌诊疗指南推荐对存在高复发转移风险的患者，根治性放化疗后使用包括 MCT 在内的辅助治疗。

而诱导化疗是将化疗提前至放前，患者依从性更好，且具有消除潜在转移风险的优势。来自国内多家中心的大型多中心随机对照研究均证实，TPF、PF、GP 方案诱导化疗加同期放化疗可以显著改善 OS 和 PFS[72-74,88-89]，生存获益主要来自远处转移的降低。NCCN 和 CSCO 对于诱导化疗方案的推荐，包括 PF、TP、GP 两药及 TPF 三药方案。具体诱导化疗方案的选择，目前尚无直接比较不同诱导化疗方案的随机对照研究，可视患者情况而定。已有临床研究正在评估洛铂、奈达铂替代顺铂或用卡培他滨代替 5-FU 的方案（NCT03503136），在保证非劣效性的同时改善患者的治疗耐受性及生活质量。诱导治疗领域另一个重要的问题是化疗周期数。3%～25%

的患者由于毒性和治疗费用等,不能顺利完成三周期诱导化疗。诱导化疗周期数的增加势必推迟放疗,而放疗作为鼻咽癌治疗的基石治疗,一旦推迟则可能对患者最终的获益情况产生消极影响。迄今尚未有临床试验专门对诱导化疗周期的最佳次数进行探究,且临床工作中亦无相应的选择指南。2022 年广西医科大学附属肿瘤医院朱小东团队发表的回顾性资料分析显示[90],2 周期诱导组或 3 周期诱导组的总生存期、无进展生存期、局部复发及远处转移累积发生率均无显著差异,但 2 周期诱导化疗组治疗相关急性不良反应发生率较低。

同期放化疗是局部晚期鼻咽癌治疗的核心,增加化疗的使用无论是诱导还是辅助的方式,其底层思维仍是从相对粗犷的同一临床分期患者中,甄别出存在预后较差有转移高风险的人群,给予更强化的治疗策略以提升疗效减少治疗失败的发生,还要平衡好疗效与治疗耐受性。尚缺乏直接比较诱导或辅助这两种增加化疗模式的前瞻性随机试验数据,目前不确定哪种化疗顺序,即是诱导 - 同期的效果好,还是同期 - 辅助的效果更好。仅对以同期放化疗为对照的临床试验进行推断性比较,诱导化疗在减少远处转移方面似乎优于辅助化疗。未来还需要进行比较诱导化疗加同期放化疗和同期放化疗加辅助化疗的头对头随机试验。

除经典的化疗药外,针对表皮生长因子受体(epidermal growth factor receptor,EGFR)和血管生成的靶向药物,同样在鼻咽癌中开展了临床应用探索。由于靶向治疗毒性反应相对轻,其临床应用模式包括与化疗联合使用,或替代化疗应用于不耐受化疗或低危的患者。2021 年 ASCO 会议上王仁生团队报道了 IMRT 联合重组人血管内皮抑制素是否可延长低危局部晚期鼻咽癌患者生存期的 II 期临床研究结果(NCT02237924),低危定义为不存在下述危险因素:淋巴结 >6cm;锁骨上区域阳性淋巴结、T_4N_2 期其中单个淋巴结 >4cm。结果显示 IMRT 联合重组人血管内皮抑制素组患者生存更好,且出现 1/2 级不良事件发生概率更低。2022 年 ASCO 会议上孙艳团队报道了一项多中心 III 期随机对照研究结果,在同步放化疗上联合尼妥珠单抗[91],明显提高了 5 年生存率,3～5 级不良反应率两组相似,安全性良好。因此,针对局部晚期鼻咽癌,IMRT 联合重组人血管内皮抑制素或尼妥珠单抗是安全的可选方案。

针对局部晚期鼻咽癌中存在高危因素的 T_4、N_3、EBV DNA 高水平及治疗后未恢复的患者,治疗失败的风险和生存结局仍不理想,需要引入更多治疗模式。近年,以免疫检查点抑制剂(immune checkpoint inhibitor,ICI)为代表的免疫治疗在复发转移鼻咽癌临床实践中取得了令人瞩目的表现,已正式跻身复发转移鼻咽癌一线治疗,研究者将研究兴趣投向了初治鼻咽癌的综合治疗,希望能够进一步改善患者生存结局。抗肿瘤治疗无论是放疗还是化疗,与宿主免疫系统之间存在复杂的双向交互关系[92]。放射治疗作为经典的抗肿瘤治疗手段,与免疫治疗之间具有复杂的相互作用,最直接的临床证据就是远隔效应,对已经发生远处转移的局部病灶放疗后,照射野外未经射线照射的肿瘤也发生退缩。机制上放疗对机体免疫系统的影响包括正向激活及负向抑制两方面。总体而言,免疫激活效应可能大于抑制效应,对免疫治疗的应答,也是宿主体内放疗诱导的免疫系统功能双向调节平衡后的结果。临床放疗单次分割剂量、总剂量及放疗介入的时机,对放疗免疫联合疗效均有影响[93-94]。根据以上机制研究,放疗与免疫治疗在不同时机的联合有不同的考量[95-96]。局部晚期鼻咽癌中应用针对 PD-1/PD-L1 的免疫治疗也已有多项研究全面铺开(表 3-2-1)。期待局部晚期鼻咽癌免疫联合治疗临床研究数据的公布,后续的随访信息也将提供关于是否生存获益方面更多的细节。除此以外,针对特异性靶点的靶向药物与免疫治疗的联合(靶免联合治疗用于放疗前诱导阶段)、两种免疫治疗的联合(双免联合)等在局部晚期鼻咽癌中应用的基础临床研究也正在开展——除了 ICI 鼻咽癌免疫治疗研究领域外,还有 EBV 特异性疫苗和自体树突状细胞(dendritic cell,DC)、过继性 T 细胞治疗和免疫调节剂等,本篇不作详述。

表 3-2-1 局部晚期鼻咽癌中正在开展的放疗联合免疫临床试验

临床试验	阶段	入组	方案	病例	主要终点	拟完成时间 / 年
NCT04453826	III	三周期 IC 无反应或 EBV DNA 阳性的 II～III 或 IVa 期	卡瑞利珠单抗 vs. 安慰剂加放化疗	388	PFS	2028
NCT03700476	III	III～IVa 期	信迪利单抗 vs. 安慰剂联合 IC 和 CCRT	425	FFS	2025

续表

临床试验	阶段	入组	方案	病例	主要终点	拟完成时间/年
NCT04557020	III	IVa 期	特瑞普利单抗或安慰剂联合 IC 和 CCRT	200	PFS	2026
NCT04447612	II	III～IVa 期	德瓦鲁单抗联合 IC 和 CCRT	118	PFS	2024
NCT04447326	II	IVa 期	特瑞普利单抗和重组人血管内皮抑制素加 IC 和 CCRT	106	PFS	2026
NCT04782765	II	局部晚期	卡瑞利珠单抗联合 IC 后 CCRT	59	DFS	2025
NCT03734809	II	IVa 期	IC、同步顺铂放疗及维持治疗阶段全程应用帕博利珠单抗	46	PFS	2025
NCT03984357	II	高危局晚期	IC、IMRT、辅助阶段全程纳武利尤单抗	152	FFS	2024
NCT04870905	II	T_4N_1 或 $T_{1～4}N_{2～3}$ 期	IC、IMRT、辅助阶段全程替雷利珠单抗	100	FFS	2026
NCT03930498	II	复发高风险患者	放化疗期间特瑞普利单抗 vs. 安慰剂	68	OS	2025
NCT03427827	III	III～IVa 期	放化疗后卡瑞利珠单抗维持	442	FFS	2024
NCT03267498	II	II～IVb 期	放化疗联合纳武利尤单抗	40	安全性	2021
NCT04910347	II	II～IVa 期	CCRT 后巩固纳武利尤单抗	57	PFS	2025
NCT04072107	II	三周期 IC 阶段 EBV DNA 反弹或 IC 后仍可检出	GP 诱导化疗、CCRT 阶段使用信迪利单抗	110	FFS	2024

注：FFS. 无失败生存期；DFS. 无病生存期；PFS. 无进展生存期；ORR. 客观缓解率。

局部晚期鼻咽癌的综合治疗中，化疗作为经典的抗肿瘤治疗手段，与放疗的联合应用在鼻咽癌中已经积累了相对较多的临床数据和更长时间的随访结果。而作为临床应用相对较新的靶向药物和免疫治疗，未来还需要更多与放疗联合应用的临床数据及延长观察时间，包括不同组合模式、各组合方案的有效人群、预后分层因素研究（包括预测疗效的分子标志物筛选等），期待给出更多解答。

（三）复发转移性（含初诊IVb期）晚期鼻咽癌治疗进展

本组患者具有高度异质性，分为初诊转移性、局部区域复发和局部区域复发伴全身转移三种类型。

远处转移患者主流治疗方案是姑息性全身化疗。2016年，中山大学肿瘤防治中心牵头的III期随机对照研究（GEM20110714）确立了复发转移鼻咽癌吉西他滨联合顺铂（GP方案）治疗的一线地位。后续有多个研究进行了 GP 为基础的一线联合免疫或抗血管生成治疗。II期研究报道了 GP 联合重组人血管内皮抑制素一线治疗复发转移性鼻咽癌的安全性和抗肿瘤活性，28 例患者客观缓解率（objective response rate，ORR）达 85.7%，中位 PFS 达 19.4 个月。JUPITER-02、CAPTAIN-1ST 和 RATIONALE-309 三项III期随机对照研究，分别报道了 GP 联合特瑞普利单抗、卡瑞利珠单抗和替雷利珠单抗对比单纯 GP 的结果，均获得了 PFS 的进一步提升，目前已进入一线推荐。值得注意的是，对于初诊转移性鼻咽癌，局部放疗具有延长生存期的意义，且化疗后联合局部区域放疗安全性可控。

而对于局部区域复发鼻咽癌，高度选择的患者可进行挽救性外科治疗或再次放疗。对于不可手术的复发鼻咽癌患者，综合考虑患者年龄、KPS 评分，GTV 体积、再分期、是否合并区域淋巴结转移，既往放疗毒性等因素，将患者分为高危组和低危组。低危组的患者，接受再程放疗后仍有机会获得长时间的生存，放疗基础上联合化疗尚无定论。对于再程放疗是否可联合免疫治疗，2021 年陈明远团队发表了一项 PD-1 单抗特瑞普利单抗联合 IMRT 治疗不可手术局部复发鼻咽癌的单臂、II期临床研究，25 例患者疾病控制率为 95.8%，整体毒性反应可控,显示了良好的肿瘤局部控制和安全性[97]。针对局部复发鼻咽癌,也有多项放疗联合免疫治疗的临床试验正在进行中(表3-2-2)。

表3-2-2　复发性鼻咽癌正在开展的放疗联合免疫治疗临床试验

临床试验	阶段	入组	方案	病例	主要终点	计划完成时间/年
NCT04376866	III	局部区域复发	CCRT和辅助阶段使用特瑞普利单抗	204	OS	2028
NCT04453813	III	不可手术局部复发	CCRT和辅助阶段使用特瑞普利单抗	226	PFS	2027
NCT04143984	II	局部复发	诱导化疗加卡瑞利珠单抗后碳离子放疗	146	PFS	2025
NCT04534855	II	再程放疗后复发	特瑞普利单抗	40	ORR	2025
NCT04895345	II	不可手术局部复发	特瑞普利单抗和重组人血管内皮抑制素加IC和CCRT	25	ORR	2022

九、鼻咽癌患者放疗期间的营养管理

除消化道肿瘤外,头颈部肿瘤较其他肿瘤更易出现营养不良。治疗过程中,体重丢失≥5%的患者达到了53.6%～70.2%,即使IMRT放疗技术改进,仍有86%患者出现体重下降。营养不良的直接后果是影响肿瘤对放疗和化疗的敏感性,也会导致患者对治疗的耐受性下降、治疗中断而对治疗的疗效产生不良影响,同时会降低患者的生活质量。因此,鼻咽癌放疗患者进行营养管理,早期、规范、全程、有效的营养监测与及时干预,具有重要的临床价值[98]。目前对于恶性肿瘤患者的营养状况,特别是治疗期间的营养管理已引起学者的广泛关注,国内也陆续推出了相应的专家共识及指南,包括中国抗癌协会肿瘤营养专业委员会发布的《放疗患者营养治疗专家共识》、中华医学会放射肿瘤治疗学分会发布的《放疗营养规范化管理专家共识》和《肿瘤放疗患者口服营养补充专家共识》、中国抗癌协会肿瘤营养与支持专业委员会肿瘤放疗营养学组发布的《头颈部肿瘤放疗者营养与支持治疗专家共识》(2018年)、中国医师协会放射肿瘤治疗医师分会营养治疗专业委员会发布的《恶性肿瘤放疗患者营养治疗专家共识》(2018年)等。

围放疗期(至少放疗开始前2周至放疗结束后3个月)是指从决定患者需要放疗开始至这次放疗有关的治疗结束的全过程,包括放疗前、中、后三个阶段。所有鼻咽癌放疗患者都需要进行围放疗期的全程规范化营养管理。营养管理流程包括营养风险筛查、营养评估和营养干预。患者入院后常规进行营养风险筛查,治疗过程中至少每周进行一次欧洲肠外肠内营养学会NRS2002量表评价。如NRS2002量表筛查存在营养风险者,进一步使用整体营养状况主观评估量表(Scored Patient-Generated Subjective Global Assessment, PG-SGA)进行营养评估,放疗中每周进行筛查。当PG-SGA量表结果提示放疗患者存在营养不良,治疗应遵循规范的五阶梯原则,首先选择营养教育和膳食指导,然后依次向上晋级选择口服营养补充、完全肠内营养、部分肠内营养、全肠外营养。推荐口服营养补充作为放疗患者首选营养治疗方式,不推荐常规应用管饲(鼻胃/肠管、经皮内镜下胃造瘘),但因放疗引起重度黏膜炎伴吞咽困难的患者需早期行管饲营养干预,在治疗6周内均能有效维持体重及BMI。目前国内外指南及肠外营养安全性管理中国专家共识均提出肠外营养的适应证包括不能通过肠内途径提供营养者和肠内营养无法满足能量和蛋白质目标需要量者。

(何　侠　尹　丽)

扫一扫,查阅参考文献

第三节 鼻咽癌化疗进展

化学治疗是鼻咽癌治疗方案的重要组成部分。在非转移性鼻咽癌中，化疗常与放射治疗搭配使用，根据与放射治疗联合的时期分为诱导化疗、同期化疗和辅助化疗；在复发、转移性鼻咽癌中，化疗与 EGFR 单抗、免疫治疗、VEGF 单抗等药物，以及与放射治疗等局部治疗手段联合应用，以达到更好的治疗效果。

一、同期化疗

目前，同步放化疗是局部晚期鼻咽癌治疗的重要支柱。INT-0099 临床研究首次证实Ⅲ～Ⅳ期鼻咽癌同步加辅助化疗可以带来总生存获益[1]。随后多项随机临床研究也证实这一发现[2-7]。另外，在两项Ⅲ期研究中发现同步放化疗（不进行辅助化疗）也同样比单独放疗提高了患者的总生存率[8-9]。2015 年，MAC-NPC 小组整合 19 项试验的数据（$n = 4\,800$）进行荟萃分析，结果Ⅱ期～Ⅳ期患者中同步化疗比单独放疗提高了总生存（$HR = 0.79, p < 0.000\,1$）[10]。同步顺铂化疗是经典的同步治疗方案，近年来的研究结果表明，同步卡铂、奥沙利铂和奈达铂可以产生与顺铂相似的疗效。因此，卡铂[9,11]、奥沙利铂[12]和奈达铂[13]可以作为不能耐受顺铂患者的替代方案。

同步顺铂化疗包括三周方案和单周方案。目前虽然无两者直接对比的Ⅲ期临床试验，但多项回顾性研究和一项Ⅱ期临床试验发现两者在疗效上无显著差异，支持单周方案可以作为三周方案的替代策略[14-17]。在剂量方面，接受超过 5 周顺铂（每次 40mg/m²）或 2 个周期的三周方案（每周期 10mg/m²）治疗的鼻咽癌患者的疗效优于顺铂总剂量小于 200mg/m²[18-19]方案治疗的患者。

在常规放疗时代，与单纯放疗相比，同步化疗可以延长患者的总生存期（$HR = 0.30, p = 0.007$）、无进展生存期（$HR = 0.45, p = 0.017$）和无转移生存期（$HR = 0.27, p = 0.017$）[20]。但一项纳入 11 项Ⅱ期鼻咽癌研究（共计 2\,100 名患者）的荟萃分析，在接受 IMRT 的亚组中同步化疗并没有带来生存获益[21]。近来的一项Ⅲ期随机试验，证实在低危型鼻咽癌（Ⅱ期和 T_3N_0）中同步化疗并不能带来生存获益。这项研究中的低危型鼻咽癌主要是不存在高危因素的Ⅱ期鼻咽癌（74.5%, 254/341），该研究所定义的高危因素为淋巴结≥3cm、Ⅳ/ⅤB 区淋巴结、淋巴结包膜侵犯和 EBV DNA≥4\,000 拷贝数 /mL[22]。这项Ⅲ期临床研究也不能完全解决同步化疗在Ⅱ期鼻咽癌中的争议，对于存在高危因素的Ⅱ期鼻咽癌中的同步化疗的价值仍不是很清楚，需要更多的证据。

二、诱导化疗

诱导化疗具有一些潜在的优点，如较早缓解患者症状、消除微转移、减小肿瘤照射体积以更好地保护危及器官和较好的耐受性。20 世纪 90 年代和 21 世纪初的许多研究将诱导化疗加放疗与单独放疗进行了比较，其中一些研究显示无病生存率有所提高，但没有提高总生存率[23-28]。为了进一步研究诱导化疗在鼻咽癌中的价值，多个研究团队尝试不同诱导化疗方案。Anthony T. Chan 团队开展了一项Ⅱ期随机对照临床试验，将Ⅲ～ⅣB 期鼻咽癌患者（AJCC 1997）随机分配接受同步放化疗和两个周期的多西他赛联合顺铂诱导化疗加同步放化疗组[29]。该试验研究结果发现诱导化疗组的 3 年总生存期明显优于非诱导组（$HR = 0.24, p = 0.012$）。另外，两项单臂Ⅱ期试验评估了三个周期的多西他赛、顺铂和 5-FU（TPF）三联诱导化疗方案的安全性和有效性，研究结果显示 TPF 方案的毒性可控，并获得较好的 3 年总生存率（81.8%～94.8%）[30-31]。在这些研究基础上，马骏团队针对Ⅲ～Ⅳ期 NPC 患者（AJCC 第七版，$T_{3-4}N_0$ 除外）开展改良的 TPF 诱导化疗对比单纯同步放化疗的Ⅲ期临床试验[32]。诱导改良 TPF 方案改善了 3 年总生存率（85.6% vs. 77.7%, $p = 0.042$）、无远处转移生存率（88% vs. 79.8%, $p = 0.03$）和无局部区域复发生存率（90.7% vs. 83.8%, $p = 0.044$）[32]。这是第一个Ⅲ期临床试验证实Ⅲ～Ⅳ期鼻咽癌患者可以从诱导化疗中获益。M. Frikha 等[33]开展 GORTEC 2006-02 研究也证实 TPF 诱导化疗方案可以带来生存获益。

张力在一项复发转移性鼻咽癌中的Ⅲ期研究证明了吉西他滨联合顺铂的姑息治疗中优于氟尿嘧啶联合

顺铂方案[34]。随后,马骏团队开展的Ⅲ期临床试验证实Ⅲ期～ⅣB期鼻咽癌中(AJCC第7版,N_0除外)增加三个周期的吉西他滨联合顺铂的诱导化疗可显著提高患者的总生存率和无转移生存率,但并不能进一步提高局部区域控制率[35]。另外,一项Ⅲ期临床试验也证实经典的PF诱导化疗也可以显著延长患者的总生存期和无病生存期,同样不能提高局部区域控制率[36]。并非所有的诱导化疗方案均可以带来生存获益,两项临床试验发现GCP(卡铂、吉西他滨和紫杉醇)[37]和MEPFL(顺铂、丝裂霉素C、表柔比星、5-氟尿嘧啶和亚叶酸)[38]诱导化疗无法延长Ⅲ～Ⅳ鼻咽癌患者的总生存期,其中MEPFL方案对次要研究终点无病生存期有所提高。一项纳入了2 362例诱导化疗联合同步放化疗对比同步放化疗的荟萃分析显示诱导化疗显著延长了鼻咽癌患者的总生存期[39]。这些诱导化疗方案的临床获益不尽相同,可能与化疗方案的药物组成、剂量和化疗周期数有关。目前尚无不同诱导化疗方案的头对头的比较,因此,无法直接判断哪一种诱导化疗方案更优。从临床试验的*HR*值来看,TP、GP、TPF可以较好地降低死亡风险和治疗失败风险。如今,鼻咽癌的治疗进入了免疫治疗时代,多项诱导化疗联合抗PD-1单抗治疗Ⅲ～Ⅳ期鼻咽癌的临床试验(NCT04557020、NCT05097209、NCT05340270、NCT05628922)正在如火如荼地开展着,这些临床试验结果值得期待。

三、辅助化疗

静脉辅助化疗是曾经局部晚期鼻咽癌治疗的重要组成部分,其治疗的耐受性差,获益也不明显,因此备受争议。尽管2017年MAC-NPC荟萃分析的结果表明,同步放化疗加辅助化疗可能优于单独的任何一种治疗方式[40],但一些专门研究在放疗中加入辅助治疗的试验得出了不同的结果[41-44]。一项大型Ⅲ期临床试验在Ⅲ～ⅣB期(AJCC第6版,$T_{3-4}N_0$除外)鼻咽癌专门对比了同步放化疗与同步放化疗加辅助化疗(3个周期PF),研究结果发现辅助治疗并未改善患者的5年无失败生存率(辅助组75% vs. 观察组71%,$p=0.45$)[45]。静脉辅助化疗的耐受性可能限制了临床获益。

随着静脉辅助化疗失利,口服维持化疗引起了鼻咽癌研究者的广泛关注。其中节拍化疗是一种节律性的化疗,采用低剂量和低毒性的化疗药物密集给药治疗[45]。在两项回顾性研究中,节律性口服替加氟联合尿嘧啶可改善局部晚期NPC患者的总生存和无远处转移生存期[46-47]。一项Ⅲ期试验也证实Ⅲ～ⅣA期NPC患者($T_{3-4}N_0$和T_3N_1除外)被随机分组至观察或节拍卡培他滨治疗1年,结果发现节拍卡培他滨组的3年无失败生存率显著高于标准治疗组(85.3% vs. 75.7%,$p=0.002$)[48]。另一项Ⅲ期临床试验证实卡培他滨口服化疗8周期可以延长高危型Ⅲ～Ⅳ鼻咽癌患者的无失败生存期($HR=0.53$,$p=0.03$)[49]。从目前的研究结果看来,高危型Ⅲ～Ⅳ鼻咽癌可以从口服维持化疗中获益,但如何确定高危型鼻咽癌尚无确切的标准,其中EBV DNA的液体活检是一个有前景的方法,但也还需要建立更为稳定的检测方法并推动不同中心检测结果一致性。

四、复发/转移性鼻咽癌的化疗

复发/转移性鼻咽癌患者的预后存在一定的异质性,其中新发疾病和寡转移性疾病有着更好的预后[50-51]。以铂类为基础的化学疗法仍然是鼻咽癌姑息性治疗的标准方案。在近二十年发表的多项多药化疗的Ⅱ期研究中,其中位总生存时间为11.0～28.0个月,中位无进展时间为7.3～10.0个月[52]。吉西他滨联合顺铂(GP)对比5-氟尿嘧啶联合顺铂的Ⅲ期临床试具有里程碑意义,该研究证实GP方案的治疗显著改善复发/转移性鼻咽癌的中位PFS(7.0个月 vs. 5.6个月,$p<0.000 1$)[34]。一项纳入973名患者的荟萃分析比较了复发、转移性鼻咽癌一线化疗中四种常用铂类方案(GP、TP、PF和三药联合方案)的有效性,结果发现三联方案与双联方案相比具有更高的客观缓解率(objective response rate,ORR)(74%),TP方案的ORR(60%)略优于包含GP(54%)或PF(52%)的方案。虽然这项荟萃分析发现TP方案的ORR优于GP方案,但缺乏TP与GP方案的直接对比数据,这一发现需要更多临床证据的支持[53]。

鼻咽癌是一种具有丰富免疫细胞浸润的肿瘤且PD-L1表达量高,因此,免疫检查点抑制剂在鼻咽癌中有着发挥抗肿瘤作用的基础条件。免疫检查点抑制剂单药治疗的ORR为20%～34%[54]。多项Ⅲ期临床试验证实在复发/转移性鼻咽癌一线治疗中免疫检查点抑制剂联合GP化疗显著提高ORR和中位无进展生存期。由于目前这几项临床试验随访时间较短,尚未能有效分析总生存期的获益。虽然GP联合免疫检查点抑制剂取得了较好的疗效,但其中位无进展生存期仍不令人满意,如何进一步提高疗效仍需更多临床试验。在 VEGFR 抑制剂联合化疗一个周期后的肿瘤活检样本中观察到免疫细胞浸润增多[55],因此已经有临床试验在探索 VEGFR 抑制剂联合免疫检查点抑制剂的治疗效果。例如,阿来替尼加阿维鲁单抗治疗的 AXEL Ⅱ期试验(NCT04562441)正在进行中,该试验针对的是复发转移性鼻咽癌铂类治疗后疾病进展的患者。

在铂类治疗抵抗的复发转移性鼻咽癌中,多项单臂Ⅱ期临床试验发现 EGFR 单抗、酪氨酸激酶受体抑制剂、PI3K-Akt 信号通路抑制以及表观遗传调节剂的临床疗效令人失望[56-64]。几项临床试验发现靶向 VEGF-VEGFR 信号传导途径抑制剂,ORR 为 2.7%~31.3%[55,59-62],但局部复发性鼻咽癌侵犯大血管的患者应避免使用此类药物,因为可能存在致命性出血的风险[61]。

(卢天柱 李金高)

扫一扫,查阅参考文献

第四节 鼻咽癌外科治疗进展

一、局部复发鼻咽癌外科治疗进展

对于鼻咽颅底肿瘤,由于其位置深在,耳鼻咽喉科和肿瘤外科医生探索出了多种入路以实现其根治性切除,比如经腭入路、经下颌骨翼突入路、经颞下窝入路、经上颌骨外翻入路等[1]。其中,最为经典的是 William Wei 为根治性手术治疗复发鼻咽癌开创的经上颌骨外翻入路,其通过将上颌骨外翻以充分暴露鼻咽部,可依肿瘤外科原则实现对鼻咽肿瘤的整块切除,而且该入路可方便保护颈内动脉及使用游离肌皮瓣修复创面,是众多鼻外入路中影响力最大的入路之一。然而,因需将上颌骨掀开,其也导致毁容、腭瘘、张口困难、面瘫等一系列损害。其实,无论采用哪种鼻外入路,均需切除或切开头面部正常结构,手术入路创伤大,给患者造成永久性后遗症等伤害。

鼻内镜手术是近年发展起来的微创外科技术,借助冷光源和电视放大,鼻内镜或电子鼻咽镜通过鼻腔直接窥视鼻腔鼻咽,使鼻咽颅底微细解剖结构清晰可见;借助配套的微创手术工具,可直接切除或消融治疗肿瘤。该术式没有在颅面部或口腔增加额外的手术伤口,具有创伤小、恢复快、术后并发症少、不影响患者的容貌和鼻腔、口腔及其他颅面部的生理功能等优点,现已成为鼻咽颅底肿瘤手术的首选治疗方式。

经鼻内镜鼻咽切除术的成功实施历经长久探索,突破了以下三个技术瓶颈。

1. 如何经过狭窄的鼻腔整块切除鼻咽部恶性肿瘤及保留足够的安全边界,达到与经鼻外入路一样的切除效果 2005 年,Yoshizaki T 等[2]通过切除鼻中隔后部来增加器械操作的空间并改善可视化效果,同时使用内镜固定器让外科医生可以双手操作。2007 年,陈明远等[3]进一步提出"第三只手"助手辅助技术、"包饺子"整块切除理念、"六面切除法"鼻咽切除法等一系列技术概念;术中由助手使用吸引器清除烟雾,并配合主刀辅助牵拉,成为主刀的"第三只手",突破了鼻咽狭窄、操作困难的限制;通过周围正常组织包裹肿瘤的不接触原则,将肿瘤整块切除;鼻咽腔呈六面长方体状,大部分被骨质包绕,内镜术中只要沿着鼻咽腔外骨面进行剥离、切除,就能切除鼻咽前壁、顶壁和顶后壁的黏膜,不易伤及毗邻的重要器官,并做到根治性切除。2013 年,Becker 等开展尸头解剖研究后认为,鼻内镜手术可以控制的范围包括:破裂孔上方、咽鼓管峡部后上方、翼外板外侧、头长肌和茎突咽肌后方、斜坡上方、颅咽筋膜外侧;在此区域以内的肿瘤,均可在鼻内镜下根治性切除。据此可见,经鼻内镜鼻咽切除术可以实现以最小的生理代价彻底切除肿瘤,切除范围与经鼻外入路相仿甚至更大。

2. 如何妥善修复伤口 放射治疗和手术创伤均可造成鼻咽及颅底组织缺血,愈合能力下降,此为术后创面感染的重要原因，而当感染侵袭颈内动脉时则可诱发致死性颈内动脉出血，术后鼻咽颅底重建至关重要。由于经鼻内入路无法使用经鼻外入路常用的带血管游离皮瓣，因此以往多采用无血供游离皮片、黏膜片或肌肉浆等进行修复，但效果极差。2007 年，陈明远等率先报道采用带蒂中鼻甲黏膜瓣修复鼻咽切口，96%（24/25）的患者鼻咽创面均能够完全愈合，结果较为成功，但中鼻甲黏膜瓣面积过小，无法完全覆盖整个鼻咽创面[3,4]。为进一步扩大黏膜瓣修复面积，2012 年，陈明远等报道采用面积更大的带蒂鼻中隔 - 鼻底黏膜瓣修复了 12 例复发鼻咽癌患者的创面，其中包括 2 例再程放疗后复发的患者，修复成功率 100%[5]。目前还出现更多的颅底重建方法，如下鼻甲黏膜瓣、鼻腔外侧壁黏膜瓣、颞浅筋膜瓣、局部人工材料等。

3. 如何保护颈内动脉　常用的颈内动脉（internal carotid artery，ICA）解剖标志有：咽鼓管软骨定位咽旁段 ICA，腭帆张肌定位上咽旁段 ICA。若肿瘤侵犯咽旁间隙深部或伴有岩尖侵犯，可采用翼管、翼管神经定位破裂孔段颈内动脉，但该法需广泛暴露上颌窦、翼腭窝等鼻咽毗邻组织，创伤大，难度高。在精确定位 ICA 的前提下，对于肿瘤或坏死病灶接近颈内动脉的患者，术前需行 ICA 球囊闭塞试验（balloon occlusion test，BOT），评估误伤 ICA 导致大出血、偏瘫的概率，对于 BOT 阴性且术中 ICA 出血风险极高者，可以术前预防性栓塞 ICA，减少大出血的发生。

基于以上三个问题的解决，经鼻内镜鼻咽切除术日臻成熟并得以广泛实践[6]。陈明远[3]率先发表了鼻内镜手术切除复发鼻咽癌的论著，25 例 rT_{1-3} 患者中，24 例为连续、整块切除，手术切缘均阴性，术后均未放疗，1 年总生存率、局部无复发生存率分别为 100%、86.0%。2009 年，陈明远[7]在国际上再次报道了经鼻内镜鼻咽切除术（endoscopic nasopharyngectomy，ENPG）治疗 37 例局部复发性鼻咽癌，其中 17 例 rT_1 期、4 例 rT_{2a} 期、14 例 rT_{2b} 期、2 例 rT_3 期。术后未追加放疗，仅 1 例切缘阳性，平均随访 24 个月，2 年总体生存率、无局部复发生存率、无进展生存率分别为 84.2%，86.3% 和 82.6%，其中 rT_{1-2a} 患者的局部复发率仅为 4.8%（1/21）。以上研究显示了经鼻内镜挽救手术对于早期复发鼻咽癌良好的应用前景。

近年来，随着内镜技术的发展及术者的经验积累，经鼻内镜挽救手术的应用范围也在逐步扩展，目前已有报道应用于 rT_4 期鼻咽癌患者。2019 年，复旦大学附属眼耳鼻喉科医院鼻颅底外科团队[8]对 Castelnuovo 提出的鼻内镜下鼻咽部切除术的手术分型进行了优化，并建立了 ICA 处理的分级策略。在新分型中，Ⅲ型手术切除范围可向外侧扩展至岩斜区外侧、颞下窝、颅中窝底（硬膜外）、眼眶及眶上裂、海绵窦及脑神经，用于处理 rT_3 期（旁中线区）和 rT_4 期（颅外）鼻咽癌；Ⅳ型手术在Ⅲ型的基础上对 ICA 的斜坡段、破裂孔段和咽旁段进行暴露，可连同 ICA 一起切除，也适用于侵犯颅中窝内的病变。并指出对于侵及 ICA 者，若术前 BOT 阴性，可行 ICA 闭塞，视病变侵犯程度切除相应 ICA；若 BOT 阳性，可联用颅内外血管搭桥术后切除该段 ICA，以获得干净切缘。此方法无疑扩大了鼻咽部可切除范围，为局部晚期鼻咽癌患者提供了另一种根治性治疗选择。然而，该类手术多为分块切除，难以遵循肿瘤外科原则；手术创伤较大，术中切除咽鼓管、翼内肌等，易引起分泌性中耳炎和张口受限；术野曾接受过照射，术后伤口延迟愈合易致鼻咽坏死（12.1%）、鼻咽部大出血（9.9%）、颞叶坏死（2.2%）等[9]；手术难度大、风险高，推广度受限。有报道称 ENPG 治疗 rT_4 期患者的 2 年总生存率为 36.8%[9]，而另一项类似研究显示 5 年总生存率为 40.0%[10]。对比基于调强放射治疗（intensity modulated radiotherapy，IMRT）治疗的 rT_{3-4} 期鼻咽癌患者 3 年总生存率为 47.0%～64.0%[11,12]、5 年总生存率约为 27.5%～28.8%[13,14]，考虑到手术治疗方案均为高度选择性病例且病例数较少，生存数据偏倚较大，尚无法判断孰优孰劣。如此大范围的手术治疗是否为局部晚期复发鼻咽癌的最佳选择，仍需更多循证医学证据。

多项临床研究已证实经鼻内镜挽救性手术是局限性复发鼻咽癌的首选治疗手段。一项荟萃分析显示[15]行挽救手术（开放入路及内镜手术）的 779 例患者，5 年总生存率和疾病特异性生存率（disease-specific survival，DSS）分别为 58% 和 63%，与再程放疗 5 年总生存率 26%～45%[16,17]相比，手术切除显然更具有优势；对于高分期肿瘤，ENPG 较传统开放入路手术的 5 年总生存率明显提高（66% vs. 12%，$p=0.009$）。陈明远团队通过倾向性得分匹配得到 72 对肿瘤大小、分期等均衡分布的、分别行 ENPG 和 IMRT 治疗的复发鼻咽癌患者队列，对比分析发现 ENPG 组 5 年总生存率（77.1% vs. 55.5%）、DSS（82.5% vs. 54.7%）均高于 IMRT 组，ENPG 组相关病死率（5.6% vs. 34.7%）、并发症发生率（12.5% vs. 65.3%）和医疗成本（23 645.90 元 vs. 118 122.53 元）均低于 IMRT 组，且多项生存质量评分显示 ENPG 组生活质量更高[18]。陈明远团队与文卫平团队共同发起的一项多中心前瞻性Ⅲ期临床随机对照试验证实,复发性鼻咽癌鼻内镜术后 3 年生存率(85.8%)明显高于再程放疗组(68.0%),并且远期毒副作用更小,3 级以上严重毒副反应发生率仅 13%,远低于再程放疗的 37%,从而奠定了可切除复发鼻咽癌外科优先的地位[19]。

基于以上研究结果,我国《复发鼻咽癌治疗专家共识》指出,早期局部复发鼻咽癌,手术或放疗均可以应用,而对于区域复发患者,手术治疗为首选;英国鼻咽癌多学科指南明确手术治疗局部复发鼻咽癌为首选,放射治疗仅作为二线方案;美国国立综合癌症网络(National Comprehensive Cancer Network,NCCN)头颈部肿瘤临床实践指南将复发性鼻咽癌归于极晚期头颈部肿瘤,建议可手术切除的局部复发鼻咽癌亦可选择手术治疗。然而指南中并未明确定义复发鼻咽癌"可切除范围"的具体标准。

为了便于推广鼻咽癌微创外科治疗,2015 年,陈明远团队在 UICC/AJCC rTNM 分期系统的基础之上,通过目前最大宗的复发鼻咽癌研究(n = 894),建立了"复发鼻咽癌外科分期"[20]:首先确立复发鼻咽癌微创外科的"可切除"范围:①局限在鼻咽腔内(rT_1);②轻度侵犯咽旁间隙且距离 ICA 大于 0.5cm(rT_2);③局限于蝶窦底壁或翼突基底部骨质侵犯,且距离 ICA、海绵窦大于 0.5cm 的局部复发病灶(rT_3);④未浸润颈椎、臂丛神经、颈部肌肉、颈动脉的颈部复发病灶($rN_{1~3}$)。超出此范围视为"不可切除"。据此将 UICC/AJCC 临床的 $rT_{1~4}$ 及 $rN_{0~3}$ 各期均细分为"可切除""不可切除"两类(T 分期共 8 亚组,N 分期共 7 亚组),相近 HR 值和相似临床特点的不同亚组重新组合,将复发鼻咽癌分为四期(图 3-4-1):①sⅠ期(微小病灶期),复发肿瘤局限在鼻咽腔,ENPG、IMRT、二维常规放疗(2-dimensional conventional radiotherapy,2D-CRT)的 5 年总生存率分别为 93.4%、71.1%、26.8%($p < 0.001$),故首选微创外科治疗;②sⅡ期(局限复发期),部分肿瘤虽超越鼻咽腔,但仍处于"可切除"范围内,ENPG 和 IMRT 的 5 年总生存率分别为 61.8% 和 53.8%($p = 0.14$),可见二者疗效相当,然而 ENPG 并发症更少、死亡风险较低,选择微创外科可能更好;③sⅢ期(广泛复发期),复发病灶已"不可切除",IMRT、2D-CRT 和单纯化疗的 5 年总生存率分别为 27.7%、15.9% 和 16.2%($p < 0.05$),故首选 IMRT;④sⅣ期(远处播散期),治疗上以姑息化疗为主,而单纯姑息化疗和联合放疗 / 手术,5 年总生存率分别为 8.1%、16.4%($p = 0.482$),可见积极的联合局部区域治疗有助于提高疗效[21]。相对于经典的 UICC/AJCC rTNM 分期系统,新型"复发鼻咽癌外科分期"不仅能够更好地预测预后(新型"复发鼻咽癌外科分期"vs. 经典的 UICC/AJCC rTNM 分期系统,受试者曲线下面积为 0.68 vs. 0.63,$p < 0.001$),且能够帮助医生和患者选择更合理的治疗方案。

关于鼻内镜手术适应证的范围,国内外学者一直众说纷纭,其总体方向及研究方向如下。

(一)鼻内镜手术适应证

关于经鼻内镜手术治疗复发性鼻咽癌的适应证和禁忌证目前尚无统一标准,国内外指南和共识观点不尽一致。

我国《复发鼻咽癌治疗专家共识》[22] 指出,早期病变(rT_{1-2})可以采用手术治疗和放射治疗,晚期病变(rT_{3-4} 期)则以精确放射治疗为主。英国多学科指南对复发性鼻咽癌的治疗原则,明确手术治疗局部复发为首选,放射治疗仅作为二线方案,前者不可行时方考虑再次放疗。NCCN 头颈部肿瘤临床实践指南将复发性鼻咽癌归于极晚期头颈部肿瘤,建议既往有放射治疗史的局部复发性鼻咽癌患者首选手术治疗,术后辅以放射治疗或者药物化疗或靶向药物治疗伴或不伴放射治疗[23]。

目前,比较公认的可行经鼻内镜鼻咽切除术的适应证如下。

(1)肿瘤分化程度较高的初治鼻咽癌(如:鳞癌Ⅰ级、Ⅱ级,高、中分化腺癌等)或其他放化疗不敏感的鼻咽部恶性肿瘤(如肉瘤、腺样囊性癌等)。

(2)鼻咽癌根治量放疗后,鼻咽肿瘤残留或复发的患者。

(3)肿瘤局限在以下范围的患者(复发再分期参照 UICC 第七版鼻咽癌临床分期):①肿瘤局限于鼻咽腔、鼻腔和 / 或口咽腔内(rT_1 期);②鼻咽肿瘤伴有轻度咽旁侵犯,但肿瘤边缘距颈内动脉≥0.5cm(rT_2 期);③鼻咽肿瘤侵犯蝶骨基底部且范围较局限,未达蝶窦侧壁和斜坡者(rT_3 期)。

(二)鼻内镜手术相对适应证

对于前述可手术切除区域的定义,约 1/3 的复发鼻咽癌(recurrent nasopharyngeal carcinoma,rNPC)位于这个可切除范围,可采用挽救性鼻内镜手术治疗[21],大部分患者的复发病灶超出此范围,难以内镜手术彻底切

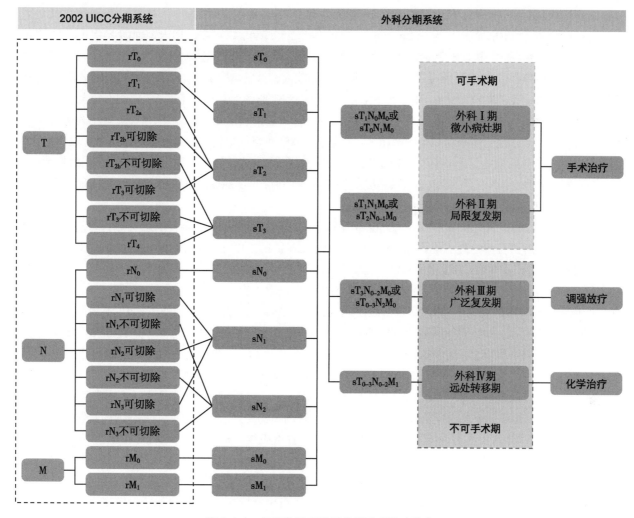

图 3-4-1　复发鼻咽癌外科分期及其治疗推荐

除，主要原因在于：①肿瘤病灶广泛浸润，手术难以彻底切除；②肿瘤病灶邻近 ICA，切除范围过大时，术中容易误伤 ICA 大出血，切除范围过小时，容易导致肿瘤病灶残余，引起肿瘤复发。以上两类患者通常推荐放化疗，但毒副作用比较严重[11,14,18,24-26]。为了使更多的 rNPC 患者从手术治疗中获益，国内外各学者进行了一系列探索性研究，逐步扩大了 rNPC 鼻内镜手术治疗的相对适应证。

rNPC 不同分期鼻内镜手术治疗适应证的扩大。

1. rT_{1-2} 期　基于肿瘤外科手术的基本原则（整块切除和无瘤技术），本章节第一部分提出 rT_{1-2} 肿瘤病灶距离 ICA≥5mm 者，可采用鼻内镜下鼻咽切除术治疗，属于可手术切除范围。然而对于肿瘤病灶距离 ICA<5mm 者，鼻内镜微创手术难以做到肿瘤外科手术的基本原则，属于不可切除区域。主要原因在于肿瘤病灶邻近 ICA，手术误伤 ICA 风险和切缘阳性率非常高。为了解决以上难题，陈明远团队提出了 ICA 预处理联合鼻内镜下鼻咽切除术治疗复发鼻咽癌的理念，使既往不可手术的 rNPC（复发病灶毗邻或侵犯 ICA），变为可手术切除的范围。

根据肿瘤病变距离 ICA 的距离，将手术分为三个等级。

（1）肿瘤病灶距离 ICA<5mm 且存在明显的正常组织间隙，预计可完整切除病变者：采用鼻内镜直接切除。虽然该方法治疗效果好，术后并发症发生率低，但是肿瘤病灶距离 ICA 越近，ICA 损伤的风险也越高，越容易导致肿瘤组织残余。注意鼻咽切除前需行 BOT，评估术中误伤 ICA 导致其破裂大出血后，紧急压迫或结扎颈内动脉导致偏瘫的概率。对于 BOT 阴性且误伤概率较大的患者，可以在鼻咽手术前，首先在颈部暴露患侧 ICA，使用血管吊带轻松悬吊 ICA 但不收紧结扎，倘若术中真的误伤颈内动脉导致破裂大出血时，可以迅速

提起血管吊带，紧急阻断颈内动脉血流，为 ICA 破裂大出血抢救赢得宝贵时间。

（2）肿瘤病灶和 ICA 距离极近（<2～3mm），但仍有少量组织间隙：可先采用内镜辅助下经下颌下 - 咽旁间隙入路，暴露并保护颈内动脉颈段全程，再联合鼻内入路行鼻内镜下鼻咽切除术切除鼻咽病灶，称之为鼻咽癌旁路技术。在旁路中，使用橡胶管或脑棉片保护咽旁间隙内的 ICA，成功地规避了毗邻 ICA 的 rNPC 病变切除是血管破裂风险大的难题。然而，由于经下颌下 - 咽旁间隙入路的旁路手术难度大，创伤也较大。3 级以上并发症的发生率为 40%，包括鼻咽反流、吞咽困难、口角歪斜、腭瘘、肩关节活动度受限、皮瓣坏死等。此外，由于鼻咽肿瘤病灶切除后鼻咽伤口与颈部相连，术后鼻咽部创面修复至关重要。可使用带蒂鼻中隔和鼻底黏骨膜皮瓣覆盖鼻咽缺损并促进鼻咽创面愈合 [4]。如果缺损未修复或修复失败，颈内创面术后无法维持无菌环境，有可能引起咽瘘形成。另外，该方法只能提供颈段 ICA 的保护，不能保证 ICA 水平段或颅内段的安全，因此，此入路不适用于累及岩尖和海绵窦的肿瘤病灶。

（3）肿瘤病灶与 ICA 之间没有明显的间隙或者病灶侵犯 ICA：对于 BOT 阴性的患者，可采用预防性 ICA 栓塞术，3～4 周后再行鼻内镜下鼻咽切除术。由于患侧 ICA 提前予以栓塞治疗而不再有血流，术中即使切破甚至切除颈内动脉，也不至于引起致命性大出血，从而显著扩大了可切除区域。根据陈明远团队小样本前期临床探索，发现 ICA 栓塞术联合鼻内镜下鼻咽切除术治疗近期疗效比较满意，手术相关并发症较少，暂时未观察到 ICA 栓塞后脑卒中的发生。但需要注意，既往 Linskey 和 Chen 的研究发现，即使患者 BOT 为阴性，在 ICA 永久性栓塞后仍有 6%～7% 的风险发生延迟性脑卒中 [27,28]。ICA 栓塞术联合鼻内镜下鼻咽切除术为病灶毗邻或侵犯 ICA 的 rNPC 提供了一种新颖的治疗模式，使既往不可手术的 rNPC（复发病灶毗邻或侵犯 ICA），变为可手术切除。但 ICA 栓塞术联合鼻内镜下鼻咽切除术技术能否带来长期生存获益仍需要进一步的观察研究。

2. rT$_3$ 期 rT$_3$ 期鼻咽部肿瘤病灶多数已侵犯周围颅底骨质，包括斜坡、岩骨和蝶骨。鼻咽颅底骨质毗邻众多神经及血管，为脑血管及脑神经出入颅的重要结构，解剖结构复杂，此区域手术时易损伤重要的血管及神经，引起相应的功能障碍，且鼻内镜下手术操作空间狭窄，骨组织难以整块切除，因此鼻内镜手术通常采用微电钻磨除受侵犯骨质。综合以上因素考虑，各专家团队最初定义的可切除范围为：鼻咽肿瘤侵犯蝶窦底壁且较局限者。随着外科技术的进步，手术适应证逐渐扩大，ICA 栓塞后鼻咽癌手术切除范围可扩大至整个蝶窦基底底部及岩骨尖部。对于斜坡受侵犯的患者，由于斜坡骨质位置特殊，后方毗邻脑干及脑室，手术治疗时需权衡利弊，斜坡背面骨板未受侵犯者也可尝试手术切除；对于翼突受侵犯者，可以切除翼突结构及其毗邻肌肉，但术后可能导致患者张口或吞咽困难；对于鼻咽肿瘤侵犯鼻腔、鼻窦者，也采用手术切除，但鼻窦受侵犯者切除范围较广，尤其是侵犯颅底者，需做好妥善的颅底重建工作。

3. rT$_4$ 期 当鼻咽肿瘤病灶为 rT$_4$ 时，肿瘤病灶往往具有以下特点：①肿瘤病灶侵犯范围广；②肿瘤病灶侵及颅内及脑神经。对 rT$_4$ 期鼻咽癌患者实施鼻内镜手术是非常困难的，但国内也有学者对此进行了探索，复旦大学附属眼耳鼻喉科医院鼻颅底外科团队将内镜下复发性鼻咽癌切除术分为 4 种类型：①Ⅰ型适用于鼻咽和颅底中线病变，用于处理 rT$_1$ 和部分 rT$_3$ 期复发性鼻咽癌；②Ⅱ型在Ⅰ型基础上向外扩展至咽鼓管软骨段、咽旁间隙和岩斜区内侧，用于处理 rT$_2$ 期复发性鼻咽癌；③Ⅲ型在Ⅱ型基础上向外扩展至岩斜区外侧、颞下窝、中颅底、眼眶和眶上裂、海绵窦及脑神经，用于处理 rT$_3$ 期（旁中线区）和 rT$_4$ 期（颅外）复发性鼻咽癌；④Ⅳ型用于处理侵犯颈内动脉和 rT$_4$ 期（颅内）复发性鼻咽癌 [29,30]。复旦大学附属眼耳鼻喉科医院王德辉、余洪猛对 rT$_4$ 期鼻咽癌行鼻内镜手术治疗研究发现，rT$_4$ 期鼻咽癌术后切缘阳性率为 46.7%，2 年总生存率率为 27.5%～36.8%[9,29]，实现了 rT$_4$ 期鼻咽癌的手术治疗。然而，对于颅内侵犯的肿瘤病灶，单纯鼻内镜手术技术难以做到根治性安全切除，需联合颅脑外科医生协助执行；对于颅外眼眶及眶上裂受侵犯的 rNPC，也需要在眼科医生的协助下进行 [9]，手术难度高、创伤大、术后并发症多，只适合在少数外科综合能力强的医疗中心开展。此外，据报道，rT$_4$ 期鼻咽癌再程调强放疗 3 年总生存率为 26.7%～33.9%[11,25,31]，5 年总生存率为 18.4%～30.2%[14,25]，其疗效似乎不比手术治疗差。而且随着高效低毒的分子靶向药物治疗和质子重粒子等先进放疗技术的不断涌现，rT$_4$ 期鼻咽癌是否需要手术治疗，仍然需要进一步探索和验证。

（三）鼻内镜手术禁忌证

1. 远处转移者。

2．心、肺等功能不佳不宜手术者。

3．肿瘤范围或体积太大，估计在鼻内镜下无法彻底切除者。

通常，术前需要通过影像学（CT或MRI）和内镜检查了解鼻咽肿瘤位置和大小，并结合病史（初治或复发）和肿瘤的组织学特点（腺癌、鳞癌或肉瘤），评估手术可行性、手术切除范围和修复方法。鼻内入路难以直接暴露咽旁间隙内的颈内动脉，从而为咽旁间隙内肿物的切除埋下安全隐患。所以，合理选择手术适应证，避免咽旁间隙内的粗暴操作，对经鼻内镜鼻咽切除术的顺利实施至关重要。对于肿瘤病灶比较靠近颈内动脉、术中有可能误伤颈内动脉导致其破裂大出血的患者，鼻咽切除前须行BOT，评估误伤颈内动脉致其破裂大出血，导致偏瘫的概率，术中也可首先在颈部暴露患侧颈内动脉，并行颈内动脉悬吊，可为手术误伤颈内动脉破裂大出血抢救赢得更多机会。

值得注意的是，关于肿瘤侵犯范围多大属于手术禁忌，各方学者尚有争议。一般认为，为保证肿瘤的安全切缘，需将高危区域和肿瘤大体一并切除。最新前瞻性临床试验证实，对于肿瘤局限于鼻咽鼻腔，或轻度咽旁间隙、蝶窦底壁侵犯的复发鼻咽癌，经鼻内镜手术可获得比挽救性调强放疗更好的生存预后，且治疗远期毒性反应率低，这证实手术在这一肿瘤侵犯范围内的有效性和安全性[37]。对于肿瘤广泛侵犯颅内、累及颈内动脉、海绵窦者，因不能保证足够安全切缘距离，可能不适用经鼻内镜手术。目前也有学者探索使用经鼻内镜手术治疗rT_{3-4}期复发性鼻咽癌，并取得了一定的短期疗效，但目前仍缺乏前瞻性临床试验及循证医学证据支持。

（四）鼻内镜手术操作要点

经鼻内镜鼻咽切除术须在全麻下进行，在鼻内镜的引导下，通过双侧鼻腔对鼻咽肿瘤及其足够的安全边界连续、完整地切除。病灶局限鼻咽顶后壁、部分侧壁者，手术标识切缘时前切缘应直达鼻中隔后柱前方1～2cm，上切缘可达后鼻孔上缘0.5～1.0cm，侧切缘和下切缘则根据肿瘤大小和位置个体化设计，其基本原则是保证0.5～1.0cm的安全切缘。然后向后沿鼻咽穹隆骨质分离鼻腔后份和鼻咽顶壁。对于鼻咽侧壁有肿瘤者，只要肿瘤尚未侵及咽鼓管软骨或者咽口，均可保留咽鼓管咽口，以减少术后分泌性中耳炎的发生。在咽鼓管咽口后方、隆突背面切开黏膜后，沿着咽鼓管软骨向咽旁间隙分离，注意勿伤及颈内动脉，在完整分离鼻咽侧壁后，转向内侧，沿椎前肌肉与内侧切口汇合；下切缘通常于软腭水平切断鼻咽后壁黏膜，完整游离整个鼻咽软组织后经鼻或者经口取出。肿瘤局限鼻中隔者，距肿瘤外0.5～1.0cm处切除鼻中隔。侵犯蝶窦基底部者，充分开放双侧蝶窦，在肿瘤外侧0.2～0.5cm处切除蝶窦底壁。口咽侵犯者，还可经口-鼻联合入路进行手术切除。手术过程中尽可能遵循整块切除的无瘤操作技术原则。对于广泛颅底骨质侵犯，无法整块切除的患者，可采用高速微电钻及等离子射频等手术器械进行轮廓化清除，确保切除区域有足够的安全边界。

手术后留取四周和肿瘤基底手术切缘标本送检，检测手术切除的范围是否足够。术后也可行鼻咽部MR评估切除范围。对于根治性放疗后局部残留或者复发的患者，尽可能同期进行带血管蒂鼻腔黏骨膜瓣、颞肌瓣等修复鼻咽创面，促进伤口愈合[4,5]。

带血管蒂鼻中隔-鼻底黏骨膜瓣操作步骤如下：电刀电凝标示黏膜瓣切口，沿鼻中隔一侧面后缘，经鼻底斜向同侧下鼻道，再向前至鼻阈后方0.5cm处经鼻底转向鼻中隔同侧面前端，之后沿中鼻甲水平分离，最后在蝶筛隐窝处下降至蝶窦开口水平或略高，保留后鼻孔与蝶窦开口之间黏膜不受损伤，作为黏骨膜瓣的带血管蒂（即保留鼻中隔后动脉血供），然后游离其余范围内整个一侧鼻中隔-鼻底黏骨膜瓣，保留鼻中隔后动脉血管蒂不离断，向后旋转鼻中隔-鼻底黏骨膜其余部分，覆盖鼻咽创面。

术后1周内行鼻咽部增强磁共振检查，评估切除范围和黏膜瓣血供，同时要注意区分炎性反应与残存肿瘤组织。手术后每2～4周定期清理鼻腔和鼻咽分泌物，直至鼻腔和鼻咽创面完全上皮化。

复发鼻咽癌手术后是否需要放化疗辅助，目前尚无明确定论。多数专家认为需要根据手术切缘和手术彻底性来确定。如果手术为根治性，且切缘为阴性，术后无须辅助治疗，定期随访观察即可；如果手术切缘阳性，应根据阳性切缘位置决定是否行二次补加手术，或行术后放疗和/或化疗；如果是姑息性手术，则术后应常规辅助放疗或化疗。

复发鼻咽癌诊治通常是比较棘手的。对于行挽救性治疗的患者，其效果很大程度上取决于，如何平衡外科干预与生存质量及预后之间的关系。临床决策最好在 MDT 多学科平台上,充分考量病变临床分期、患者的生存预期、外科干预治疗效果评估以及病患综合治疗的承受程度等。最终的治疗方案取决于如何维护患者利益的最大化。

(五)局部复发鼻咽癌内镜手术要点("PASS"原则)

1. 病例选择(patient selection) 在进行手术之前,要对病灶进行充分的评估,不是所有的复发鼻咽癌都可进行手术切除,也不是所有的患者都适合行鼻内镜手术,手术相关的风险也需要在术前进行充分评估,包括术中出血风险、患者颈内动脉破裂出血后偏瘫或致死风险、肿瘤能否完整切除、安全距离是否能够得到充分保证,这一系列问题都应作为病例选择的关键考虑点。

2. 手术路径(approach) 选择合适的病例之后,需要设计合适的计划手术靶区(planning surgical tumor volume,pSTV)以保证肿瘤彻底、有效地切除,同时尽可能地减少对周围正常组织的损伤。制定 pSTV 的时候需要考虑到肿瘤的性质、位置、大小、毗邻结构,患者的身体状况等多种因素。术中术者则是应该在内镜解剖引导下,严格按照 pSTV 的范围进行有效、完整地切除。充分、合理的 pSTV 可指导术前手术方案规划、术中手术切除和术后切除效果评估,是鼻内镜肿瘤切除手术疗效与安全的保障。

3. 术中技巧(surgical skill) 鼻内镜手术应避免粗暴操作,恰当的手术技巧能事半功倍,同时大幅度降低手术并发症的发生率。术前利用 BOT 进行手术出血风险评估;手术过程中,切除鼻中隔后柱以提供充分的手术操作空间;利用"第三只手"技术配合操作提高手术效率,减少误损伤;使用持续电凝进行切割达到"无出血切割";采用"包饺子技术"将肿瘤用周围正常组织黏膜包裹起来,以避免器械直接接触肿瘤,从而符合肿瘤外科"无接触原则"和达到肿瘤"整块切除";使用"带血管蒂黏骨膜瓣"等技术对手术创面进行修复以避免创面迁延不愈合、颅底骨质坏死和出血;利用明胶海绵和可吸收医用组织胶水进行术腔的"免拔除填塞",避免术后拔除填塞物时的痛苦和出血风险等。这一系列手术技巧的充分合理运用是手术顺利安全进行的基础。

4. 术式标准化(standardization) 与一般的良性肿物切除以及非肿瘤外科手术不同,肿瘤外科手术一般要求切除肿瘤的同时需要保证足够的安全距离,以提高肿瘤局部控制率,降低微侵袭灶残留的可能性。在经鼻内镜鼻咽切除术效果评价中,一般建议需要客观、有效的评价标准。一般从四个方面进行评定。

(1)肉眼观察肿瘤切除干净:一般肿瘤医生都应具备肉眼辨别肿瘤和非肿瘤组织的能力,在手术切除时,除保证安全距离之外,应肉眼判断术野内是否还有肿瘤或疑似肿瘤组织残留。手术达到肉眼干净是手术有效的基本标准。

(2)手术切缘病理为阴性:在切除肿瘤大体之后,一般建议在手术创面四周及基底留取切缘送病理检查,这既是对手术切除范围的有效评价,也是评估术后是否进行其他后续治疗的重要参考依据。如果手术切缘阳性,应根据肿瘤及切缘位置思考原因,并决定是否行二次手术或予以术后放疗等治疗。

(3)手术前后 MR 等影像对比要求肿瘤区域切除干净:一般建议术后 1～2 周内再次行 MR 等影像检查以客观评价肿瘤切除范围,同时可以评估黏骨膜瓣等的存活状态。在手术之前,术者可在术前影像上讨论并决定一个手术拟切除范围,这个范围一般要求在肿瘤之外的 0.5～1.0cm,靠近骨质或者颈内动脉方向,若距离较近,可将距离适当降至 0.2～0.3cm。根据术后影像上的术腔对比术前计划切除范围,评估手术效果。

(4)术后长期随访无肿瘤进展:术后长期随访无肿瘤进展是最好的、最有效的评定手术切除是否干净彻底的证据。所以术后进行有效的随访很重要。随着大量病例的累积,可以通过随访结果反向评估之前手术切除的有效性、安全性。

鼻内镜外科手术是一种治疗局部复发鼻咽癌的微创、安全、有效的治疗手段。在运用该术式的过程中,如能充分把握"PASS"原则,那么,鼻内镜外科手术将是局限性复发鼻咽癌患者首选的治疗方式。

二、区域淋巴结复发鼻咽癌外科治疗进展

鼻咽癌以未分化癌和低分化鳞癌居多,易于发生淋巴结转移。初治鼻咽癌患者约 85% 已出现颈淋巴结转移,其中以咽后淋巴结(64.9%～76.6%)和Ⅱ区(70.4%～84.3%)最为常见。一般将鼻咽癌根治放疗 3 个月后淋巴结尚未消失者称为淋巴结残留,而完全消退后再出现淋巴结肿大或出现新的异常淋巴结者称为复发。鼻

咽癌患者在放疗后 5 年内颈部淋巴结残留或复发的比例在 3.7%～18.0%。而再程放射治疗的效果欠佳——残留 / 复发淋巴结多数对放化疗不敏感，并可引起严重的累积性放射性组织损伤和后遗症，如放射性脊髓病、放射性皮肤溃疡、头颈部软组织纤维化；化疗则难以彻底清除病灶。恰当的手术能控制和挽救残留或复发淋巴结，提高患者的生存率，并避免再程放疗并发症的发生，改善生存质量。

（一）咽后淋巴结复发外科进展

咽后淋巴结手术存在位置深、暴露困难；紧邻颈内动脉，误伤有致命性大出血风险；毗邻后四对脑神经（迷走神经、副神经、舌下神经和舌咽神经），容易损伤神经引起不可逆损伤等风险。

Chan 等[32,33]采用上颌骨外翻技术进行咽后淋巴结复发的手术治疗，该研究共纳入 82 例患者，MRI 上咽后淋巴结平均直径为 1.6cm。在切除的咽后淋巴结当中，87.8% 有存活的癌细胞，显微镜下咽后淋巴结有包膜外侵犯的比例为 30.6%。经过中位 38 个月的随访，5 年肿瘤控制率和总体无疾病进展生存率分别 79.6% 和 59.0%。有 4 例患者术后出现神经损伤症状，1 例患者术后出现颈内动脉迟发性血栓。同时，该入路需要离断上颌骨，手术创伤大，且影响容貌。

经下颌下 - 咽旁入路无须离断上颌骨、下颌骨等组织器官，可更好地处理颈内动脉和脑神经等毗邻组织、器官，并且可与颈淋巴结清扫术同步进行，有利于鼻咽部手术操作，是一种极具潜力的咽旁入路。但其仍然存在咽后淋巴结位置深在，暴露困难，紧邻颈内动脉有出血风险，毗邻后 4 对脑神经有损伤风险等限制因素。陈明远团队经过多年临床经验总结和学术钻研，建立了鼻内镜辅助下经下颌下 - 咽旁入路咽后淋巴结切除术的一系列操作标准。该式式利用鼻内镜辅助暴露，解决了咽后淋巴结位置深在、暴露困难的限制，并利用 BOT 评估颈内动脉栓塞的影响，降低了颈内动脉破裂出血所致的严重致残甚至致命的风险。

目前，机器人辅助下咽后淋巴结切除术仅报道用于非鼻咽癌的头颈鳞癌患者（如口咽癌、扁桃体癌、甲状腺癌等），该类患者复发的咽后淋巴结位置较低，可以直接通过原发灶切除术后的缺损进入；而对于鼻咽癌患者，咽后淋巴结位置更高，术野狭窄，经口入路存在诸多困难。然而经口入路的微创特点是其他术式无法比拟的，加之外科手术机器人精准、灵活的特点，陈明远在咽后淋巴结复发的鼻咽癌患者中开展了机器人辅助经口咽后淋巴结切除术，填补了当前空白，有望为此类患者提供更佳的手术方案选择。

目前，鼻内镜辅助下经口入路咽后淋巴结切除术到达咽旁的路径最近，创伤最小，正逐渐应用于临床，有待于更多、更长期的研究报道。该式式的适应证和禁忌证如下。

1. 适应证　单纯咽后淋巴结复发或者合并局部鼻咽复发的患者。

2. 禁忌证　①肿瘤与周围组织界限不清，比如侵犯颈内动脉血管壁或颅底骨质；②重度颈内动脉血管畸形伴 BOT 阳性；③合并无法切除的复发原位病灶或区域淋巴结；④出现远处转移；⑤合并心、脑、肺等疾病不能耐受手术的患者。

3. 临床经验总结　①术前进行 BOT 和颈内动脉栓塞可显著降低术中大出血风险，增加术者信心；②对于咽后淋巴结体积较大患者术前可行 2～3 疗程诱导化疗，缩小肿瘤的同时也可佐证癌灶是否存在；③术中超声可准确进行咽后淋巴结定位，提高手术成功率。

（二）颈部淋巴结复发外科进展

NCCN 指南推荐，对于系统治疗或放射治疗后的颈部残留或复发的头颈部恶性肿瘤，如果肿瘤评估可切除，则优先推荐手术，而颈淋巴结清扫术则是其最主要治疗方式。

按照颈部清扫范围，目前常见的手术方式有四类：根治性颈淋巴结清扫术（radical neck dissection，RND），改良根治性颈淋巴结清扫术（modified radical neck dissection，MRND），择区性颈淋巴结清扫术（selective neck dissection，SND）和扩大颈淋巴结清扫术（extended neck dissection，END）。RND、MRND 又属于颈全淋巴结清扫术（comprehensive neck dissection，CND），原因在于二者均需清扫病灶同侧所有颈淋巴结群，而不论病灶的位置和大小。

1. 适应证

（1）颈淋巴结转移癌经根治性放疗未控或复发的患者。

（2）颈淋巴结清扫后颈部复发，但仍可以进行挽救性手术的患者。

2. 禁忌证

（1）原发灶不能大体切除干净或不能被控制的病例。

（2）已有远处转移的病例。

（3）颈部转移灶固定，不能肉眼切净（如已向深部侵犯颈椎、椎旁肌肉或锁骨下血管）。

（4）全身情况太差不能耐受全身麻醉和手术者。

和再程放疗相比，颈淋巴结清扫术可以获得更好的肿瘤控制率、长期生存率和更少的后遗症。目前常将颈淋巴结清扫术分为择区性颈淋巴结清扫术、改良性颈淋巴结清扫术、根治性颈淋巴结清扫术、扩大颈淋巴结清扫术[34]，相比于其他三者，择区性颈淋巴结清扫术的创伤、出血、手术时间明显更少，患者术后的生活质量也更高，一些针对特定头颈部淋巴结转移癌的报道更是提示择区性颈淋巴结清扫可获得更佳的局部区域控制效果[35-38]。复旦大学的相关研究也提示，择区性颈淋巴结清扫术可被推荐用于治疗鼻咽癌治疗后颈部残留病例，可获得和全颈淋巴结清扫术相似的生存获益[35,39]。然而，对于鼻咽癌放疗后单纯颈部淋巴结残留或复发病例，择区性颈淋巴结清扫术可否替代全颈淋巴结清扫术？如何替代？什么样情况下可以替代？这些仍需要进一步的研究证实。

2019 年，陈明远团队总结 294 例单纯颈部复发接受颈淋巴结清扫患者[40]，通过多因素预后分析发现，包膜外侵犯、rN 晚期、切缘阳性为影响总生存率的独立危险预后因素，术式选择在模型中的结果提示其对于总生存的影响无统计学意义，表明择区性颈淋巴结清扫和全颈淋巴结清扫两组之间治疗鼻咽癌放疗后淋巴结残留或复发患者的预后差异无统计学意义。研究进一步采用倾向性得分匹配，按性别、年龄、区域失败方式、淋巴结大小、rN 分期、包膜外侵犯、术后放化疗、术后切缘等因素以 1∶1 的比例在择区性颈淋巴结清扫组和全颈淋巴结清扫组进行匹配，得到 105 对配对病例，在此基础上，进一步地进行生存分析以对比择区性颈淋巴结清扫术和全颈淋巴结清扫术对生存预后的影响，结果发现对于鼻咽癌放疗后颈部残留或复发患者，择区性颈淋巴结清扫术和全颈淋巴结清扫术在总生存率、无局部复发生存率、无区域复发生存率、无远处转移生存率等方面差异均无统计学意义。这进一步提示，对于鼻咽癌放疗后单纯颈部淋巴结残留或复发患者，择区性颈淋巴结清扫术作为主要治疗手段，可以获得和全颈淋巴结清扫术同样效果的总生存率、局部区域控制率和无远处转移。

总之，对于鼻咽癌放疗后颈部淋巴结残留或复发患者，其手术清扫的范围大小，需要根据肿瘤的具体的情况而定，对于有包膜外侵犯、侵犯下半颈等高危因素的患者，清扫范围可能需要相对扩大，甚至进行全颈淋巴结清扫。但是，不论是采用择区性颈淋巴结清扫，还是包括根治性颈淋巴结清扫和改良性颈淋巴结清扫，在手术时最应该注意的是对肿瘤局部区域的根治性切除，保证切缘阴性，才能获得最佳的生存获益。

三、坏死鼻咽癌外科治疗进展

鼻咽癌放疗后鼻咽坏死（postradiation nasopharyngeal necrosis，PRNN）是鼻咽组织（包括鼻咽黏膜、头长肌、咽旁脂肪组织以及颅底骨质等）在接受根治性放射治疗后一定时间内组织受损、崩解、脱离的病理过程，常导致剧烈头疼、鼻臭、肺部感染、反复鼻出血甚至大出血等症状，是鼻咽癌放疗后最严重的并发症之一，严重影响患者的生存质量。目前治疗鼻咽坏死的手段较多，但仍然充满了挑战。

放射治疗是鼻咽癌放疗后鼻咽坏死的主要原因，与放射治疗剂量、放射治疗方式及疗程密切相关。局部感染亦可增加坏死的可能。放射治疗主要导致组织出现局部低供氧，微循环血液供应减少，细胞凋亡，进而出现组织崩解，发生坏死。该病发生率约为 1.1%，多发于 32~73 岁，男女比例为 2.6~4.1∶1，常常发生于慢性期（坏死发生于放疗结束 3 个月以后），颈内动脉暴露是其独立预后因素，当颈内动脉暴露在坏死腔中时，死亡率会上升为 69.2%~72.7%。坏死发生部位根据放射治疗高剂量区而定，病变早期常发生黏膜层坏死，中期发生肌层、肌腱坏死，晚期发生颅底骨质坏死。

鼻咽坏死暂时没有明确的临床分型标准，华贻军等[41]建议将鼻咽放射治疗后坏死分为 3 个阶段：①第一阶段，病变局限于鼻咽浅表组织，鼻咽局部黏膜呈灰白色变性，可有轻度头痛，鼻臭不明显，此期可称为鼻咽坏死前期；②第二阶段，鼻咽各壁深层组织如黏膜下组织、肌肉、脂肪、筋膜等软组织坏死，此阶段头痛、鼻臭症状均明显，此期为软组织坏死期，临床上以这一阶段患者较为多见；③第三阶段，颅底骨质坏死，可伴有骨髓炎，临床表现为顽固性头痛，鼻臭十分明显，此期可称为骨坏死期。杨琦等[42]通过 Cox 回归模型明确影响患者生存预后的独立因素，根据独立预后因素建立了一个新的风险分期系统，鼻咽坏死分为 3 组——低危组（没有颈内动脉暴露也没有再程放疗病史）、中危组（有颈内动脉暴露但没有再程放疗病史，或有再程放疗病史但没有颈内动脉暴露）、高危组（既有颈内动脉暴露又有再程放疗病史）。该分期系统预测值较好，曲线下面积（AUC）为 0.638。

鼻咽癌放疗后鼻咽坏死相关研究比较少，对于其最佳治疗方案，目前仍无明确定论。在以往的临床治疗中，鼻咽坏死的治疗手段是内科保守治疗：高压氧、每日鼻腔冲洗（具体方法为每次用 2% 的过氧化氢溶液 5～10mL 冲洗，然后使用生理盐水洗净伤口）、抗感染治疗及营养支持等；适用于病变较早期，坏死仅侵犯黏膜层的患者。但保守治疗疗效有限，大部分患者预后较差，因此目前并不被推荐，只有所在医院条件不足时才会采纳。随着经鼻内镜微创外科在鼻咽癌中的发展，内镜下清创术已得到广泛认可。

1. 适应证

（1）具有鼻咽癌放疗的病史，MRI 检查提示有鼻咽坏死的影像学表现。

（2）术前经病理学检查诊断为坏死组织。

（3）坏死范围不超过蝶骨大翼。

2. 禁忌证

（1）全身检查发现远处转移。

（2）当颈内动脉暴露在坏死腔中，且 BOT 阳性、介入科医师认为患者不适合栓塞颈内动脉。

（3）同时患有严重精神性疾病。

（4）同时患有严重的心、脑、肺、肾疾病，身体条件不能耐受手术

内镜下的反复清创是目前最主要的治疗手段。有研究显示，通过内镜下反复清创，100% 的患者头痛和鼻臭症状可得到不同程度的缓解，鼻咽黏膜完全上皮化只有 25%，然而疗效欠佳，仅 13.4%～28.6% 的患者能被治愈。此外，鼻咽坏死致死率高，死亡率高达 41.8%～42.9%，常见死因包括鼻咽大出血、颅内感染及恶病质等。当颈内动脉暴露在坏死腔中时，死亡率会上升为 69.2%～72.7%[41,43]。

反复清创治疗失败的原因主要有两点：①清创不彻底；②清创后的新鲜创面不能有效地上皮化。笔者团队认为前者是由于操作多在局麻下进行，因此，患者在清醒状态下容易受外界环境影响，配合度欠佳，操作受限，仅能进行简单操作，无法做到根治性清除；后者是因为放疗导致鼻咽黏膜愈合能力明显减弱。如何能更为彻底地清创和有效地促进伤口的上皮化是治愈鼻咽坏死的关键。

由于鼻内镜技术在复发鼻咽癌中的成功应用，考虑到鼻咽坏死的手术方式同复发鼻咽癌基本相似，笔者团队认为类似的手术方式可以对鼻咽坏死病灶进行根治性清创。特别是对颈内动脉进行围手术期的处理后（BOT 和颈内动脉栓塞），术中致命性大出血的风险已基本解决，此举能进一步促进术者进行广泛的坏死清创。如何有效促进坏死伤口上皮化是下一步需要解决的问题。挽救性手术联合带蒂皮瓣是有效手段，然而常规皮瓣尺寸太大，并不能顺利填塞修复鼻咽伤口。笔者团队在复发鼻咽癌鼻咽切除术中，创新地设计了鼻腔内带蒂皮瓣，其能有效促进伤口愈合。之后验证了该黏骨膜瓣（鼻底 - 鼻中隔黏骨膜瓣）在鼻咽坏死的Ⅲ类切口中依然能有效修复坏死创面，上皮化愈合率高达 72.3%。该技术也是治愈鼻咽坏死的影响因素和总生存的独立预后因素之一。

浅表组织的病理活检并不能准确反映是否合并肿瘤复发，若不能及时发现这种现象会导致漏诊、误诊，从而采取不恰当的治疗方式。此外，术后病理结果是上皮化的显著预后因素之一，也是总生存的独立预后因素，这更加提示在临床工作中需要多加留意此现象。然而，目前还没有一种较为敏感且特异的方法能有效地鉴别鼻咽坏死是癌性溃疡还是放射性溃疡，即使是 PET/CT，放射性溃疡刺激周围组织引起的炎性反应也会导致其葡萄糖摄取量增高，标准摄取值（standard uptake value，SUV）高于正常值，这将引起诊断上的困难。但上述新术式能作为一种鉴别手段，不仅能治疗鼻咽坏死，有效缓解坏死引起的临床症状，还能提供更深层组织的病理检查。因此，当患者发生鼻咽坏死，但不明确是否合并肿瘤时，可考虑采取该术式，在缓解症状的同时，明确诊断。

综上所述,笔者团队推荐经鼻内镜鼻咽坏死清创联合带血管蒂鼻腔黏骨膜瓣修复术作为首选治疗方法。

四、初治鼻咽癌外科治疗进展

初治鼻咽癌首选放射治疗是不争的事实。然而,对初治鼻咽癌外科治疗的探索从未停止,尤其是近十年来,鼻咽癌微创外科和早期筛查技术的迅猛发展,逐步在改变一些传统的治疗观点[44]。

（一）微创外科辅助治疗

目前鼻内镜手术已可以替代再程放疗,成为复发/残留鼻咽癌的首选方案,这一技术革命无疑给初诊鼻咽癌的外科探索带来了新希望。同时,放疗技术的发展使得 IMRT 成为初诊患者的首选治疗手段,它可以最大限度地提高靶区照射剂量、降低周围正常组织受照剂量,提高肿瘤局部控制率、减少晚期毒性反应,从而显著改善患者的生存质量。面对两大技术的碰撞,"在微创外科减少传统鼻外进路手术后遗症的前提下,术后减量放疗能否真正给初治患者带来生存收益"成为这一时期耳鼻咽喉科医师探索的新思路。

邱前辉等[45]报道了鼻内镜微创手术后放化疗治疗局部晚期鼻咽癌患者45例,5年总生存率为76.0%（III期87.5%、IV期70.3%）。随后该团队再次报道10例微创手术联合高强度化疗治疗的早期鼻咽癌患者（$T_{1-2}N_0M_0$,I期8例、II期2例）。2年总生存率为100%,1例术后9个月淋巴结复发,随之接受了鼻咽及颈部放疗,1例10年后局部复发;术后所有患者均避免了口干、听力下降、吞咽困难等放疗并发症[46]。Si 等[47]比较了手术联合放化疗（N_1期同时行颈淋巴结清扫术）与单纯放化疗治疗早期鼻咽癌患者的疗效（各组包含I期25例、II期39例）,其中手术组和放化疗组的中位放疗剂量分别为60Gy 和72Gy。结果显示:手术组的5年总生存率高于对照组（98.44% vs. 84.21%,$p=0.007$）,但两组无病生存率（disease-free survival,DFS）无显著差异;亚组分析显示联合手术仅对 N_0 期患者有生存获益;手术组疼痛、口干、生理状态等生存质量评分均优于放化疗组（$p<0.05$）。赵丽娟等[48]采用微创手术初治35例I期~IV期鼻咽癌患者,除6例予以减量放疗（60Gy）外,其余均为术后补充放化疗。结果显示I期~II期患者的1年、2年和3年的总生存率均为87.50%,而III~IV期患者分别为100.00%、100.00%和87.5%;减量放疗者术后咽干等不良反应程度明显较轻。

以上研究结果可初步提示:①术后减量放疗有可能提高患者的生存质量;②微创手术有可能给无淋巴结转移的早期鼻咽癌患者带来生存获益。然而由于试验设计欠严谨,术后放化疗强度较大,联合手术治疗的优势未能充分体现,无法科学证实术后减量放疗对于单纯放疗的有效性。

笔者团队认为鼻咽癌外科治疗的关键在于把握严格的手术适应证。

1. 微创手术在复发/残留鼻咽癌中的成功经验不能简单复制到初治患者。复发患者经过首程放疗后,鼻咽原发灶与转移淋巴结之间的淋巴通道被放射线封闭,因此只需将鼻咽部、区域淋巴结等孤立病灶进行扩大切除就可达到根治目的,而初治鼻咽癌即使将原发灶和颈部淋巴结根治切除之后,仍然始终存在淋巴管无法切除和淋巴结继发转移风险大等难题;另外,复发病灶对放疗不敏感,再程放疗效果不佳且后遗症严重,挽救手术能够直接切除放疗不敏感的病灶,但对于初治患者,调强放疗疗效好,后遗症较轻,在放化疗基础之上增加外科干预的必要性不足。

2. 虽然目前单纯内镜手术已可以治愈多种早期恶性肿瘤,如声门癌、食管癌、胃癌等,这可以启发"微创外科治愈初治鼻咽癌"的新思路,但是需认识到上述肿瘤首选治疗方案即为手术,并非内镜外科兴起之后再开展。

3. 单纯内镜手术治疗早期肿瘤的目标均是"彻底治愈并减少治疗后遗症"。因此需严格选择病例以保证单纯微创手术就能彻底切除肿瘤,避免放化疗给患者带来的额外痛苦;反之,若无法根治性切除,则很难取代原有的一线疗法,也难以取得同行的广泛认可。

（二）微创外科根治治疗

临床中的确存在拒绝放疗的情况,例如部分初治患者无法接受放疗后遗症,或患者身体情况、特殊疾病不允许（如幼儿、孕妇、幽闭恐惧症患者等）。对于这类患者,手术似乎是唯一可能的根治性选择。那么微创手术是否能够在一定程度上替代放疗?哪类患者能够最大程度获益?

近年有研究指出,体积较小的原位肿瘤和转移淋巴结的复发和远处转移率更低[49-51],如颈部淋巴结最小直径<7mm时，颈部各分区淋巴结转移率低于8%[52]。这提示如果严格挑选鼻咽部肿瘤及咽后、颈部淋巴结小的极早期患者进行鼻咽微创手术，则术前存在的超越鼻咽腔微转移灶风险将显著降低，术后一般无须放化疗，或预防性颈淋巴结清扫等辅助治疗便可能达到根治效果。且随着鼻咽癌早筛技术的发展，更多的早期患者被发现：季明芳等[53]从825例鼻咽癌高风险健康人群中（VCA/IgA和EBNA1/IgA阳性）筛选出52例鼻咽癌患者，其中73%为早期。Chan等[54]从20174例鼻咽癌筛查队列中，发现了309例（1.5%）间隔约4周的两份血浆EBV DNA均阳性的鼻咽癌高危人群，并最终筛选出34例鼻咽癌，其中47%为I期。以上研究为实现早期鼻咽癌的外科根治治疗提供了理论依据。2019年，陈明远团队[55]报道了10例经鼻内镜治疗的初诊I期鼻咽癌患者。病例纳入标准严苛：①T_1期且肿瘤最大直径≤1.5cm，以达到根治性切除并减少局部复发、远处转移为目的；②经MRI和/或PET/CT检测咽后淋巴结和颈淋巴结最短直径分别不超过0.4cm、0.6cm，淋巴结转移可能性极低；③肿瘤边缘距颈内动脉≥0.5cm，以降低术中误伤颈内动脉导致大出血的风险。该研究同期搜集了329例IMRT治疗的初治I期鼻咽癌患者，结果显示5年总生存率、区域无复发生存率和远处无转移生存率与IMRT治疗患者相似（100.0% vs. 99.1%，100.0% vs. 97.7%，100.0% vs. 99.0%，100.0% vs. 97.4%，$p>0.05$）。此外，与IMRT相比，ENPG组的医疗费用减少，疼痛、吞咽、口干、唾液黏稠等多项生存质量评分得到显著改善，为少数拒绝或者无法放疗的初治I期鼻咽癌患者提供了一个安全有效的新选择。

新加坡国立癌症中心Melvin[56]在该文的同期评述中认为，面对"初治鼻咽癌患者不可避免放射性损伤"这一临床问题，该研究旨在探讨确保早期鼻咽癌患者生存率不降低的前提下，"颠覆性创新"地探究微创手术替代调强放疗的可能性，推动了鼻咽癌治疗的发展。初步结果较为理想：手术组所有患者随访期间均未复发，未发生严重的术后并发症，且微创手术生存质量较高，初步成本效益分析表明优于调强放疗。然而此方案在临床应用中仍充满挑战，主要包括：①该研究样本量小，仍需不同研究中心进行更多临床试验来证实其普适性；②病例选择程序较烦琐，需用MRI和/或PET/CT检测患者淋巴结大小；③术中需广泛切除鼻咽部黏膜，与目前头颈部癌症靶区勾画原则不完全一致；④对于切缘阳性或局部/淋巴结复发的患者没有提供详细解决方案。

综上所述，微创外科治疗有望在初治鼻咽癌的治疗中发挥一定效果，但适用范围和指征尚不明确。目前在初治I期鼻咽癌展现出较好的疗效，但其有效性及安全性还需进一步进行验证探索。

（陈明远）

扫一扫，查阅参考文献

第五节　鼻咽癌靶向药物治疗进展

我国鼻咽癌新发病例约占全球一半，鼻咽癌主要的治疗手段是放疗和化疗，鼻咽癌靶向治疗研究已经历20多年，直到近几年伴随分子生物学的发展和新药研发，靶向治疗才在鼻咽癌治疗中有突出贡献，尤其是我国研制的靶向药的疗效和安全性在多项临床研究中逐渐得到认可。下面，我们总结近几年鼻咽癌靶向研究进展，以期在临床实践中，能为临床医生提供更多方案选择。

一、抗表皮生长因子受体类药物

鼻咽癌的表皮生长因子受体（epidermal growth factor receptor，EGFR）表达高达80%～90%，高表达与预后不良密切相关。抗EGFR靶向药物是鼻咽癌经典靶向药物，包括西妥昔单抗、尼妥珠单抗。近期，靶向EGFR的新型抗体偶联药物（antibody-drug conjugate，ADC）MRG003获美国食品和药品监督管理局（Food and Drug Administration，FDA）批准治疗复发/转移性鼻咽癌。

西妥昔单抗是首个通过 FDA 批准的 EGFR 靶向药,在一项开放性、Ⅱ期、单臂、单中心研究中[1],评估了多西他赛、顺铂联合西妥昔单抗治疗转移性鼻咽癌的优效性和安全性,该方案的中位 PFS 达 18.3 个月,中位 OS 达 32.9 个月,其中,初治转移的患者相比放疗后复发转移的患者有更高的生存获益,初治转移人群 5 年总生存率高达 58.8%。此外,该方案的耐受性良好,患者治疗完成度也高。基于以上研究成果,相应的Ⅲ期随机、对照、多中心试验(NCT02633176)正在开展,将对比多西他赛、顺铂加或者不加西妥昔单抗的疗效差异。与之类似,在早年的一项多中心、Ⅱ期临床研究中,西妥昔单抗联合卡铂治疗复发、转移 NPC 的 ORR 为 11.7%,中位 PFS 为 81 天,中位 OS 为 233 天[2]。

尼妥珠单抗是国内首个重组人源化抗 EGFR 单抗靶向药物。在一项尼妥珠单抗联合放化疗治疗局部晚期鼻咽癌的随机、双盲、多中心、Ⅲ期临床研究中[3],试验组在同步放化疗的同时加用尼妥珠单抗,对比安慰剂组,5 年总生存率提高了 10.5%,死亡风险降低了 24%,5 年无病生存率提高了 26.5%,这提示尼妥珠单抗在同步放疗期间可显著改善生存获益,但该研究的无复发生存和无转移生存并未出现阳性结果,因此,尼妥珠单抗对于无复发生存和无转移生存的改善仍缺乏数据支持。

在尼妥珠单抗联合 PF 方案治疗放疗后转移性鼻咽癌的单臂、多中心、Ⅱ期临床研究中[4],总体 ORR 为 71.4%(25/35),疾病控制率(disease control rate, DCR)为 85.7%(30/35),中位 PFS 和中位 OS 分别为 7.0 个月(95%CI: 5.8~8.2 个月)和 16.3 个月(95%CI: 11.4~21.3 个月),研究结果表明,尼妥珠单抗联合 PF 可作为一线方案治疗转移性鼻咽癌。在回顾性研究中[5],GP 联合 EGFR 靶向药的一线方案在复发转移鼻咽癌中也获得不错的疗效,中位 PFS 为 10.3 个月(95%CI: 6.9~13.6 个月),中位 OS 为 42.8 个月(95%CI: 24.6~60.9 个月),客观缓解率和疾病控制率分别为 67.9% 和 92.9%,3~4 级不良事件(adverse events, AE)白细胞减少症($n=30$, 35.7%)和血小板减少症($n=22$, 26.2%)。

传统 EGFR 靶向药均存在单药抗肿瘤疗效不满意的情况,可能与其靶向结合能力不佳有关,在 2022 年 CSCO 大会上,一种靶向 EGFR 的新型 ADC 药物 MRG003 的多中心Ⅱ期临床研究结果公布[6],MRG003 是由以 EGFR 为靶点的人源化单克隆抗体药物 JMT101、细胞毒性药物甲基澳瑞他汀 E(monomethyl auristatin E, MMAE)和可裂解型的缬氨酸 - 瓜氨酸(valine-citrulline, vc)连接子偶联而成。MRG003 与鼻咽癌细胞表面 EGFR 受体特异性结合,通过肿瘤细胞内吞作用将 MRG003 与 EGFR 靶标复合物转移至细胞内,在溶酶体作用下连接子发生断裂,释放出细胞毒性药物 MMAE,MMAE 可干扰肿瘤细胞有丝分裂过程,且能扩散至周围形成"旁观者效应",因此,MRG003 在 EGFR 高表达的鼻咽癌中极具抗肿瘤潜力。在这项多中心研究中,主要入组的 NPC 患者是至少经一线含铂方案和 PD-1 抑制剂系统治疗期间或治疗后不耐受的复发 / 转移性患者,截至 2022 年 6 月 8 日,在有效性分析集的 57 例受试者中,总体 ORR 为 47.4%,DCR 为 79.0%,3 个月缓解持续时间(duration of remission, DOR)为 90%;其中 2.0mg/kg 剂量组 28 例,ORR 为 39.3%,DCR 为 71.4%,2.3mg/kg 剂量组 29 例,ORR 为 55.2%,DCR 为 86.2%;2.0mg/kg 剂量组中位 PFS 为 6.3 个月,3 个月无进展生存率为 62.3%;2.3mg/kg 剂量组中位 PFS 未达到,3 个月无进展生存率为 88.7%。在亚组分析中,96.5% 的受试者 EGFR 表达量为 1+ 及以上,无论肿瘤组织 EGFR 表达量高低,MRG003 均可取得了良好的疗效。在安全性方面,所入组的 61 例患者在两个剂量组的安全性和耐受性良好,不良事件多为 1~2 级,未见治疗相关死亡,整体安全可控。EGFR-ADC 药物已获得美国 FDA 孤儿药资格认定,有望为鼻咽癌靶向治疗带来更多突破性进展。

二、抗血管内皮生长因子药物

鼻咽癌的血管内皮生长因子(vascular endothelial growth factor, VEGF)表达高达 60%,与鼻咽癌血管生成,淋巴结转移及远处转移相关,VEGF 高表达是鼻咽癌不良预后因素之一。

盐酸安罗替尼胶囊是我国具有自主知识产权的新型小分子口服多靶点酪氨酸激酶(tyrosine kinase inhibitor, TKI)抑制剂,特别是针对血管内皮细胞生长因子受体 2(VEGFR2/KDR)及血管内皮细胞生长因子受体 3(VEGFR3)有很高的选择性抑制作用。除此之外,安罗替尼同时抑制影响血管生成的其他通路,避免旁路激活其他通路,促进血管生成,提高了耐药性。除了通过抑制血管生成而间接抑制肿瘤生长,安罗替尼还可以通过抑制干细胞生长因子与其受体 c-Kit 位点的结合，而直接抑制肿瘤的生长。在治疗二线及以上治疗失败复发或转移鼻咽癌的 II 期研究中[7]，盐酸安罗替尼 12mg 的 DCR 为 77.8%，ORR 为 22.2%。意向性治疗（intention-to-treat，ITT）人群的中位 PFS 为 5.8 个月（95%*CI*：4.7～6.8 个月），中位 OS 为 23.9 个月（95%*CI*：5.3～42.5 个月），最常见的不良反应包括手足综合征（63.2%）、甲状腺功能减退（60.5%）、高血压（55.3%）、口咽黏膜炎（47.4%）等，未发生治疗相关死亡。研究表明安罗替尼单药治疗复发或转移性鼻咽癌患者可能为一种有前景的选择，生存获益良好，且毒性可耐受。在浙江省肿瘤医院一项派安普利单抗联合化疗 ± 盐酸安罗替尼治疗晚期鼻咽癌的 II 期研究中，共有 3 组研究数据（研究结果尚未发表），A 组派安普利单抗 + 吉西他滨 + 顺铂 + 安罗替尼，B 组派安普利单抗 + 吉西他滨 + 顺铂，C 组派安普利单抗 + 吉西他滨 + 安罗替尼，导入期三组分别为入组 6 例患者，ORR 分别为 83.3%、83.3%、100%，三组不良反应统计中，3 级及以上不良反应分别为 6 例、3 例、3 例，4 级及以上不良反应分别为 2 例、1 例、0 例。安罗替尼替代顺铂的 C 组疗效最好，不良反应最轻，可作为转移性鼻咽癌一线治疗优选方案。安罗替尼是鼻咽癌近几年临床研究的热点药物，多项大型临床试验正在验证该药物在复发转移鼻咽癌中的疗效和安全性。

阿帕替尼是一种小分子抗血管生成类药物，阿帕替尼用于治疗含铂类化疗后失败复发 / 转移鼻咽癌的前瞻性单臂 II 期临床研究[8]，临床获益率（clinica benifit rate，CBR）52.6%，中位 PFS 为 3.7 个月（95%*CI*：0.6～6.8 个月），中位 OS 为 12.9 个月（95%*CI*：9.3～16.5 个月），1 年 OS 为 44.4%，同时毒性反应较小，最常见的 3～4 级不良事件是手足综合征（15.8%）、中性粒细胞减少（10.5%）、蛋白尿（10.5%）。在类似设计的多中心、单臂 II 期临床研究中[9]，阿帕替尼单药治疗复发转移鼻咽癌的中位 OS 和中位 PFS 分别为 16 个月（95%*CI*：14.6～17.4 个月）和 5.0 个月（95%*CI*：3.6～6.4 个月）。在另一项单臂、II 期临床试验中[10]，阿帕替尼用于治疗复发和难治性鼻咽癌，总反应率为 31.37%（16/51），中位总生存期和无进展生存期分别为 16 个月（95%*CI*：9.32～22.68 个月）和 9 个月（95%*CI*：5.24～12.76 个月），常见的不良反应包括高血压（$n=29$，56.86%）、蛋白尿（$n=25$，49.02%）和手足综合征（$n=27$，52.94%）。这几项研究都显示阿帕替尼单药治疗鼻咽癌的潜在疗效和安全性。

重组人血管内皮抑制素注射液，为我国研制的血管生成抑制类生物制品。在 GP 联合重组人血管内皮抑制素注射液治疗转移鼻咽癌的 II 期临床试验中[11]，ORR 为 77.8%，中位 PFS 为 12 个月，中位 OS 为 19.5 个月，3/4 级血液学毒性反应主要为白细胞减少（54.1%）、中性粒细胞减少（59.8%）。

在抗 VEGF 药物联合 PD-1 治疗复发转移头颈鳞癌的真实世界研究中[12]，鼻咽癌共 29 例，占 67.4%，抗 VEGF 药物包括安罗替尼（25 例）、阿帕替尼（17 例）、贝伐珠单抗（1 例），完全缓解患者 6 例（14%），客观缓解患者 24 例（55.9%），中位 OS 为 22.8 个月，中位 PFS 为 18 个月，联合用药的亚组分析中，鼻咽患者中位 OS 显著优于非鼻咽患者，总 AE 发生率为 86%；3 级 AE 发生率为 18.6%，无 4～5 级 AE 的发生。抗 VEGF 药物联合 PD-1 单抗的方案安全有效。在近期发表的荟萃分析中[13]，抗 VEGF 药物联合化疗作为一线方案治疗复发转移鼻咽癌时，ORR 和 DCR 分别为 80%（95%*CI*：74%～86%）和 94%（95%*CI*：82%～100%），但反应率的提高并没有转化为 OS 获益。

总结以上，靶向单药通常不能达到预期的疗效，目前比较推荐多药联合发挥抗肿瘤作用。鼻咽癌靶向治疗相关的临床研究正如火如荼地开展，尤其是抗血管生成靶向药与 PD-1 单抗、化疗药的联合，目前，可检索到国内外正在开展的相关研究有 20 多项，我们期待这些临床研究能为鼻咽癌患者提供更多有效、低毒的治疗方案，为患者带来生存获益。

（陈晓钟）

扫一扫，查阅参考文献

第六节　鼻咽癌免疫治疗进展

随着免疫检查点抑制剂的迅速发展，鼻咽癌的治疗已进入免疫治疗新时代。免疫治疗联合化疗已成为目前晚期鼻咽癌的一线治疗方式，免疫治疗在局部晚期鼻咽癌中的临床研究也在如火如荼地开展中。程序性死亡受体 1（programmed death 1，PD-1）免疫检查点抑制剂联合吉西他滨＋顺铂（GP）方案的应用，为晚期鼻咽癌的患者带来了显著的生存获益。本节将总结目前 PD-1/PD-L1 抑制剂在鼻咽癌治疗中的相关研究进展。

一、复发 / 转移鼻咽癌免疫治疗的研究进展

（一）二线及以上免疫治疗进展

鼻咽癌具有较好的免疫微环境，免疫治疗在鼻咽癌治疗中到底疗效如何？最初的研究均分析了 PD-1 抑制剂在经过二线及以上复发转移性鼻咽癌中的抗肿瘤活性。KEYNOTE-028 研究[1]是第一个纳入了鼻咽癌的免疫治疗研究，是帕博利珠单抗治疗二线及以上治疗 PD-L1 阳性复发 / 转移性鼻咽癌患者 Ⅰ b 期研究，该研究纳入了 27 例患者，结果显示 ORR 为 25.9%。中位 OS 为 16.5 个月，3 级以上治疗相关不良反应事件发生率为 29.6%。NCI-9742 研究[2]主要是评估纳武利尤单抗治疗既往接受过≥1 线含铂化疗方案治疗的复发 / 转移性鼻咽癌患者的有效性，该研究纳入了 44 例患者，总 ORR 为 20.5%（完全缓解 1 例、部分缓解 8 例），中位 OS 为 17.08 个月，1 年总生存率为 59.0%，1 年无进展生存率为 19.3%。来自中国的 PD-1 抑制剂随后开展了多项临床研究，CAPTAIN 研究[3]是卡瑞利珠单抗单药治疗二线及以上化疗失败的复发 / 转移鼻咽癌的Ⅱ期临床研究，入组 156 例患者，客观有效率 28.2%，中位无进展生存期（PFS）3.7 个月，中位总生存期（OS）17.1 个月，疾病控制率（disease control rate，DCR）为 59.0%。不良反应方面，最常见的为反应性毛细血管增生症，但 3 级及以上治疗相关不良反应发生率仅为 14.7%。Polaris-02 研究[4]是特瑞普利单抗单药治疗二线及以上化疗失败的复发 / 转移鼻咽癌的Ⅱ期临床研究，纳入 190 例患者，ORR 为 20.5%，中值缓解持续时间（duration of response，DOR）为 12.8 个月，中位 PFS 为 1.9 个月，中位 OS 为 17.4 个月。BGB-A317-102 研究[5]是一项评价替雷利珠单抗单药后线治疗实体肿瘤的Ⅰ/Ⅱ期临床研究，纳入 21 例复发 / 转移性鼻咽癌患者，结果显示，ORR 为 43%，DCR 为 86%，中位 PFS 为 10.4 个月，且缓解率与 PD-L1 的表达无关。阿替利珠单抗及帕安普利单抗开展的小样本研究均展示出较好的肿瘤缓解率。正在进行的 KEYNOTE-122 研究[6]（NCT02611960）是一项在研的随机Ⅲ期研究，比较帕博利珠单抗单药与单药标准化疗（卡培他滨、吉西他滨或多西他赛）治疗既往接受过铂类治疗的复发转移性鼻咽癌患者。帕博利珠单抗组 117 例，化疗组 116 例。该研究尚未达到 OS 的终点。化疗组与帕博利珠单抗组的中位 OS 分别为 17.2 个月和 15.3 个月（$p=0.226$）。两组患者的 ORR 相似（21.4% vs. 23.3%）。帕博利珠单抗组 3～5 级治疗相关不良反应的发生率为 10.3%，化疗组为 43.8%，该研究未达到主要终点。KCSG HN17-11 研究[7]是一项Ⅱ期、多中心、开放标签、单臂研究。该项研究纳入了 36 例既往铂类治疗失败的复发转移性鼻咽癌患者，所有患者均接受纳武利尤单抗和吉西他滨治疗。研究显示，ORR 为 36.1%，疾病控制率为 97.2%。中位随访 22.0 个月，中位 PFS 为 13.8 个月。6 个月总生存率为 97.0%。3 级及以上的治疗相关不良事件为高血压（2.8%）和贫血（2.8%）。这项研究显示出纳武利尤单抗联合吉西他滨在铂类联合化疗失败的复发转移性鼻咽癌患者中显示出良好的疗效和可耐受的不良反应。

综上所述，免疫治疗在复发转移性鼻咽癌的二线治疗中展示出了较好的疾病缓解率及疾病缓解持续时间，但是在免疫治疗预测指标不明确的情况下，采用免疫单药治疗疗效有限，KEYNOTE-122 研究也并未显示出二线采用免疫治疗优于化疗，如何更好地联合治疗可能是后续的探索方向。

（二）一线免疫治疗进展

鼻咽癌对化疗具有高度敏感性，既往研究证实含顺铂的化疗方案能给患者带来 80% 左右的缓解率[8-9]，但到底选择何种化疗方案一直未达成共识。Ⅲ期临床研究 GEM20110714 确定了吉西他滨联合顺铂作为复发转移性鼻咽癌的首选化疗方案。在该研究中，362 例患者被随机分为吉西他滨联合顺铂组或氟尿嘧啶联合顺铂

组,研究结果[10-11]发现,GP 方案明显改善了中位 PFS(7.0 个月 vs. 5.6 个月,$HR=0.55$,95%CI: 0.44~0.68)和 OS(中位 22 个月 vs. 19 个月,$HR=0.72$,95%CI: 0.58~0.90),且耐受性良好。那么,对于联合免疫治疗是否能进一步改善疗效,在提高患者的生存率的同时不良反应是否可耐受,这些尚不确定。PD-1 抑制剂卡瑞利珠单抗、特瑞普利单抗和替雷利珠单抗均开展了随机对照、双盲、多中心的 III 期临床研究。三项研究均采用 PD-1 单抗联合 GP 方案与 GP 方案进行比较,研究两组均予以治疗 4~6 个周期,之后接受 PD-1 单抗或安慰剂维持治疗,直至疾病进展、毒性不可耐受或其他需要终止治疗的情况。

CAPTAIN-1st 研究[12]是评估卡瑞利珠单抗联合 GP 方案对比 GP 方案一线治疗复发/转移性鼻咽癌,与安慰剂组相比(129 例),卡瑞利珠单抗联合 GP 方案组(134 例)能有效延长患者中位 PFS(10.8 个月 vs. 6.9 个月,$HR=0.51$),且 ORR 获得显著提高(88.1% vs. 80.6%),中位缓解持续时间(mDOR)明显延长(9.9 个月 vs. 5.7 个月,$p<0.0001$),OS 数据尚未成熟,但能观察到卡瑞利珠单抗联合 GP 组的 OS 获益趋势(NR vs. 22.6 个月,$HR=0.67$)。两组患者的治疗相关不良反应发生率(93% vs. 90%)差异无统计学意义,主要的毒性反应为血液性毒性,3 级或以上免疫相关不良反应发生率为 15%。基于以上研究结果,国家药品监督管理局于 2021 年批准卡瑞利珠单抗联合顺铂和吉西他滨方案作为复发转移性鼻咽癌患者的一线治疗,这也是首个获批的复发转移性鼻咽癌的一线免疫治疗方案。JUPITER-02 研究[13]共纳入 280 例初诊转移或无法接受局部放射治疗的复发性鼻咽癌患者,随机分配至特瑞普利单抗联合 GP 治疗组($n=146$)和安慰剂 GP 组($n=143$),研究结果显示,特瑞普利单抗联合治疗组明显改善了中位 PFS(11.7 个月 vs. 8.0 个月,$HR=0.52$,$p=0.0003$),ORR 显著改善(77.4% vs. 66.4%,$p=0.0335$);mDOR 延长了 4.3 个月(10.0 个月 vs. 5.7 个月,$p<0.0001$),中位 OS 未达到,但特瑞普利单抗组出现了获益趋势($HR=0.59$,95%CI: 0.37~0.94,$p=0.024$)。两组≥3 级不良事件(89.7% vs. 90.2%)发生率相似,3 级或以上免疫相关不良反应发生率为 7.5%。以上的两个研究均显示出 PD-1 抑制剂联合 GP 方案明显改善了患者的生活获益。

后续开展的 RATIONALE-309 研究[14-15]在上述两个研究设计的基础上允许了交叉用药,在维持治疗阶段,如果安慰剂组患者进展允许给予实验组替雷利珠单抗药物,以探索免疫治疗的最佳治疗顺序。研究随机分为替雷利珠单抗联合 GP 组(146 人)和 GP 安慰剂组(143 人),研究结果与 CAPTAIN-1st 和 JUPITER-02 研究类似,明显改善了 PFS,随访 15.5 个月,中位 PFS 从 7.4 个月提高到 9.6 个月($HR=0.5$),疾病进展风险降低了 50%,ORR 显著改善(69.5% vs. 55.3%),mDOR 延长了 2.4 个月(8.5 个月 vs. 6.1 个月,$p<0.0001$),替雷利珠单抗联合组中位 OS 未达到,但具有生存获益的趋势,使患者死亡风险下降 40%。对于接受替雷利珠单抗联合化疗的患者,中位 PFS 尚未达到,而安慰剂联合化疗组的中位 PFS 为 13.9 个月($HR=0.38$,95%CI: 0.25~0.58),两组不良反应类似(80.9% vs. 81.8%),3 级或以上免疫相关不良反应发生率为 2.3%[15]。该研究显示一线使用免疫治疗联合化疗优于单纯化疗。但不能确定接受治疗的线数是否影响了免疫治疗的疗效。Polaris-02 研究显示接受二线及以上治疗患者的 ORR 23.9%,mPFS 2.0 个月,中位 OS 达 15.1 个月。如果患者一线没有使用免疫治疗,后线使用仍有一定的疗效。

综上,一线治疗的三大临床研究显示,免疫治疗联合化疗较单纯化疗均显著延长了患者的 PFS,疾病进展风险降低约 50%。但两组生存曲线均在 6 个月后出现分离,即免疫治疗在前期治疗并没有显示出生存获益,而获益的人群具有较为明显的拖尾效应,这也再次说明免疫治疗一旦获益将会产生较为持久的疗效。

二、局部晚期鼻咽癌免疫治疗的研究进展

同步放化疗为主的综合治疗是局部晚期鼻咽癌的主要治疗方式,对于具有高危风险的患者可考虑增加治疗强度以进一步改善预后,降低复发转移风险。免疫治疗在晚期鼻咽癌取得一线治疗地位的同时也在积极开展局部晚期鼻咽癌的临床研究。到底是在诱导化疗期间使用、同步放化疗期间使用还是辅助化疗阶段替代节拍化疗或是联合节拍化疗,或是全程联合免疫治疗疗效更优,均有待临床研究数据的公示。

三、鼻咽癌免疫治疗标志物的探索

NCI-9742 研究[2]显示,PD-L1 阳性者 ORR 较高(33% vs. 13%),但差异无统计学意义,HLA-A/HLA-B 表

达缺失的患者预后明显优于 HLA-A/HLA-B 双表达者（1 年无进展生存率为 30.9% vs. 5.6%；1 年总生存率为 75.7% vs. 33.8%）。CAPTAIN 研究[3] 显示 PD-L1 阴性与阳性患者的 ORR 类似，然而，PD-L1 高表达（≥10%）的患者 ORR 高于低表达的患者（35.2% vs. 19.4%），中位 PFS（3.9 个月 vs. 2.8 个月）和 OS（19.9 个月 vs. 14.2 个月）也有差异；高 MHC-Ⅱ+ 细胞密度（>1 538.0 个 /mm²）人群的获益高于低 MHC-Ⅱ+ 细胞密度（<1 538.0 个 /mm²）人群，持久的临床效益率（durable clinical benefit，DCB）[完全缓解（complete response，CR）、部分缓解（partial response，PR）和病变稳定（stable disease，SD）持续 18 周及以上]（60% vs. 38.5%），中位 PFS（8.3 个月 vs. 2.1 个月）。基线 EBV DNA 阴性人群的获益高于基线 EBV DNA 阳性人群（ORR 41.0% vs. 23.9%），中位 PFS（6.0 个月 vs. 2.7 个月），中位 OS（22.7 个月 vs. 16.5 个月）。PD-L1 表达和 MHC-Ⅱ+ 细胞密度之间无相关性，PD-L1 高表达和高 MHC-Ⅱ+ 细胞密度可以联合作为卡瑞利珠单抗治疗获益的预测因素。Polaris-02 研究[4] 显示，PD-L1 阳性患者的 ORR 比阴性患者高（27.1% vs. 19.4%），但差异无统计学意义（$p=0.31$），治疗 28 天后 EBV DNA 拷贝数下降 50% 的患者肿瘤缓解率明显（48.3% vs. 5.7%，$p=0.000\ 1$），肿瘤突变负荷对缓解率无预测价值。与此同时，研究显示，11q13 区域的基因扩增或 ETV6 基因改变对特瑞普利单抗反应较差。

RATIONALE-309 研究[15] 结果显示，对于 PD-L1>10% 患者，免疫联合治疗的疗效均优于单纯化疗，即 PD-L1 可能并不是预测免疫治疗疗效的有效生物标志物。采用 RNA 测序发现，鼻咽癌肿瘤细胞可以明显地分为三大类：热肿瘤、中等热度肿瘤和冷肿瘤，对于热肿瘤患者，免疫联合化疗的获益最明显，生存曲线从一开始就已分开。其中最能代表热肿瘤的高树突状细胞激活标志物——溶酶体相关膜蛋白 3（lysosomal associated membraneprotein3，LAMP3）高表达的患者获益最明显，而 LMAP3 低表达患者的生存获益不明显。该研究提示可能肿瘤周围存在着大量淋巴细胞的患者免疫治疗获益最明显。以上研究显示，PD-L1 的表达可能不足以预测鼻咽癌免疫治疗的疗效，从肿瘤免疫微环境的角度去深入探讨原因可能是未来的探索方向。

四、鼻咽癌免疫治疗的展望

免疫检查点抑制剂单药或与化疗联合的治疗模式延长了复发转移性鼻咽癌患者的生存期、提高了疗效，且治疗相关不良反应可接受，局部晚期鼻咽癌的临床研究也在积极开展。近年来，免疫双抗治疗、PD-1 抑制剂联合 VEGF 靶向药物 / 化疗、PD-1 抑制剂联合 PRAP 等其余靶向药物、PD-1 抑制剂联合放射治疗均在各大会议均有报道，展示出来较好的安全性及一定的疗效，但绝大部分均为 Ⅰ/Ⅱ 期研究。目前依旧还有很多的问题亟待解决。首先，目前鼻咽癌的治疗绝大部分根据 TNM 分期进行分层治疗，复发性鼻咽癌和转移性鼻咽癌有不一样的生物学行为，即使是局部晚期鼻咽癌，对治疗的反应均不同，选择最为合适的人群开展免疫治疗以及预测免疫治疗相关不良反应标志物是精准治疗的基础；其次，免疫治疗的维持时间、免疫治疗在局部晚期鼻咽癌中如何能更好地结合，靶区勾画和放疗剂量的调整仍是未来需要不断探索的方向。

（周琴 申良方）

扫一扫，查阅参考文献

第二部分

各　论

第四章 鼻咽癌相关症状临床康复

第一节 鼻 衄

鼻衄，也称之为鼻出血，是指源自鼻腔、鼻窦或鼻咽部的出血。它是耳鼻咽喉科临床中常见的急症之一，也是许多疾病的常见临床症状。鼻衄是鼻咽癌最常见的临床表现之一，其主要出血部位为鼻咽部，大部分初治病例的鼻衄出血量少，无须特别的医疗干预，可自行停止或者经抗肿瘤治疗后缓解。而少部分经过放化疗后出现鼻咽部肿瘤复发的病例，可以出现急性致死性大出血，其特点表现为起病急、不可预测性和出血量大。一旦发生，往往短期止血困难导致患者很快出现休克或窒息，有研究报告显示其致死率可达 57% 左右 [1-2]。近年来，随着外科手术和血管介入手术对该部分有可能会发生大出血风险的鼻咽癌复发病例予以提前干预，以及对已发生鼻咽部大出血的病例采用急诊血管介入栓塞术，使复发鼻咽癌大出血病例的死亡率得到明显下降。

一、主要病因和其他合并因素

1. 鼻衄发生的主要病因　在鼻咽癌病例诊断前及肿瘤诊疗过程中均可能出现鼻衄。诊断前鼻衄是鼻咽癌最常见的临床症状之一，可表现为涕中带血或回吸性血涕，尤其后者是鼻咽癌比较具有特征性的一种临床表现。其原因主要为鼻咽肿瘤往往呈溃疡型、菜花型或浸润型生长，且其肿瘤血管往往增生曲张、迂回扭曲和脆弱，易破损出血。在回吸过程中由于负压关系导致肿瘤血管破裂引起出血，但往往出血量不大；另一个比较常见的原因是诊断性鼻咽部组织活检所引起的 [3-4]；而在鼻咽癌放化疗过程中，由于鼻咽肿瘤退缩，表面增生迂曲的血管可能引起破溃出血，导致部分病例在治疗过程中反而出现鼻衄，甚至出血量增多的现象；而在治疗结束后随访的部分病例中，也会出现反复的鼻衄，可能是由于放疗后鼻腔干燥，鼻咽黏膜萎缩，小的毛细血管扩张，质脆易破裂出血，如果合并局部感染时可引起较明显的鼻出血 [5]。部分病例甚至可发生鼻咽部大出血，其原因主要为放化疗后肿瘤组织血供不足，引起局部溃疡、坏死，部分病例侵及咽旁间隙，包括颈内动脉在内的大血管，致其管壁破裂引发致死性大出血 [6]。而发生鼻咽部大出血最为常见的是接受再程放疗的鼻咽癌复发病例，这与再程放疗可能引起黏膜坏死和溃疡，进而引起大血管管壁坏死有关 [7-11]。

2. 其他合并因素　如前所述，鼻咽癌鼻衄主要是与肿瘤或肿瘤诊治密切相关。其他一些可能的因素指全身合并其他疾病（如高血压、动脉硬化和全身凝血功能异常等），这些因素可导致或加重鼻衄。

二、康复管理及策略

（一）西医治疗

鼻咽癌鼻衄的治疗方法有多种，主要包括：指压法、鼻内镜下止血法、鼻腔填塞法、血管栓塞术、血管结扎术等。指压法和鼻内镜下止血法常适用于反复少量的鼻出血，而急性致死性的鼻咽大出血往往需要紧急鼻咽填塞或血管栓塞术。临床上鼻出血的治疗往往是多种手段联合，以达到快速有效的止血目的。

1. 指压法　指压法适用于鼻腔前部或鼻咽部出血量较小的情况。患者坐位，头部略前倾，用手指按压出血侧鼻翼 10~20 分钟 [12]，以确保血管完全闭合。

2. 鼻内镜下止血法　鼻内镜具有视野广阔且清晰的优势，目前已成为治疗反复顽固性鼻衄常用的手段。在直视镜下找到出血点，应用激光、电凝、等离子射频等设备针对病灶进行止血，避免了传统填塞法给患者带来的不适。有文献报道鼻内镜下应用双极电凝治疗难治性鼻出血患者，其有效率高达97%，且并发症与复发率均较低[13]。但鼻内镜止血法的应用也有一定局限性，如操作空间小，部分部位操作难度大，其对鼻中隔部位的出血疗效较好，但对于鼻腔深部和下鼻道等狭小部位的出血，应用较少[14]。

3. 鼻腔/鼻咽填塞　对于出血量较多，出血部位不明确或渗血面积较大的鼻腔或鼻咽部出血急症，鼻腔/鼻咽填塞为临床上较为常用的止血方式。尤其对于鼻咽癌放疗后大出血，其出血部位隐蔽，多位于鼻咽部或后鼻孔处，因此填塞法是临床上最常用的快速且有效的止血方法，并可为后续的血管栓塞法争取时间。根据填塞位置，鼻腔/鼻咽填塞法可分为经前鼻孔的鼻腔填塞和经口腔的后鼻孔填塞。填塞材料可选择凡士林纱布、可吸收性明胶海绵、高膨胀止血材料和止血棉等。也可应用导尿管从鼻底伸入咽腔，水囊注入生理盐水或空气，直视下见水囊膨大至所需大小后，拉入后鼻孔。此法比纱布填塞法更节省时间，较适用于鼻咽大出血等紧急情况。因鼻腔填塞具有一定的盲目性，为达到止血效果往往填塞范围广、鼻腔黏膜受压大，患者较为痛苦，同时会增加鼻腔感染风险，导致黏膜组织坏死，进而增加出血风险[15]。对于部分有基础疾病（如冠心病、高血压或糖尿病等）的患者，则可能由于填塞引起的缺氧而加重基础疾病[16]。因此在鼻腔填塞期间应对患者进行严密监测。

4. 血管栓塞术　此技术是在20世纪50年代导管技术的基础上发展而来的一项新的诊疗技术，通过数字减影血管造影（digital subtraction angiography，DSA）对血管进行定位、栓塞治疗。其止血效果显著，是临床上治疗鼻咽放疗后大出血的重要手段。目前，血管栓塞术已被证实是一项安全、有效的操作技术，国内外学者普遍选择用聚乙烯醇颗粒、微弹簧圈或明胶海绵颗粒等进行血管栓塞[17-18]。有研究表明，相比于其他材料，微弹簧圈在治疗难治性鼻出血时能够有效减少并发症的发生[18]。但是微弹簧圈的价格相对昂贵，在我国临床尚未广泛应用。

5. 血管结扎术　如果患者不具备血管栓塞术的条件，可考虑行颈外动脉或颌内动脉结扎术，但此类手术创伤大，脑血管病的发生率及死亡率较高。结扎后影响了鼻咽部组织的血供，进而影响组织修复，可能会加重鼻咽部坏死，因此应慎重选择。

（二）鼻咽大出血的急救及护理要点

对于大出血伴失血性休克的患者，急救的重点在于维持气道通畅、止血、抗休克治疗。

1. 保持呼吸道通畅　鼻咽部出血会导致短时间大量血液进入呼吸道，通过迷走反射导致喉痉挛、血液阻塞呼吸道窒息等导致患者死亡[19]。许多学者认为对于鼻咽大出血的患者，呼吸道梗阻、呼吸衰竭是重要的死亡原因。大出血时，嘱患者及时吐出口中鲜血，避免咽下，防止误吸入气管引起窒息，并及时协助清除口鼻内血块，备好气管切开包，必要时行气管切开术。对放疗后张口困难，门齿间距较小的患者，即使出血症状尚轻，也应充分评估后续大出血风险，必要时行预防性气管切开。

2. 止血　迅速行鼻腔/鼻咽填塞止血，根据出血部位选择前鼻孔或后鼻孔填塞。出血严重时，在患侧第6颈椎平面处将颈总动脉向颈椎横突方向压迫，可使血流减弱，为进一步抢救创造条件[20]。

3. 抗休克治疗　快速建立两条静脉通道、给予扩容、升压等治疗。密切观察意识变化，持续经口腔吸氧。急诊配血、备血，精准记录每小时尿量，为休克补液提供依据。

（三）预防

1. 降低放射性损伤，提高鼻咽部局控　鼻咽癌患者在接受放疗时，黏膜会受到不同程度的放射性损伤，导致黏膜干燥、组织修复困难，甚至糜烂、溃疡而引起鼻出血。放疗剂量及分割方式是引起放射性损伤的重要因素。随着照射剂量的增加，患者局部控制率越高，严重的并发症亦会显著增加。因此在局部控制率与并发症之间寻求平衡，是目前临床治疗过程中亟待解决的问题之一。

2. 谨慎选择再程放疗，必要时预防性血管栓塞　已有多项回顾性研究提示，致死性的鼻咽大出血往往发生在再程放疗的患者中。因此对于鼻咽部复发的患者，需权衡利弊，谨慎选择再程放疗。尤其当患者影像学提示肿瘤颅底广泛侵犯或者有肿瘤复发侵犯大血管的情况，应科学掌握放射剂量，必要时行预防性血管栓塞术后再予放疗。

3. 加强放疗期间及放疗后日常护理　保持鼻腔、鼻咽部湿润，避免局部感染，减少各种外界刺激如喷嚏、咳嗽、用力排便等。研究发现,每天用生理盐水对患者鼻咽部浸泡,然后进行冲洗,可有效减少鼻咽部痂皮的形成,且可减轻鼻内镜下鼻咽部清理时引起的创伤。应嘱患者日常坚持用生理盐水进行鼻腔及鼻咽部冲洗。定期鼻内镜检查,清理痂皮,积极治疗鼻窦炎。

(刘培珧　沈春英　陆雪官)

扫一扫,查阅参考文献

第二节　耳　鸣

耳鸣指在没有外部声源的情况下对一种或多种声音产生的感知[1]。在美国《耳鸣临床应用指南》中[2],耳鸣分为原发性耳鸣和继发性耳鸣。原发性耳鸣被定义为特发性,与听力损失有关或无关的耳鸣,继发性耳鸣是与某些潜在病因(听力损失除外)或明确的器质性因素相关的耳鸣。

鼻咽癌相关的耳鸣亦是鼻咽癌常见症状之一,属继发性耳鸣,其发生多与肿瘤本身侵犯所致,或与抗肿瘤治疗引起的副作用相关[3]。耳鸣在大多数情况下没有根治方法,缺乏行之有效的标准化评估和治疗途径,影响患者的情绪、认知、注意力、工作,并干扰日常生活,给患者造成巨大的心理、社会和经济负担,因此越来越受到人们的关注。

一、病因及发病机制

鼻咽癌相关耳鸣的病因复杂,发病机制尚不十分明确,与以下多种因素息息相关。

1. 疾病因素　鼻咽部肿瘤侵犯是引起耳鸣的重要因素,当肿瘤直接压迫咽鼓管咽口,导致咽鼓管阻塞;或是肿瘤直接侵犯腭帆张肌或相应的神经,损害咽鼓管功能;抑或是肿瘤累及咽鼓管软骨,使其顺应性改变及关闭功能障碍,中耳腔形成高负压时均可引起耳鸣。此外,炎症反应亦与耳鸣相关,鼻咽癌患者中耳积液中存在 EB 病毒,中耳淋巴细胞感染病毒后继发感染或变态反应,引起组胺、缓激肽等物质的释放,使中耳黏膜血管通透性增加,组织液渗出致中耳积液,亦可引起耳鸣[5]。

2. 治疗因素　鼻咽癌放疗后耳鸣主要与电离辐射损伤咽鼓管软骨,使其弹性下降致咽鼓管功能障碍,造成中耳压力的不平衡;或是电离辐射使腭帆提肌、腭帆张肌及其神经支配受损,致其麻痹而出现咽鼓管开放障碍;此外,电离辐射损伤中耳血管和淋巴管的内皮细胞,使组织液渗出、淋巴回流障碍,或是电离辐射损伤中耳黏液纤毛传送系统,分泌物排出障碍,均可导致中耳积液或分泌性中耳炎从而引起耳鸣。以铂类药物为基础的化疗是局部晚期或晚期鼻咽癌患者的标准治疗方案,此类药物的使用与蜗神经纤维自发放电率出现异常有关,亦可导致耳鸣[5-6]。

3. 心理社会因素　癌症诊断、治疗的影响,以及患者对于疾病预后的担心、疾病所致的功能丧失、社会角色的认同感较差、药物的影响等因素都会导致患者出现一系列精神心理不良反应,如抑郁、沮丧、害怕、悲伤等负面情绪,这些情绪波动或睡眠障碍均可导致神经系统失常、免疫系统紊乱、微循环障碍等病变,这些病变可导致耳内异常放电活动,出现在耳部听觉末梢神经中,进而导致听觉阈电位降低,从而诱发耳鸣[4]。

二、临床表现和诊断标准

(一)临床表现

耳鸣可以是任何声音,单一响声或者多种声响并存,比如铃声、嗡嗡声、嘶嘶声等。耳鸣声大小可持续不变,也可变化。耳鸣声既可持续,也可间歇;可在单耳、双耳或颅内闻及。耳鸣患者可能并发听力和前庭功能障碍、情绪障碍、对严重压力的适应和调节障碍,最常见为焦虑、抑郁和失眠等。压力越大,出现并发症的可能性就越大。而这些并发症又加重耳鸣,从而相互影响,出现恶性循环。

（二）诊断标准

详尽的病史采集是耳鸣诊断的关键,病史询问应包括耳鸣的出现时间、特征、性质、响度、程度、可能病因或诱发及加重因素、相关的全身疾病情况和家族史。此外,还应结合耳鼻咽喉科检查、系统检查、影像学检查、实验室检查、听力学检查等结果进行综合分析。由于耳鸣本身是一种主观症状,故目前尚缺乏客观测试指标以判断有无耳鸣及耳鸣的严重程度,可以通过一些行为反应测试来辅助判断,如耳鸣音调的频率匹配、耳鸣的响度匹配、耳鸣掩蔽曲线测试等。由于耳鸣与焦虑互为因果,故与心理学家合作对耳鸣患者做出心理学评价也是必不可少的。

关于耳鸣严重程度评估方法,欧洲指南[7]提出了他评分级与自评量表两种评估方法。他评分级主要指德国学者Biesinger[8]等提出的四级分类法:①1级,耳鸣没有造成困扰和不良影响;②2级,耳鸣主要在安静环境下出现,在有压力的情况下偶尔影响情绪、认知、注意力、工作等;③3级,耳鸣在数种情况下出现,并经常影响情绪、认知、注意力、工作等;④4级,耳鸣在任何情况下都能出现,总是影响情绪、认知、注意力、工作,并干扰日常生活。而对于抗肿瘤治疗后引起的耳鸣可以参考常见不良事件评价标准(Common Terminology Criteria For Adverse Events,CTCAE),该标准分为3级:①1级,轻度症状,无须治疗;②2级,中度症状,影响工具性日常生活活动;③3级,重度症状,影响自理性日常生活活动。关于自评量表,欧洲指南[7]主要推荐以下几种:耳鸣问卷(Tinnitus Questionnaire,TQ)、耳鸣障碍量表(Tinnitus Handicap Inventory,THI)、耳鸣障碍问卷(Tinnitus Handicap Questionnaire,THQ)、耳鸣反应问卷(Tinnitus Reaction Questionnaire,TRQ)、耳鸣严重程度指数(tinnitus severity index,TSI)、耳鸣严重程度问卷(Tinnitus Severity Questionnaire,TSQ)、耳鸣功能指数(Tinnitus Functional Index,TFI)等进行耳鸣程度的评估。

三、康复管理及策略

（一）预防性康复处理

1. 放射治疗剂量限制 对于放疗引起的耳损伤,通常预防大于治疗,因此在放疗计划中对于耳解剖部位的剂量限制显得尤为重要。在20世纪60—70年代进行的几项研究确定了放射性耳损伤的耐受剂量(tolerance doses,TD),将$TD_{50/5}$定义为治疗后5年,因放射治疗造成严重放射损伤的患者不超过50的耐受剂量。急性放射性中耳炎的$TD_{50/5}$为40Gy,慢性放射性中耳炎的$TD_{50/5}$为65～70Gy[9]。近期,Lee等[10]的研究发现,耳蜗平均剂量小于32Gy时,可使Ⅱ级以上的耳鸣发生率低于20%。此外,放疗技术的选择也至关重要,相比于常规二维放疗,调强放疗适形性好,能够在对肿瘤组织提供根治剂量的同时尽可能减少对周围正常组织的放疗剂量,有研究者发现接受调强放疗患者中耳、内耳受到的剂量减少,从而减少了耳科相关并发症的发生[11]。而使用容积调强进行优化,可以使耳蜗的受照剂量进一步降低[12]。此外,也有研究者发现鼻咽癌常用化疗药物顺铂的累积剂量与顺铂引起的耳鸣显著相关,当累积剂量超过400mg/m²时,耳鸣风险将增加2.61倍[13]。

2. 心理学治疗 耳鸣症状可以导致某些心理障碍的发生,反过来心理因素又会加重耳鸣,两者可能互为因果。目前对耳鸣患者的心理治疗内容主要包括如下方面[14-15]。

（1）认知行为疗法:认知因素在耳鸣引发的情绪和睡眠障碍中起到了很关键的作用。患者在认知过程中会对耳鸣这一症状更加关注和焦虑,这些负性的言语性认知行为加重了焦虑症状,随之可能加重耳鸣症状。认知行为疗法中最核心的技术就是认知矫正,需要纠正患者对耳鸣的错误认识,提前向患者告知耳鸣是治疗后常见的症状,这并不意味着所采取的治疗措施无效或病情加重。同时说明耳鸣是可以治疗的,但需要很长的时间,必须有信心。介绍关于耳鸣的治疗方法,并且说明耳鸣的治疗效果与情绪有关。

（2）生物反馈疗法:即在电子仪器的帮助下,将身体内部的生理过程、生物电活动加以放大,并以视觉或者听觉的形式呈现出来,使主体得以了解自身的机体状态,并学会采用某种方法,在一定程度上控制和纠正不正常的生理心理变化。本疗法对耳鸣所起的作用在于患者紧张状态的减轻或消失,而使耳鸣易于耐受。

（二）西医康复处理

1. 病因治疗 对于耳鸣的治疗首先应针对引起耳鸣的病因治疗,包括内科治疗和手术治疗等方法。对于分泌性中耳炎引起的耳鸣,应首先治疗可能导致咽鼓管功能障碍的疾病,如鼻咽癌等,必要时可行鼓膜穿刺、切开或置管术等;对于耳毒性药物引起的耳鸣应当立即予以停药。但令人遗憾的是,临床上有时将"原发病"治愈、"病因"去除后,耳鸣仍挥之不去。而且有些去除"病因"的治疗方法,本身也可能引起损伤导致耳鸣,例如鼻咽癌放化疗。

2. 对症治疗 临床上大部分耳鸣患者的机制不明,所以耳鸣的治疗主要集中在针对耳鸣引起的伴发症状进行对症治疗,包括以下几种治疗方法。

(1) 药物治疗:药物治疗可分为两类,一为减轻耳鸣影响的药物包括抗抑郁药及抗焦虑药;二为耳鸣的抑制药,包括利多卡因、氯硝西泮、氟卡尼、卡马西平、扑米酮、舒必利等。然而目前没有证据证明治疗耳鸣的药物有效,而有证据表明这些药物存在潜在的严重副作用,因此在《欧洲多学科耳鸣指南:诊断、评估和治疗》中对此持反对态度[7,16]。

(2) 掩蔽治疗:是通过对耳鸣性质的系列测试后,选择与耳鸣音调响度相匹配的特定窄带噪声作为掩蔽音,在医生的指导下聆听掩蔽音以达到抑制耳鸣或缓解耳鸣症状的一种方法。掩蔽器种类包括环境声、具有调频装置的小收音机或单放机、助听器、专用的耳鸣掩蔽器、合并型掩蔽器等。对于有听力损失的患者,可首先使用助听器;无听力损失或者助听器无效的患者可试用掩蔽器或联合装置进行治疗。仅有少量低水平证据证实人工耳蜗植入对耳鸣的有效性,因此仅建议人工耳蜗植入用于符合听力损失标准的患者[7,17]。

(3) 习服疗法:是通过长期的训练使神经系统重新整合,努力重建听觉系统的过滤功能,降低中枢兴奋性,增加中枢抑制,中止对耳鸣的听觉感受,促使患者对耳鸣适应的疗法。其包括咨询和声治疗两方面内容。咨询是医师解答患者的疑问,让患者放下疑虑、充分地了解耳鸣;声治疗是用自然声(如下雨声、海浪声等)提高背景噪声,以分散对耳鸣的注意和放松紧张情绪。由于疗程较长,患者不易坚持,故需考虑依从性问题[18]。

(4) 其他治疗:如神经刺激疗法、高压氧舱、微波辐射等均有报道提示治疗耳鸣有效,根据患者不同的病情可进行选择性尝试[4,14]。

(三)中医康复处理

1. 辨证治疗 中医认为五脏六腑功能失调皆会导致耳鸣,耳鸣只不过是脏腑失调的提示表现。早在《黄帝内经》中就有记载,耳鸣的产生与脾胃功能失调密切相关,如《素问·通评虚实论》曰:"头痛耳鸣,九窍不利,肠胃之所生也。"《黄帝内经》亦认为"厥阴之胜"是导致耳鸣的重要原因之一,例如《素问·五常政大论》曰:"厥阴司天……土用革,体重肌肉萎,食减口爽;风行太虚,云物摇动,目转耳鸣。"指出肝气郁结、肝阳上亢、肝风内动均可致耳鸣。"肾开窍于耳",从《诸病源候论》开始,"肾气虚"便作为耳鸣的主要原因。《灵枢·邪气脏腑病形》曰:"心脉……微涩为血溢,维厥,耳鸣颠疾。"指出心血不足、血脉滞涩可致耳鸣。而古有"耳聋治肺"之说,如《素问·脏气法时论篇》曰:"肺病者……虚则少气不能报息,耳聋嗌干……"。

综上所述,当我们治疗耳鸣时,应从整体观念出发,遵循辨证论治原则,不能有先入为主的观念。目前中医界比较认同的耳鸣证型有六点,即风邪侵袭、肝气郁结、痰湿困结、脾胃虚弱、肾元亏损和心血不足[19]。

2. 中药治疗 根据证型的不同可以选择银翘散、龙胆泻肝汤、清气化痰丸、通窍活血汤、耳聋左慈丸(或补骨脂丸)、归脾汤(或益气聪明汤)等进行加减化裁[20]。据现代医家总结,风邪侵袭证以疏风散邪、宣肺通窍为法,可用芎芷散加减;肝气郁结证以疏肝解郁、调和脾胃为法,可用逍遥散加减;痰湿困结证则以祛湿化痰、升清降浊为法,可用涤痰汤加减;脾胃虚弱证以健脾益气、升阳通窍为法,可选益气聪明汤加减;肾元亏损证则以补肾益精、温阳化气为法,可选用肾气丸加减;心血不足证则以益气养血、宁心通窍为法,可用归脾汤加减[19]。

3. 其他中医疗法 除药物治疗外,耳鸣的中医治疗方法还包括针灸、按摩等,其中针灸又包括体针、耳针、穴位注射、穴位贴敷、穴位埋线等;导引法包括鸣天鼓、营治城郭、鼓膜按摩法、穴位按摩法等[19,21]。此外,中医理论认为"五音入五脏",因此可根据五音与五脏的五行相生相克关系来治疗疾病,通过音乐转移患者对耳鸣的注意,并调整失调的脏腑功能,也收获了良好成效[22]。

(薛芬 周鑫 陆雪官)

扫一扫,查阅参考文献

<h1 style="text-align:center">第三节　头　痛</h1>

头痛也是鼻咽癌的常见症状之一,初诊鼻咽癌时,约 35% 的患者有头痛症状[1]。鼻咽癌的头痛常表现为持续性偏头痛,少数为颅顶、枕后或颈项部痛。鼻咽癌头痛往往是由肿瘤压迫、浸润脑神经或颅底骨质破坏引起的,也可以是局部炎症或血管受刺激引起的反射性头痛。头痛的部位和严重程度常与病变侵犯的部位和程度密切相关。

一、发生机制、临床诊断意义和分类

(一)发生机制

1. 肿瘤相关性头痛　鼻咽癌头痛的主要发生机制为肿瘤相关性头痛。首先,鼻咽肿瘤常呈浸润性生长,容易破坏颅底骨质、侵及颅内或累及脑神经而引起头痛;其次,鼻咽肿瘤合并感染或者压迫血管也会引起反射性头痛;此外,鼻咽癌常见颈部淋巴结转移,转移淋巴结若压迫颈内静脉,严重时导致静脉回流受阻,进而引起脑脊液回流障碍,也可表现为头痛。

2. 放射治疗损伤相关性头痛　鼻咽癌头痛的另一个发生机制是放射治疗损伤相关性头痛。主要包括放射治疗后导致的放射性颅底骨坏死,颈部软组织纤维化和放射性颞叶损伤等晚期放射损伤。其次,鼻咽部的放射性溃疡也会引起明显的头痛。还有比较罕见的放射性脑神经麻痹也可引起头痛。

(二)鼻咽癌头痛的临床诊断意义

鼻咽癌常见的症状为鼻衄、回吸性血涕、鼻塞、耳鸣、听力损失、头痛、颈部淋巴结肿大等。初诊时就有头痛症状的患者,通常表明肿瘤累及颅底或侵入颅内,因此,这种症状标志着疾病的晚期阶段并暗示预后不良。由于鼻咽癌相关性头痛没有明确的临床特异性,当患者以头痛作为首发或者最为突出的症状就诊时,对临床医生来说是一个诊断挑战。对长期存活的鼻咽癌患者,放射治疗后遗症对患者的生存质量影响很大,而头痛是放射损伤的重要临床表现之一。因此,头痛对监测疗效和判断预后等均具有重大意义。

(三)鼻咽癌头痛的分类

1. 肿瘤相关性头痛

(1)肿瘤侵犯颅底、颅内:由于鼻咽部解剖部位特殊,紧邻颅底周边重要器官及组织,鼻咽肿瘤生长方式为广泛浸润性生长。鼻咽癌易破坏颅底骨质,甚至侵入颅内和侵犯脑组织引起头痛。这种类型的头痛多为单侧的、持续性疼痛,部位多在颞部、顶部,其性质常为锐性的刺痛。

(2)肿瘤侵犯脑神经:鼻咽癌易通过咽侧壁侵犯颞下窝或破坏颅底骨质,甚至累及海绵窦引起第 V 对、第 VI 对脑神经损害,甚至累及第 II 对、第 III 对、第 IV 对或者其他脑神经而出现头痛。这种类型的头痛常表现为偏头痛,随时间延长疼痛逐渐加重,或伴有反复发作的突发的短暂性剧烈疼痛,疼痛性质常为灼烧样痛、电击样痛、针刺样痛或撕裂样痛。肿瘤侵犯脑神经引起头痛也可伴有面部麻木、复视、上睑下垂、视力下降等神经损害症状。

(3)血管相关性头痛:鼻咽肿瘤分泌炎症介质,或者直接压迫血管可引起反射性头痛。鼻咽癌常发生颈部淋巴结转移,以颈外侧上深组淋巴结转移最常见,有时淋巴结肿大或为鼻咽癌的首发症状。转移的颈部淋巴结可压迫颈内静脉导致回流障碍引起头痛,这种类型的头痛通常表现为血管舒缩功能障碍而引起的反射性头痛,常为一过性或暂时性功能障碍的头痛。而血管相关性头痛的特点是伴随着心跳,头部会出现搏动性疼痛。

2. 放射治疗损伤相关性头痛

（1）放射性颅底骨质坏死：放射性骨坏死（osteoradionecrosis，ORN）是一种罕见但比较严重的放射治疗并发症。其发生机制是放疗引起受辐射骨组织中脉管系统的破坏，导致缺氧和组织坏死[2]。ORN 的发生率随着区域受照射剂量的增加而提高，因此颅底 ORN 多发生在颅前窝和颅中窝，骨质坏死会分泌致炎、致痛因子从而导致头痛[3]。这种类型的头痛常表现为阵发性的、剧烈的头痛，疼痛性质常为胀痛或闷痛。

（2）放射性脑损伤：放射性脑损伤（radiation-induced brain injury，RIBI）是指放射治疗后出现的脑组织损伤。它可以发生在放疗后的任何时间，多发生在放疗后的 6～19 个月或数年不等，最多可达 10 年。根据出现时间，放射性脑损伤可分为以下三种类型：急性型（<1 个月）、早迟发反应型（1～6 个月）、晚迟发反应型（>6 个月；最常见）。放射性脑损伤引起的头痛跟损伤的部位相关。鼻咽癌放疗后引起的脑损伤常常为放射性颞叶损伤，其典型症状除了同侧头部胀痛或隐痛外，还可见头晕、嗜睡、性格改变、癫痫发作等[4]。

（3）放射性鼻咽溃疡：放射性鼻咽溃疡（radiation-induced nasopharyngeal ulcer，RINU）是指鼻咽部受照射数月或数年后发生的鼻咽黏膜溃疡，严重者累及鼻咽周围组织，如头长肌、咽旁组织和颅底等[5]。RINU 虽然少见，但严重影响患者的生活质量和生存率。RINU 的主要症状表现为顽固性中 - 重度头痛，以枕部多见。常伴脓血涕、鼻咽部恶臭、局部反复感染，严重者可导致鼻咽大出血等致命性并发症的发生，是鼻咽癌放疗后的严重并发症之一。

（4）颈部软组织纤维化：鼻咽癌患者放疗后颈部软组织纤维化包括颈部的皮肤、皮下组织或肌肉纤维化。颈部软组织受到照射会导致渐进性的纤维化和活动受限，引起淋巴回流障碍，使颈部和肩部肌肉（包括斜角肌、斜方肌和胸锁乳突肌）明显紧绷。肌肉紧绷会引发头痛，常表现为偏头痛或牵涉痛。颈部淋巴结转移的补救手术或者再程放疗后的软组织纤维化程度会变得更加严重。

（5）某些检查和治疗：某些检查和治疗可能会导致或加重鼻咽癌患者的头痛，因为它们要求患者保持静止的姿势或佩戴头颈部塑形模具，例如影像学检查或放射治疗。另一些则由于其侵入性操作而引起疼痛，例如电子鼻咽镜活检等。通常，使用常规镇痛药可以很好地控制短暂性的疼痛加重。

化学治疗或免疫检查点抑制剂（immune checkpoint inhibitors，ICI）治疗也可引起神经系统的不良反应导致头痛[6]，这种类型的头痛一般是急性或亚急性的，并且与肿瘤应答反应相关。大多数化疗或免疫治疗引起的头痛是自限性的，可以通过常规止痛药物和 / 或通过调整治疗药物的剂量进行治疗。

二、康复管理及策略

（一）西医治疗

头痛是鼻咽癌患者最常见和最难以忍受的症状之一。规范化疼痛处理（good pain management，GPM）应持续有效地缓解疼痛，减少镇痛药物的不良反应，最大可能地减轻疼痛给患者带来的心理及精神负担，从而提高鼻咽癌患者的生活质量。鼻咽癌患者头痛的原因复杂多样，在遵循 WHO 三阶梯癌痛治疗的基本原则下，因肿瘤浸润引起的头痛，经过积极的抗肿瘤治疗，联合应用阿片或非阿片类镇痛药，可达到部分或完全缓解；而放射治疗损伤相关性头痛，采用常规的止痛药物常常无法达到理想的镇痛效果，还需要多元化的综合治疗。

1. 药物治疗

（1）激素治疗：糖皮质激素可以减少炎症因子分泌，是放射性脑损伤常用的治疗药物之一。Zhou 等[7]评估了高剂量和低剂量静脉注射甲基强的松龙治疗鼻咽癌放疗后脑坏死患者的疗效和安全性，研究中低剂量组连续 5 天静脉注射甲基强的松龙 1mg/（kg·d），第 6～0 天给予 40mg/d，第 11 天开始改为口服泼尼松 30mg/d，逐渐以每周 5mg 减量，最后维持 10mg/d 的剂量，持续 3 个月；高剂量组连续 3 天予静脉注射甲基强的松龙 500mg/d，第 4～7 天给予 80mg/d，第 8～11 天予 40mg/d，第 12 天改为口服泼尼松 30mg/d，逐渐以每周 5mg 减量，最后维持 10mg/d 的剂量，持续 3 个月。研究结果显示低剂量糖皮质激素更安全、更有效。

（2）免疫治疗：研究证实放射性脑坏死的发生与内皮细胞功能障碍有关。电离辐射可损伤内皮细胞导致组织缺氧，缺氧刺激产生血管内皮生长因子（vascular endothelial growth factor，VEGF），增加血脑屏障的通透性。贝伐珠单抗是一种人源化抗 VEGF 单克隆抗体。研究表明，贝伐珠单抗可以降低血管通透性，使血脑屏障正常化。2011年一项双盲、安慰剂对照的Ⅱ期临床研究评估了贝伐珠单抗治疗中枢神经系统放射性坏死的疗效，其结论提示与接受安慰剂治疗的患者相比，所有接受贝伐珠单抗治疗的患者的神经系统症状或体征均得到改善[8]。唐亚梅团队[9]开展的一项头对头临床研究将112例鼻咽癌放射性脑坏死的患者随机分配至贝伐珠单抗组（每2周5mg/kg，共4周期）和糖皮质激素组，结果表明，在用药2个月时，贝伐珠单抗组与糖皮质激素组相比进一步减少32.6%的水肿体积，疗效更优，且更好地改善了神经功能，但在长期疗效上并不优于糖皮质激素，部分患者出现坏死复发，这一结论提示使用贝伐珠单抗治疗的患者可能还需要定期重复治疗。较多的回顾性研究说明了贝伐珠单抗在放射性脑坏死治疗中具有一定的价值，但仍有必要进一步开展样本量大、随访时间长的前瞻性临床研究，探讨贝伐珠单抗在放射性脑坏死治疗中的长期疗效以及优化最佳用药方案。

（3）抗血小板和抗凝治疗：部分放射性脑损伤是由血管损伤导致的缺血所引起的，目前用于预防放射性脑损伤进展的药物包括华法林、肝素和阿司匹林等。在使用抗凝药物之前应权衡利弊，充分考虑潜在的出血风险。目前已发表的抗凝治疗有效性研究仅入组少数患者，大型随机对照试验尚未证实抗凝治疗的益处[10]。己酮可可碱是一种降低血液黏度的甲基黄嘌呤衍生物，已被证明可以缓解头颈部鳞状细胞癌患者术后放疗引起的放射性皮炎、软组织纤维化和坏死，并可在不同程度上减轻放射性脑损伤。

（4）普瑞巴林：普瑞巴林是一种γ-氨基丁酸的结构衍生物，通过阻断电压依赖性钙通道，显著减少Ca^{2+}的流入，从而抑制兴奋性神经递质的释放，是神经性疼痛一线治疗药物。2018年唐亚梅团队[11]报道了一项随机对照试验证明普瑞巴林对头颈部肿瘤放疗相关神经病理性疼痛可起到显著的镇痛效果。2022年该团队进一步证明普瑞巴林可直接作用于神经元，并抑制神经元高迁移率族蛋白B1（high mobility group box-1 protein, HMGB1）易位和小胶质细胞相关炎症通路，进而缓解放射线引起的胶质细胞激活和神经元损伤[12]，提示普瑞巴林可能是一种安全、有前景的早期放射性脑损伤干预治疗药物。

2. 手术治疗　放疗后鼻咽溃疡坏死是鼻咽癌放疗后的严重并发症，仅13.4%～28.6%的患者可以通过传统的内镜下反复清创治愈。陈明远团队[13]回顾性分析72例采用内镜下切除坏死病灶联合带蒂鼻中隔和鼻底黏骨膜瓣重建治疗放射性鼻咽坏死，结果显示在术后3个月内全组患者疼痛数字评价量表（Numerical Rating Scale, NRS）的中位值从术前的8下降到术后的0（$p<0.001$），其中70.8%的患者实现鼻咽缺损的完全上皮化。对于放射性颅底骨质坏死的患者可采用鼻内镜下手术切除颅底坏死骨质和组织，并根据情况对创面移植软组织进行重建。对于保守治疗后反应不佳或需要紧急治疗的放射性脑坏死患者，可考虑手术切除坏死病灶。

3. 高压氧治疗　氧浓度的增加可以刺激血管生成，改善坏死病灶的血供，促进组织损伤修复。高压氧曾被用于治疗放射性脑坏死，常见的不良反应包括耳鸣、耳痛、癫痫发作和肿瘤进展风险增加，因此，在做高压氧之前应该仔细评估患者综合情况及风险。部分前瞻性研究报告了高压氧治疗后放射性脑坏死分别在影像学和临床症状上得到改善。在30次（中位数）高压氧治疗后，约60%的患者的临床症状得到改善[14-15]。

4. 脉冲射频治疗　因面颈部照射区皮肤软组织和神经放射性损伤引起的头颈部疼痛，涉及范围主要为颈2背根神经支配区域。李贺等[16]对18例鼻咽癌放疗后头颈部疼痛的患者进行颈2背根神经节脉冲射频治疗，随访6～12个月，16例患者术后头颈部疼痛获得明显改善。术后第1和第3个月患者镇痛效果良好，不需要镇痛药物辅助治疗；术后第6和第12个月内头颈部疼痛复发率分别为12%和35%，但疼痛程度与术前相比明显减轻。研究者认为对于诊断明确且药物等保守治疗无效的鼻咽癌放疗后头颈部疼痛的患者，脉冲射频治疗可能是一个有效的选择。

5. 枕神经电刺激　可有效缓解头痛，但价格昂贵，而且有电极偏移、感染、局部疼痛、肌肉痉挛和皮肤破损等风险。

（二）鼻咽癌头痛的中医治疗

鼻咽癌在中医学上属于"上石疽""颃颡岩"等范畴，肺热、痰火及肝胆热毒上扰为鼻咽癌发病主要原因。由于机体正气内虚，邪毒乘虚而入，使得机体阴阳失和，脏腑功能紊乱，继而气滞、血瘀、痰凝、热毒胶结聚集于鼻咽处，而引发肿瘤[17-18]。针对鼻咽癌头痛症状的治疗，可参考"真头痛、鼻渊"进行辨证论治，采用"针药并用"及多种中医特色疗法，例如雷火灸、穴位注射、埋针疗法、耳穴压豆、推拿按摩、气功疗法、导引法等[19]方法综合治疗。

1. 中药治疗　放疗早期的头痛头晕,伴发热、面红目赤,口干喜饮,大便秘结,小便黄,舌质红,苔黄,脉数,治宜清热解毒,醒脑开窍,方药芎芷石膏汤加减;若头痛头晕,伴腰膝酸软,耳鸣少寐,神疲乏力,舌红苔少,脉细无力者多为虚阳上亢,治宜滋补肝肾,平肝潜阳,方药大补元煎加减;若头痛头晕,伴嗜睡,神疲倦怠,胸脘痞闷,呕恶痰涎,苔白腻,脉滑或弦滑,治宜健脾化痰,降逆止呕,方药半夏白术天麻汤加减;若头痛经久不愈,痛处固定不移,脉细涩,治宜活血通络,方药通窍活血汤加减。若放疗后出现放射性神经损伤症状,多为肝肾阴虚型,治疗上以滋补肝肾为治则,多以一贯煎或杞菊地黄丸(枸杞子、菊花、熟地黄、酒萸肉、牡丹皮、山药、茯苓、泽泻)。

2. 针灸治疗　针灸已用于治疗多种脑损伤性疾病。《灵枢·终始》曰:"病在头者,取之足"。《针灸甲乙经》中应用足部腧穴治疗头痛的条文众多,如《针灸甲乙经·六经受病发伤寒热病》曰:"暴病头痛,身热痛……束骨主之。""头顶肿痛……京骨主之。"针刺穴位常用近部取穴,其有利于疏通患处局部气血,使患者症状快速缓解。近部取穴中,风池、百会、头维、太阳等穴的使用频率均较高[20],常可作为主穴,并根据辨证配穴,选用如太冲、阴陵泉、丰隆、足三里等穴位。此外,缪刺法是通过针刺对侧腧穴治疗头痛的方法。若患侧络脉气血阻滞不通,会损伤局部组织器官功能,导致局部针刺疗效较差,应针刺健侧腧穴以疏通经络、通调气血。除传统针刺手法外,亦可以切脉针灸[21]为主,结合脐针、腹针、董氏奇穴、颊针等针法施治。

3. 耳穴治疗　人体十二条经络的气血运行皆上行耳,耳是人体经络经过、会合和终止的部位。由于耳与经络和脏腑关系密切,人体任何一处发生病变,皆可通过经络反应至耳郭的相关区域[22]。取耳穴心、肾具有养心安神、健脾益肾固精之功;取耳穴神门、皮质下有安神、镇静、止痛作用。通过刺激上述穴位能将神经系统的调整作用与内分泌的调整作用结合起来,全面调节人体内环境[23]。

4. 其他　中医理论认为,体质秉承于先天却得养于后天,因而存在"体质可调"性。良好的生活方式对调理体质阴阳平衡具有重要意义,能够在一定程度,甚至较大的程度上调理弥补体质的先天禀赋不足,促进机体健康。具体而言,也就是应该依据养生保健的基本原理,重视调理身心状态,平衡饮食,摄纳五味,劳逸适度[24]。

(三)鼻咽癌头痛的康复护理

1. 营养支持　不同原因引起的鼻咽癌头痛均会影响患者正常进食,引起营养成分摄入不足,使得机体抵抗力进一步减弱,影响放化疗过程及治疗后的康复。因此,需及时对患者的营养情况进行评估,制订适合患者的营养方案,并根据头痛程度和相关指标的变化动态调整,做好个体化膳食指导,必要时采用口服营养补充、肠内营养或肠外营养。

2. 鼻腔冲洗　放射性鼻咽溃疡可引起鼻咽癌患者的头痛,鼻腔冲洗可冲洗出鼻咽部、鼻腔黏膜表面的渗出物、脓涕及坏死组织,必要时可联合超声雾化,改善患者症状,促进溃疡愈合。

3. 心理和社会支持　委婉、耐心的交谈是心理护理的载体。对体质较好的患者鼓励其积极参加公益活动或恢复工作,使他们看到自身的价值;对体质差、疗效不佳的患者,则介绍一些疗效较好的患者,现身说法以增加信心。

(洪金省　吕文龙　倪梦珊　童锄烯　林巧婧)

扫一扫,查阅参考文献

第四节　面部麻木

面部麻木是鼻咽癌脑神经受损常见的症状之一,三叉神经受损是最常见的导致面部麻木的主要原因[1],表现为三叉神经分布区域的皮肤蚁爬感、触觉过敏或麻木,严重者可致感觉减退、消失,为肿瘤局部晚期症状。

部分患者在肿瘤缩退后,短期受压的三叉神经功能逐渐恢复,面部麻木症状可明显减轻或消失;而另一部分患者由于三叉神经受到肿瘤的长期压迫或侵犯,造成不可逆损伤,在治疗结束后面部麻木症状仍将持续存在。

一、三叉神经应用解剖

三叉神经是最大的脑神经,为混合神经,由一个小的特殊内脏运动神经根和其内侧较大的一般躯体感觉神经根组成。感觉部分收集来自面部和颅部的信息,运动部分则控制咀嚼肌。它的运动部分从脑桥与脑桥臂交界处出脑,再并入下颌神经,一同经卵圆孔穿出颅骨。而它感觉部分的细胞体在三叉神经腔(Meckel 腔)内组成颞骨岩部尖端的三叉神经节(半月神经节),三叉神经节又分出三条分支,分别为眼神经、上颌神经、下颌神经[2]。主要支配头面部皮肤,眼及眶部、口腔、鼻腔、鼻窦的黏膜等的感觉,下颌神经合并支配咀嚼肌的运动,并负责头面部的感觉传送。

1. 第一分支眼神经 眼神经为感觉神经,主要司神经分布范围内的浅感觉。眼神经是三条分支中最小的一支,在三叉神经节处与上颌神经及下颌神经分开后,穿入海绵窦外侧壁,在动眼神经和滑车神经下方,经眶上裂进入眶部。司额顶部及上睑和鼻背部的皮肤,部分鼻腔和鼻窦黏膜,和眶壁、眼球、泪器、结膜、硬脑膜的一般感觉。

2. 第二分支上颌神经 上颌神经为感觉神经,上颌神经从三叉神经节出发后同样进入海绵窦外侧,在圆孔处出颅后进入翼腭窝,经眶下裂进入眶部,称为眶下神经。上颌神经主要分布于睑裂与口裂之间的皮肤,上颌牙和牙龈、咽部、鼻腔和上颌窦黏膜,以及腭扁桃体,司一般感觉。

3. 第三分支下颌神经 下颌神经为混合神经,有感觉和运动功能。下颌神经是三条分支中最粗大的分支,它还包括了三叉神经运动支。离开三叉神经节并从卵圆孔出颅后,进入翼内外肌,并分为 5 个分支(耳颞神经、颊神经、舌神经、下牙槽神经、咀嚼肌神经)。感觉支分布于口裂以下、颊部、耳颞部皮肤,硬脑膜、下颌牙、牙龈,舌前 2/3 黏膜。运动支支配咀嚼肌、下颌舌骨肌和二腹肌前腹的运动。

三叉神经支配睑裂以上、睑裂和口裂之间、口裂以下的皮肤及黏膜的一般感觉、咀嚼肌的运动。一侧三叉神经损伤表现为相关区域皮肤和黏膜一般感觉丧失、角膜反射消失,患侧咀嚼肌瘫痪,张口时下颌偏向患侧。

二、三叉神经损伤

1. 神经损伤分级 根据 Sunderland 分级[3],神经损伤分为 5 级:①1 级损伤组织病理表现为短暂缺血、缺氧,节段性脱髓鞘,或筋膜内水肿;②2 级损伤为轴突和髓鞘中断(完整的神经内膜、神经束膜和神经外膜);③3 级损伤累及神经内膜,但具有完整的神经束膜和神经外膜;④4 级损伤累及神经内膜和神经束膜;⑤5 级损伤完全性神经横断,连续性中断。1、2 级损伤可完全恢复;3 级损伤可恢复部分功能,但无法完全恢复;4 级以上基本不可自行恢复。以上分级是根据神经外科术中损伤后出现的神经损伤组织病理变化提出的分级,对肿瘤导致的损伤分级,单凭临床症状和体征及影像检查,通常难以评估,也许可以根据鼻咽局部肿瘤的大小、邻近神经的距离以及出现面部麻木症状的持续时间进行对应的分级评估,从而对三叉神经损伤进行治疗前临床评价。

神经束外包绕神经束膜,最外层包绕神经外膜,皆由胶原纤维构成,对神经束起重要的保护作用,特别是神经外膜,它占整个神经鞘横截面的 50% 以上,对肿瘤的压迫有很好的缓冲作用[4],三叉神经束都是多束神经合束[5-6],因此,三叉神经有外膜包绕,在鼻咽癌压迫三叉神经初期时,这层神经外膜对神经损伤起到了很好的保护作用,在后期的恢复中也起到了关键性作用。

2. 肿瘤损伤 通常认为鼻咽肿瘤体积大,易侵犯脑神经导致面部麻木,但研究表明面部麻木与肿瘤体积无明显相关性[7],考虑到鼻咽癌好发于鼻腔咽隐窝处,易向上侵犯颅底,而颅底是颅内神经出颅的主要区域,从而局部晚期鼻咽癌容易侵犯和紧邻压迫出颅的神经,引起轴突变性,导致相应的神经症状[8]。而三叉神经症状在局部晚期鼻咽癌导致的神经症状中占比最高[9],这与肿瘤多发部位邻近三叉神经分支神经走行处有关。

3. 放射治疗损伤 神经系统症状经过根治性放化疗后 1 年,约 50% 的患者可以完全恢复神经功能[9],面部出现麻木症状到开始治疗的时间也是一个评估能否恢复的重要指标,该时间大于 2 个月者恢复较差[9],这可以解释为肿瘤长期压迫或侵犯，导致神经萎缩或毁损，产生不可逆的神经损伤。脑神经病变的治疗前持续时间是根治性放疗后神经功能恢复的关键预测因素。也有研究表明，局部晚期鼻咽癌侵犯多组颅内神经预后较侵犯单独颅内神经预后差，神经恢复困难[10]。部分患者经过综合治疗后面部麻木症状缓解，但经过一段时间后再次出现面部麻木症状时，首先需排除肿瘤局部复发可能[11]。

放疗为鼻咽癌主要治疗手段，而且疗效较好，因此患者的生存质量，即远期并发症也是放疗医师需要考虑的治疗问题。在常规二维放疗时代，放疗导致的脑神经损伤概率为0%～5%[12-13]，在如今调强放射治疗（intensity modulated radiation therapy，IMRT）时代，放射治疗剂量可以对肿瘤靶区有很好的适形度和均匀度，可以有效地保护周围重要组织、器官。但是三叉神经外周神经路径与鼻咽腔紧邻，当肿瘤较大时不可避免地放射靶区会包括三叉神经支，尤其是第二支和第三支[14]。放疗剂量是否会导致神经损伤？相关研究表明，神经接受超过72Gy的放射剂量，面部麻木的症状反而会更快恢复[7]；也有学者研究外周神经放疗耐受量，结果表明只有单次剂量≥24Gy（等效生物剂量=120Gy）时，才会出现神经损伤[15]。目前已有研究表明放疗导致的外周神经损伤多与放疗导致的组织纤维化有关[16-17]。IMRT的应用在鼻咽癌治疗中有着划时代的意义，它不仅提高了治疗效果，并且大大降低了并发症的发生率[18-19]，减小了靶区内剂量的不均匀性，控制了高剂量点的出现，因此，在目前鼻咽癌治疗的患者中，由于根治剂量内导致颅外周围神经损伤的患者，很可能是由于外周神经纤维化。如何减少头颈部放疗导致的纤维化是预防外周脑神经损伤的关键，鼻咽癌小靶区的勾画可进一步降低周围软组织的受放疗体积[20]，进一步减少放疗损伤，有可能减少周围软组织的纤维化，从而可以更好地保护颅外周神经。但也不排除个别患者的外周神经对放疗剂量特异性敏感。结合以上研究表明，直接由放疗导致外周神经损伤的概率是极低的，放疗在头颈部肿瘤中的应用是安全可靠的。

4. 化疗损伤 目前铂类化疗药物在鼻咽癌化疗方案中起基石样作用，许多化疗方案都是以含铂类化疗药物为主，因此有部分患者会出现铂类化疗药物导致的外周神经毒性[21]，多位于四肢末端。顺铂在血液循环中形成的复合物的半衰期有的长达6个月，有时甚至在输注后十数年仍可检测出[22]，可见其对外周神经的影响持久。对于部分对铂类药物不耐受的患者可考虑化疗替代药物，或采用靶向药物。

5. 免疫损伤 近些年，随着免疫治疗在头颈部肿瘤中的广泛应用，免疫治疗相关的副作用也逐渐增多。由于强化自身免疫细胞活性，会导致部分患者的免疫细胞攻击自身的中枢神经或外周神经，导致神经脱髓鞘[23]，引起相关症状，多是眼神经症状，但也有部分三叉神经受损症状。而对于免疫性神经炎患者，约50%的症状会持续存在并且有恶化可能[24]。对于免疫靶向药物所导致的自身免疫性疾病的治疗原则就是早期发现、早期诊断、早期治疗，可极大地防止免疫相关性并发症进行性加重，也需要更多的免疫相关的基础研究找出与疗效、副反应相关的标示物，从而能更好地指导病患的个体化诊疗。

三、神经损伤的处理

1. 预防 在肿瘤治疗中，定期体检，有不适症状及时就医，早期发现肿瘤，早期治疗，从而避免肿瘤晚期侵犯神经造成不可逆损伤；肿瘤放射治疗中，所有与治疗相关的损伤处理的首要就是预防，这也是放射治疗目前所强调的"三精"——精确靶区、精确计划、精确摆位。这是效果最好，也最节约经济的方法。

2. 治疗

（1）药物性治疗：目前神经受损后的药物治疗主要包括改善血液循环，营养神经用药及高压氧治疗。血管扩张剂如尼莫地平、复方丹参；营养神经药如维生素 B_1、维生素 B_{12}、辅酶A、甲钴胺等。但通常药物性治疗只能缩短轻度面部麻木的恢复时间，对于严重的3级及以上神经损伤作用微弱，这时需要考虑其他治疗方式。目前，在这方面也做了许多分子生物学的研究，并对神经损伤修复的机制进行深入研究，如神经损伤时，神经外膜或内膜在神经恢复过程中起重要作用。面部麻木是由于肿瘤侵犯三叉神经，损伤外周神经所导致的，多与神经根脱髓鞘病变相关[25]，如果肿瘤侵犯只损伤局部施万细胞或损毁短距离神经根，当经过治疗肿瘤退缩后，外周神经损伤会刺激致细胞外信号调节激酶（extra-cellular signal-regulated kinase，ERK）被磷酸化激活，导致施万细胞开始去分化修复受损神经根，可逐步恢复神经感觉[26-27]。也有研究显示对面部神经麻痹的患者给予肉毒毒素治疗也有一定的效果[28]。

（2）外科手术治疗：由于面部神经部位的特殊性，管道及腔隙较小，一般可以通过神经外科手术进行治疗，对神经进行坏死清除及损伤缝接；但如果缺损过长通常也无法连接愈合，这时需考虑使用生物分子材料[29-30]，该类材料对较长缺损及4级以上神经损伤也许有较好的疗效。目前随着科学技术的发展，不仅在生物材料方面取得了显著的成绩，在人工智能方面也有长足的进步，人工智能与生物材料的结合也许会对神经损伤的康复产生更大的影响。

（3）中医治疗：目前中医在调理缓解慢性病方面可取得一定的疗效，有些国内学者也尝试利用中医的方法对鼻咽癌综合治疗后存在的外展神经麻痹及面部麻木症状进行治疗，并且取得了显著的疗效[31]，但是其仅是个案报道，并且具体的原理仍有待进一步探讨。中医药在慢性病方面可起到一定的作用，但是由于其成分复杂，对作用机制的研究比较困难，这些都导致了中医药治疗的应用推广困难。

（李 超）

 扫一扫，查阅参考文献

第五节 复 视

复视（diplopia）是眼科常见症状之一，表现为患者将一个物体看成两个。临床上可分为单眼复视和双眼复视；以后者为多见，多数是由眼肌运动障碍所导致的。根据眼肌运动障碍的性质又分为神经源性、肌源性、机械性和全身免疫性4类。其中神经源性最为多见，包括血管相关疾病（动脉硬化、高血压、糖尿病等）、肿瘤侵犯（脑肿瘤、晚期头颈部恶性肿瘤）等[1-2]。鼻咽癌累及颅底和海绵窦可引起邻近脑神经受损，其中动眼神经（Ⅲ）、滑车神经（Ⅳ）或展神经（Ⅵ）功能障碍可导致眼球活动受限，引起复视；部分患者在放化疗结束后可因神经的后期损伤导致复视，严重影响患者日常生活质量。及时、准确地诊断，选择合适的治疗方法可以缓解患者的症状，达到良好的治疗效果[3]。

一、病因及发病机制

1. 鼻咽新发肿瘤出现复视 新发鼻咽癌，肿瘤上行生长时，易通过颅底孔道向颅内浸润，而海绵窦是颅内侵犯最常见的部位。海绵窦中穿行多对脑神经：其外侧壁自上而下分别为动眼神经（Ⅲ）、滑车神经（Ⅳ）及三叉神经眼支（Ⅴ1）、上颌支（Ⅴ2），海绵窦丛中有展神经（Ⅵ）。动眼神经（Ⅲ）损伤时，可导致上睑提肌、上、下、内直肌及下斜肌瘫痪；滑车神经（Ⅳ）支配上斜肌，损伤时导致眼球外下运动障碍；展神经（Ⅵ）支配外直肌，损伤时导致眼球外展受限。当鼻咽癌侵犯海绵窦时，可导致上述神经的受损，出现相应的脑神经麻痹进而引起所支配的眼外肌运动障碍，导致眼位偏斜，外界物象不能同时落在两眼黄斑中心凹，视觉发生紊乱，最终表现出双眼复视的症状；根据眼位偏斜方向不同，可形成水平性、垂直性与旋转性复视。

2. 鼻咽癌放化疗后出现复视 经过放化疗后的鼻咽癌患者也可能出现复视症状[4]，常见病因及发病机制如下。

（1）肿瘤复发：最为常见，脑神经麻痹（尤其是Ⅲ、Ⅳ、Ⅵ对脑神经麻痹）作为鼻咽癌复发的表现症状较为常见，发生率为20%～38%[5]。

（2）放化疗相关的脑神经损伤：展神经因体积较小、在颅底行径较长，更易遭受放射线的损伤。目前迟发性脑神经损伤的具体机制仍不明，有研究报道了一类迟发性放疗相关的神经-眼并发症——神经性眼肌强直（ocular neuromyotonia，ONM），其能导致展神经麻痹，引起复视症状。ONM的特征是一侧眼外肌的阵发性不自主收缩，导致获得性间歇性水平复视；ONM的发生机制包括：受累神经的异常再生，神经元细胞膜钾通道紊乱，中枢神经重塑[6]。

（3）颅底放射性骨坏死：其为鼻咽癌放疗后严重并发症之一，致死率高；放射、创伤和感染被认为是颅底放射性骨坏死发病的三大要素；具体机制是在缺氧、低细胞和低血管的环境中，射线导致细胞周期和胶原合成障碍，在这种环境中，组织损伤超过了受辐射组织的修复能力而形成慢性不愈合创面，最终诱发颅底放射性骨坏死[7]；颅底广泛骨坏死上行侵犯相关脑神经，导致相关脑神经麻痹而出现复视症状。

二、临床表现

初治鼻咽癌常侵犯海绵窦，双眼复视是鼻咽癌累及海绵窦后常见的眼部症状之一，常合并其他眼部症状。当动眼神经受累，患者表现为上睑下垂，眼外斜视（瞳孔斜向外下方）及瞳孔扩大、对光反射消失等症状；滑车神经受累，多表现为眼球外下运动障碍，下视时出现垂直和扭转复视，单一滑车神经受累较少见，多与动眼神经或展神经合并受累；展神经受累最常见，当其受损时，患侧眼球外展受限，表现为内斜视和水平方向复视；如同时累及视神经可出现视力减退甚至失明等症状。一般情况下脑神经对放疗射线耐受性较高，放疗后射线相关脑神经病变的发病率<1%；其潜伏期较长，一般需观察3～6个月，排除鼻咽癌复发相关复视才能确诊，且表现为发病隐匿、进展缓慢或稳定的神经病变。肿瘤复发和颅底放射性骨坏死患者的神经麻痹和传导功能障碍的症状则较重且进展迅速，常合并头痛、面部麻木、视物模糊、恶臭等其他相关症状。

三、康复管理及策略

（一）病因治疗

缓解复视症状首先需明确病因，积极治疗原发病；常见的鼻咽癌相关复视原因为：①初治/复发鼻咽癌累及脑神经；②鼻咽癌放化疗相关的并发症。

1. 晚期鼻咽癌　鼻咽癌对放化疗高度敏感，局部晚期鼻咽癌的一线治疗方案为诱导化疗+同步放化疗；诱导化疗具有许多潜在优势，如及早缓解患者症状、消除微小转移灶及更好的顺应性等；常用的一线化疗方案如多西他赛+顺铂+5-FU、紫杉醇+顺铂+卡培他滨、吉西他滨+顺铂、紫杉醇+顺铂、顺铂+5-FU。化疗特别敏感的患者甚至在诱导化疗结束后一段时间复视症状就明显缓解，因为肿瘤快速退缩解除了对相关神经的压迫；调强放疗是鼻咽癌目前最重要的治疗手段，推荐的处方剂量为70Gy（分割次数33～35次，单次剂量2.00～2.12Gy），7周内（每天1次，每周5次）完成，可以根据肿瘤体积及其对放化疗的敏感性来调整放疗剂量[8]。总体而言，对于神经压迫时间短，神经尚未变性坏死的病例，随着压迫机械性因素的去除，神经的功能能够恢复，复视症状能够缓解。但对于长期压迫导致的神经变性坏死，即便机械性压迫因素已经去除，复视症状也无法缓解。

2. 复发鼻咽癌　多数放疗后新发的复视，原因一般为肿瘤复发压迫司眼球运动的神经，对于有复视症状的复发鼻咽癌一般不适合手术，可考虑给予再程放疗联合或不联合化疗，特别是对于复发间隔超过1年的患者；对于不适合放疗的患者可考虑给予化疗联合免疫治疗/靶向治疗[8]。复视能否缓解取决于相关神经是否已经变性坏死和压迫机械性因素是否去除。

3. 颅底放射性骨坏死　颅底放射性骨坏死是鼻咽癌放疗后最严重的并发症之一，放射、创伤和感染被认为是颅底放射性骨坏死发病的三要素；防治的关键是预防，放疗后需保持鼻咽部清洁，建议每日鼻腔冲洗，要求患者戒烟，加强营养；早发现、早治疗同样至关重要；及早接受正规的抗菌药物治疗，严格按照细菌培养及药敏试验结果应用抗生素，感染严重者可考虑联合应用抗生素；内镜清创术有利于观察微小病灶，减少血管和神经的损伤，降低对正常黏膜及结构的破坏，最大程度地清除坏死骨质，术后创伤小、恢复快，已成为处理放射性骨坏死的首选治疗术式[9]。对于侵犯大血管，如颈外动脉及其分支的病灶，手术难度风险大，可先考虑进行血管栓塞后再行手术治疗；对于手术困难的患者可采用高压氧治疗方法，高压氧能增加组织供氧，促进血管形成，加快愈合的过程[10]。

4. 放化疗相关的脑神经损伤　一般在放疗结束后数月甚至数年后发生，进展缓慢。治疗目标通常是为了消除基本眼位的复视，创造合理的双眼单视野，或改善代偿头位。当双眼复视的偏差较小时，一般建议使用棱镜进行光学矫正；卡马西平也被报道用于治疗由放疗引起的脑神经损伤相关复视，但该药物的效果尚未被证实，只有个案病例报告[11]；注射肉毒毒素 A 可用于治疗发病 3 个月以内的急性展神经麻痹引起的内斜视[12]。非手术治疗半年后如复视症状无明显改善，可考虑眼科行手术。Zou 等[13] 报道局部麻醉下单侧外直肌截除术是治疗鼻咽癌放疗后展神经（Ⅵ）受损导致的延迟性复视的有效方法，该手术耐受性良好，并发症少。Yao 等报道了改良垂直肌肌腹转位加内侧直肌后缩术能有效改善因展神经麻痹导致的内斜复视症状[14]。

（二）单眼遮挡

对于双眼复视患者，最直接的方法是遮住一只眼睛。许多患者会意识到这一点，并且可能会不自觉地闭上一只眼睛以改善视觉体验。从长远来看可以通过佩戴眼罩来缓解复视症状，但应尽量避免视力较好的眼睛被遮挡。在使用眼罩时应确保被遮住的眼睑完全闭合以最大程度地降低角膜损伤的风险；而对于已有角膜损伤的患者应避免使用眼罩以免加重损伤[3]。

（三）三棱镜治疗

对配戴眼镜的患者可以将三棱镜压贴在眼镜后面，以将分开的图像"弯曲"成单一视觉，这对伴有相对小角度眼部错位的患者最有效；三棱镜使用原则：①先将三棱镜佩戴在患眼上，如眼球外展受限，则患眼给处方底向外的三棱镜，当偏斜变成共同性时，三棱镜可平均分配在双眼上；②三棱镜治疗的主要目的是矫正在正前方及正下方的复视，保证在此视野范围内的双眼单视。配镜后嘱患者眼球转动的幅度不宜过大，维持在 10° 以内即可；③三棱镜的度数以最低能消除复视的度数为准；④如同时需要水平位及垂直位三棱镜，优先处方垂直三棱镜[3,15]。

（四）眼部矫正手术

对于不适合三棱镜治疗或治疗效果不佳的大角度眼视野错位的患者可以考虑手术矫正治疗。手术的目的是使患者能在正前方与正下方较大视野范围内保持双眼单视。如术后仍出现局部斜视及复视，可再加三棱镜治疗。一般首选直接拮抗肌的后退术[12]。

（五）激素治疗

研究表明，糖皮质激素治疗可缓解由于肿瘤挤压邻近组织导致的水肿及炎症引起的视神经病变。即使是由肿瘤侵犯而导致的神经性病变，糖皮质激素仍可能通过其抗炎机制发挥作用；鼻咽癌放化疗期间口服糖皮质激素可有效缓解组织水肿，缓解肿瘤对脑神经的压迫，达到缓解视觉损伤的作用[16]。

（王　丽　王孝深）

扫一扫，查阅参考文献

第六节　颈部肿物

颈部肿物是鼻咽癌最常见的首发症状之一，是鼻咽肿瘤出现颈部淋巴结转移的表现。临床上，超过 60% 的患者以颈部肿物为首发症状，而 80% 以上的患者确诊时就已经存在影像学上可见的肿大淋巴结，其出现提示肿瘤发展进入中晚期，是预后相对不良的表现。鼻咽癌颈部肿物通常为无痛性，其发现往往具有偶然性，初期极易被误诊为炎性淋巴结而贻误诊断。部分肿物可合并局部反应性炎症，呈现红、肿、痛的表现，给患者造成较大心理负担。当肿物较大时，还可以对颈部重要肌肉、神经和血管造成压迫和损伤，加之治疗本身的影响，可造成较严重的功能损伤。因此，早期发现、早期诊断、科学治疗和症状康复均对鼻咽癌患者具有重要意义。

一、病因及发病机制

由于鼻咽肿瘤的特性和其原发部位的解剖特点，鼻咽癌极易发生淋巴结转移。鼻咽部分布有极为丰富的淋巴组织和淋巴管网,原发肿瘤可随着侧壁前方、后方的淋巴引流汇入咽后淋巴结,再进入颈上深淋巴结,在颈部形成肿大淋巴结。同时,由于鼻咽癌病理分型多为低分化型或未分化型,具有较高的侵袭性和转移倾向,临床上亦不乏"小原发大转移"的表现。

尽管淋巴转移很常见,但其机制至今未完全阐明。目前一般认为,颈部淋巴结转移与其他区域淋巴结转移类似,其发生有赖于恶性肿瘤淋巴管生成等早期事件。在一系列淋巴管生成因子的调节下,肿瘤及瘤周可形成大量新生毛细淋巴管,其管腔相对较大而不规则,管壁较薄;当肿瘤侵犯其外周组织时,毛细淋巴管通透性增加,渗出液增多并导致管周组织水肿,瘤内静水压增高,驱动肿瘤细胞进入淋巴管,并进一步发生淋巴转移;同时,肿瘤细胞分泌的趋化因子受体可促使癌细胞向淋巴管作定向趋化运动,并通过阿米巴样运动穿越内皮间隙进入淋巴管网,从初始形成的前哨淋巴结逐渐播散向区域性淋巴结[1]。

二、临床表现和诊断标准

(一)临床表现

鼻咽癌颈部肿物常表现为可扪及或肉眼可见的结节样物,其数量、形状、质地、边界及活动度等特征与肿瘤进展阶段密切相关。初始时,转移性颈部肿物可呈孤立性分布,边界较为清晰而规则,质地可偏软或中等硬度,活动度往往尚可,而患者常无主观症状;随着肿瘤发展,肿大淋巴结可伴有包膜外侵犯,互相融合成团,形成质硬肿物;肿瘤后期,转移淋巴结可侵犯至颈部脂肪间隙、肌肉和筋膜,进而引发肌肉挛缩和颈部僵硬,严重时甚至可累及皮肤真皮层,造成皮肤充血红肿伴明显疼痛、破溃乃至继发性感染等严重后果。

鼻咽癌颈部肿物的分布呈现一定的规律性。总体而言,其淋巴结转移基本遵循由上到下、由近及远发展的规律,跳跃性转移较为少见,其发生率仅 2.3%[2];颈部转移最常见于Ⅱb 区、咽后、Ⅱa 区[3],其中咽后区淋巴结转移主要位于外侧组,中央组咽后淋巴结转移罕见(< 0.5%)。此外,淋巴结转移的位置与原发灶累及范围也有一定关系,如对于偏一侧性的原发肿瘤,颈部肿物通常位于同侧,但对侧淋巴结转移亦不少见;原发肿瘤累及鼻腔前 1/2 或口腔时,Ⅰb 区转移概率相对较高。总而言之,颈部肿物的出现意味着鼻咽癌具有了一定侵袭性和更高的远处转移倾向,了解其分布特征对鼻咽癌的规范和个体化治疗具有重要的指导意义。

(二)诊断标准

按照我国鼻咽癌临床分期工作委员会的推荐,符合如下任一标准的颈部肿物可诊断为阳性转移淋巴结:①无论大小,存在中心坏死或者环形强化;②横断面图像上淋巴结最小横径≥10mm;③同一区域≥3 个淋巴结,其中一个最小横径≥8mm;④淋巴结包膜外侵犯;⑤外侧组咽后淋巴结最小横径≥5mm,以及临床影像可见的任何中央组咽后淋巴结。

三、康复管理及策略

(一)预防性康复处理

1. 对症镇痛　鼻咽癌淋巴结转移早期通常不伴明显疼痛,但发展至后期时,颈部肿物可因并发水肿和炎症、导致局部肿胀,或累及皮肤而出现局部疼痛,一部分患者的淋巴结还可压迫颈部神经和血管,引起顽固性反射性头痛等。疼痛持续较久、程度较重时,可影响患者进食和睡眠,显著加重患者焦虑情绪。此时可根据患者实际疼痛评分进行分级镇痛,轻者可使用非甾体抗炎药物,中度疼痛可考虑弱阿片类药物联用非甾体抗炎药物,弱阿片类药物包括可待因、布桂嗪、曲马多等。而对于持续不能缓解的重度疼痛,可尝试选用阿片类药物(联合或不联合非甾体抗炎药和辅助止痛药)进行有效镇痛。而随着患者根治性治疗的进行,颈部肿物引起的疼痛可逐渐缓解,此时需及时调整镇痛药物,以防药物相关不良反应的发生。

2. 预防颈部感染　感染风险可存在于颈部肿物诊疗全过程,需注意加强预防和处理。治疗前转移淋巴结包膜外侵累及皮肤时,可出现局部皮肤红肿、破溃乃至继发性感染,严重者甚至可并发急性蜂窝织炎。初诊时需评估患者颈部皮肤情况,可局部使用金霉素软膏、莫匹罗星软膏等予以预防性处理;存在全身症状者可经验性加用静脉抗生素。在根治性治疗中,颈部肿物区域放疗剂量较高、范围较大,急性放射性皮肤反应风险较高,尤其在皮肤褶皱处容易出现湿性脱皮,护理不当亦可出现溃疡、坏死和继发感染。该种情况应以预防为主,制订放疗计划时需尽可能降低皮肤表面剂量,放疗过程中可预防性使用三乙醇胺乳膏[3]、超氧化物歧化酶等医用防护剂[4]、重组人碱性成纤维细胞生长因子[5]等来减轻皮肤反应。而对于已经发生的湿性脱皮伴渗液,可使用新型医用敷料、糖皮质激素软膏等局部敷用,促进渗液收敛和皮肤愈合。继发性皮肤感染的处理原则同上。

3. 神经介导性晕厥的预防和处理　晕厥是指各种原因导致的一过性广泛脑灌注不足引起的突然、短暂的意识丧失,继而又完全恢复的一组临床表现,其主要分为神经介导性晕厥、直立低血压性晕厥、心源性晕厥三类。而鼻咽癌所致晕厥往往属于神经介导性晕厥,其病因包括颈动脉窦综合征、舌咽神经受激、咽旁间隙/咽后间隙受累所导致的血管迷走性晕厥。当局部晚期鼻咽癌的颈部肿物范围较广、对颈动脉造成明显压迫时,可引起动脉窦神经轴突的持续去极化,进而通过传入神经刺激延髓血管减压区域,增加迷走神经张力(心动过缓)、降低交感神经张力(血管扩张),导致心排出量和静脉回流减少,最终导致晕厥。该征象称作颈动脉窦综合征,虽然既往报道较少[6-7],但在临床上并不罕见,甚至为不少初治鼻咽癌患者的常见乃至首发症状。颈动脉窦综合征所致晕厥往往并不危及生命,但可对临床鉴别和治疗造成较大干扰。其预防需注意避免颈部大幅度运动和牵拉,谨防情绪激动等。治疗方面,单纯药物治疗(阿托品、多巴胺、肾上腺素、去甲肾上腺素、氨茶碱等)往往难以根治,这些药物主要用于非药物治疗之前的症状控制,或配合放化疗及安置人工起搏器准备。而对于晕厥反复发作、阿斯综合征等心脏抑制型晕厥,必要时可考虑放置人工起搏器以预防心源性休克。最终究其根本,放化疗是目前控制鼻咽癌相关晕厥最有效的治疗手段,而对于药物、人工起搏器治疗无效或者放化疗不能完全缓解症状的患者,可考虑外科手术介入。

4. 心理疏导与行为干预　由于鼻咽癌发病隐匿,就诊时往往已是局部晚期,且病理类型大多为低分化或未分化型癌,患者时常存在恐惧、紧张、焦虑、悲观、失望等不良情绪;而颈部淋巴结等明显外在、可扪及的肿物更容易对外观造成影响,使患者产生自卑情绪甚至丧失对治疗的信心,进而影响其治疗依从性和疾病预后。对于这类患者,应加强沟通,做好心理调节工作,助其树立战胜疾病的信心,消除恐惧心理,积极乐观地面对疾病和后续治疗。此外,应对患者生活习惯等进行适当行为干预,包括但不限于:积极戒烟戒酒;保证充足睡眠;进食高蛋白、高维生素、低脂食物来合理补充营养;引入适度锻炼(如散步、太极拳、轻瑜伽等)以增强体质。

5. 颈部远期并发症预防　鼻咽癌存在颈部肿物时,其放疗靶区相对较大,局部剂量相对更高,可导致放射性肌肉纤维化、后组脑神经损伤等远期并发症,严重影响患者生活质量。颈部纤维化主要来源于血管内皮损伤和坏死脱落、血管通透性增加、白细胞渗出血管外,介导组织损伤和大量纤维蛋白原渗出,并逐渐在细胞外基质中持续性沉积和机化,久之可导致血管退行性变、软组织弹性消失而颈部变硬,产生纤维化。而后组脑神经损伤则主要由颈动脉鞘区高剂量引起该区域软组织纤维化、压迫、神经牵拉而致。其症状主要表现为吞咽困难、构音障碍、饮水呛咳,严重影响患者正常生活。以上远期并发症的处理主要以剂量学预防和早期干预为主,其要点包括:①尽量减少颈部不必要的高剂量照射;②及时治疗照射野内及邻近组织的炎症;③适当应用抗纤维化和神经营养等治疗[8]。

(二)西医康复处理

1. 放射治疗　放射治疗是初诊无转移鼻咽癌的主要根治性手段之一。由于我国的鼻咽癌多数以非角化性鳞状细胞癌为主,对放射线往往较为敏感。近年来随着调强适形放射治疗(intensity-modulated radiotherapy, IMRT)技术的普及,可以达到对放疗靶区高适形性、高均一性的覆盖,鼻咽癌的局控率较以往二维时代有所提高,且对正常组织的保护效果更佳。鼻咽癌颈部肿物要求的放疗剂量一般为66~70Gy/30~33次,其放疗后退缩情况较原发灶略高,区域控制率往往在95%以上。对于颈部肿瘤较大的患者,调强放疗可以在满足肿瘤高剂量覆盖的同时,更好地避开喉、脊髓、颈部大肌肉、血管、臂丛神经等重要组织,从而更好地保留吞咽功能、颈部活动度,减少远期脑血管风险、脑神经症状等相关并发症。

2. 药物治疗　鼻咽癌发生颈部转移时,其区域失败和远处转移率显著提高,尤其对于颈部肿瘤负荷较大(N_{2-3})的高危患者,单纯放疗难以达到完全控制,需考虑药物联合的综合治疗,其可选药物包括化疗、靶向治疗和免疫治疗等。基于顺铂的同步化疗是局部区域晚期鼻咽癌最有确证依据的协同治疗之一,可显著提高局部控制率,减少远处转移。紫杉醇、吉西他滨、氟尿嘧啶联合铂类的双药或三药诱导化疗方案在颈部淋巴结中的缓解率超过 90%[9-10],不仅可迅速缓解颈部肿物造成的疼痛和压迫、快速改善患者生活质量,还可在同步放化疗基础上进一步提高无远处转移率和无病生存率,因此该类化疗方案是伴有颈部大肿物的局晚期鼻咽癌首选治疗策略之一。靶向治疗目前以 EGFR 单抗为主,对于部分局部晚期、颈部大肿块或者诱导化疗相对抵抗的患者,可尝试在标准治疗中加入尼妥珠单抗等靶向药物以起到协同增敏作用,或可提高局部控制率和总生存率,且不显著增加治疗毒性[11]。目前,免疫治疗在局部晚期鼻咽癌中的作用尚缺乏依据,但对于颈部肿瘤负荷较大的高危患者,诱导化疗联合免疫治疗或可有效减瘤,提高后续颈部肿物控制率,减少远处转移,更多数据还有待后续研究。

3. 手术治疗 根治性放疗后,6%～10% 的患者存在淋巴结残留或颈部复发[12],其分布区域与初治患者转移模式相似,常见于Ⅱ区～Ⅳ区。外科手术是此类患者的主要挽救性手段之一,可有效彻底清除区域的含瘤肿物,尽可能降低区域进展和远处转移风险。颈部手术主要适应证包括:①根治性放疗 3 个月后颈部肿物仍存且穿刺证实仍有肿瘤残留者;②放疗后颈部淋巴结全部消退又再复发者;③颈部肿物与深部组织无明显固定,未侵犯颈动脉或颈内动脉者;④无远处转移者;⑤全身状况良好者,否则一般不推荐大切口颈部手术。鼻咽癌的颈部淋巴结手术主要包括根治性颈部淋巴结清扫术、改良性颈部淋巴结清扫术、择区性颈部淋巴结清扫术、淋巴结局部切除术等 4 大术式,其中前两者为最常见的术式选择。根治性颈清往往适用于颈部肿物较大并广泛融合,甚至侵犯肌肉、血管及神经等邻近组织的患者,但该术式切除范围较广,对患者术后外观及功能影响较大。而对于颈部淋巴结累及不超过 2 个区、最大直径小于 3cm 且颈部皮肤纤维化不明显者,可优选改良性颈清扫术,后者在保证清扫彻底的前提下,可选择适当缩小清扫范围,保留胸锁乳突肌、颈内静脉、副神经,乃至颈外静脉和肩胛舌骨肌等结构,减少术后方肩、上肢活动障碍和患侧颜面水肿等并发症,更有利于术后康复、提高生活质量[13]。

4. 热疗 热疗的工作原理是利用微波在人体中产生的物理热效应,以及由于肿瘤组织和正常组织不同血供特点导致的热累积效应差异,达到选择性杀伤肿瘤、同时避免损伤正常组织的目的。温度在 43℃ 及以上时,热疗可通过直接细胞毒作用、诱导细胞凋亡、放疗和化疗协同增敏作用等促进肿瘤根治。尤其对于颈部淋巴结负荷较大(N_3)的患者,其内部乏氧区域的存在导致其对微波热疗更为敏感,此类患者在同步放化疗基础[14]上联用热疗或可改善其放化疗抵抗的问题,进一步提高颈部控制率。热疗具有易于实施,安全性高、副作用小等优势,在细心操作的前提下,并不会额外增加放疗的颈部皮肤反应,是值得探索和推广的治疗策略之一。

(三)中医康复处理

1. 辨证治疗 按照中医辨证分型标准[15],鼻咽癌可分为肺热型(涕中带血、鼻塞,无颅底骨质受侵或脑神经征,无颈部淋巴结转移;舌边尖红、苔薄白或薄黄,脉略)、痰凝型(有颈部淋巴结转移,无耳闷、鼻塞,无颅底骨质受侵或脑神经征;舌红、苔薄黄腻或厚腻,脉滑数)、瘀血阻络型(有头痛、面部麻木,脑神经征阳性,但无颈部淋巴结转移;舌质暗红或有瘀斑点,脉弦或涩),以及血瘀痰凝型(同时见有痰凝和瘀血阻络的特点)等四型。颈部肿物对应古中医的"瘰疬""石疽"和"痰核"等范畴,其基本病机乃是虚寒痰凝,应从痰论治,通过滋阴温阳的整体内服,辅以温化痰瘀、开腠散结的局部外用之法,达到强健脾化痰、破瘀涤痰,进而改变患者痰湿体质,改变其证型,最终改善预后的目的。

2. 症状康复 放疗后康复期内,鼻咽癌患者证型随时间呈动态变化,不同阶段应采用不同理念及药物来进行康复治疗。放疗后 1 年以内往往以热盛津亏、气阴两虚为证,治疗应以益气解毒为主,如黄连、黄芪、白芍、天花粉、桔梗、玄参、丹皮、地龙等;1～3 年则呈现气阳虚衰、气虚痰凝、阴虚血瘀等证,治疗宜侧重养阴健脾,例如熟地、黄芪、太子参、淮山、锁阳、茯苓、泽泻、补骨脂等;放疗结束 3 年以上者以气阴两虚、阴虚血瘀为主,治疗考虑益气养阴方,例如黄芪、太子参、沙参、丹参、枸杞子等。

3. 中医理疗 除药物治疗外,针灸等中医理疗手段也可用于放疗后康复治疗,尤其在治疗放疗相关颈部纤维化等长期毒副作用中具有一定疗效[16]。可选用颈三针(天柱、百劳、大杼)外加风池、颊车穴,前者可激发局部经气,疏通颈部气机功能,发挥软化痉挛的作用;针刺风池穴可调节神经和血管功能,改善椎动脉供血,纠正组织缺血缺氧状态。同时还可配合中药热敷、颌面部穴位按摩等,可起到事半功倍的效果。

4. 饮食康复 生活习惯和饮食营养对鼻咽癌放化疗后的康复过程十分重要。李东垣《脾胃论》认为："百病皆由脾胃衰而生也"。癌病日久损伤脾胃，放化疗亦会损伤脾胃，致使脾胃运化无力，临床表现为食欲不振、恶心呕吐、消瘦等，致使机体免疫力下降。可在中药药膳、茶饮中添加健运脾胃之品，如四君子汤，加用鸡内金、山楂、竹茹、佩兰、砂仁等。同时注意清淡饮食，少食肥甘厚腻和过于温补之物，多食时令果蔬，促进脾胃功能恢复。

（周 鑫 王孝深）

 扫一扫，查阅参考文献

第五章 鼻咽癌慢性病共病临床康复

第一节 高 血 压

鼻咽癌是我国发病率较高的头颈部恶性肿瘤之一。鼻咽癌以男性多见，男女比例为(2.0~3.8):1，主要发生在30~50岁。鼻咽癌远处转移率高，是致死的主要原因之一，文献报道初诊时远处转移率为5%~11%。鼻咽癌的放化疗综合治疗是局部早期及晚期鼻咽癌的标准治疗模式。化疗或放疗与靶向药物的联合治疗可作为鼻咽癌患者的选择治疗方案之一。血管内皮生长因子(vascular endothelial growth factor, VEGF)抑制剂、重组人血管内皮抑制素等靶向药物对血压的影响，也提高了鼻咽癌患者高血压的发病率[1-2]。高血压是心脑血管疾病最重要的危险因素，常与其他危险因素共存，可损伤重要脏器，如心、脑、肾的结构和功能，最终导致这些器官的功能衰竭。研究表明，高血压是鼻咽癌患者的独立预后风险因素之一[3]。因此，合并高血压的鼻咽癌患者，抗肿瘤治疗过程中应积极监测血压，并且尽早接受抗高血压治疗。

一、病因及发病机制

(一)高血压发生机制的概述

高血压是由遗传、环境、免疫、解剖、神经系统、内分泌，以及血流动力学等多种因素共同作用的结果。高血压可分为原发性及继发性两大类。原发性高血压是一种以血压升高为主要临床表现而病因尚未明确的独立疾病，占所有高血压患者的95%以上。继发性高血压的病因明确，高血压仅是该种疾病的临床表现之一，血压可暂时性或持久性升高，该类高血压约占总数的5%。肿瘤相关性的异位促肾上腺皮质激素分泌增加可能导致高血压的发生[4]。高血压也是抗血管生成靶向药物的常见不良反应之一，约1/3的肿瘤患者在治疗中会出现新发高血压[5]。

(二)药源性高血压的发病机制

高血压是抗血管生成靶向药物的常见不良反应之一，其具体机制还未完全阐明，目前已知的主要致病机制如下。

1. **血管扩张剂一氧化氮(NO)途径被抑制**　NO有舒张血管和调节钠离子平衡的作用[4]。抗VEGF靶向药物导致NO的合成减少，使血管收缩和外周阻力增加，同时NO减少可引起水钠潴留，进一步促使了高血压的发生[6]。

2. **血管收缩阻力增加**　VEGF参与前列环素(prostaglandin I2, PGI2)等血管扩张剂的产生[7]，PGI2能激活腺苷环化酶而使cAMP浓度增高，进而达到扩张血管的作用。VEGF抑制剂导致舒张血管的因子减少，而血管收缩因子如内皮素-1(endothelin-1, ET-1)的合成增加，进而导致血压上升[8]。

3. **氧化应激增加**　血管收缩和NO合成减少，促进了氧化应激的发生；活性氧的持续产生和血管氧化细胞的不断损伤，又促进了高血压的发生[9]。

4. **微血管床的密度减少**　抗血管生成靶向药减少了毛细血管的生成，降低了微血管床的密度，使得外周阻力增加，进而导致血压上升[7]。

二、高危因素及诊断标准

（一）高血压的危险因素

主要危险因素包括年龄，高钠、低钾膳食，饱和脂肪酸或饱和脂肪酸/多不饱和脂肪酸比值较高，过量饮酒或吸烟、超重和肥胖、血脂异常和糖尿病、高血压家族史等。

（二）高血压的诊断标准

公认的高血压标准为：收缩压（systolic blood pressure，SBP）≥140mmHg 和/或舒张压（diastolic blood pressure，DBP）≥90mmHg，根据血压增高的水平，分为 1 级、2 级和 3 级。1 级高血压（轻度）：140～159mmHg/90～99mmHg；2 级高血压（中度）：160～179mmHg/100～109mmHg；3 级高血压（重度）：≥180mmHg/≥110mmHg。2022 年发布的《中国高血压临床实践指南》对高血压的诊断与分级提出了新的推荐[10]：SBP≥130mmHg 和/或 DBP≥80mmHg。分级如下：1 级高血压：130～139mmHg/80～89mmHg；2 级高血压：≥140mmHg/≥90mmHg。

三、康复管理及策略

（一）预防性康复处理

1. 膳食推荐 食用替代盐或低钠、富含钾的食物，如使用替代盐烹饪或食用替代盐食品；建议钠盐的摄入＜5.0g/d，最佳目标是＜1.5g/d，推荐钾的摄入量为 3 500～4 700mg/d。推荐食用水果、蔬菜、全谷物、乳制品和低钠低脂食物。

2. 鼓励运动 建议常规进行快走、骑自行车等有氧运动，运动还有利于减轻体重和改善胰岛素抵抗。

3. 减缓精神压力 长期精神压力和焦虑可兴奋交感神经，引起高血压。推荐积极参加文体与社交活动来减轻精神压力。呼吸控制练习也有助于减少精神压力，如每日睡前进行缓慢、有规律的呼吸控制练习，目标呼吸频率＜10 次/min，每次 15 分钟，每周＞40 分钟。

4. 对超重和肥胖者建议 通过控制能量摄入、增加运动和行为干预来控制和减轻体重。其中，可以尝试限制每日热量≤500～750kcal（1kcal＝4.184kJ）；推荐参与中到高强度的有氧运动，每天 30～60 分钟，每周 5～7 天，达到最大心率的 60%～90%。最佳目标是达到理想体重，具体可参考：体重指数 18.5～23.9kg/m²，控制腰围至男性＜90cm，女性＜80cm。

5. 戒烟限酒 推荐不吸烟、彻底戒烟、避免被动吸烟。饮酒者建议降低酒精摄入：男性≤20g/d，女性≤10g/d，最好戒酒，避免酗酒。

（二）西医康复处理

1. 治疗目的及原则 高血压治疗的主要目标是血压达标，降压治疗的最终目的是最大限度地降低高血压患者心、脑血管病的发生率和死亡率。与此同时，高血压常与其他心、脑血管病的危险因素合并存在，例如高胆固醇血症、糖尿病、肾病等，制订综合性治疗措施至关重要。不同人群的降压目标不同，一般患者的降压目标为 130/80mmHg 以下，对合并糖尿病或肾病等高危患者，应个性化制订降压目标。

2. 抗高血压药物治疗

（1）抗高血压药物应用基本原则：高血压患者应使用推荐的起始与维持治疗的降压方案，具体应遵循 4 项原则，即小剂量开始，优先选择长效制剂，联合用药及个体化治疗。

1）小剂量开始：初始治疗时通常应采用较小的有效剂量，根据需要逐步增加剂量。

2）优先选择长效制剂：积极推荐每日给药 1 次能控制 24 小时并达标的药物。从而有效控制夜间血压与晨峰血压，更有效的预防心脑血管并发症。如使用中、短效制剂，需要给药每日 2～3 次，达到平稳控制血压的目的。

3）联合用药：可增强降压效果又不增加用药相关不良反应，在低剂量单药治疗效果不满意时，可以采用两种或多种不同机制的抗高血压药物联合治疗。血压水平＞160mmHg/100mmHg，或血压水平高于目标血压 20mmHg/10mmHg 的高危患者初始用小剂量两种药物联合治疗。

4）个体化治疗：综合评估患者的具体情况、药物有效性和耐受性，可增加原用药的剂量或加用小剂量其他种类抗高血压药物。

（2）抗高血压药物的种类：目前常用的抗高血压药物可归纳为如下 5 类——血管紧张素转换酶抑制剂（ACEI）、血管紧张素Ⅱ受体阻滞剂（ARB）、β 受体拮抗剂、钙通道阻滞剂（CCB）、利尿剂。另外还有两类抗高血压药物分别为 α_1 受体拮抗剂和中枢性抗高血压药物。常用抗高血压药物的用法和主要不良反应见表 5-1-1。

表 5-1-1　常用抗高血压药物的用法和主要不良反应

分类	化学名	单次剂量 /mg	用法（每日）	主要不良反应
血管紧张素转换酶抑制剂	卡托普利	12.5～50	2～3 次	咳嗽, 血钾升高, 血管性水肿
	依那普利	10～20	2 次	
	西拉普利	2.5～5	1 次	
	福辛普利	10～20	1 次	
	培哚普利	4～8	1 次	
	雷米普利	2.5～10	1 次	
	赖诺普利	10～20	1 次	
	贝那普利	10～20	1 次	
血管紧张素Ⅱ受体阻滞剂	氯沙坦	50～100	1 次	血钾升高, 血管性水肿
	缬沙坦	80～160	1 次	
	厄贝沙坦	150～300	1 次	
	坎地沙坦	8～16	1 次	
	替米沙坦	40～80	1 次	
	奥美沙坦	20～40	1 次	
钙通道阻滞剂	硝苯地平	5～10	3 次	水肿, 头痛, 潮红
	硝苯地平控释片	30～60	1 次	
	左旋氨氯地平	1.25～5	1 次	
	非洛地平缓释剂	5～10	1 次	
	拉西地平	4～6	1 次	
	尼卡地平	40	2 次	
	尼群地平	10	2 次	
	乐卡地平	10～20	1 次	
	氨氯地平	5～10	1 次	
	维拉帕米缓释片	240	1 次	房室传导阻滞, 心功能抑制, 便秘
β 受体拮抗剂	美托洛尔	25～50	2 次	支气管痉挛, 心功能抑制
	比索洛尔	5～10	1 次	
	阿替洛尔	50～100	1 次	
	普萘洛尔	10～20	2～3 次	
	倍他洛尔	10～20	1 次	
α、β 受体拮抗剂	拉贝洛尔	100	2～3 次	体位性低血压, 支气管痉挛
	卡维地洛	12.5～25	1～2 次	
	阿罗洛尔	10	1～2 次	
利尿剂	呋塞米	20～40	1～2 次	血钾降低
	氢氯噻嗪	12.5	1～2 次	血钾减低, 血钠减低, 血尿酸升高
	吲达帕胺	1.25～2.5	1 次	
	阿米洛利	5～10	1 次	血钾增高
	氨苯蝶啶	50	25～100	

（三）中医康复处理

鼻咽癌合并高血压病隶属于中医学的"眩晕""头痛"范畴。临床上原发性高血压以头晕、头痛为主要表现，常伴有心悸、胸闷、面红目赤、耳鸣等症状。病因多为七情六欲过度、饮食劳伤及年老体衰，病位在心、肝、脾、肾，病性有实有虚，也有虚实夹杂者。其主要病理因素为"风""火""痰""湿"，进而导致机体阴阳平衡失调是高血压的主要病因。主要为肝火上炎、阴虚阳亢、气血两虚、痰湿内阻、瘀血内阻等证类[11]。中医药可通过降低内皮素、提高一氧化氮水平，并抑制氧化应激反应等途径，对血管内皮细胞功能障碍进行干预并改善心血管重构，延缓和控制高血压及靶器官损害的发生。

1. 辨证汤药

（1）肝火上炎：头晕胀痛、面红目赤、烦躁易怒为主症，兼见耳鸣如潮、胁痛口苦、便秘溲黄等症，舌红，苔黄，脉弦数。

治则：清肝泻火。

方药：龙胆泻肝汤加减。

基本处方：龙胆草，柴胡，泽泻，车前子，生地黄，当归，栀子，黄芩，甘草，木通。

（2）阴虚阳亢：以眩晕、耳鸣、腰酸膝软、五心烦热为主症，兼见头重脚轻、口燥咽干、两目干涩等症，舌红，少苔，脉细数。

治则：平肝潜阳，清火息风。

方药：天麻钩藤饮加减。

基本处方：天麻，钩藤，石决明，川牛膝，杜仲，桑寄生，黄芩，栀子，朱茯神，夜交藤，益母草。

（3）气血两虚：以眩晕时作、短气乏力、口干心烦为主症，兼见面白、自汗或盗汗、心悸失眠、纳呆、腹胀便溏等症，舌淡，脉细。

治则：补益气血，调养心脾。

方药：归脾汤加减。

基本处方：人参，木香，白术，黄芪，当归，龙眼肉，甘草，白茯神，远志，酸枣仁。

（4）痰湿内阻：以头重如裹为主症，兼见胸脘痞闷、纳呆恶心、呕吐痰涎、身重困倦、少食多寐等症，苔腻，脉滑。

治则：化痰祛湿，和胃降浊。

方药：半夏白术天麻汤加减。

基本处方：半夏，白术，天麻，陈皮，茯苓，甘草，钩藤，珍珠母，郁金。

（5）瘀血内阻：以头痛如刺、痛有定处为主症，兼见胸闷心悸、手足麻木、夜间尤甚等症，舌质暗，脉弦涩。

治则：活血化瘀。

方药：通窍活血汤加减。

基本处方：地龙，当归，川芎，赤芍，桃仁，红花，白芷，石菖蒲，老葱，全蝎。

2. 中成药

（1）当归龙荟丸，口服，1次6g，1日2次。适用于肝火上炎型。

（2）清脑降压片：适用于阴虚阳亢型。

1）制剂规格：①薄膜衣片，每片重0.33g；②糖衣片，片心重0.30g。

2）用法用量：口服，一次4～6片，一日3次。

（3）眩晕宁片：适用于痰湿内阻型。

1）制剂规格：薄膜衣片，每片重0.38g。

2）用法用量：口服，一次2～3片，一日3～4次。

（4）心脉通片：适用于瘀血内阻型。

1）制剂规格：①薄膜衣片，每片重0.60g；②糖衣片，片心重0.60g。

2）用法用量：口服，一次2片，一日3次。

（5）心安宁片，适用于瘀血内阻型。

1）制剂规格：①薄膜衣片，每片重 0.31g；②糖衣片，片心重 0.30g。

2）用法用量：口服，一次 4～5 片，一日 3 次。

3. 辅助疗法

（1）针刺

1）体针：主穴百会、曲池、合谷、太冲、三阴交。肝火上炎者，加风池、行间；痰湿内阻者，加丰隆、足三里；瘀血内阻者，加血海、膈俞；阴虚阳元者，加太溪、肝俞；阴阳两虚者，加关元、肾俞。实证针用泻法，虚证针用补法。

2）耳针：取穴皮质下、降压沟、脑、心、肾、神门、交感、肝、内分泌、眼、心。每次选取 3～4 穴，毫针轻刺激或王不留行籽压丸，每日 1 次，两耳交替。

（2）气功：调心、调息和调身可起到降压和辅助治疗作用，能稳定血压、心率及呼吸频率，调节神经系统，提高生活质量。

（3）其他：也可以采用药膳食疗、保健药茶、太极拳、足浴、穴位按摩等方法降低血压[12]。

（何天宇　乔 俏）

扫一扫，查阅参考文献

第二节 糖 尿 病

糖尿病是一种代谢紊乱性疾病，主要是指患者机体内的血糖水平持续升高。随着社会经济发展、人民生活水平提高，以及生活方式、饮食结构的改变，糖尿病的患病率显著增加。糖尿病分为 1 型糖尿病、2 型糖尿病、特殊类型糖尿病等，其中 2 型糖尿病最为常见，约占 90%，是以胰岛素抵抗为主，伴不同程度的胰岛素相对缺乏[1]。目前，世界范围内肿瘤发病率逐年升高，肿瘤合并糖尿病的患者越来越多。鼻咽癌是我国南方常见的恶性肿瘤之一，鼻咽癌与糖尿病，有很多共同的高危因素，包括饮食习惯、生活作息、高龄、大环境因素等。流行病学调查显示，9% 的癌症患者在确诊时伴有糖尿病，说明长期的糖尿病史与癌症有密切的联系[2]。研究证实，糖尿病与多种恶性肿瘤的发生发展及预后之间存在着密切联系，包括提高了乳腺癌、肝癌、肺癌的发病率[3-6]，影响胰腺癌、肠癌、肝癌等预后[7-9]。亦有研究表明糖尿病使鼻咽癌的复发率升高[10]。糖尿病与癌症死亡率增加有关[11-12]。高血糖为肿瘤细胞的生长提供了良好的环境，促进肿瘤细胞的增殖，同时糖尿病介导的胰岛素抵抗会促进胰岛素和胰岛素样生长因子的分泌，进一步促进有丝分裂和肿瘤细胞的生长，这在体内外实验中均得到了证实。这提示临床上对合并糖尿病的鼻咽癌患者需采取控制血糖或增敏等措施来降低复发率，提高局部控制率。

一、病因及发病机制

（一）糖尿病与鼻咽癌的共同高危因素

糖尿病与鼻咽癌存在着共同的致病因素。第一，鼻咽癌是一个多因素多阶段共同作用的复杂过程，吸烟作为鼻咽癌可能的环境风险因素一直是研究的热点，EBV 感染和遗传易感性，均已显示出与该疾病的实质相关性[13]；研究报道，吸烟亦可增加糖尿病的患病风险[14]。第二，高龄是 2 型糖尿病和恶性肿瘤共同的危险因素。随着年龄的增长，鼻咽癌与糖尿病的发病率均升高。第三，不良的饮食习惯。研究发现高浓度亚硝酸以及某些微量元素过量或缺乏与鼻咽癌的发病密切相关，而高糖、高脂等不良饮食习惯亦是糖尿病的主要危险因素。

（二）糖尿病影响鼻咽癌的致病机制

糖尿病可增加多种恶性肿瘤的患病风险，高血糖状态、高胰岛素血症及胰岛素抵抗，肥胖、慢性炎症、脂质代谢紊乱等可能参与了二者相关的病理过程。

1. 高糖血症 肿瘤细胞需要大量葡萄糖摄入才能快速生长和分裂。糖尿病患者长期处于高糖状态,为肿瘤细胞的生长提供了良好的条件。高血糖是 2 型糖尿病患者发生癌症的危险因素。长期高血糖状态产生大量氧自由基,诱导活性氧异常蓄积,降低机体抗氧化能力,导致 DNA 损伤、突变,增加细胞恶性转化可能。促进缺氧诱导因子间接升高,参与导致细胞凋亡、基因突变、染色体畸形,诱使血管内皮细胞凋亡,为肿瘤细胞入侵、转移提供机会。高糖血症亦可通过活性氧系统触发癌细胞发生上皮间质转化,为肿瘤细胞的侵袭和转移创造条件,从而影响肿瘤预后[15]。

2. 胰岛素抵抗及高胰岛素血症 糖尿病患者普遍存在高胰岛素血症,主要有两方面因素。一方面是 2 型糖尿病的主要发病机制为内源性胰岛素抵抗;另一个方面是外源性胰岛素及胰岛素促泌剂的应用。胰岛素可使血液中胰岛素样生长因子 -1(insulin-like growth factor 1, IGF-1)水平升高。人类的肿瘤细胞大多高表达胰岛素受体及 IGF-1 受体。IGF-1 有较强的致有丝分裂及抗细胞凋亡的作用[16]。胰岛素可以与胰岛素受体相结合,胰岛素受体被激活可促进细胞生长,诱发肿瘤细胞增殖。因此,推测胰岛素抵抗及高胰岛素血症可促进鼻咽癌的发生和发展。

3. 肥胖及慢性炎性反应 肥胖和超重在 2 型糖尿病患者中占极高比例。肥胖影响肿瘤发生的机制可能包括慢性炎症状态。肥胖和代谢紊乱导致长期的炎症状态,脂肪组织的炎症反应会产生促炎细胞因子,如 C 反应蛋白、白细胞介素 -6(interleukin 6, IL-6)、肿瘤坏死因子 α(tumor necrosis factor α, TNF-α)等慢性炎症标志物水平的升高,持续的炎症状态可促进基因不稳定性,导致癌基因激活或抑癌基因失活,与癌症风险增加有关。炎症信号通路的过度激活是机体癌变和肿瘤恶化的主要机制之一,在癌细胞恶性增殖、放化疗抵抗、侵袭和转移中具有重要的促进作用,长期慢性非可控性炎症和肿瘤"炎 - 癌转化"的相关性已得到广泛认可[17]。

二、诊断标准

根据国家卫生健康委员会发布的糖尿病诊断标准,满足以下任何一条即可诊断为糖尿病[18]。

1. 有糖尿病的症状(高血糖所导致的多饮、多食、多尿、体重下降、皮肤瘙痒、视力模糊等急性代谢紊乱表现),任何时间的静脉血浆葡萄糖浓度≥11.1mmol/L(200mg/dL)。

2. 空腹静脉血浆葡萄糖浓度≥7.0mmol/L(126mg/dL)。

3. 在口服葡萄糖耐量试验中,口服 75g 葡萄糖 2 小时后静脉血浆葡萄糖浓度≥11.1mmol/L(200mg/dL)。

糖化血红蛋白(GHbA1)反映近 3 个月的平均血糖水平,以 GHbA1c(HbA1c)最为常用,是血糖长期控制的可靠指标。根据美国糖尿病协会(American Diabetes Association, ADA)2010 年的推荐标准,除上述发布的糖尿病诊断标准外,HbA1c≥6.5% 也为诊断标准之一。

三、糖尿病预防康复

(一)鼻咽癌放化疗前

1. 既往有糖尿病病史的患者,鼻咽癌放化疗前应明确糖尿病类型、目前治疗方案、目前血糖水平是否达标、既往是否发生过低血糖、有无糖尿病并发症及并发症严重程度。

2. 未得到诊断的糖尿病患者约占 1/3,对既往无糖尿病病史者,如果年龄≥45 岁或体重指数 BMI≥25kg/m²,同时合并高血压、高血脂、心血管疾病、糖尿病家族史等高危因素,推荐筛查 HbA1c。HbA1c≥6.5% 时,推荐进行空腹和餐后 2 小时血糖测定或 OGTT,以明确是否存在糖尿病;HbA1c<6.5%,合并血糖升高者,提示应激性高血糖。

(二)鼻咽癌放化疗期间

鼻咽癌合并糖尿病放疗患者可伴有消瘦、营养不良等临床表现。患者合并糖尿病更容易导致放射性皮炎损伤等问题,发生率>90%。就大部分糖尿病合并鼻咽癌的患者来说,其在接受 30~40Gy 剂量照射后均可能发生皮肤损伤问题,导致患者出现局部疼痛,降低患者的生活质量,不利于患者治疗依从性。有效控制患者的血糖,可改善皮肤损伤程度,降低患者的放射性皮炎发生率[19]。

1. 血糖控制目标　餐前血糖≤7.8mmol/L，餐后血糖≤10.0mmol/L。血糖长期显著增高者，血糖不宜下降过快。综合评估风险，适当放宽血糖目标至空腹≤10.0mmol/L，随机或餐后 2 小时血糖≤12.0mmol/L[20]。

2. 糖尿病患者放化疗期间需要监测空腹、三餐后、睡前血糖水平，HbA1c＜7% 者提示近期血糖控制满意。

（三）鼻咽癌放化疗后

鼻咽癌放化疗后逐步恢复正常生活，注意加强颈部功能锻炼，张口锻炼，加强营养，注意糖尿病饮食要求，定期监测血糖。

四、西医治疗康复

（一）饮食干预及体重管理

1. 研究证实了肥胖及血脂代谢紊乱在 2 型糖尿病患者发生恶性肿瘤过程中的促进作用[21]。因此建议患者控制体重，依据自身体重指数（BMI），结合身体基础状况，补充营养，避免高糖及高脂肪食物的摄入，并以高维生素等易消化食物为主，多食蔬菜水果，减少含糖量高的食物摄入。

2. 患者放化疗期间容易出现消瘦、营养不良，注意监测血糖，个性化用药，小量微调，密切监测，尽量控制血糖平稳，及时调节降糖药物用量，避免低血糖的发生。

（二）降糖药物治疗

1. **双胍类**　代表药二甲双胍是国内外糖尿病指南对于 2 型糖尿病治疗的基础及一线用药，主要通过抑制肝脏葡萄糖输出、改善外周组织对胰岛素敏感性及增加对葡萄糖的摄取和利用而降低血糖。

2. **SGLT-2 抑制剂**　抑制 SGLT-2 减少葡萄糖的重吸收并降低肾糖阈，增加尿糖排泄，不增加低血糖风险，减轻体重，具有心血管、肾脏获益。

3. **二肽基肽酶 -4 抑制剂**　促进胰岛素分泌，减少胰高血糖素分泌，不增加低血糖风险。

4. **磺脲类**　磺脲类与二甲双胍一样为经典降糖药。其降糖原理为刺激胰岛 β 细胞分泌胰岛素。

5. **格列奈类**　起效快，低血糖发生率较磺脲类低，通过刺激胰岛素分泌降低血糖。

6. **噻唑烷二酮类**　改善胰岛素抵抗，不增加低血糖风险。

7. **α- 葡萄糖苷酶抑制剂**　降糖机制为延迟碳水化合物吸收而降低血糖。

8. **GLP-1 受体激动剂、DPP-Ⅳ 抑制剂**　基于肠促胰素研发的新型降糖药。

9. **胰岛素及其类似物**　常用胰岛素起效时间、峰值时间及作用时间见表 5-2-1[22]。胰岛素给药方式可以静脉滴注、皮下注射、胰岛素泵等。

表 5-2-1　常用胰岛素起效时间、峰值时间及作用时间汇总

作用时间	胰岛素制剂	起效时间	峰值时间	作用持续时间
超短效	速效胰岛素类似物（门冬胰岛素）	10～15min	1～2h	4～6h
	速效胰岛素类似物（赖脯胰岛素）	10～15min	1.0～1.5h	4～5h
短效	短效胰岛素（RI）	15～60min	2～4h	5～8h
中效	中效胰岛素（NPH）	2.5～3.0h	5～7h	13～16h
长效	长效胰岛素（PZI）	3～4h	8～10h	长达20h
超长效	长效胰岛素类似物（甘精胰岛素）	2～3h	无峰	长达30h
	长效胰岛素类似物（地特胰岛素）	3～4h	3～14h	长达24h
预混	预混胰岛素（30R，70/30）	0.5h		2～12h/14～24h
	预混胰岛素（50R）	0.5h	2～3h	10～24h
	预混胰岛素类似物（预混门冬胰岛素 30）	10～20min	1～4h	14～24h
	预混胰岛素类似物（预混赖脯胰岛素 25）	15min	30～70min	16～24h
	预混胰岛素类似物（预混赖脯胰岛素 50）	15min	30～70min	16～24h

（三）血糖相关并发症处理

1. 高血糖

（1）糖尿病患者输注含糖液体时，建议液体中加用胰岛素，常按糖（g）：胰岛素（U）=4：1的比例加用。

（2）应用胰岛素及降糖药物时密切监测血糖，避免发生低血糖。

2. 低血糖

（1）低血糖可危及生命，控制高血糖时应避免出现低血糖。血糖≤50mg/dL（2.8mmol/L）时出现认知功能障碍，长时间≤40mg/dL（2.2mmol/L）的严重低血糖可造成脑死亡。长期高血糖的糖尿病患者降糖速度不宜过快，因其可能在正常的血糖水平即会发生低血糖反应。

（2）血糖≤70mg/dL（3.9mmol/L）立即停用降糖药物，予以升血糖处理。可立即口服可快速吸收的碳水化合物（如含糖饮料）；或静脉推注50%葡萄糖20～25mL。之后持续静脉滴注5%或10%葡萄糖维持血糖，每5～15分钟监测1次血糖，直至血糖≥100mg/dL（5.6mmol/L）。

五、中医康复处理

（一）鼻咽癌中医康复

1. 鼻咽癌中医机理 [23] 部分古代医学家认为寒与鼻咽癌的发生密切相关，颈部肿块，无红、肿、热、痛即为寒所致。正气亏虚，肝气郁结是鼻咽癌发生的重要因素。

2. 鼻咽癌基本中医治疗方法 鼻咽癌以放化疗为主，辅助以中医治疗，减轻患者放疗的不良反应，可选择增液汤、养阴清肺汤、参苓白术散等熏蒸、含漱及内服可减轻鼻咽癌放射性口腔黏膜炎 [24]。亦有研究表明养阴益气颗粒可增加鼻咽癌放射敏感性 [25]。

（二）糖尿病的中医治疗

糖尿病在中医上属于消渴的范畴，中医认为糖尿病和肺、脾、胃、肾关系密切，糖尿病分三种，上消、中消、下消。

1. 糖尿病辨证论治 [26] 根据临床经验，结合糖尿病发病规律，将糖尿病常用经方分为7大类。

（1）清热祛湿法：以黄连为主的经方，如葛根芩连汤、半夏泻心汤等。

（2）通腑泄浊法：以大黄为主的经方，代表方有承气汤类方。

（3）开郁散结法：以柴胡为君药的方剂，以小柴胡汤和四逆散为代表。

（4）养阴止渴法：栝楼牡蛎散、栝楼瞿麦丸等。

（5）健脾化湿法：苓术类方，常用五苓散、真武汤等。

（6）益气补虚法：黄芪类方，常用的有黄芪建中汤、黄芪桂枝五物汤等。

（7）温补肾阳法：以地黄为主药的经方，代表方为肾气丸。

2. 糖尿病针灸疗法 [27]

（1）治法：清热润燥，养阴生津。以背俞穴为主。

（2）穴方：胃脘下俞 肺俞 肾俞 三阴交 太溪

上消加太渊、少府；中消加内庭、地机；下消加复溜、太冲；阴阳两虚加关元、命门。合并眼病加球后、睛明；胃轻瘫加中脘、足三里；上肢疼痛或麻木加肩髃、曲池、合谷；下肢疼痛或麻木加风市、阳陵泉、解溪；皮肤瘙痒加风池、曲池、血海。

（3）操作：①毫针刺：肺俞、胃俞用泻法；其余主穴用补法或平补平泻法。注意严格消毒，防止感染。②结合电针及灸法：在毫针刺基础上，肾俞、胃脘下俞可加电针，疏波或疏密波交替；阴阳两虚者，命门加灸法。

方义：胃脘下俞又称胰俞（位于第8胸椎棘突下旁开15寸），为治疗上中下三消的经验穴。上消宜清肺，取肺俞清肺降火；中消宜调脾胃，故取三阴交、胃俞补脾清胃以布津液；下消宜治肾，取肾俞、太溪补益肾阴。

（于洋洋 乔俏）

扫一扫，查阅参考文献

第三节　冠状动脉粥样硬化性心脏病

根据国际癌症研究机构的数据，2020 年，全球鼻咽癌新增病例约 13 万余人，尽管鼻咽癌并不罕见。然而，鼻咽癌的地理分布极不平衡；>70% 的新发病例在东亚和东南亚[1]。冠状动脉粥样硬化性心脏病（coronary heart disease，CHD），是全球首位的死亡原因，发病率高，危害严重。随着老龄化进程的加剧，中国人群中 CHD 的发病和死亡人数也在持续增加，CHD 已经是影响我国人民群众健康的主要慢性疾病之一。肿瘤治疗的进步已使癌症患者的存活率明显提高，生存期显著延长，但无论是化疗还是放疗或是生物免疫治疗，均有不同程度的心脏及血管副作用[2-3]。冠脉病变就是这些副作用中最常见的一种，越来越多的学者意识到抗肿瘤治疗可能导致癌症幸存者过早发生心血管病（cardiovascular disease，CVD）及引起 CVD 相关性死亡[4]。目前抗肿瘤药物和放疗辐射诱导 CVD 的机制在许多方面仍不十分清楚。

一、定义与分类

冠状动脉粥样硬化性心脏病是冠状动脉粥样硬化使管腔狭窄或闭塞导致心肌缺血、缺氧或坏死而引发的心脏病，简称冠心病。根据发病情况不同，其可分为慢性冠脉疾病（chronic coronary artery disease，CAD），也称慢性心肌缺血综合征（chronic ischemic syndrome，CIS）以及急性冠脉综合征（acute coronary syndrome，ACS）。其中 ACS 又分为 ST 段抬高型心肌梗死（acute ST-segment elevation myocardial infarction，STEMI）、非 ST 段抬高型心肌梗死（non-ST-segment elevation myocardial infarction，NSTEMI）、不稳定型心绞痛（unstable angina，UA）。NSTEMI 和 UA 合称为非 ST 段抬高的 ACS（non-ST-segment elevation acute coronary syndrome，NSTEACS）。

二、鼻咽癌治疗的心血管副作用

1. 化疗药物的心血管副作用　铂类药物是鼻咽癌化疗的基础药物，有研究表明，可能有大约 2% 使用顺铂化疗的患者，会引起动脉血栓形成及后续的心脏和脑缺血[5]。病理生理机制可能是多因素的，包括促凝作用和直接的血管内皮毒性作用。5-FU 等氟嘧啶类药物及其口服形式的卡培他滨被用于治疗恶性肿瘤时心肌缺血的发生率差异很大，取决于药物剂量、给药时间和给药途径，最高可达 10%[6]。最近的一项研究发现，在使用 5-FU 治疗的肿瘤患者中，6%～7% 的患者存在活动平板实验阳性的无症状心肌缺血[7]。5-FU 也可导致急性心肌梗死[8]，其诱发心肌缺血的机制包括冠状血管痉挛和内皮损伤[9]。GEM 化疗相关的心脏毒性相对少见。然而，随着它在临床的广泛应用，一些与使用 GEM 有关的心脏毒性病例已有报道[10]：GEM I 期试验表明心律失常、左室射血分数下降和渗出性心包炎发生率分别为 0.7%～1.4%、0.2% 和 0.2%[11]。抗微管类化疗药物中，多西紫杉醇导致心衰的发生率为 2.3%～8.0%[12]，紫杉醇相对较低，但可导致心肌缺血、心肌梗死。研究显示使用紫杉醇治疗的患者中，约 5% 出现了心肌缺血症状[13]，主要心脏毒性反应表现（76%）是窦性心动过缓。

2. 靶向及免疫药物的心血管副作用　免疫疗法和靶向治疗中，抑制血管内皮生长因子（VEGF）信号通路增加了冠状动脉血栓形成的风险。VEGF 信号对于内皮细胞的存活十分重要，抑制其作用可以诱导内皮损伤。最近一项关于抗 VEGF 的小分子酪氨酸激酶抑制剂（tyrosine kinase inhibitors，TKIs）诱导的动脉血栓形成风险的荟萃分析发现，索拉非尼和舒尼替尼的动脉血栓形成的发生率分别为 1.7% 和 1.4%[14]。此外，据报道索拉非尼也可诱发冠脉痉挛[15]。贝伐单抗是一种针对人血管内皮生长因子 A 的 IgG1，可使 50% 的患者血压水平升高，其中 5% 的患者患有严重高血压。4% 的患者会发生左心功能不全[16]。相反，另外具有抗受体型酪氨酸激酶（receptor tyrosine kinase，RTK）活性的单抗西妥昔单抗（靶向 EGFR），可促进通常与过敏症状、荨麻疹、支气管痉挛或血管水肿相关的严重直立性低血压[17]。免疫检查点主要维持机体自我耐受，而免疫检查点抑制剂（immune checkpoint inhibitors，ICIs）的使用改变了宿主的免疫耐受，从而导致全身多个器官的自身免疫或炎性反应，即免疫相关性不良反应[18]。临床上，ICIs 相关性心脏毒性事件主要包括心衰、心搏骤停、心肌病、心肌炎、心肌纤维化[19]。

三、诊断

（一）临床表现

1. 典型临床表现

（1）疼痛或不适多位于胸骨体后，可波及心前区，常放射至左肩、左臂内侧甚至颈部。

（2）性质常被描述为沉重感、压榨感、憋闷感、濒死感。

（3）胸痛与劳累或情绪激动相关，硝酸酯类药物舌下含服后数分钟常可缓解。

（4）心绞痛症状通常持续数分钟至 10 余分钟，持续超过 30 分钟甚至更长者，则很大可能发生了急性心肌梗死。

2. 非典型临床表现 老年冠心病发病表现常不典型，可能与劳累没有直接联系。胸痛是最常见的症状，但随着年龄增长，以全身乏力、恶心呕吐、呼吸困难等为主诉就诊的比例更高[20]。

（二）体征

冠心病患者心脏查体可无体征。若长期慢性心脏缺血，可出现心脏增大，瓣膜相对关闭不全的杂音。急性心肌梗死期间，发生二尖瓣乳头肌功能失调者，可出现心尖区粗糙的收缩期杂音，发生室间隔穿孔者，可出现胸骨左下缘响亮的收缩期杂音，右室心肌梗死可出现颈静脉怒张。

（三）实验室检查

实验室检查是诊断冠心病的重要手段，可用于确定可能导致缺血的原因，评估心血管病危险因素，并为判断预后情况提供依据。包括全血细胞计数、血清肌酐测定、肌酐清除率、空腹血脂水平测定、2 型糖尿病筛查、甲状腺功能检查等。怀疑急性冠脉综合征的患者，须测定高敏肌钙蛋白（high sensitive cardiac troponin，hs-cTn）以确定有无相关的心肌损伤[21]。cTn 的峰值超过正常对照值的 99 个百分位提示心肌损伤，若首次结果阴性，应间隔 1~3 小时复查，并与首次结果比较，若增高超过 20%，需考虑急性心肌梗死。

（四）特殊检查

常用的特殊检查包括超声心动图以及心电图。静息超声心动图对于了解心脏结构和功能有所帮助，冠心病的患者静息超声心动图大部分无异常表现，但当心绞痛发作时可以发现缺血区局部心室壁活动异常。ACS 心电图通常具有以下特点：至少 2 个相邻导联新出现 ST 段压低或弓背向上抬高伴或不伴病理性 Q 波，新出现的完全左束支阻滞。单次心电图对 ACS 诊断价值有限，宜连续、动态记录。24 小时动态心电图可以提高心肌缺血的检出率，发现日常生活中由心肌缺血引起的症状后，建议常规应用于有疑诊心电图的老年患者。超声心动图可显示心脏结构和射血功能。若提示室壁瘤形成或局部心室壁活动异常，常提示冠心病的可能。

（五）负荷试验

负荷试验包括负荷心电图、负荷超声心动图以及负荷核素心肌显像，原理是通过运动或药物加重心脏负荷诱发心肌缺血，从而检测对应的缺血表现。

1. 负荷心电图 负荷心电图具有简单、低成本的特点，是冠心病诊断常用的负荷试验。运动过程中心电图 2 个以上导联 J 点后 0.06~0.08s 的 ST 段下移超过 0.1mV 具有诊断意义。

2. 负荷超声心动图 作为有运动能力的患者的首选检查[22]，负荷超声心动图可以提供生理状态下的心率、血压以及心电图随运动时长和运动量的变化，更好地反映心肌缺血的情况。多巴酚丁胺是常用的负荷药物。

3. 核素心肌负荷显像 临床上应用的核素心肌负荷显像一般指利用单光子发射计算机断层成像术（single-photon emission computed tomography，SPECT）和正电子发射断层成像术（positron emission tomography，PET）

进行的心肌灌注显像。利用药物负荷（腺苷、多巴酚丁胺等）诱发患者心肌缺血，根据捕获的示踪剂在心肌内分布的情况，得到心肌血液灌注情况。对于无典型症状、运动心电图无法确诊的患者，推荐使用 SPECT 或 PET 进行诊断[23]。

（六）冠状动脉 CT 血管成像

冠状动脉 CT 血管成像是针对解剖学的非侵入性检查，具有很高的灵敏度，一般为 95%～99%，但特异度较低[24]。CT 图像估计为 50%～90% 的狭窄程度并不一定导致心肌缺血[25]，还需要功能学检查进一步评估，因此冠状动脉 CTA 阴性预测价值更高，冠状动脉 CTA 排除狭窄病变的患者一般不需要进行有创检查。随着年龄的增加，钙化病变可能越来越常见，而钙化会显著影响 CTA 对病变严重的判断，可能高估狭窄程度。

（七）冠状动脉造影

冠状动脉造影（coronary angiography，CAG）是诊断冠心病的金标准。检查发现心外膜下冠状动脉直径狭窄 >50%，且有典型心绞痛症状或无创检查提示患者有心肌缺血，可以诊断为冠心病。临床证据提示不良事件风险高的患者，可以不进行无创检查，直接行 CAG 进行评估决定后续血运重建的策略。高龄会增加 CAG 检查的风险，但出现并发症的概率仍然很小[26]，因此可以安全地应用于老年患者。

四、鼻咽癌合并冠状动脉粥样硬化性心脏病的治疗

（一）预防性康复处理

1. 为降低鼻咽癌患者放化疗过程心脏并发症的风险，在确定患者治疗策略前，常规的病史询问、心脏评估必不可少，特别是对于存在一项或多项冠心病危险因素者，如标准 12 导联心电图（必要时动态心电图）、心脏生物标志物（肌钙蛋白、BNP）、心脏彩超。必要时可行无创心脏影像检查技术（冠状动脉 CT 三维成像、心脏 MRI、心肌核素显像等）进一步评估手术及放化疗相关的心脏风险。

2. 重视患者心脏相关临床表现、体征的变化，争取做到早诊断、早治疗，尽可能减少抗肿瘤治疗相关心脏不良事件，提高患者的生活质量。

（二）药物治疗

药物治疗是冠心病主要的干预措施，其主要目标是缓解心肌缺血症状和减少心血管不良事件的发生，改善预后。

1. 缓解症状的药物 目前用于缓解症状的药物主要有 β 受体拮抗剂、硝酸酯类、钙通道阻滞剂、哌嗪类衍生物、伊伐布雷定及尼可地尔，这些药物的主要作用是减少患者心肌缺血，减少心绞痛的发作，一般要与改善预后的药物联用。

（1）β 受体拮抗剂：β 受体拮抗剂既可改善缺血，缓解症状，也有预防心肌梗死改善预后的作用。研究表明，β 受体拮抗剂可显著降低心肌梗死后患者的再梗死风险及心血管死亡率，改善患者远期生活质量[27]。其机制主要通过降低交感神经兴奋性，从而减慢心率、抑制心肌收缩、降低血压以减少心肌耗氧量，同时还延长心脏舒张期增加心肌灌注。治疗期间心率宜控制在 55～60 次/min。已知冠心病或心肌缺血的鼻咽癌患者，只要无禁忌证，放化疗前应考虑起始小剂量 β 受体拮抗剂治疗。若 β 受体拮抗剂存在禁忌或不能耐受者，硝酸酯类及非二氢吡啶类钙通道阻滞剂可作为替代药物。

（2）钙通道阻滞剂：钙通道阻滞剂（calcium-channel blocker，CCB）可以通过抑制血管平滑肌扩张小血管，抑制心肌收缩力，降低心肌耗氧量来改善冠脉血流和减少心肌缺血。钙通道阻滞剂不作为冠心病治疗的首选药物，主要适用人群是合并高血压的老年冠心病患者，可以在单一 β 受体拮抗剂控制不佳或使用禁忌时选择使用[28]。心力衰竭患者应避免使用 CCB 类药物。

（3）硝酸酯类：硝酸酯类药物是内皮依赖性的血管扩张剂。短效硝酸酯类药物主要用于劳力性心绞痛的急性发作，例如出现心绞痛症状时立即舌下含服硝酸甘油 0.3～0.6mg，也可以用于已知会引发心绞痛发作的活动前，例如运动前数分钟使用作为预防[29]。长效硝酸酯类药物主要用以降低心绞痛发生的频率及程度，可以将其作为 β 受体拮抗剂和钙通道阻滞剂控制不佳或使用禁忌时的二线治疗。

（4）哌嗪类衍生物：哌嗪类衍生物可以调节心肌细胞的能量代谢，降低心肌氧耗，可以改善心肌对缺血的

耐受性。常用的有曲美他嗪和雷诺嗪，可以有效地缓解患者心绞痛的症状。可作为二线用药，对其他改善心肌缺血药物进行有效补充[30]。

（5）伊伐布雷定：伊伐布雷定通过抑制人体窦房结起搏离子通道电流来减慢心率，从而减少心肌氧耗和延长舒张期冠脉灌流时间，改善心绞痛症状。可以作为β受体拮抗剂禁忌或不能达到目标剂量时的替代或补充用药。

（6）尼可地尔：尼可地尔是一种钾通道开放剂，其冠状动脉扩张作用与ATP敏感性钾通道开放及鸟苷酸环化酶有关。通过双重冠状动脉扩张作用，有效扩张各级冠状动脉，尤其是冠状动脉微小血管，缓解冠状动脉痉挛，显著增加冠状动脉血流量。有研究显示尼可地尔可有效改善运动诱导的心肌缺血，而不改变心脏自主神经活动，提示尼可地尔可能对微血管性心绞痛患者的冠状动脉微血管具有直接的血管舒张作用[31]。

2. 改善预后的药物　改善预后的药物包括β受体拮抗剂、抗血小板类药物、调脂类药物、抗凝类药物以及血管紧张素转换酶抑制剂（ACEI）和血管紧张素Ⅱ受体阻滞剂（ARB），此类药物可以改善患者的远期预后，减少心血管事件发生风险和降低死亡率。

（1）抗血小板类药物：抗血小板药物在治疗心脏缺血性事件中起着不可替代的作用。手术创伤、麻醉及放化疗可通过诱导冠脉痉挛、不稳定斑块破裂、急性血栓形成等机制，增加冠心病合并鼻咽癌患者肿瘤治疗心脏不良事件发生风险。推荐予以小剂量阿司匹林长期服用（75～100mg，1次/d）；接受经皮冠状动脉介入（percutaneous coronary intervention，PCI）治疗后，建议在使用阿司匹林基础上，合用P_2Y_{12}受体拮抗剂，双抗血小板治疗至少6个月，P_2Y_{12}受体拮抗剂可选氯吡格雷或替格瑞洛。鼻咽癌合并ACS患者，需予以负荷剂量的阿司匹林及P_2Y_{12}受体拮抗剂（通常阿司匹林300mg，氯吡格雷负荷剂量300～600mg或替格瑞洛180mg，优选替格瑞洛）。双联抗血小板治疗（dual antiplatelet therapy，DAPT）联用质子泵抑制剂可以有效减少患者（尤其是有胃肠道出血病史的患者）胃肠道出血的风险。

（2）调脂类药物：目前研究表明，降低低密度脂蛋白（LDL-C）与主要心血管缺血风险的下降密切相关。他汀类药物稳定动脉粥样硬化斑块、延缓斑块进展作用已得到证实，甚至有研究表明他汀类药物可部分逆转斑块病变。鼻咽癌合并冠心病患者，特别是合并高胆固醇血症时，需予以起始剂量中等强度的他汀类调脂药物，降脂目标应定于LDL-C＜1.80mmol/L。注意他汀类药物的肝脏及肌损害的副作用。

（3）ACEI/ARB类：ACEI可以有效降低冠心病患者主要终点事件（心血管死亡、心肌梗死等）的发生风险[32]，对于无禁忌证的患者都应尽早和长期使用，建议从小剂量开始逐渐加量至目标剂量。对于鼻咽癌合并冠心病的患者，ACEI的心脏保护作用除体现在降压作用以外，还体现在若患者同时合并心衰（LVEF≤40%）、高血压、糖尿病或慢性肾病等高危因素，无论选择何种肿瘤治疗策略，均建议使用ACEI或ARB。

（4）抗凝类药物：在抗血小板的基础上的抗凝治疗是ACS患者治疗的重要措施之一，通过灭活凝血因子Ⅹa或抑制凝血酶生成，抑制血栓的形成。ACS患者建议住院早期就开始应用抗凝治疗。目前使用的抗凝剂包括肝素、比伐卢定、华法林以及新型口服抗凝剂。

（5）其他治疗药物：补充辅酶Ⅰ（NAD^+）可特异提升去乙酰化酶的去乙酰化活性，抑制内皮细胞炎症损伤、氧化应激损伤，改善线粒体功能和细胞代谢功能，减少微血管内皮细胞凋亡和促进微血管生成，改善冠状动脉微循环，并能显著减轻心肌缺血再灌注引起的微血管损伤[33]。

（三）再灌注治疗

1. 溶栓治疗　溶栓治疗是急性心肌梗死的有效治疗方法，具有快速、简便的优点，在不具备PCI条件或PCI时间延迟时应首选溶栓治疗，且在12小时以内皆可获得较好的疗效。但老年患者溶栓疗法出血风险大大高于年轻患者，对于75岁以上患者，原则上不推荐进行溶栓治疗[34]。掌握好溶栓禁忌证，溶栓治疗前应进行知情同意。即使无明显出血危险因素，低于75岁的老年患者也需谨慎选择溶栓治疗，推荐首选重组人组织型纤溶酶原激活剂半量的TUCC方案[急性心肌梗死（AMI）低剂量（50mg）的重组组织型纤溶酶激活剂（rt-PA）]或替奈普酶（TNK-tPA）方案，也可使用其他溶栓剂的改良方案。

2. 血运重建　对于在充分的药物治疗下仍存在有反复发作的缺血症状或大范围心肌缺血证据的稳定性冠心病患者，或急性冠脉综合征的患者，可以考虑行经皮冠状动脉介入治疗（percutaneous coronary intervention，

PCI)或冠状动脉旁路移植术(coronary artery bypass graft, CABG)。

（1）经皮冠状动脉介入治疗：对于 STEMI 的患者，应首选早期进行 PCI 治疗。术前应采用冠状动脉血流储备分数、血管内超声等检查，充分评估收益与风险，手术应以解决罪犯血管为目的。NSTEACS 患者应在充分评估病情并进行危险分层后决定治疗策略，根据患者 / 家属意愿、身体状况、并发症等决定 PCI 的时机。PCI 术后常规给予 DAPT 治疗，对于 DAPT 疗法无禁忌证的患者，可以选择置入新一代药物洗脱支架，此时应给予 DAPT 至少一年。

（2）冠状动脉旁路移植术：CABG 是 SCAD 和 NSTEACS 患者血运重建的有效治疗措施，在针对复杂的冠状动脉病变患者时有很好的疗效。在患者有糖尿病、LVEF＜40%、DAPT 禁忌证、支架内复发的弥漫性再狭窄、可能导致 PCI 不完全血运重建的解剖和技术因素以及存在同期心脏手术的需要时，推荐采用 CABG 作为血运重建策略。NSTEACS 患者选择非紧急手术的时机可以根据临床经验判断，研究表明等待期间发生缺血事件的风险较小，但应避免长时间的抗血小板治疗暴露而导致的围手术期出血并发症，特别是对于有血流动力学不稳定的患者[35]。

（四）中医康复处理

鼻咽癌合并冠心病常与心痹、真心痛等病证并见，应与之互参。饮食不节、寒冷刺激、内伤劳倦、七情内伤、年迈体虚等因素与其发生有关，病位在心，涉及肝、脾、肾等脏器。中医学认为，"本虚标实"为该病的基本病机，本虚为气、血、阴、阳亏虚，心脉失养，标实为寒凝、气滞、痰浊、血瘀等痹阻胸阳、阻滞心脉，主要证候包括寒滞心阳、气虚血瘀、痰瘀痹阻、心肾阳虚、气阴两虚等[36-37]。

1. 辨证汤药

（1）寒滞心阳证：胸闷、心悸、胸痛，多由气候骤冷而发病或加重，伴形寒、肢冷、面色苍白，舌淡紫、苔白、脉沉紧或沉细。

[治则] 温通心阳。

[方药] 当归四逆汤加减。

[基本处方] 当归、桂枝、芍药、细辛、通草、甘草、大枣。

（2）气虚血瘀证：胸闷、胸痛，呈刺痛，伴四肢乏力、气短懒言，或肢体可见紫色斑块，舌质紫暗或有瘀点，脉细涩。

[治则] 益气活血。

[方药] 补阳还五汤加减。

[基本处方] 黄芪、当归尾、地龙、赤芍、川芎、桃仁、红花、桃仁。

（3）痰浊痹阻证：胸闷、胸痛，肢体沉重，遇阴雨天易发或加重，形体偏胖，伴纳呆便溏，舌淡胖，苔白腻，脉滑。

[治则] 化痰通络。

[方药] 瓜蒌薤白半夏汤加减。

[基本处方] 瓜蒌、薤白、半夏、白酒。

（4）瘀滞胸络证：胸胁疼痛，刺痛，痛处固定、拒按，唇紫，舌紫暗或有瘀点，脉弦涩。

[治则] 行气化瘀、通络止痛。

[方药] 血府逐瘀汤加减。

[基本处方] 当归、生地、桃仁、红花、枳壳、甘草、赤芍、柴胡、桔梗、川芎、牛膝。

（5）心阴虚证：心悸或心痛，心烦易怒，失眠多梦，潮热盗汗，口干，尿黄，舌红少津，脉细数。

[治则] 滋补心阴。

[方药] 天王补心丹加减。

[基本处方] 天冬、麦冬、生地黄、人参、玄参、丹参、茯苓、远志、酸枣仁、柏子仁、五味子、当归、桔梗。

（6）气阴两虚证：胸闷、胸痛、心悸气短，倦怠乏力，语声低微，舌红少苔，脉细。

[治则] 益气养阴，活血化瘀。

［方药］　生脉饮加减。

［基本处方］　红参、麦冬、五味子。

（7）心肾阳虚证：胸闷、胸痛、心悸，周身怕冷，面色苍白，四肢欠温或肿胀，舌淡胖边有齿痕，苔白腻，脉沉细迟。

［治则］　温补心肾。

［方药］　参附汤加减。

［基本处方］　人参、附子。

2. 辅助疗法

（1）针灸疗法

［治法］　以手少阴心经、手厥阴心包经穴为主，佐以背俞穴。毫针刺采用平补平泻之法，阳虚者施以灸法。

［处方］　郄门、神门、心俞、巨阙。

［随证配穴］

A. 心血不足：膈俞、脾俞、足三里。

B. 痰火内动：尺泽、内关、丰隆。

C. 水饮内停：脾俞、肠胃俞、三焦俞。

（2）穴位疗法

1）穴位注射

［选穴］　内关、心俞、三阴交、足三里。

［方法］　选取以上穴位 1～2 穴，注射丹参注射液、黄芪注射液等，每穴注射 0.5～1.0mL，每日 1 次，10 次为一疗程。

2）穴位贴敷

［选穴］　内关、心俞、丰隆、足三里、三阴交等。

［方法］　将丹参、川芎、红花、三七、当归、黄芪等研磨成粉，姜汁调匀，摊涂于治疗贴，贴于所选穴位上，每日 1 次，每次贴敷 4～6 小时，10 天为一疗程。

3）耳穴压豆

［选穴］　神门、皮质、交感、心、小肠、肾上腺、内分泌。

［方法］　用镊子将粘有王不留行籽的小方块胶布贴附于耳穴上，按压 3 次，每次 60 秒，每次贴单耳，两耳交替，3 天更换 1 次胶布，持续 2 周。

（3）中药足浴

［药物组成］　黄芪 30g、红景天 6g、细辛 6g、川芎 15g、丹参 15g、桃仁 20g、红花 20g、远志 30g、夜交藤 30g 等。

［方法］　取药液 500mL，兑温水 2 000mL 于足浴盆，温度维持在 39～43℃，水深以刚覆盖踝关节以上 5cm 为宜，将双脚在药液中浸泡 30 分钟后，用干毛巾擦净。每天 1 次，10 天为一疗程。

（4）中医运动：中医功法锻炼有太极拳、八段锦、五禽戏、气功等，以调养形体，结合调摄精神，内养真气，最终"形与神俱"，体健病少。

五、健康教育

冠心病患者需要做好自我管理。因此，加强健康教育，提高患者对疾病的认识，指导患者改变生活方式，从而提高患者的治疗依从性，降低再住院率并改善疾病预后[36]，是冠心病治疗的重要一环。健康教育应在入院治疗康复期间尽早进行，遵循个性化原则，并鼓励患者家属共同参与。健康教育的主要内容应该包括：①冠心病相关理论知识，如冠心病的发病机制、临床表现、紧急处理、诊断治疗等；②危险因素，介绍冠心病发病危险因素，如高血压、糖尿病、肥胖、高血脂、吸烟等；③生活方式指导，包括饮食、运动、日常活动等，并鼓励患者遵从处方，坚持药物治疗；④心理教育，对患者进行心理教育，指导患者放松身心、减少压力。

六、生活方式干预

1. 饮食调理 健康饮食可以降低冠心病患者的死亡率和不良事件的发生风险[37]，推荐患者采用地中海饮食模式，摄取足量的水果、蔬菜、豆类、纤维、不饱和脂肪酸、坚果和鱼类等，减少精细碳水、红肉、饱和脂肪酸以及乳制品的占比，合并高血压的患者还应限制盐的摄入。

2. 运动治疗 建议患者坚持轻中度的体育活动，例如日常步行、家务劳动，以及一周1～2次的体育锻炼。具体运动强度可以根据运动负荷心电图、运动负荷超声心动图的结果以及患者基本情况进行个体化调整。对于合并肥胖、关节炎等疾病的患者，应调整运动方案的组成，并通过增加频率、降低强度等方式避免产生损伤[38]。抗阻训练可以有效增加患者的活动能力以及肌肉力量，推荐与有氧运动结合，每周3次中等强度的力量训练，具体强度根据患者个体耐力决定[39]。除此之外，建议出院患者参与心脏运动康复。由医疗团队制订个性化的康复方案，指导患者在家庭或社区中进行以运动为基础的心脏康复，可以降低患者的再住院率，降低心肌梗死以及其他心血管死亡事件的发生风险[40]。中医的传统功法包括太极拳、八段锦，可以帮助患者恢复生理、心理和社会功能状态，提高患者生活质量。

3. 烟酒等生活习惯 冠心病患者应戒烟，避免被动吸烟，医生应根据患者吸烟情况综合评估，并协助患者戒烟，必要时可以采用尼古丁替代疗法等手段[41]。饮酒对于心血管系统的影响存在争议，建议患者每周饮酒不超过100g（相当于50度白酒200mL）[42]。

4. 心理干预 相较于健康人群，鼻咽癌合并冠心病的患者更易有情绪和心理的失调。焦虑是冠心病的独立危险因素，多种精神心理问题会影响冠心病患者的预后[43]。应及时筛查是否有焦虑、抑郁以及严重失眠等心理障碍，推荐应用常见心理量表如焦虑自查量表（SAS）、抑郁自查量表（SDS）等进行评估，必要时寻找心理医生协助，对于出现指征的患者应及时干预。

七、疾病管理

1. 冠心病管理应在社区建立患者档案，由社区全科医生对冠心病患者长期随访和复诊，鼓励患者或家属记录患者的自我管理行为，借助互联网、手机App、微信等信息技术进行康复管理与健康干预。

2. 监测意见主要基于专家共识，监测目标包括：冠心病患者的衰老状况、生活方式、血压、血脂、血糖的控制情况；患者自觉症状；患者当前用药情况；是否有必要采取相应治疗措施，减少心血管终点事件的发生。

（1）稳定型心绞痛患者：门诊随访患者的自觉症状，包括体力活动水平下降与否；治疗耐受程度；是否有新的伴随疾病，已有伴随疾病的严重程度；心绞痛发作的频率和严重程度加重与否；是否成功地消除了危险因素，并增加了对危险因素的认识；时间为每4～12个月一次。门诊随访患者的用药情况，时间为每4～12个月一次。门诊随访患者生活方式、血压、血脂、血糖的控制情况，时间为每4～12个月一次。监测患者心电图，每3～6个月一次或需要时。监测血脂，降脂治疗后6～8周一次，以后4～6个月一次。监测血糖，每年一次。需要时，监测肝肾功能。

（2）PCI术后患者：监测心绞痛再发情况；监测抗血小板药物用药情况；监测活动能力；复查心电图，术后6个月内每月一次或胸痛发作时。

（3）冠脉搭桥术后患者：专科复诊，术后第1、3、6个月复诊，以后每半年复诊一次。每次复诊时监测做心电图及超声心动检查，必要时行血管造影复查。观察心绞痛发作情况，活动能力和有无劳力性呼吸困难。监测用药情况：①抗血小板或抗凝药物，硝酸酯类药物，术后3个月内服用，3个月后根据病情决定是否继续用药；②β受体拮抗剂，术后可逐渐减少剂量。

（李倩侠 胡广原）

扫一扫，查阅参考文献

第四节　慢性肾脏病

慢性肾脏病（chronic kidney disease，CKD）发病率在我国呈逐年上升的发病趋势。CKD 具有患病率高、治疗费用高、知晓率低和预后差等特点，是危害国民健康的慢性疾病之一[1]。我国流行病学调查显示，CKD 在18 岁以上人群的患病率为 10.8%[2]。近年来，随着我国人口老龄化和心血管疾病、糖尿病及肿瘤等疾病的发病率逐年上升，CKD 的发病率也不断上升[3]。鼻咽癌是我国南方地区高发的恶性肿瘤，发病率逐年升高。据统计，在 2020 年全世界有超过 13 万新发病例和超过 8 万死亡病例，但其发生具有地域和种族差异[4]。鼻咽癌的放疗联合化疗方案疗效明显[5]。随着抗肿瘤治疗水平不断提高，鼻咽癌患者的疾病控制率显著提高，且生存期明显延长。但在鼻咽癌的治疗过程中，以铂类为基础的化疗或免疫治疗，均有不同程度的肾脏副作用。目前，越来越多的学者关注肿瘤合并 CKD 的临床康复，其中包括鼻咽癌合并 CKD。

一、鼻咽癌合并慢性肾脏病的现状

（一）恶性肿瘤合并 CKD 的现状

根据目前全球调查数据显示，CKD 在一般人群中的发病率为 14.3%[6]，通过透析及肾移植等方法来维持终末期肾病的 CKD 患者约为 2%。近年来，全球多种实体恶性肿瘤的发病率逐年升高，恶性肿瘤合并慢性疾病的发病率明显增加，包括 CKD、心血管疾病（高血压、冠心病等）、糖尿病等。目前，尚缺乏大型、多中心的恶性肿瘤合并慢性肾病的流行病学数据。一项前瞻性临床研究分析了 1998—1999 年中国台湾省 4 个医疗中心数据，发现相比于非 CKD 患者，CKD 患者合并肝癌、肾癌、膀胱癌等的发生率明显升高[7]。法国一项 15 个中心 4 684 名患者实体肿瘤患者的肾损伤和恶性肿瘤关系的回顾性研究，显示实体肿瘤患者的 CKD 发生率明显增高，并且肾功能随着抗肿瘤药物的使用出现下降[8]。随着抗肿瘤治疗的疗效提高，越来越多的恶性肿瘤患者具有明显的生存获益，而随之合并的肾功能不全或 CKD 越来越受到重视。

（二）鼻咽癌治疗相关的肾毒性

早期鼻咽癌以放疗为主要治疗手段，局部晚期鼻咽癌是以同步放化疗为基础的联合治疗[9-12]。

1. 化疗方式的选择

（1）诱导化疗：对于适合诱导化疗的鼻咽癌患者，有吉西他滨 + 顺铂（GP）、顺铂 + 多西他赛 + 氟尿嘧啶（TPF）、顺铂 + 紫杉醇 + 卡培他滨（TPC）等方案可供选择。一项Ⅲ期多中心、随机对照临床研究，纳入了 480 例新诊断的Ⅲ～Ⅳb 期淋巴结阳性鼻咽癌患者，对比了诱导化疗（GP 方案）后同步放化疗或单纯同步放化疗的疗效及安全性，该研究结果显示整体人群的 OS、PFS 及 DMFS 均得到显著改善[13-14]。另外一项Ⅲ期、多中心、随机对照的临床研究表明，在 480 例被纳入的Ⅲ～Ⅳb 期淋巴结阳性的鼻咽癌患者中，比较诱导化疗（TPF）后同步放化疗对比单纯同步放化疗的疗效，结果显示诱导化疗组 3 年的 OS 均得到改善，并显著降低了远处转移率及局部区域复发率[15-16]。

（2）同步放化疗：相比于单纯放疗，单用同步放化疗或同步放化疗联合辅助化疗能改善局部晚期鼻咽癌患者原发部位和颈部的局部控制，并提高 OS。顺铂是鼻咽癌同步放化疗标准的化学增敏剂。既往一项Ⅲ期随机对照临床试验纳入 193 例晚期鼻咽癌患者，并比较同步放化疗（顺铂）后辅助化疗（顺铂 + 氟尿嘧啶）对比单纯放疗的疗效，结果显示同步放化疗联合辅助化疗使得晚期鼻咽癌患者 PFS 及 OS 均获益[17]。对于不耐受顺铂的患者（包括肾功能处于临界状态、听力损失、高龄或体能下降等），卡铂可作为替代顺铂的化疗增敏剂。一项Ⅲ期随机对照临床研究纳入 206 例局部晚期鼻咽癌患者，对比同步放化疗（顺铂）联合顺铂 + 氟尿嘧啶及同步放化疗（卡铂）联合卡铂 + 氟尿嘧啶的疗效，其结果显示两组在 3 年的无病生存率及 OS 无显著性差异，而顺铂组的肾脏毒性高于卡铂组[18]。此外，既往临床研究结果提示奥沙利铂联合放疗也改善了局部晚期鼻咽癌患者的 OS[19]，但仍需大型临床研究直接对比奥沙利铂和顺铂的疗效。

（3）辅助化疗：对于无法耐受含铂方案的诱导化疗局部晚期鼻咽癌患者，同步放化疗后的辅助化疗可作为推荐。卡培他滨在辅助化疗中显示出较好的耐受性和疗效。在一项Ⅲ期随机对照的临床试验中，纳入 180 例至少有 1 种高危特征的Ⅲ～Ⅳb 期肿瘤患者，比较以顺铂为基础的同步放化疗联合辅助卡培他滨化疗，对比单纯同步放化疗的疗效和安全性，其中高危特征包括：$T_{3-4}N_2$ 或 $T_{1-4}N_3$ 期肿瘤；治疗前血浆 EBV DNA＞20 000 拷贝数 /mL；原发肿瘤（GTV_{nx}）总体积＞30cm^3；^{18}FDG-PET/CT 示原发肿瘤内最大标准摄取值（SUV_{max}）＞10.0；多个颈部淋巴结转移，且任意淋巴结＞4.0cm。在中位随访 44.8 个月的初步结果显示两组的 3 年 OS 接近，而卡培他滨组提高了 3 年的 FFS[20]。此外，既往研究还证实卡培他滨的节拍治疗方式可改善局部晚期鼻咽癌患者的 OS[21]。

2. 鼻咽癌常见化疗药物相关肾脏毒性　鼻咽癌患者化疗后会引起不同程度的毒性反应，如肾毒性、血液系统毒性、耳毒性等。

（1）铂类药物：顺铂是肾毒性最强的药物之一，可能引起急性肾损伤（acute kidney injury，AKI）、血栓性微血管病（thrombotic microangiopathy，TMA）、近端肾小管功能障碍（即范科尼综合征）等症状。通常临床试验方案要求血清肌酐＜2mg/dL（177μmol/L）或肌酐清除率≥60mL/min 才能给予全剂量的顺铂，并且还需排除肾损害较严重的受试者[22]。对于既往肾损伤的患者，顺铂的最佳推荐方案还不明确，需根据情况减量给予顺铂。一项印度尼西亚的回顾性研究观察了 540 例局部晚期鼻咽癌在接受以顺铂为方案的同步放化疗后出现急性肾病（AKD）的患者，结果显示 38.4% 接受过顺铂累积量＞200mg/m^2 的患者，和 38.3% 接受过顺铂累积量≤200mg/m^2 的患者均出现 AKD[23]。我国的一项回顾性研究分析了 128 例鼻咽癌患者应用含顺铂方案化疗前后的肾功能指标，包括血清肌酐（Scr）、血尿素氮（blood urea nitrogen，BUN）、内生肌酐清除率（Ccr），及胱抑素 C（Cys C）等，该分析发现应用顺铂化疗后的患者，其 Ccr 和 Cys C 指标检出阳性率均比化疗前明显升高，并且 60 岁以上的鼻咽癌患者 BUN、Scr、Ccr 和 Cys C 等指标均高于其他年龄组；随着年龄的增大，各肾功能指标检出阳性率有升高的趋势[24]。这些结果均提示鼻咽癌患者接受顺铂治疗后会引发肾脏毒性。

卡铂可代替顺铂作为化疗增敏剂，尽管既往个案报道接受过卡铂的局部晚期鼻咽癌患者因出现肾皮质坏死而导致终末期慢性肾病[25]，但多数临床研究证实卡铂的肾毒性明显小于顺铂[26]。肾脏清除对卡铂代谢和排泄十分重要，在常用剂量方案中，根据曲线下面积（AUC）[mg/（mL·min）]计算。对于血液透析患者，卡铂的化疗方案也成功应用[27]，推荐总剂量（mg）为 25×AUC。另外，第三代铂类化疗药奥沙利铂偶尔也引起急性肾小管坏死等肾毒性改变[28]。奥沙利铂主要通过肾脏清除，对于轻中度肾功能不全（肌酐清除率＞20mL/min）的患者，奥沙利铂无须减量，而对于重度肾功能不全患者建议降低奥沙利铂的起始剂量。

（2）其他化疗药物：吉西他滨最常见的肾毒性是 AKI 伴微血管病性溶血性贫血，当使用吉西他滨的患者同时合并 AKI、血小板减少或 Coombs 试验阴性溶血性贫血等症状时，首先考虑血栓性微血管病（thrombotic microan-giopathy，TMA）发生，并建议停药。欧美的指南推荐肾功能不全的患者应谨慎使用吉西他滨，但对于血液透析患者，建议透析在给予吉西他滨后 6～24 小时开始[29]。卡培他滨等氟尿嘧啶类化疗药，通过非肾脏机制清除，因而肾功能不全患者无须调整卡培他滨用量。此外，紫杉烷类药物（包括紫杉醇和多西他赛）极少通过肾脏排泄，因此对于肾功能不全患者，无须调整剂量。

二、诊断和分期

美国国家肾脏基金会所属"肾脏病预后质量倡议"（Kidney Disease Outcomes Quality Initiative，K/DOQI）工作组于 2002 年制订了 CKD 定义和分期标准[3]。

1. CKD 的定义　肾脏结构或功能异常超过 3 个月。

2. CKD 的诊断标准　肾脏结构或功能异常出现以下任何一项，并持续超过 3 个月可诊断 CKD：①白蛋白尿（尿白蛋白排泄率（UAER）≥30mg/24h 或尿白蛋白肌酐比值（UACR）≥30mg/g）；②尿沉渣异常；③肾小管相关病变；④组织学异常；⑤影像学所见结构异常；⑥肾移植病史；⑦肾小球滤过率（glomerular filtration rate，GFR）下降，eGFR＜60mL/（min·1.73m^2）。

3. CKD 的分期　基于估算的肾小球滤过率（estimated GFR，eGFR），分为 5 期：

（1）1 期：eGFR≥90mL/（min·1.73m^2），即 GFR 正常或增高。

（2）2期：eGFR 60～89mL/（min·1.73m^2），即 GFR 轻度降低。

（3）3期：又分为 G3a 期，eGFR 45～59mL/（min·1.73m^2），即 GFR 轻至中度降低；G3b 期，eGFR 30～44mL/（min·1.73m^2），即 GFR 中至重度降低。

（4）4期：eGFR 15～29mL/（min·1.73m^2），即 GFR 重度降低。

（5）5期：eGFR<15mL/（min·1.73m^2），即肾衰竭。

4. CKD 的危险分层　影响 CKD 不良预后的因素包括：① CKD 的病因；② CKD 的分期；③白蛋白尿的分级；④其他危险因素和合并症。而根据 CKD 的分期和白蛋白尿的分级进行 CKD 危险分层，分为：1级（低危）、2级（中危）、3级（高危）和4级（极高危）。

三、临床表现

大多数 CKD 的患者起病隐匿、缓慢且无明显临床症状。往往在常规评估或其他疾病评估中发现 Scr 的升高、eGFR 的下降或尿液分析结果异常而检查发现。此外，通过影像学检查往往可观察到相应临床表现，比如超声发现较小的强回声肾脏，提示慢性肾损伤；或发现多发性双侧肾囊肿伴肾脏增大，提示多囊肾病可能。CKD 患者可出现由肾功能减退直接引起的症状和体征，例如水肿或高血压。根据 CKD 的严重程度和/或持续时间，患者还可出现其他肾功能衰竭相关的症状或体征，包括易疲劳、呕吐、厌食、乏力、瘙痒及晚期阶段的神经相关症状（癫痫发作或脑病）等。CKD 患者最常见的实验室检查异常结果包括 Scr 和 BUN 的升高；尿液检查异常可包括蛋白尿或白蛋白尿，和/或显微镜下显示尿中红细胞或白细胞异常。此外，其他实验室检查异常还可能包括贫血、代谢性酸中毒、高钾血症、高磷血症、低钙血症、甲状旁腺激素升高等。

1. 水肿　肾源性水肿往往为晨起时眼睑和颜面部的水肿，后可逐渐发展为全身性水肿，发展较为迅速，常伴有尿检异常、高血压和肾功能异常等症状。肾病综合征时常出现中度或重度水肿，凹陷性明显，可伴有胸腔积液、腹水。

2. 高血压　慢性肾脏疾病可导致肾脏实质性损害，eGFR 下降从而诱发水钠潴留、血容量增加、肾灌注量下降，进而激活 RAAS 系统，并促进肾素分泌增加、外周血管阻力增加而出现血压升高。此外，肾实质的破坏也会导致舒张血管物质分泌减少（如前列腺素等），更加重血压的升高。因此，往往需要联合多种降压药以控制肾性高血压。

3. 尿液异常　尿液的异常分为：尿量异常、尿液性质异常和排尿异常三大类。

（1）尿量异常可表现为：①少尿，尿量<400mL/24h 或尿量<17mL/h；②无尿，尿量<100mL/24h 或尿量=0mL/12h；③尿闭，完全无尿；④多尿，尿量>2 500mL/24h。其中，少尿或无尿很少见于单纯性 CKD 患者，如果出现少尿或无尿的 CKD 患者，往往提示至少存在一定程度的 AKI，例如急性尿潴留的慢性梗阻性肾病患者。另一方面，CKD 患者可因双侧尿路梗阻、严重或长时间休克、妊娠相关肾皮质坏死或双侧肾动脉闭塞等而出现无尿。

（2）尿液性质异常主要包括蛋白尿、白细胞尿、血尿与其他尿液性质异常等。其中，①蛋白尿指每日尿蛋白定量>150mg 或尿蛋白（mg）/肌酐（g）>200mg/g。当 24 小时尿白蛋白排泄量在 30～300mg，称为微量白蛋白尿。过多蛋白质经肾小球滤过及肾小管重吸收过程中，可损伤肾小球滤过膜和肾小管细胞，促进肾小球硬化和肾小管间质纤维化。②白细胞尿指清洁中段尿离心后白细胞数目>5/HP，常见于泌尿系感染、过敏性间质性肾炎、狼疮性肾炎等。③血尿指尿液中出现较多的红细胞，包括肉眼血尿及镜下血尿。肉眼血尿指尿液中含血量较多（>1mL/1 000mL），肉眼可见尿色呈洗肉水色或血色；镜下血尿指肉眼观察无法发现的血尿，新鲜离心尿在每高倍镜视野下红细胞>3 个。引起血尿的原因复杂，包括外伤、肾结石等，或伴有肾脏疾病症状的肾小球源性血尿。

（3）排尿异常包括尿频、尿急、尿痛，或是排尿困难、尿失禁、尿潴留等。其中尿频、尿急、尿痛统称为尿路刺激征或膀胱刺激征，常见于尿路感染、肾结石、肾脏肿瘤等。CKD 合并尿路感染或结石可能会出现膀胱刺激征。

四、筛查及进展评估

1. CKD 的筛查 由于很大比例的 CKD 患者长期处于无自觉症状，疾病的知晓率低。但当 CKD 进展至 G3 期的时候，发生并发症的风险和进展至终末期肾病的风险显著增加。因此，早发现、早诊断、早治疗，可良好地控制 CKD 患者的病情。故而早期筛查的意义重大。

无论有无危险因素都要进行筛查，建议每年进行一次血肌酐和白蛋白尿的检测。对于 CKD 高风险人群应开展一级预防，如糖尿病、高血压、肾脏病家族史、高龄（>65 岁）、高尿酸血症、肥胖等。每半年展开 1 次 CKD 防治和知识宣教，每年至少进行 1 次尿白蛋白肌酐比值（urinary albumin-to-creatinine ratio，UACR）和血清肌酐的检测以估算肾小球滤过率[3]。

2. CKD 的进展评估 建议 CKD 患者每年至少检测 1 次 eGFR 和尿白蛋白，若进展风险较高或检测结果影响治疗方案时，检测频率适当增加。CKD 进展评估包括：① GFR 恶化，GFR 分期改变，且 eGFR 较基线值下降≥25%；② CKD 快速进展，eGFR 下降速率持续 > 每年 5mL/(min•1.73m^2)[3]。

五、康复管理及策略

（一）调整生活方式

1. 体育锻炼 提倡 CKD 患者在专科医生指导下参加能够耐受的体育锻炼（每周至少 5 次，每次 30 分钟）。

2. 保持健康体重 维持 BMI 在 18.5～24.0kg/m^2。

3. 戒烟

4. 规律作息，避免疲劳 防止呼吸道感染的发生；放松心情，避免情绪紧张[3]。

（二）营养治疗

1. 蛋白质及热量摄入 对于糖尿病合并 CKD 患者，应从出现微量蛋白尿开始减少蛋白质的摄入，推荐蛋白质摄入量为 0.8g/(kg•d)，从 GFR 下降开始，应实施低蛋白质饮食，推荐蛋白质摄入量为 0.6g/(kg•d)。在低蛋白质饮食实施时，此类患者的热卡摄入量应与非糖尿病肾病患者相似。此外，对于 2 型糖尿病伴肥胖患者需适当限制热量，推荐总摄入量比上述减少 1 050～2 100kJ/d，直到体重达到标准[30]。

对于非糖尿病合并 CKD 的 1～2 期患者原则上建议减少蛋白质饮食，推荐蛋白质摄入量为 0.6～0.8g/(kg•d)，但从 3 期开始的患者应给予低蛋白质饮食，推荐蛋白质摄入量为 0.6g/(kg•d)。在低蛋白质饮食实施时，热卡摄入量需要维持在 147kJ/(kg•d)。此外，对于超过 60 岁、活动量较小且营养状态良好的患者，热卡摄入量可减少至 126～147kJ/(kg•d)[31-32]。

2. 盐的摄入 CKD 成人患者钠摄入量宜控制小于 90mmol/d（氯化钠 5g/d）。

3. 其他营养物质的摄入 鼓励 CKD 患者参加有关病情严重程度，钙、磷、钾、蛋白质及尿酸摄入量方面的健康教育，接受专家的饮食指导和其他相关建议。

（三）药物治疗

1. 控制尿蛋白 糖尿病 CKD 患者尿蛋白标值控制目标：尿白蛋白肌酐比值（UACR）<30mg/g；非糖尿病 CKD 患者尿蛋白标值控制目标：UACR<300mg/g。常用控制措施如下。

（1）肾素 - 血管紧张素 - 醛固酮系统抑制剂（RAASi）：常用的血管紧张素转化酶抑制剂（ACEI）、血管紧张素 II 受体阻滞剂（ARB）或盐皮质激素受体拮抗剂（MRA）等具有降压和肾脏保护作用。当糖尿病患者的尿白蛋白肌酐比值在 30～300mg/g，推荐使用 ACEI、ARB 或 MRA；而当尿白蛋白肌酐比值 >300mg/g 时，无论有无糖尿病，ACRI 或 ARB 均可推荐使用。目前，尚不推荐联合使用 ACEI 和 ARB 以延缓慢性肾脏病的进展。在使用 RAASi 时的注意事项包括：① eGFR<45mL/(min•1.73m^2) 的患者建议从小剂量开始，②当初始使用或加量时，需在 1～2 周内检测 GFR 和血清钾的浓度，若 Scr 较基线值上升幅度 <30%，可继续使用；若上升幅度 >30%，应及时停药并寻找原因；当出现血钾水平升高，可加用利尿剂或口服降钾药物；③避免应用于肾动脉狭窄的患者；④当 eGFR<30mL/(min•1.73m^2) 时，不一定需要停药，此时仍具有肾脏保护作用[3]。

（2）糖皮质激素及免疫抑制剂：多种肾小球疾病（原发性或继发性），包括膜性肾病或狼疮肾炎等，其发病机制主要是由免疫反应异常所介导的,因此,糖皮质激素及免疫抑制剂等的使用可持续缓解蛋白尿。常用的免疫抑制剂包括环孢素 A、环磷酰胺等。当使用这些药物时,需考虑患者年龄、性别、体重、生育要求、药物禁忌证、个人意愿等,并根据患者病理类型和蛋白尿程度,制订个体化治疗方案,并定期检测药物浓度和防治药物相关的不良反应[3]。

2. 控制血脂　通常血脂异常指血浆中胆固醇和 / 或三酰甘油升高,也泛指包括低密度和高密度脂蛋白在内的各种血脂异常(质和量的异常)。血脂异常不仅促进 CKD 进展,也介导 CKD 患者肾动脉粥样硬化、心脑血管病变和靶器官损害。升高的血脂成分和异常脂质组分可损害肾小球和肾小管组织器官和组织,最终导致肾小球硬化和肾间质纤维化。因此,根据疾病的风险评估,包括 CKD 分期、患者年龄、是否透析、有无肾移植、糖尿病、冠心病和缺血性脑卒中病史等,来综合确定治疗措施。具体措施包括:①对于 18～49 岁、未透析、未肾移植的患者,有以下 1 项或 1 项以上因素的患者给予他汀类药物,包括冠心病(心肌梗死或冠状动脉重建术)、糖尿病、缺血性脑卒中、10 年间发生冠心病风险 >10%;部分他汀类药物使用时需要根据 eGFR 调整剂量;②他汀类或他汀类联合依折麦布适用于 50 岁以上的 CKD 未透析患者(1～5 期)、成人肾移植和已经开始透析时使用这类药物的患者;③对于高三酰甘油血症的患者,建议调整生活方式,包括饮食和运动等[3]。

3. 控制血压　高血压定义为:在未使用降压药的情况下,收缩压≥140mmHg 和 / 或舒张压≥90mmHg。高血压可导致肾损害,也是 CKD 的常见并发症,并促进 CKD 进展,可能引起心脑等系统的损害,进一步加重 CKD 患者的预后不良。因此,积极控制血压是治疗 CKD 的重要举措。无论是否合并糖尿病,当 UACR≤30mg/g 时,控制并维持血压≤140/90mmHg,而当 UACR>30mg/g 时,控制并维持血压≤130/80mmHg。

控制高血压的方式:①需要根据患者病情,选择个体化治疗方案,合理选用降压药物;注意生活方式,如低盐饮食、适当运动、规律作息等。②无蛋白尿的 CKD 合并高血压患者,ACEI、ARB 或钙通道阻滞剂等药物推荐使用。③有蛋白尿的 CKD 合并高血压患者,首选 ACEI 或 ARB 药物。④严重高血压患者,可选择 3 种或3 种以上降压药物联合使用。⑤高龄患者需综合考虑年龄、基础病、并发症等因素,并密切关注治疗相关不良事件[3]。

4. 控制血糖　依据美国糖尿病协会(ADA)指南的糖尿病诊断[32]:①糖化血红蛋白(HbA1c)≥6.5%;②空腹血糖≥7.0mmol/L;③在口服糖耐量试验中,口服 75g 葡萄糖 2 小时后血糖≥11.1mmol/L;④在有典型高血糖症状的情况下,随机血糖≥11.1mmol/L。糖尿病肾脏疾病(diabetic kidney disease,DKD)指的是由糖尿病引起的 CKD,主要指标包括:eGFR<60mL/(min·1.73m²)和 / 或 UACR>30mg/g,且持续超过 3 个月。DKD 是糖尿病最常见的微血管并发症之一,25%～40% 的患者可发生肾脏的受累。因此,HbA1c 目标值 <7.0%。对糖尿病患病时间短、预期寿命长且无心血管并发症、耐受好的患者,严格控制 HbA1c<6.5%;当预期寿命较短、合并症多或低血糖风险的患者,HbA1c 的目标值可放宽至 8.0%。

控制血糖的措施:①一般控制,糖尿病饮食调节、合理运动、监测血糖、药物治疗等;②具有同时降低血糖和保护肾脏的作用药物可选择钠 - 葡萄糖共转运蛋白 2(SGLT2)抑制剂、胰高血糖素样肽 -1(GLP-1)受体激动剂;③对于 2 型糖尿病合并 CKD 患者,当 eGFR≥45mL/(min·1.73m²)时,二甲双胍联合 SGLT2 抑制剂作为一线推荐;当血糖未达标或不适合使用 SGLT2 抑制剂时,GLP-1 受体激动剂推荐使用;当 eGFR 在 30～44mL/(min·1.73m²)时,二甲双胍适当减量使用,并监测 eGFR 的变化;当 eGFR<30mL/(min·1.73m²)时,不建议使用二甲双胍联合 SGLT2 抑制剂;④应注意根据 eGFR 水平调整降糖药物的剂量和种类,并防止低血糖及药物相关不良反应的发生[3]。

5. 控制血尿酸　高尿酸血症定义:正常嘌呤饮食状态下,非同日 2 次空腹血尿酸水平 >420μmol/L[33]。高尿酸血症可引起急性肾损伤(急性尿酸性肾病)、CKD(慢性尿酸性肾病)、尿酸性肾结石,加速 CKD 的进展,是肾功能损害的独立危险因素。对于尿酸性肾病患者,血尿酸目标控制 <360μmol/L;CKD 继发高尿酸血症患者,当血尿酸 >480μmol/L 时应给予治疗。

控制措施:①建议低嘌呤饮食、尿量正常患者多饮水、适当碱化尿液;②降低尿酸的药物包括抑制尿酸合成(非布司他、别嘌醇等)、增加尿酸排泄药物(苯溴马隆等);③需根据患者高尿酸血症的分型及 eGFR 水平选择和调整药物;④在 G₃ 期患者别嘌醇减量;在 G₅ 期禁用别嘌醇;⑤当非布司他在轻中度肾功能不全的患者使用时,无须调整剂量;⑥当 eGFR<20mL/(min·1.73m²)时,避免使用苯溴马隆;⑦避免长期使用可能引起尿酸升高的药物(小剂量阿司匹林等);⑧CKD继发高尿酸血症患者应积极治疗CKD,而降尿酸治疗是否可延缓CKD病情进展尚存在争议[3]。

(四)CKD并发症的防治

1. 贫血 CKD的1期、2期患者存在贫血症状时,应进行贫血评估;3a期、3b期,至少每3个月评估1次;4期、5期,至少每2个月评估1次。多数CKD贫血患者需要使用红细胞生成刺激剂(erythropoiesis stimulating agents,ESA)治疗,当开始治疗4周后调整剂量,幅度在25%,同时对铁状态进行评估(主要包括铁蛋白和转铁蛋白饱和度)。对于成人非透析CKD贫血未给予铁剂治疗的患者(如转铁蛋白饱和度≤20%、铁蛋白≤100μg/L),给予1~3个月口服铁剂治疗[3]。

ESA治疗贫血时注意事项:①血红蛋白(Hb)水平<100g/L的非透析CKD患者,建议根据Hb下降程度、先前对铁剂治疗的反应、ESA治疗的风险和贫血合并症等综合考虑,决定是否开始ESA治疗;②大多数CKD患者应用ESA时,Hb维持在110~120g/L,不建议超过130g/L;③ESA不推荐用于活动性恶性肿瘤或近期有恶性肿瘤病史的患者[3]。

低氧诱导因子脯氨酰羟化酶抑制剂(hypoxia-inducible factor prolyl hydroxylase inhibitor,HIF-PHI)近年来应用于临床中[34],作为治疗肾性贫血的新型口服药物,其作用机制为通过抑制脯氨酰羟化酶(proline hydroxylase domain,PHD)活性,促进红细胞生成素的生成,改善Hb水平,促进机体对铁的吸收、转运和利用,减少铁剂用量。须根据患者体重设定HIF-PHI起始剂量,并结合患者既往ESAs剂量和基础Hb水平、铁代谢等因素进行调整。

2. 心血管疾病 CKD患者的心血管疾病风险较非CKD患者显著增高,合理管理心血管疾病将延缓CKD进展。针对潜在的心脏疾病,采取必要的筛查和处理措施;存在动脉粥样硬化风险的CKD患者,排除出血风险,推荐予以抗血小板药物治疗;CKD合并心力衰竭的患者,调整和纠正临床症状恶化时,应加强eGFR、血清钾浓度及血压的监测。对于能够耐受ARB/ACEI治疗的CKD伴有射血分数降低的心力衰竭患者,建议使用血管紧张素受体脑啡肽酶抑制剂替代ARB/ACEI进一步控制心力衰竭症状并降低死亡率[3]。

3. 高钾血症 高钾血症的诊断标准为CKD患者血清钾浓度≥5.0mmol/L,须尽早启动降钾治疗。CKD患者高钾血症容易反复发作,需要长期管理血钾。建议低钾饮食、调整RAASi用量,并口服降钾剂(如聚苯乙烯磺酸钠等)。根据尿量和肾功能情况,选择合适的利尿剂。当血钾急性升高时,建议使用胰岛素和葡萄糖治疗;合并酸中毒时,建议碳酸氢钠静滴;必要时透析治疗[3]。

4. 酸中毒 CKD患者血HCO_3^-浓度<22mmol/L时,推荐口服碳酸氢钠等碱制剂,以维持HCO_3^-浓度在正常水平[3]。

5. 感染 CKD患者感染风险是正常人的3~4倍,而感染可增加CKD患者肾功能急剧恶化的风险,因此,控制感染可延缓CKD的进展。平时应注意预防上呼吸道和泌尿道等部位感染;排除禁忌证,建议采用疫苗预防感染:所有CKD成人每年接种流感疫苗;4期、5期CKD患者和肺炎高危人群(如糖尿病、肾病综合征或接受免疫抑制剂治疗患者)应接种多价肺炎疫苗;并在5年内复种;4期、5期CKD患者应接种乙肝疫苗;在使用活疫苗之前需充分评估患者的免疫状态,遵守接种机构的相关规定[3]。

6. 慢性肾脏病-矿物质-骨代谢异常 骨代谢紊乱和矿物质在CKD早期患者即可出现,并随着肾功能的下降而进展,需动态监测CKD各期的血钙、血磷、碱性磷酸酶(ALP)、全段甲状旁腺激素(iPTH)和25-羟维生素D_3[25-(OH)D_3]的水平。对于3期CKD患者,限制磷的摄入量为800~1 000mg/d,若血磷水平仍高于目标值,应服用肠道磷结合剂。同时,需控制血钙浓度在正常范围。

7. 高同型半胱氨酸血症 高同型半胱氨酸血症是冠心病等心血管疾病的重要危险因素。血清中同型半胱氨酸正常值为5~15μmol/L,并且70%经过肾脏排泄。CKD患者特别是终末期肾病患者的血清同型半胱氨酸普遍升高。叶酸是纠正同型半胱氨酸血症的药物,可延缓CKD进展。

(五)终末期肾病的替代治疗

肾脏替代治疗包括透析(血液透析和腹膜透析)和肾移植。

1．透析时机

（1）一般指征：有尿毒症临床表现和体征，eGFR 下降至 5～8mL/（min·1.73m²）时应开始透析治疗。

（2）紧急透析：①药物无法控制的高钾血症，血钾＞6.5mmol/L；②严重代谢性酸中毒，pH＜7.2；③水钠潴留、少尿、无尿、高度水肿伴心力衰竭、肺水肿、高血压；④并发尿毒症性胸膜炎、心包炎、中枢神经系统症状，如神志恍惚、抽搐、嗜睡、昏迷、精神症状等。

2．透析模式　一般根据患者病情、经济条件和医疗设备等综合因素考虑选择透析方式。相对于血液透析，腹膜透析更适合于心功能差、有缺血性心脏病、常规血液透析易出现低血压或血压控制不满意、伴活动性出血等问题的患者，以及建立血管通路有困难的患者、想要更多行动自由的患者、要求在家透析而不具备家庭血液透析条件的患者、糖尿病患者和婴幼儿等。

血液透析和腹膜透析都无绝对禁忌证，相对禁忌证如下：

（1）血液透析：休克或低血压；严重心肌病变导致的肺水肿、心力衰竭；严重心律失常；严重出血倾向或脑出血；晚期恶性肿瘤；极度衰竭患者；精神病不合作患者。

（2）腹膜透析：各种原因引起腹膜有效面积低于正常的 50%；腹壁感染；腹腔、盆腔感染或肠造瘘术后有腹部引流者；慢性阻塞性肺疾病、呼吸功能不全者；中、晚期妊娠或腹内巨大肿瘤；肠梗阻、肠粘连、肠麻痹等；腹腔手术后 3 天内；各种腹部疝未经修补者；严重腹部皮肤感染；严重高分解代谢者；过度肥胖；严重营养不良不能补充足够蛋白与热量者；晚期恶性肿瘤；精神病不合作；肝硬化腹水者，多囊肾病患者一般腹腔透析也不作为首选。

（六）中医中药治疗

近年来，中医治疗 CKD 的病因机制和临床与机制的研究取得了较大进展。中医药对改善临床症状和提高生活治疗具有较好的疗效，如雷公藤多苷、黄葵、黄芪、大黄等中药及其复方制剂（如尿毒清）等已广泛用于 CKD 的治疗[3]。但某些中药具有肾毒性或者引起高钾血症，需要严格监测。此外，尚未形成对 CKD 统一的临床辨证分型方法及中医疗效评定标准，有待更强的循证医学指征并验证中医中药的临床应用。

（陈 歆　胡广原）

扫一扫，查阅参考文献

第五节　慢性肺疾病

世界卫生组织（WHO）将慢性肺疾病定义为慢性气道疾病和其他结构性肺疾病，最常见的是慢性阻塞性肺疾病、支气管哮喘、职业性肺病和肺动脉高压[1]。WHO 关于病死率和死因的最新预测结果显示，随着发展中国家吸烟率的升高和高收入国家人口老龄化加剧，慢阻肺的患病率在未来 40 年将继续上升，预测至 2060 年死于慢阻肺及其相关疾病的患者将超过每年 540 万人[2-3]。因此，对于鼻咽癌合并慢性肺疾病的患者，在肿瘤治疗期间对慢性肺疾病的评估和管理十分重要，其相关的临床康复对提高患者长期生存时间和生存质量也具有重要意义。

一、概述

1．慢性阻塞性肺疾病　慢性阻塞性肺疾病是一种常见的、可预防和治疗的慢性气道疾病，其特征是持续存在的气流受限和相应的呼吸系统症状；其病理学改变主要是气道和 / 或肺泡异常，通常与显著暴露于有害颗粒或气体相关，遗传易感性、异常的炎症反应及与肺异常发育等众多的宿主因素也参与发病过程[2]。其气流受限多呈进行性发展，与肺部对有害气体或有害颗粒的异常慢性炎症反应、氧化应激、蛋白酶与抗蛋白酶失衡、气道重塑等有关[4]。

该病起病缓慢，病程较长，不仅影响肺，也可引起全身反应，最终发展为呼吸衰竭和肺源性心脏病。其主要表现为：慢性咳嗽和/或咳痰，呼吸困难，后期可出现低氧血症和/或高碳酸血症等[5]。早期可无异常体征，随疾病进展可出现：桶状胸，呼吸变浅，频率增快，重度者可见胸腹矛盾运动等；听诊双肺呼吸音减弱，呼气相延长，可闻及湿啰音或干啰音[6]。主要根据吸烟等高危因素史、临床症状、体征及肺功能检查，吸入支气管舒张剂后 $FEV_1/FVC < 70\%$ 判断存在持续气流受限[7]，并排除可能引起类似症状和肺功能改变的其他疾病，综合分析确定诊断。

2. 支气管哮喘 支气管哮喘简称哮喘，哮喘为一种异质性疾病，是由多种细胞以及细胞组分参与的慢性气道炎症性疾病。其定义包含随时间不断变化的呼吸道症状病史，如喘息、气短、胸闷和咳嗽，强度亦可发生变化，同时伴有气道高反应性和可变的气流受限，随着病程延长可导致气道结构改变，即气道重塑[8]，其发生受遗传和环境双重因素的影响。哮喘是世界上最常见的慢性病之一，亚洲的成人哮喘患病率为 0.7%～11.9%（平均不超过 5%），近年来哮喘平均患病率也呈上升趋势[9]。

典型症状为反复发作胸闷、气急、呼气性呼吸困难、咳嗽等症状，多与接触变应原、冷空气，物理或化学刺激，病毒性上呼吸道感染，运动等有关，可经平喘药物治疗后缓解或自行缓解，夜间及凌晨发作或加重是重要的临床特征。发作时双肺可闻及以呼气相为主的散在或弥漫性哮鸣音，呼气相延长。根据具有上述典型表现，或临床表现不典型者但以下三项中至少一项阳性：①支气管激发试验或运动试验阳性；②支气管舒张试验阳性；③呼气流量峰值（PEF）平均每日昼夜变异率 > 10%，或 PEF 周变异率 > 20%，除外其他疾病所引起的喘息、气急、胸闷或咳嗽，可诊断支气管哮喘[10]。

3. 支气管扩张 支气管扩张症简称支扩，是由各种病因引起的反复发生的化脓性感染，导致中小支气管反复损伤和/或阻塞，致使支气管壁结构破坏，引起支气管异常和持久性扩张[11]。在 2013 年我国的 7 省市城区 40 岁以上居民的电话调查显示，1.2%（135/10 811）的居民曾被诊断支扩，其中男性患病率为 1.5%（65/4 382），女性患病率为 1.1%（70/6 429），支扩的患病率随着年龄增长而增加[12-14]。主要症状为慢性咳嗽、咳大量脓痰和/或反复咯血，伴或不伴有气促和呼吸衰竭等轻重不等的症状。体检可闻及湿啰音和干啰音，病变严重者可出现杵状指（趾）及右心衰竭症状和体征。支扩的诊断有赖于影像学检查。国内外诊断支扩最常用的影像学工具是胸部 HRCT，直接征象包括：①支气管内径/伴行肺动脉直径 > 1；②从中心到外周，支气管未逐渐变细；③距外周胸膜 1cm 或接近纵隔胸膜范围内可见支气管影[15]。根据反复咳脓痰、咯血病史和既往有诱发支气管扩张的呼吸道感染病史，HRCT 显示支气管扩张的异常影像学改变，即可明确诊断为支气管扩张。

4. 其他 如有肥胖、打鼾、日间思睡等症状，结合多导睡眠监测、便携式多通道睡眠监测可诊断阻塞性睡眠呼吸暂停综合征。如有结核接触史或长期低热等相关危险因素及临床表现，结合胸部 CT、痰结核分枝杆菌检查等可诊断肺结核。如有活动后呼吸困难，需警惕肺动脉高压，可完善超声心动图检查以明确诊断。

二、康复管理及策略

鼻咽癌合并慢性肺部疾病，其治疗难度和风险显著增加，须经过放疗科、肿瘤内科、外科、呼吸科、麻醉科甚至心内科等多学科讨论，充分评估，综合考虑选择合适的治疗方法。在慢性肺部疾病急性期或活动期的患者禁忌行放化疗、手术等高风险治疗；在肺部疾病稳定、患者一般情况改善后，再根据鼻咽癌分期选择抗肿瘤治疗方案。拟行放化疗的患者，治疗前评估肺功能情况、进行体质评分，如果肺功能和体质评分基本正常，则可行放化疗。选择手术治疗时，在围手术期必须经过严格的评估和管理。

鼻咽癌合并慢性肺疾病康复治疗的目标是：①减轻当前症状，包括缓解呼吸系统症状、改善运动耐量和健康状况；②降低未来风险，包括防止疾病进展，防止疾病急性加重，减少病死率，以及提高患者的肺功能，改善其生活质量[2]；③患者放化疗或手术治疗的同时，还应加强对 COPD 的治疗，减少对肺组织的损伤，从而保证预后。

教育与危险因素管理、药物治疗和非药物干预是慢性肺疾病标准治疗的关键基石，慢性肺疾病非药物干预的核心要素是呼吸康复治疗、氧疗、家庭无创通气、疫苗接种等，通过康复锻炼可使生活质量、症状、焦虑和抑郁、步行距离、运动耐力和身体功能得到较明显的改善[16]。

（一）预防性康复治疗

1. 戒烟 吸烟是公认的 COPD 的危险因素，因此戒烟是预防 COPD 最重要的预防措施，在疾病的任何阶段戒烟都有助于防治慢阻肺的发生和发展。对于其他常见的慢性肺疾病，戒烟可延缓慢性肺部疾病的进展，积极戒烟是慢性肺部疾病康复的前提。

2. 脱离职业和环境污染 针对职业暴露，建议患者在条件许可时避免持续暴露于潜在的刺激物中。有效的通风、无污染炉灶和类似的干预措施有助于减少燃料烟雾暴露。减少有害气体或有害颗粒的吸入[2]。

3. 保暖预防感冒 气温突变往往是慢性肺部疾病急性加重的诱因，保暖预防感冒是慢性肺部疾病患者在冬春季节需要特别注意的。

4. 呼吸康复治疗 呼吸康复的定义是在全面评估的基础上，为患者提供个体化的综合干预措施，包括但不限于运动锻炼、教育和行为改变，目的是改善慢性呼吸疾病患者的生理及心理状况，并促进健康行为的长期保持。呼吸康复可减轻患者呼吸困难症状、提高运动耐力、改善生活质量、减轻焦虑和抑郁症状、降低急性加重后 4 周内的再住院风险[16]。

5. 运动训练 规律的运动训练是呼吸康复的核心内容，运动方式分为有氧训练、阻抗训练、平衡柔韧性训练、呼吸肌训练等。主要包括适当全身性运动及上下肢的运动训练，通过提高相关肌肉的力量训练，改善患者的健康状态和生活质量，如定时进行步行及登楼梯锻炼，避免过度劳累，有助于患者改善肌肉力量，减轻慢性肺疾病的加重。

6. 氧疗 进行长期氧疗可以提高静息状态下严重低氧血症患者的生存率，对血流动力学、血液学特征、运动能力、肺生理和精神状态都会产生有益的影响[16]。但常见的慢性肺疾病如慢阻肺、哮喘、支气管扩张疾病的晚期常出现缺氧合并二氧化碳潴留的情况，应注意进行控制性氧疗，避免加重二氧化碳潴留。病情严重的患者推荐家庭无创通气。

7. 疫苗接种 疫苗接种是预防相应病原体感染的有效治疗手段。流感疫苗、肺炎球菌疫苗、细菌溶解物、卡介苗多糖核酸等对预防慢阻肺患者反复感染可能有益[17-18]。

8. 心理干预 心理干预包括认知、行为、社会家庭支持等方面，帮助其化解忧郁、焦虑的不良情绪，稳定情绪、振作精神、恢复体力，给予患者足够的理解、关心和体贴。

（二）西医康复处理

1. 肿瘤治疗期间康复治疗 在鼻咽癌抗肿瘤治疗期间，合并慢性肺疾病的患者治疗前应常规评估肺功能和胸部影像。治疗前对慢阻肺患者、吸烟者应严格戒烟 2 周以上，并且脱离职业和环境污染，加强正确咳嗽排痰方式、呼吸康复指导，运动训练，注意预防感染，必要时给予治疗慢性肺疾病药物治疗。

2. 一般治疗

（1）支气管扩张剂：支气管舒张剂是慢阻肺的基础一线治疗药物，通过松弛气道平滑肌扩张支气管，改善气流受限，从而减轻慢阻肺的症状，包括缓解气促、增加运动耐力、改善肺功能和降低急性加重风险。与口服药物相比，吸入制剂的疗效和安全性更优，因此多首选吸入治疗。常用的支气管扩张剂：①β_2 受体激动剂，短效 β_2 受体激动剂有特布他林、沙丁胺醇、左旋沙丁胺醇等，主要用于按需缓解症状，长期规律应用维持治疗的效果不如长效支气管舒张剂，长效 β_2 受体激动剂有沙美特罗、福莫特罗、茚达特罗、奥达特罗、维兰特罗等；②抗胆碱能药物，短效有异丙托溴铵，长效有噻托溴铵、格隆溴铵、乌美溴铵、阿地溴铵等；③茶碱类药物，茶碱类药物可解除气道平滑肌痉挛，在我国慢阻肺治疗中使用较为广泛，常用药物有氨茶碱和缓释茶碱，由于茶碱的治疗范围窄以及代谢个体差异较大，有条件的应在应用茶碱时监测血药浓度。

（2）糖皮质激素：慢阻肺高风险患者，长期吸入糖皮质激素与长效 β_2 受体激动剂的联合制剂可增加运动耐受量、降低急性加重发作频率、提高生活质量。COPD 急性加重期使用全身激素可缩短恢复时间并改善肺功能（FEV_1）。也可改善氧合，降低早期复发风险以及治疗失败率和缩短住院时间。糖皮质激素是控制哮喘发作最有效的药物，常用方法为吸入，如吸入糖皮质激素无效时可短期口服短效糖皮质激素，如泼尼松或泼尼松龙。重度或严重哮喘发作时应及时给予静脉激素，可选择氢化可的松琥珀酸钠或甲泼尼龙。

（3）祛痰药：对痰液不易咳出的患者可应用祛痰药。常用药物有氨溴索、羧甲司坦，也常用乙酰半胱氨酸雾化吸入祛痰。

（4）白三烯调节剂：有抗炎和舒张支气管平滑肌的作用，常用药物有孟鲁司特和扎鲁司特。

3. 抗感染治疗 当慢性肺疾病患者合并呼吸困难加重、痰量增多和痰液变浓三个主要症状时应给予抗生素治疗；有包括痰液变浓在内的两个主要症状或者需要机械通气（无创或有创）时均应给予抗生素治疗[2]。根据患者疾病的严重程度和预判的病原菌、所在地常见病原菌及其药敏情况积极选用抗生素治疗，在经验性抗感染治疗前应积极留取合格痰标本或其他标本送微生物学检查。

4. 氧疗 长期（>15h/d）氧疗对于存在严重静息低氧血症的慢性呼吸衰竭患者有改善生存的作用。因此，提倡在医师指导下施行长期家庭氧疗。氧疗一般采用鼻导管吸氧，氧流量为 1.0～2.0L/min，吸氧时间 >15h/d，使患者在静息状态下，达到 $PaO_2 \geqslant 60mmHg$ 和 / 或使 SaO_2 升至 90% 以上。

5. 呼吸支持治疗 如患者存在严重的呼吸衰竭，通气支持可以是无创（鼻导管或面罩），也可以是有创（经口气管插管或气管切开）。无创机械通气（non-invasive ventilation, NIV）中的无创正压通气（non-invasive positive pressure ventilation, NPPV）是改善住院患者病情及死亡相关事件的标准治疗[2]。对于同时存在 COPD 和阻塞性睡眠呼吸暂停的患者，是持续气道正压通气（continuous positive airway pressure, CPAP）治疗的明确指征，可明显改善生存率及住院风险。无论何种方式都只是生命支持的一种手段，在此条件下，应通过治疗消除诱因，使呼吸衰竭得到改善或逆转。

6. 营养治疗 营养不良可影响肺部修复、表面活性剂合成、通气控制以及对缺氧的反应、呼吸肌功能和肺的机械功能以及体内水的平衡，进而可以导致呼吸肌萎缩、运动能力下降、增加患者住院率。营养不良患者营养补充治疗可明显增加体重并改善呼吸肌肌力和提高总体健康相关生活质量[2]。

7. 物理治疗

（1）呼吸训练：①腹式呼吸训练，患者保持自然姿态，全身放松，经鼻腔缓慢深吸气至最大肺容量后屏气 2～5 秒（训练后期屏气时间逐渐延长），然后用口缓慢呼气，吸气时膈肌下降，腹部外凸，呼气时膈肌上升，腹部内凹。连续进行 20～30 次（总时间为 15～30 分钟），早晚 1 次。②缩唇呼吸训练，患者全身放松，经鼻腔尽力吸气，经口缓慢呼气，呼气时口唇撅起似吹口哨状，同时主动收缩腹部，深吸缓呼，吸气、呼气时间比为 1:2 或 1:3，每次训练持续 15～20 分钟，每天训练数次。③此外还可以借用呼吸训练器辅助呼吸训练，提高呼吸肌肌力、耐力，从而有助于肺泡排空，并改善肺泡侧支通气和小气道分泌物向大气道引流活动，促进更多残余气体排出，改善通气。

（2）呼吸体操训练：上肢训练动作包括吸气时上举、前伸、双臂外展扩胸、呼气时双臂自然下垂等，同时配合腹式和缩唇呼吸，每次训练 10～15 分钟，每天训练 3 次，增加胸廓活动度，加强胸廓运动能力，有助于肺组织膨胀，增加肺容量，促进过量支气管分泌物的排出，改善通气 - 灌注关系，增加肺通气量。下肢运动训练通过大肌群活动改善生理性的肌肉功能，提高个人运动能力，改善运动耐力，其训练方式包括步行、踏车、平板运动、爬楼梯等。上述训练强度及训练时间循序渐进、量力而行，并做好生命体征监测。

（3）清除气道分泌物：通过有效咳嗽训练、机械振动排痰、体位引流排痰法，改善气道分泌物的清除，减轻慢阻肺急性加重。体位引流前注意先湿化、雾化、稀释痰液，根据患者情况摆放体位，配合胸部扩张运动训练、叩击震颤、主动有效咳嗽。引流过程中注意生命体征。

（4）雾化吸入疗法：有助于抗炎、解痉，利于排痰，保护黏液毯和纤毛功能。

（5）膈肌起搏 / 电刺激呼吸：适用于经呼吸锻炼后，膈肌运动仍不满意或由于粘连限制了膈肌活动时。

8. 作业治疗

（1）提高上肢活动能力的作业活动：应用弹力带、功率车、体操棒、提重物等加强上肢肩带部肌群训练，增强辅助呼吸肌肌力。

（2）提高耐力的作业活动：选择有氧训练为主的活动，如快走、划船、骑车、游泳、登山、跳健身操等，可明显增加患者的活动耐力，减轻呼吸困难症状，改善精神状态。

9. 心理治疗 鼻咽癌及慢性肺部疾病易复发，并发症多，其治疗及康复是一个漫长的过程，给患者带来的不仅是身体上的不适，更有心理上的负担，两者相互影响。通过心理治疗，可使患者正确认识疾病，减轻对疾病的恐惧，应对康复过程中各阶段的心理问题，从而提高患者治疗及康复依从性，使康复得以顺利进行，进而提高患者生活质量[19]。

（三）中医康复处理

1. 中药治疗　根据中医辨证分型（如风寒壅肺证、表寒肺热证、痰热郁肺证、痰瘀阻肺证、肺气郁痹证、肺气虚耗证、肺肾气虚证、阳虚水泛证等），适当选用中药方剂或中成药（如清金止嗽化痰丸、健脾益肾丸、固肾定喘丸、固本咳喘胶囊等）[20]。

2. 药膳调理　可根据辨证分型选择合适的药膳（如虫草银耳汤、四仙汤、蝴蝶汉果猪蹄汤、川贝鸭梨汤等）食用调理。

3. 适宜技术　包括针灸疗法、穴位贴敷、穴位注射、推拿疗法、耳穴压豆、熏洗疗法、拔罐治疗、膏方治疗等。

4. 中医传统运动锻炼　中国传统体育运动，如六字诀、八段锦、太极拳、五禽戏、易筋经等，集强体魄、畅情志、调呼吸于一体，对慢性肺病患者增强体质、减轻焦虑抑郁情绪和促进肺功能康复有良好的效果[21]。

（四）肺康复训练的效果评价方法

肺康复训练的效果评价包括肺功能、运动能力、呼吸状况和生活质量等方面，采用肺功能检查、心肺功能运动试验（CPET）、6分钟步行试验（6MWT）、呼吸困难指数评分、圣乔治呼吸问卷（SGRQ）等评估。

（李霞　张叶）

扫一扫，查阅参考文献

第六节　脑血管病

目前我国老年居民慢性病患病率前5位依次为高血压、糖尿病、脑血管病、缺血性心脏病和慢性阻塞性肺疾病。在中国人群期望寿命和疾病负担的研究中发现，心脑血管疾病是导致我国老年人群疾病负担的主要原因之一[1]。鼻咽癌患者合并脑血管病可分为缺血性和出血性，脑血管病可急性发作，即脑卒中，在较短时间的急性期后，即为更长时间的恢复期和后遗症期。鉴于脑卒中有发病率高、死亡率高和致残率高的特点，本章节将对脑血管病中的脑卒中进行重点阐述。据统计脑卒中是我国成人致死、致残的首位病因。中国脑卒中每年发病率约200/10万，我国脑卒中死亡率仍处于较高水平，成为我国农村居民第二位（占所有死亡病因的24.16%）、城市居民第三位（占所有死亡病因的20.53%）死亡病因。其中70%～80%的脑卒中患者因为残疾不能独立生活，严重危害人类健康[2]。另外，鼻咽癌患者出现头痛、肢体活动障碍、感觉异常、口歪眼斜/癫痫发作等，要注意可能发生了脑卒中。随着放疗技术的进步，鼻咽癌患者的生存期逐渐延长。在原发肿瘤病灶被控制的同时，放疗所致并发症也受到越来越多的关注，颈动脉狭窄是鼻咽癌放疗后晚期较为严重的一种并发症。近年来，研究发现鼻咽癌患者接受颈部放疗后颈动脉狭窄的概率显著增加[3]，并可能导致短暂性脑缺血或脑卒中等脑血管事件的发生[4]，加重了家庭及社会的经济负担，增加医疗资源消耗，因此鼻咽癌患者脑病康复具有重要的临床意义及社会意义。

一、临床表现、诊断及鉴别诊断

（一）临床表现

1. 缺血性脑卒中　即脑梗死，表现为一侧肢体（伴或不伴面部）无力或麻木，一侧面部麻木或口角歪斜，言语不清或语言理解困难，双眼向一侧凝视，单眼或双眼视力丧失或模糊等。

2. 出血性脑卒中 即脑出血,症状突发,多在活动中起病,常表现为头痛、恶心、呕吐、不同程度的意识障碍及肢体瘫痪等。

(二)影像学检查

1. 缺血性脑卒中

(1)缺血性脑卒中早期 CT 可无异常表现,大约起病 24 小时后梗死区呈明显低密度改变。

(2)多模式 MRI 包括弥散加权成像(DWI)、灌注加权成像(PWI)、水抑制成像和梯度回波、磁敏感加权成像(SWI)等。DWI 在症状出现数分钟内就可发现缺血灶并早期确定大小、部位与时间,较常规 MRI 更敏感。

(3)血管病变检查可显示脑血管狭窄、闭塞、扭曲的部位和程度。

2. 出血性脑卒中 CT 平扫可迅速、准确地显示脑出血血肿的部位、出血量、占位效应、是否破入脑室或蛛网膜下腔及周围脑组织受损等情况,是疑似脑出血患者首选的影像学检查方法[5]。脑血管检查有助于了解导致脑出血病变的血管及病因,指导选择治疗方案。常用检查包括 CT 血管成像(CTA)、磁共振血管成像(MRA)、CT 静脉成像(CTV)、磁共振静脉血管成像(MRV)、经颅多普勒超声(TCD)和数字减影血管造影(DSA)等。

(三)诊断

1. 急性缺血性脑卒中诊断标准 ①急性起病;②局灶神经功能缺损(一侧面部或肢体无力或麻木,语言障碍等),少数为全面神经功能缺损;③影像学出现责任病灶或症状/体征持续 24 小时以上;④排除非血管性病因;⑤脑 CT/MRI 排除脑出血[6]。

2. 出血性脑卒中(脑出血)诊断标准 ①急性起病;②局灶神经功能缺损症状(少数为全面神经功能缺损),常伴有头痛、呕吐、血压升高及不同程度的意识障碍;③头颅 CT 或 MRI 显示出血灶;④排除非血管性脑部病因[7]。

二、康复管理及策略

临床分期、KPS 评分、营养评价及脑功能状态等诸多因素,可能影响鼻咽癌患者放疗、化疗、靶向、免疫、手术治疗等治疗方法与时机的选择。由于脑卒中致残率、病死率高,目前认为预防是最好的措施。在积极控制血压、血糖、血脂的基础上,积极预防急性脑血管意外,同时进行鼻咽癌的治疗,使鼻咽癌合并脑血管病患者能真正地从合理的治疗方案中获益,进而提高患者的生活质量,延长患者的生存时间。

(一)预防性康复处理

1. 生活方式干预[8]

(1)戒烟:吸烟者应戒烟,动员全社会参与,在社区人群中采用综合性控烟措施对吸烟者进行干预,包括心理辅导、尼古丁替代疗法、口服戒烟药物等。

(2)戒酒:饮酒者应减少酒精摄入量或戒酒。饮酒应适量,男性每日饮酒的酒精含量不应超过 25g,女性减半。

(3)减重:超重和肥胖者可通过健康的生活方式、良好的饮食习惯、增加身体活动等措施来减轻体重,进而有利于控制血压,也可降低脑卒中的风险。

(4)饮食和营养:每日饮食种类应多样化,使能量和营养的摄入趋于合理;采用包括全谷、杂豆、薯类、水果、蔬菜和奶制品及总脂肪和饱和脂肪含量较低的均衡食谱。建议降低钠摄入量和增加钾摄入量,有益于降低血压,从而降低脑卒中风险。推荐的食盐摄入量≤6g/d。强调增加水果、蔬菜和各种奶制品的摄入,减少饱和脂肪酸和反式脂肪酸的摄入;每日总脂肪摄入量应小于总热量的 30%,反式脂肪酸摄入量不超过 2g;摄入新鲜蔬菜 400～500g;水果 200～400g;适量鱼、禽、蛋和瘦肉,平均摄入总量 120～200g;各种奶制品相当于液态奶 300g;烹调植物油 <25g;控制添加糖(或称游离糖,即食物中添加的单体糖,如冰糖、白砂糖等)摄入,每日 <50g,最好 <25g。

(5)适当体育运动:个体应选择适合自己的身体活动来降低脑卒中风险。建议老年人、卒中高危人群应进行最大运动负荷检测后,制订个体化运动处方进行锻炼。健康成人每周应至少有 3～4 次、每次至少持续 40 分钟中等或以上强度的有氧运动(如快走、慢跑、骑自行车或其他有氧运动等)。推荐日常工作以静坐为主的人群每静坐 1 小时站起来活动几分钟,包括那些每周已有推荐量的规律运动者。

（6）减轻精神压力,保持心理平衡。

2. 血压管理 [9]　建议常规进行人群血压筛查,并对高血压患者予以适当治疗,包括改善生活方式和药物治疗。对于高血压前期患者（收缩压 120～139mmHg 或舒张压 80～89mmHg）,建议每年进行血压复查和高血压相关的健康体检。高血压患者需要规律使用降压药物,使血压达到 <140/90mmHg 的目标值;伴糖尿病或肾功能不全的高血压患者依据其耐受性还可进一步降低血压目标值。65 岁以上老年人首先推荐血压控制目标 <150/90mmHg,若能耐受可降低至 140/90mmHg 以下。选择特定的药物成功降压以降低脑卒中风险很重要,应该基于患者特点和药物耐受性进行个体化治疗。推荐采用家庭自测血压,这样更有益于改善患者依从性和血压控制水平。推荐针对性采用动态血压测量,有利于检出白大衣高血压和隐蔽性高血压。

3. 血糖管理 [10]　糖尿病和糖尿病前期是卒中发病的独立危险因素,有脑血管病危险因素的人应定期检测血糖,必要时测定糖化血红蛋白或行糖耐量试验,及早识别糖尿病和糖尿病前期。糖尿病患者应改变生活方式,首先需要控制饮食,增加体力活动,必要时增加降糖药物。推荐血糖控制目标值为糖化血红蛋白 <7.0%。糖尿病合并高血压患者应严格控制血压在 140/90mmHg 以下,可依据个体耐受性进一步降低。糖尿病患者在严格控制血糖、血压的基础上,联合他汀类调脂药物可有效降低脑血管病的风险。

4. 血脂管理 [8]　对于动脉粥样硬化性脑血管病风险高危或极高危者,除了治疗性生活方式的改变外,推荐他汀类药物用于脑卒中的一级预防。调脂治疗需要设定目标值,推荐以 LDL-C 为首要干预靶点。根据脑血管病风险评估设定 LDL-C 目标值:极高危者 LDL-C <1.8mmol/L（70mg/dL）,高危者 LDL-C <2.6mmol/L（100mg/dL）。LDL-C 基线值较高不能达标者,LDL-C 至少须要降低 50%。极高危 LDL-C 基线在目标值以内的患者,LDL-C 仍应降低 30% 左右。建议脑血管病高危风险或极高危风险者起始宜应用中等剂量的他汀类药物,根据个体调脂疗效和耐受情况,适当调整剂量,若胆固醇水平不能达标,应考虑与其他调脂药物联合使用。

5. 放疗致动脉损伤的防治　颈部是鼻咽癌放疗的主要靶区,鼻咽癌患者颈部放疗后照射野内的血管可表现为狭窄或闭塞,超声等检查可见血管内膜中层厚度改变、扁平斑块形成。相关研究普遍认为颈部放疗是鼻咽癌患者发生重度颈动脉狭窄的独立预测因子 [11]。放射线能引起血管壁结构和功能的改变。放疗致颈动脉损伤的机制可概括为内皮细胞损伤和功能障碍,细胞应激,动脉粥样硬化加速及动脉中膜和外膜坏死、纤维化。传统的危险因素,如高血压、高血脂、糖尿病、吸烟等,也是放疗诱导颈动脉狭窄进程中不可忽视的因素。放疗技术的改进不能避免颈动脉损伤的发生,但与 2D-RT 相比,调强放疗显著降低了颈动脉狭窄的发生率 [12]。

颈动脉狭窄的防治措施应根据症状轻重和狭窄的程度进行选择,应积极减少危险因素,阻止颈动脉斑块的发展,包括戒烟、控制体重、控制血糖、控制高血压及改善血脂等。他汀类药物可用于严重斑块形成和颈动脉狭窄患者的抗血小板和降脂治疗,他汀类药物具有调节照射后内皮细胞的功能性血栓形成的特性,在辐射暴露后具有功能性抗炎作用,可通过抑制血管内皮细胞功能障碍来限制放射性动脉粥样硬化、纤维化和血栓形成的启动和进展 [13]。研究表明,放疗诱发的有症状的颈动脉狭窄患者（狭窄程度 >50%）或重度颈动脉狭窄患者（狭窄程度 >70%）可以安全地接受颈动脉支架置入术或颈动脉内膜切除术 [14]。

（二）西医康复处理

1. 缺血性脑卒中急性期

（1）一般治疗:维持氧饱和度 >94%,必要时吸氧、气道支持及辅助呼吸药物治疗。持续生命体征监测、神经系统评估,警惕心律失常,避免增加心脏负担。积极控制体温、对症支持治疗,严密监测管理血压和血糖,防治并发症。

（2）特异性治疗:特异性治疗包括改善脑血液循环（静脉溶栓、血管内治疗、抗血小板、抗凝、降纤、扩容等方法）、他汀类药物及神经保护等。静脉溶栓治疗是目前缺血性脑卒中患者最主要的恢复血流措施（有效时间窗 4.5～6.0 小时）,应根据适应证和禁忌证标准严格选择。存在溶栓禁忌的患者充分评估后可考虑血管内介入治疗,包括机械取栓、动脉溶栓、血管成形术等 [6]。

（3）对于不符合静脉溶栓或血管内取栓,且无禁忌证的缺血性脑卒中患者,应在发病后尽早给予口服阿司匹林。溶栓治疗者，阿司匹林等抗血小板药物应在溶栓 24 小时后开始使用。对不能耐受阿司匹林者，可考虑选用氯吡格雷等抗血小板治疗。对于大多数急性缺血性脑卒中患者，不推荐无选择性地早期就进行抗凝治疗。在急性期，要根据患者年龄、性别、脑卒中亚型、伴随疾病及耐受性等临床特征，确定他汀药物治疗的种类及强度。理论上，神经保护药物可改善缺血性脑卒中患者预后，动物研究也显示神经保护药物可改善神经功能缺损程度。但临床上研究结论尚不一致，疗效还有待进一步证实[15]。

2. 慢性期抗栓治疗 对缺血性脑卒中患者，应早期启动二级预防，控制危险因素，同时根据病情抗栓治疗。

（1）抗血小板治疗：对于非心源性栓塞性缺血性脑卒中患者，除少数情况需要抗凝治疗，大多数情况均建议给予抗血小板药物预防缺血性脑卒中复发。氯吡格雷（75mg/d）、阿司匹林（50～325mg/d）单药治疗都可以作为首选药物。不推荐常规应用双重抗血小板药物，但对于有急性冠状动脉疾病或近期行支架成形术的患者，推荐联合应用氯吡格雷和阿司匹林。

（2）抗凝治疗：对于非心源性缺血性脑卒中患者，不推荐首选口服抗凝药物预防脑卒中复发。仅在某些特殊情况下可考虑给予抗凝治疗，如主动脉弓粥样硬化斑块形成、基底动脉梭形动脉瘤、颈动脉夹层、卵圆孔未闭伴深静脉血栓形成或房间隔瘤等。

3. 脑出血治疗 脑出血的治疗包括内科治疗和外科治疗，大多数的患者均以内科治疗为主，如果病情危重或发现继发原因，且有手术适应证者，则应该进行外科治疗。

（1）一般治疗：持续生命体征监测、神经系统评估、持续心肺监护。应综合管理脑出血患者的血压，根据血压情况决定是否进行降压治疗。对于收缩压 150～220mmHg 的住院患者，在没有急性降压禁忌证的情况下，数小时内降压至 130～140mmHg 是安全的；对于收缩压 >220mmHg 的脑出血患者，在密切监测血压的情况下，持续静脉输注药物控制血压可能是合理的，收缩压目标值为 160mmHg。密切监测血糖水平，避免发生高血糖或低血糖[16]。

（2）外科治疗：外科手术以其快速清除血肿、缓解高颅压、解除机械压迫的优势成为高血压脑出血治疗的重要方法。

4. 早期康复治疗[17] 循证医学证实，康复是降低卒中致残率最有效的方法，也是卒中组织化管理模式中不可或缺的关键环节。对病情稳定（生命体征稳定，脑卒中症状体征不再进展）患者应尽早康复治疗。

（1）早期康复：轻中度脑卒中患者，在发病 24 小时后可以进行床边康复、早期离床期的康复训练，早期采取短时间、多次活动的方式是安全可行的，以循序渐进的方式进行，必要时在监护条件下进行。康复训练强度要个体化，充分考虑患者的体力、耐力和心肺功能情况，在条件许可的情况下，开始阶段每天至少进行 45 分钟的康复训练，能够改善患者的功能，适当提高训练强度是有益的。

（2）恢复期康复：卒中亚急性期后转入康复科或康复专科医院继续全面康复治疗，开展认知、言语、吞咽、运动、感觉、心理、日常生活活动能力（activities of daily livin, ADL）等功能评估和康复。目的是为提高生活自理能力，为回归家庭，回归社会打下基础。

（3）慢性期康复：卒中慢性期转入社区医院或家庭继续康复。重点开展 ADL 和职业能力训练，并进一步提高功能，防止并发症。目的是提高生活质量，回归家庭，回归社会。

具体康复、训练项目包括以下几个方面。

（1）良肢位摆放、体位转移和关节活动度训练

1）良肢位摆放训练：脑卒中卧床期应将患者摆放于良肢位，即利用各种软性靠垫将患者置于舒适的抗痉挛体位。鼓励患侧卧位，适当健侧卧位，尽可能少采用仰卧位，尽量避免半卧位，保持正确的坐姿。一般每 2 小时转换体位 1 次。

2）体位转移训练：体位转移的训练内容包括患者床上侧面移动、前后方向移动、被动健侧翻身、患侧翻身起坐训练、辅助和主动翻身起坐训练、床上搭桥训练，以及床上到轮椅、轮椅到床上的转移训练等。其原则应该按照完全被动、辅助和完全主动的顺序进行。在身体条件允许的前提下，应尽早离床。

3）关节活动度训练：关节活动度训练可以维持关节正常的活动范围，防止肌肉失用性萎缩的发生，促进全身功能恢复。一般每个关节每天活动 2～3 次。开始肢体弛缓性瘫痪时关节活动范围应在正常范围的 2/3

以内，避免机械性损伤。

（2）早期站立、步行康复训练：脑卒中偏瘫患者应在病情稳定后尽快离床，借助器械进行站立、步行康复训练。早期积极进行抗重力肌训练、患侧下肢负重支撑训练、患侧下肢迈步训练及站立重心转移训练，以尽早获得基本步行能力。

（3）肌力训练和康复：脑卒中早期应重视瘫痪肌肉的肌力训练，针对相应的肌肉进行渐进式抗阻训练、交互性屈伸肌肉、肌力强化训练。针对相应的肌肉进行功能电刺激治疗、肌电生物反馈疗法，结合常规康复治疗，可以提高瘫痪肢体的肌力和功能。

（4）肌张力变化和痉挛的康复：痉挛的处理要从发病早期开始，抗痉挛肢位、关节活动度训练、痉挛肌肉缓慢牵伸、夹板疗法等方法可缓解肢体的痉挛，必要时口服抗痉挛药。康复训练结合早期局部注射 A 型肉毒毒素，可以减轻上肢、下肢的痉挛程度，改善肢体功能。

（5）早期语言功能的康复：建议由言语治疗师对存在交流障碍的卒中患者从听、说、读、写、复述等几个方面进行评价，针对性地早期开展语言功能障碍的康复，给予相应的简单指令训练、颜面肌肉发音模仿训练、复述训练，口语理解严重障碍的患者可以试用文字阅读、书写或交流板进行交流。

（6）认知障碍的康复：脑卒中后认知障碍，可应用精神状态量表进行筛查，待急性期过后进行认知障碍详细的评测和针对性的康复。

（7）吞咽障碍的康复和营养管理：所有脑卒中患者应尽早完成标准的吞咽功能临床床旁评价，饮水试验可以作为误吸危险的筛选方法，阳性者进一步行视频 X 线透视吞咽检查确诊。可通过口轮匝肌训练、舌运动训练、增强吞咽反射能力的训练、咽喉运动训练、空吞咽训练、冰刺激、神经肌肉电刺激等方法进行吞咽功能训练。卒中患者应在入院 48 小时内进行营养筛查，对不能经口维持足够的营养和水分的患者、有胃食管反流和误吸风险的患者应考虑经鼻胃管肠内营养。

（8）心脏功能和呼吸功能康复：脑卒中卧床患者应尽早离床接受运动功能康复训练，下肢肌群具备足够力量的脑卒中患者，建议进行增强心血管适应性方面的训练，如活动平板训练、水疗等。合并呼吸功能下降、肺内感染的患者，建议加强床边的呼吸道管理和呼吸功能康复，以改善呼吸功能，降低卒中相关性肺炎的发生率和减轻严重程度。

（9）肩痛、肩关节半脱位和肩手综合征的康复：脑卒中早期应避免用力牵拉患者的肩关节，可采取局部经皮电刺激、持续肩关节活动范围训练、保护肩关节等措施来预防和治疗肩痛和肩关节半脱位。避免过度的肩部屈曲外展运动和做双手高举过头的滑轮样动作。对于手部肿胀明显的患者，可采取外用加压装置减轻肢体末端肿胀。

（10）深静脉血栓和肺栓塞的预防和康复：对所有脑卒中的患者均应评价深静脉血栓（deep vein thrombosis, DVT）的风险。早期下床、康复是预防 DVT 的有效方法。此外，分级弹力袜及间歇气动压力装置作为辅助治疗措施。高度怀疑 DVT 或肺栓塞的特定患者，可给予预防剂量的肝素或低分子量肝素。对有肺栓塞风险同时有抗凝禁忌的患者，可考虑安置临时或永久性下腔静脉滤器。

（三）中医康复处理

脑血管病归属于中医中学的"中风""大厥""薄厥""偏枯""卒中""半身不遂"等病证范畴。本病常见的诱因为：气候骤变、烦劳过度、情志相激、跌仆努力等。综观本病，由于患者脏腑功能失调，或气血素虚，加之劳倦内伤、忧思恼怒、饮酒饱食、用力过度，而致瘀血阻滞、痰热内蕴，或阳化风动，血随气逆，导致脑脉痹阻或血溢脑脉之外，引起昏仆不遂，发为中风。其病位在脑，与心、肾、肝、脾密切相关。其病机概而论之有虚（阴虚、血虚）、火（肝火、心火）、风（肝风、外风）、痰（风痰、湿痰）、气（气逆）、血（血瘀），此六端多在一定条件下相互影响，相互作用。病变多为本虚标实，上盛下虚；在本为肝肾阴虚，气血衰少，在标为风火相煽，痰湿壅盛，瘀血阻滞，气血逆乱。而其基本病机为气血逆乱，上犯于脑[18]。

1. 中药辨证治疗[19]　应注意中风先兆期、卒中期和后遗症期的标本缓急，选择不同治则治法。中风先兆期重点扶正、不忘除邪，未病（卒中）先防。中风卒中期又分中经络、中脏腑：中经络（神志清醒者）以祛邪为先，常以平肝熄风、化痰活血通络为主；中脏腑（神志障碍）者，闭证当以豁痰通腑、开窍醒神为主；脱证宜救阴回阳固脱。若闭证开始转为脱证之时，可闭、脱治疗互相参用。若昏迷后渐醒，闭、脱症状缓解，可根据病情标本同治，如平肝熄风、清热化痰，同时滋养肝肾或补气养血。中风后遗症期重点在于扶固正气，并佐祛除内邪（主要为涤痰活血通络）。

治疗时，根据中医辨证分型[20]（如肝阳暴亢，风火上扰证；风痰瘀血，痹阻脉络证；痰热腑实，风痰上扰证；痰湿蒙塞心神证，痰热内闭心窍证等），辨证选用中药方剂进行治疗。

2. 中成药 依据寒热虚实的辨证结论，可分别选用清开灵口服液、西黄丸、安脑丸/片、复方丹参片、华佗再造丸、中风回春丸、大/小活络丸等；急性期可随证选用安宫牛黄丸、苏合香丸、紫雪丹、新雪丹、至宝丹[19]。

3. 针灸 [19,21]

（1）体针

1）中风先兆

取穴：上星、百会、印堂、肩髃、曲池、足三里、阳陵泉。

加减：眩晕为主者加头维、风池；伴有夜眠不安者加四神聪、神门；烦躁者，加太冲、合谷。

2）中经络

治法：醒脑开窍，疏通经脉。

取穴：内关、人中、三阴交、极泉、尺泽、委中加减：手指握固者加合谷、八邪，上肢不能伸者加曲池。

3）中脏腑（闭证）

取穴：①内关、人中；②十宣放血；③风府、气舍。每穴出血量达 1～2mL。风府直刺 2.0～2.5 寸，施提插泻法。

4）后遗症：上肢瘫取大椎、肩髃、外关、曲池或曲泽、合谷；多采用深刺、重刺激，每日 1 次，10～15 次为一疗程。下肢瘫，取腰阳关、足三里、阳陵泉、殷门、悬钟或环跳、解溪、太溪等穴，手法同上。失语加通里、廉泉；吞咽困难加入迎、照海、天突、扶突。

（2）头针：主要是针刺皮层功能区的相应头皮。如运动区、感觉区、锥体外系区、血管舒缩区、晕听区、偏盲区、视区、平衡区、言语感觉区、运用区等；浅刺，快速捻转法。

（3）灸法：中风脱证与恢复期亦常选用灸法；穴位可同体针选穴。多灸患肢，以增进血液循环。

（4）耳针：多选肾上腺、心、肝、脑干、皮质下、神门等部位。虚证多埋针，实证则强刺激。

4. 推拿疗法 适用于卒中期和后遗症期的半身不遂，尤其是半身不遂的病症。依据经络学说，循经取穴进行按摩。可分别运用"一指弹"拇指推法，或伸屈法、揉法、搓法等方法，主要于局部按摩，亦可配合全身按摩。

5. 饮食疗法 药膳是中医治疗中必不可少的治疗措施。应遵循"五味入胃各归其所喜"的原则。根据辨证分型选择合适的药膳食用调理[22]。

（李 霞 张 叶）

 扫一扫，查阅参考文献

第七节 慢性肝病

慢性肝病（chronic liver disease，CLD）是指由不同病因引起的慢性肝脏炎症损伤，部分患者可发展为肝纤维化、肝硬化、肝功能衰竭甚至肝癌。CLD 包括慢性病毒性肝炎、酒精性肝病、非酒精性脂肪性肝病、自身免疫性肝病、药物性肝病等。鼻咽癌合并 CLD 常见，可影响鼻咽癌治疗方案的选择及放化疗后的恢复，增加治疗难度、风险及并发症的发生，甚至影响鼻咽癌的疗效和预后。本文对鼻咽癌合并 CLD 予以简述。

一、鼻咽癌合并原发性慢性肝病现状

1. 慢性病毒性肝炎 病毒性肝炎是由肝炎病毒引起的肝脏炎症损伤。我国慢性病毒性肝炎以慢性乙型肝炎（chronic hepatitis B, CHB）为主，其次为慢性丙型肝炎。据 2015 年 WHO 估计，全球约有 2.57 亿慢性 HBV 感染者[1]。2014 年中国 CDC 流行病调查结果显示目前我国一般人群 HBsAg 流行率为 5%～6%，慢性 HBV 感染者约 7 000 万例，其中 CHB 患者 2 000 万～3 000 万例[2]。2006 年全国调查估计 HCV 感染者约 1 000 万[3]。有研究报道鼻咽癌合并 HBV 表面抗原（hepatitis B surface antigen, HBsAg）阳性患者为 10.9%～17%[4-6]。HBsAg 阳性鼻咽癌患者的总生存、无进展生存及无局部区域复发生存比 HBsAg 阴性患者差，HBsAg 阳性是独立的预后因素[6]。所以对于鼻咽癌合并 HBsAg 阳性的患者，采取规范的抗乙肝病毒治疗显得尤为重要。慢性肝炎轻者可无症状，也可出现疲乏、厌油、纳差、肝区不适等症状；严重者可出现腹胀、尿黄等，查体可见肝病面容、肝掌、蜘蛛痣，进行性脾大等体征。既往有乙型肝炎、丙型肝炎病史或 HBsAg 阳性超过 6 个月，伴有上述症状和体征，HBV-DNA 或 HCV-RNA 阳性，可诊断为慢性乙型或丙型肝炎。

2. 非酒精性脂肪性肝病 非酒精性脂肪性肝病（non-alcoholic fatty liver disease, NAFLD）是指除外酒精和其他明确的肝损害因素所致的，以肝脏脂肪变性为主要特征的临床病理综合征。包括非酒精性单纯性肝脂肪变、非酒精性脂肪性肝炎（non-alcoholic steatohepatitis, NASH）、肝硬化甚至肝细胞癌（hepatocellular carcinoma, HCC）。NAFLD 是全球最常见的慢性肝病，也是我国第一大慢性肝病。普通成人 NAFLD 患病率为 6.3%～45.0%[7]。NAFLD 的易感因素为肥胖、高脂血症、2 型糖尿病及代谢综合征等[8]。NAFL 10～20 年肝硬化发生率低（0.6%～3.0%），而 NASH 患者 10～15 年内肝硬化发生率在 15%～25%。年龄 >50 岁、肥胖、高血压、2 型糖尿病、丙氨酸转氨酶（alanine transaminase, ALT）增高、天冬氨酸转氨酶（glutamic-oxaloacetic transaminase, AST）与 ALT 比值 >1 以及血小板计数减少等指标是 NASH 和进展性肝纤维化的危险因素[8]。NAFLD 起病隐匿，进展缓慢，无特异性症状和体征，可有右上腹轻度不适或肝区隐痛等症状，严重 NASH 可出现黄疸，部分患者可有肝大，检测血清 ALT 及 γ- 谷氨酰转移酶（γ-glutamyl transferase, GGT）可增高。NAFLD 的诊断需要有弥漫性肝细胞脂肪变的影像学或组织学证据，并且要排除乙醇（酒精）滥用等可能导致肝脂肪变的其他病因。

3. 酒精性肝病 酒精性肝病是由于长期大量饮酒导致的肝脏疾病，欧美国家多见，随我国饮酒人群的增加，酒精性肝病的发病率在我国也在上升，可能与性别、饮酒量、饮酒方式、乙醇（酒精）饮料品种、饮酒年限、肝炎病毒感染、遗传因素等相关[9]。酒精性脂肪肝常无症状，可出现纳差、乏力、右上腹隐痛等不适，查体肝脏可肿大，严重者出现肝硬化甚至急性肝功能衰竭。部分停止饮酒可有戒断症状。依据长期饮酒史（超过 5 年，折合乙醇量男性 ≥40g/d，女性 ≥20g/d，或 2 周内有大量饮酒史，折合乙醇量 >80g/d）、临床表现、肝功能异常、肝脏 B 超或 CT、磁共振表现，并排除嗜肝病毒现症感染及药物、中毒性肝损伤和自身免疫性肝病等，可诊断该病。

4. 其他 其他肝病（如肝血管病、遗传代谢性肝病、自身免疫性肝病等），可结合病史及相应实验室检查、肝脏 B 超或 CT、磁共振表现，必要时完善肝穿刺活检明确诊断。

二、鼻咽癌治疗相关的肝损伤

放疗、化疗及靶向治疗已广泛用于治疗鼻咽癌，这些抗肿瘤治疗可能会继发肝功能损伤。抗肿瘤治疗诱发 HBV 或 HCV 再激活在临床上常见，部分患者出现药物性肝损伤（drug-induced liver injury, DILI）。近年来，免疫治疗已成为鼻咽癌治疗的重要手段之一，免疫相关性肝损伤也越来越受重视。

1. HBV 再激活 10.9%～17.0% 的鼻咽癌患者合并 HBsAg 感染。有研究结果显示 HBsAg 阳性鼻咽癌患者的总生存、无进展生存及无局部区域复发生存比 HBsAg 阴性患者差，HBsAg 阳性是独立的危险因素[6]。大样本的随访研究结果显示对于 HBsAg 阳性鼻咽癌患者抗肿瘤治疗使 HBV 再激活（HBVR）的发生率为 9.1%，不同的鼻咽癌治疗方案 HBVR 的发生率 0～21.4%[10]。鼻咽癌放疗、化疗、靶向治疗及免疫治疗使宿主对 HBV 的免疫抑制解除，从而导致 HBVR，宿主与体内 HBV 的平衡被打破，使 HBV-DNA 的复制增强。此外，HBV 及抗肿瘤药物双重作用导致机体免疫功能紊乱，更容易触发机体免疫反应，使肝细胞发生炎性改变，引起不同程度的转氨酶升高及肝功能下降。HBV 再次激活时病毒大量复制，实验室检查血清 HBV-DNA 增加，部分 HBsAg 阴性者可逆转为 HBsAg 阳性。有研究结果显示 HBsAg 阳性鼻咽癌患者抗肿瘤治疗后有 2.5% 患者可转化为 HBV 相关性肝炎[10]。

2. 药物性肝损伤 放疗、化疗、靶向治疗及免疫治疗是鼻咽癌的重要手段。药物性肝损伤的危险因素可能与年龄、性别、长期饮酒、妊娠、代谢综合征和肥胖、慢性肝病等相关[11]。临床表现与慢性肝病表现相似，暂缺乏有诊断意义的辅助检查手段。诊断 DILL 应至少满足以下条件之一：①ALT≥5 倍正常值上限（upper limit of normal，ULN）；②ALP≥2 倍×ULN（尤其在伴有 GGT 升高或在排除骨骼原发性病理改变时）；③ALT≥2×ULN 并且总胆红素（total bilirubin，TBil）>2×ULN。目前治疗鼻咽癌的化疗方案主要是以铂类为基础的药物，常见联用药物有吉西他滨、多西他赛、氟尿嘧啶、卡培他滨等。化疗药物均可引起不同程度的肝损害，主要类型是肝细胞坏死、肝细胞脂肪变性、胆汁淤积及肝血管损害等。鼻咽癌 GP 方案化疗后发生重度肝功能损伤相对严重[12]，可对治疗的顺利进行产生影响，增加痛苦及经济负担。

靶向药物目前已广泛用于治疗局部晚期或晚期鼻咽癌。目前常用于鼻咽癌分子靶向治疗的药物主要包括以表皮生长因子受体（EGFR）为靶点和以抗肿瘤血管新生为靶点的药物。针对 EGFR 的靶向治疗药物主要有尼妥珠单抗、西妥昔单抗等；抗肿瘤血管新生的单克隆抗体药物包括安罗替尼、阿帕替尼、贝伐单抗。目前临床上暂未发现尼妥珠单抗治疗鼻咽癌明显增加肝损伤的病例[13]。阿帕替尼治疗鼻咽癌对转氨酶几乎无影响[14]。安罗替尼治疗鼻咽癌对肝损伤的研究较少，尚缺乏证据证实。

另外，辅助鼻咽癌的传统中药、天然药、生物制剂、保健品、替代补充剂及其代谢产物乃至辅料等也可以引起的肝损伤，引起各种急、慢性肝病，甚至肝衰竭，需提高重视，加强管理。

3. 免疫性肝损伤 免疫治疗目前是抗肿瘤研究的热点，在很多恶性肿瘤的研究中显示，免疫治疗可提高无进展生存率及改善 OS。免疫检查点抑制剂（ICPi）的研究主要针对程序性死亡受体 1（PD-1）/程序性死亡配体 1（PD-L1）和细胞毒性 T 淋巴细胞相关抗原 4（CTLA-4）这两个免疫检查点通路。目前的免疫治疗药物主要为 PD-1/PD-L1 单抗、CTLA-4 单抗及双免疫治疗。ICPi 相关性肝损伤的发生率为 5.8%～64.0%[15-16]，可导致转氨酶的升高，甚至肝衰竭。ICPi 相关性肝损伤可发生在开始治疗后的任意时间点，甚至在治疗结束后[17]。有研究显示约发生在 14.1 周[18]。ICPi 相关性肝损伤的危险因素有原发性肝癌、β- 羟基 -β- 甲戊二酸单酰辅酶 A（β-hydroxy-β-methylglutaryl-CoA，HMG-CoA）还原酶抑制剂、病毒性肝炎及年龄。ICPi 相关性肝损伤主要以氨基转移酶的升高为特征，高胆红素血症较少，确诊 ICPi 相关性肝损伤依据肝脏病理学检测。

三、康复管理及策略

鼻咽癌合并 CLD 或继发性肝损伤可使治疗时间延长，延误癌症治疗或影响 CLD 进程，严重者可引起肝功能恶化、肝衰竭，给家庭和社会带来了沉重的负担。引起 CLD 的因素包括 HBV-DNA、HCV-RNA、酒精成瘾等，这些因素均可对鼻咽癌放疗、化疗、靶向药物、免疫治疗等方案的选择造成影响。因此，鼻咽癌合并 CLD 的患者治疗前应充分评估病情及治疗方案，并在治疗后密切随访。开展多学科讨论包括肝病科、放疗科、化疗科等相关科室，对鼻咽癌合并 CLD 的诊治有积极影响。对肝功能及肝脏储备功能的评估、影像学的评估及肝功能分级的充分评估可避免 HBV 再激活及减少药物性肝损伤的发生，最大限度地降低 CLD 对鼻咽癌诊治过程的影响，达到延长生存时间，提高生存质量的目的。

（一）慢性肝病肝功能和肝脏储备功能检测与评估

1. 实验室检查

（1）常用的肝功能检测

1）血清 ALT 和 AST：血清 ALT 和 AST 是目前反映肝细胞功能最常用指标，肝细胞损伤时释放到细胞外，但 AST 的特异性较 ALT 低。

2）血清胆红素：血清胆红素升高常与肝细胞坏死程度相关。

3）血清白蛋白：反映肝脏合成功能，CHB、肝硬化和肝功能衰竭患者可有血清白蛋白下降。

4）凝血酶原时间：凝血酶原主要由肝脏合成，其高低与肝损伤程度成正比。国际标准化比值（international

normalized ratio，INR），对判断疾病进展及预后有较大价值。凝血酶原时间（prothrombin time，PT）延长提示严重肝细胞坏死，预后不良。

5）γ- 谷氨酰转肽酶：γ- 谷氨酰转肽酶（GGT）主要来自肝脏。肝炎活动期、肝硬化、肝癌、胆管阻塞及药物性肝炎可升高；酒精性肝病时，GGT 升高明显，有相对特异性诊断价值。

6）血清碱性磷酸酶：血清碱性磷酸酶（alkaline phosphatase，ALP）经肝胆系统进行排泄。肝外梗阻性黄疸、淤积型肝炎的 ALP 可升高。临床上依据 ALP 的动态观察来判断病情发展、预后。

7）总胆汁酸：正常血清胆汁酸含量极低，当肝细胞损害或肝内、外阻塞时，胆汁酸代谢异常导致总胆汁酸（total bile acids，TBA）升高。

8）胆碱酯酶：提示肝脏储备能力，胆碱酯酶明显下降提示预后不良。

9）甲胎蛋白：血清甲胎蛋白（α-fetoprotein，AFP）及其异质体是诊断肝细胞癌的重要指标，肝炎活动期也可出现 AFP 升高。AFP 的动态变化结合临床表现和肝脏影像学检查有助于鉴别诊断。

（2）血清学检测

1）HBV 血清学检测：HBV 血清学标志物包括 HBsAg、抗 -HBs、HBeAg、抗 -HBe、抗 -HBc 和抗 -HBc-IgM。

2）HBV-DNA 定量检测：是病毒复制及传染性的直接指标。用于判断病毒复制水平、抗病毒治疗方案的选择及疗效的判断。

3）HCV 抗体检测：抗 -HCV 不是保护性抗体，是 HCV 感染者的标志。抗 -HCV 持续阳性，提示病毒持续复制，易转为慢性。对于抗体阳性者，应进一步检测 HCV-RNA，以确定是否正在感染。治愈后 HCV-RNA 消失。

（3）其他：自身抗体用于指导自身免疫性肝病的诊断；铜蓝蛋白、铁蛋白、基因检测等协助遗传代谢性肝病的诊断。

2. 影像学评估

（1）腹部超声检查：腹部超声检查（ultrasonography，US）操作简便、直观、无创性和价廉，已成为肝脏检查最常用的重要方法。能动态观察肝脏和脾脏的形态和大小、肝内重要血管情况及有无腹水、脂肪变、肝硬化、肝占位和腹膜后淋巴结肿大等病变。

（2）肝脏硬度测定或瞬时弹性成像：肝脏硬度测定或瞬时弹性成像（transient elastography，TE）是无创诊断肝纤维化及早期肝硬化最简便的方法。FS（Fibroscan）、FT（Fibrotouch）是临床常用肝脏硬度测定工具，病因不同的肝纤维化、肝硬化，其肝脏硬度的临界值也不同。

（3）电子计算机断层成像：电子计算机断层成像（CT）目前是肝脏疾病诊断和鉴别诊断的重要影像学检查方法，能显示有无腹水、脂肪变、肝硬化、肝占位和腹膜后淋巴结肿大，对于肝硬化、肝癌、肝转移瘤具有一定的敏感度和特异度。

（4）磁共振成像：磁共振（MRI 或 MR）对肝脏的组织结构变化如出血坏死、脂肪变性及肝内结节的显示和分辨率优于 CT 和 US。动态增强多期扫描及特殊增强剂显像对鉴别良性和恶性肝内占位性病变优于 CT。

3. 病理学评估　肝活组织病理检查对肝炎的诊断、炎症活动度和纤维化分期评价、疗效和预后判断等方面都十分重要。

4. 肝功能分级评估[12]

（1）肝功能 Child-Pugh 分级评分是目前肝功能分级评估的标准，用于术前评估肝脏储备功能、是否适宜手术及判断手术预后等。A 级：肝功能良好，手术风险小；B 级：肝功能中度损伤，手术危风险中等；C 级：肝功能差，手术风险大。

（2）吲哚菁绿试验：吲哚菁绿（indocyanine green，ICG）试验是临床常用的检测指标，ICG 消失率和 ICG 15 分钟滞留率用于评价肝硬化患者肝脏储备功能，在预测肝硬化患者术后肝衰竭和死亡风险方面具有重要意义。

（3）其他：包括微粒体功能试验、能量代谢功能测定、代谢功能定量试验等，可反映肝脏储备功能情况，相对用得较少。

（二）预防性康复治疗

1. 预防　疫苗注射可对 HAV、HBV 和 HEV 的感染进行预防，目前尚无预防 HCV 和 HDV 感染的疫苗。避免与感染者的血液和体液接触，避免医源性传播（滥用注射器、血制品等）及性乱交。若意外暴露，应立刻进行病毒血清学检查，及时主动或被动免疫治疗。

2. 适当休息　适当休息有利于促进肝细胞的修复，改善肝功能，好转后可动静结合，慢慢增加活动量，病情重者应卧床，保证休息。

3. 合理饮食　轻度慢性肝炎患者应适当进食较多的蛋白；应注意避免高热量，辅以多种维生素，以防脂肪肝的发生；应避免饮酒。肝硬化者忌干、硬、粗糙食物。肝衰竭或肝性脑病者忌高蛋白饮食。对纳差、食物不耐受者，可予以易消化的肠内营养剂。

4. 心理平衡　CLD 患者焦虑、抑郁、睡眠障碍的发生率高于普通人群，心理因素可对 CLD 的发展和预后产生影响。应进行宣教，必要时心理辅导，有助于提高依从性及自我管理能力。

5. 戒酒　完全戒酒是治疗酒精性肝病最重要的措施。戒酒可改善酒精性肝病患者的生存率，延缓肝硬化的进展，应注意宣教并防治戒断综合征，必要时进行行为干预或药物干预。

6. 避免感染　由于门脉高压、免疫功能受损或脾切除后免疫力低下、合并糖代谢异常等，CLD 患者如进展为肝硬化容易发生感染，包括自发性细菌性腹膜炎、胆道感染、肺部及肠道感染、泌尿系感染等，可诱发上消化道出血、肝肾综合征、肝性脑病等发生，使病情恶化甚至导致死亡。

（三）西医康复治疗

1. 病因治疗

（1）抗病毒治疗：抗病毒治疗是慢性病毒性肝炎（乙肝、丙肝）的根本治疗方法。目前抗乙型肝炎病毒药物主要为普通干扰素 α（IFN-α）、聚乙二醇化干扰素 α（PegIFN-α）和核苷酸类似物（nucleotide，NAs）[如替诺福韦酯（TDF）、丙酚替诺福韦酯（TAF）、恩替卡韦（ETV）、阿德福韦（ADV）、拉米夫定（LAM）等]。如有肝硬化，则禁用干扰素抗病毒治疗。丙型肝炎抗病毒方案有直接抗病毒药物（direct-acting antiviral agents，DAAs）如索磷布韦维帕他韦、艾尔巴韦格拉瑞韦、来迪派韦索磷布韦等。另外还有 PegIFN-α 联合利巴韦林（PR）方案或 DAA 联合 PR 方案。

HBsAg 阳性鼻咽癌患者抗肿瘤治疗可引起 HBV 再激活，严重者可导致肝衰竭甚至死亡。因此，对于 HBsAg 阳性的鼻咽癌患者抗肿瘤起始治疗前应常规筛查 HBsAg、抗 -HBc 和 HBV-DNA，评估相应风险，并进行预防性抗病毒治疗，减少 HBV 再激活。抗病毒治疗应尽早开始，通常为抗肿瘤治疗前 1 周或最迟为治疗当天同时应用。建议选用强效低耐药的核苷（酸）类似物，例如恩替卡韦（ETV）、替诺福韦（TDF）或丙酚替诺福韦（TAF）等药物[2]。对于 HBsAg 阴性及 HBV-DNA 阴性的鼻咽癌患者，可每 1～3 个月监测肝功能及 HBV-DNA，若 HBV-DNA 或 HBsAg 转阳，应立即启动抗病毒治疗。对于 CHB 或肝硬化患者，NAs 抗病毒的疗程、随访监测和停药原则与普通 CHB 或肝硬化患者相同，应长期甚至终生使用。对于免疫耐受和免疫控制状态的慢性 HBV 感染者或 HBsAg 阴性、抗 -HBc 阳性、需要采用 NAs 预防治疗的患者，在抗肿瘤治疗结束后，应继续 ETV、TDF 或 TAF 治疗 6～12 个月，但注意 NAs 停用后可能会出现 HBV 复发，甚至病情恶化，应随访 12 个月，其间每 1～3 个月复查监测 HBV DNA[2]。

抗肿瘤治疗 HCV 再激活的发生率低于 HBV 再激活发生率。对于 HCV RNA 阳性的患者，不论急、慢性丙肝，均应予以抗病毒治疗，目标是清除 HCV，获得治愈，避免或减轻 HCV 相关肝损害和肝外表现，逆转肝纤维化，阻止进展为肝硬化、失代偿期肝硬化、肝衰竭或 HCC，提高患者的长期生存率，改善患者的生活质量，预防 HCV 传播[3]。优先推荐直接抗病毒药物（DAA）治疗方案，如索磷布韦维帕他韦、艾尔巴韦格拉瑞韦、来迪派韦索磷布韦等。艾尔巴韦 / 格拉瑞韦以及索磷布韦 / 来迪派韦用于 HCV 基因 1b 型的慢性丙型肝炎患者。索磷布韦 / 维帕他韦用于 HCV 基因 1b 型以外所有基因型的慢性丙型肝炎患者。初治患者一般疗程均为 12 周，复治或特殊类型患者可延长疗程为 24 周。若发生 HCV 再激活（重新出现 HCV RNA 转阳或 HCV RNA 载量增加，ALT 升高达正常上限值的 3 倍以上），继续使用 DAA 及保肝治疗药物，必要时暂停抗肿瘤治疗。对于 HCV RNA 的监测，建议在治疗的基线、治疗第 4 周、治疗结束时、治疗结束后 12 或 24 周检测 HCV RNA[3]。

（2）化疗药物肝损伤的治疗：化疗前充分了解病史，包括乙型肝炎、丙型肝炎、饮酒史、用药史，完善肝功能等检查，并充分评估化疗药物所致药物性肝损伤（DILI）的风险，密切观察患者化疗后的临床表现、肝功能检查等，如出现 DILI，应积极保肝治疗，促进肝功能恢复，下周期治疗时应减量化疗或停止化疗，换用其他治疗方案。

（3）靶向药物肝损伤的治疗：鼻咽癌靶向治疗对肝损伤影响较小。相关研究结果显示尼妥珠单抗治疗鼻咽癌并未明显增加肝毒性[13]。阿帕替尼治疗鼻咽癌对转氨酶几乎无影响[14]。安罗替尼治疗鼻咽癌对肝损伤的研究较少，尚缺乏证据证实。

（4）免疫检查点抑制剂相关肝损伤的治疗：免疫性肝损伤大多表现为肝细胞损伤型[19]，主要为 ALT 的升高。部分免疫性肝损伤患者可在停止治疗后自行缓解。对于持续性 2 级肝炎（1～2 周以上）或 3～4 级及以上的肝炎可予以糖皮质激素 1～2mg/（kg•d）治疗[20]，如对糖皮质激素无反应（2～3 天内无效果），可予以麦考酚酯等治疗。应注意糖皮质激素的副作用，激素也可影响免疫治疗的效果。肝组织活检对评估肝损伤的严重程度和指导治疗有重要意义，甚至避免使用糖皮质激素[21]。

2. 保肝药物合理应用[22]

（1）多烯磷脂酰胆碱：多烯磷脂酰胆碱可通过稳定肝细胞膜及肝窦内皮细胞膜，降低脂质过氧化、肝细胞脂肪变性及其伴随的炎症和纤维化，适用于脂肪性肝病、急慢性肝炎、肝硬化等治疗。

（2）还原型谷胱甘肽：还原型谷胱甘肽可抑制细胞膜脂质过氧化和清除自由基，减轻肝损伤。

（3）甘草类药物：甘草类药物有激素样作用，不仅可降低血清转氨酶水平，也有抗脂质过氧化作用，可减轻肝脏的非特异性炎症。

（4）S- 腺苷蛋氨酸：S- 腺苷蛋氨酸通过转硫基作用，可促进半胱氨酸和谷胱甘肽生成，对抗氧自由基所造成的肝损伤，对肝内胆汁淤积有一定的防治作用。

（5）熊去氧胆酸：熊去氧胆酸为内源性亲水性胆汁酸，对肝内胆汁淤积也有一定疗效，并能改善肝细胞和胆管细胞的分泌。

（6）N- 乙酰半胱氨酸：N- 乙酰半胱氨酸具有抗氧化作用，可清除多种自由基，能补充细胞内谷胱甘肽。

（7）美他多辛：美他多辛可加快乙醇代谢，缓解酒精中毒。S- 腺苷蛋氨酸、甘草酸制剂等也显示出一定效果。

（8）营养支持：氨基酸、人血清白蛋白等有助于肝细胞再生修复合成。

（9）中药制剂：中药制剂主要包括水飞蓟素（包括水飞蓟宾、水飞蓟宁）是目前公认的具有保肝作用的活性成分。五味子制剂（常用的有联苯双酯、双环醇）对细胞色素 P450 酶活性有明显诱导作用。

3. 人工肝支持治疗[23] 人工肝适用于慢性肝病急性加重导致的肝衰竭。可清除各种有害物质，补充必需物质，改善内环境、暂时替代衰竭肝脏的部分功能，有利于肝细胞再生及肝功能恢复。目前临床上应用的主要是非生物型人工肝支持系统。

4. 其他治疗 肠道微生态环境与多种慢性肝病相关[24]。用于调节肠道微生态环境的包括微生态调节剂（益生菌、益生元、合生素）和医用益生菌（双歧杆菌三联活菌胶囊、地衣芽孢杆菌活菌胶囊、枯草杆菌二联活菌肠溶胶囊、乳酸菌素片等）。CLD 的并发症包括营养不良，肝功能越差，营养不良发生率越高，营养支持治疗对降低病死率、改善临床预后有一定效果[25]。

（四）中医及中药康复处理

1. 处理原则 慢性肝病在中医学属"胁痛""积聚""鼓胀""黄疸"等范畴[26]。多由正气亏虚、瘀血内结、肝经失养所致。治疗原则遵循急则治其标，缓则治其本。慢性肝病的康复原则为"缓则治其本"，应充分考虑以下因素。

（1）慢性肝病康复期的中医证型。

1）肝郁脾虚型：胁痛腹胀、胃呆纳少、脸和下肢水肿、肢体困重无力、大便溏、小便清长。舌质淡、苔薄白、脉沉缓。

2）肝郁气滞型：脘腹胀闷、两肋胀满、易怒、善叹息、疲乏无力和肝区隐痛等。舌质淡红，苔薄白，脉象为弦细或沉弦。

3) 肝胆湿热型：头晕目眩、口干舌燥、烦热、腹胀胁痛或伴有周身沉重乏力，大便黏滞且排泄不畅、小便混浊且有臊味。舌质红、苔黄腻。脉弦滑。

4) 脾肾两虚型：胁下隐痛、双下肢乏力、腰膝酸软、大便溏泄、夜尿频多。舌质淡、苔薄白、脉沉弱。

5) 气滞血瘀型：烦躁易怒和面色晦暗、两胁胀痛或刺痛，舌质暗，舌下静脉迂曲。妇女则为月经不调等。

（2）慢性肝病康复中医处理的原则

1) 注重疏肝理气："理气""理血"是慢性肝病康复的要点。肝主疏泄，疏泄正常，人体的气机条达舒畅，若疏泄功能受损，则会肝郁气滞，进而痰湿瘀互结。经治疗后慢性肝病进入康复期，痰湿瘀互结缓解，而肝郁气滞反复，疏肝理气是康复期的关键。

2) 注重调理脾胃：脾主运化而为气血生化之源，肝气郁结日久，导致木郁克土，脾运无权，气血生化不足，反而肝体失养，失其疏泄。因而建运脾胃对慢性肝病的治疗尤为重要。

3) 注重滋补肾气：慢性肝病康复期的治疗原则为缓则治其本，主要补肝脾，由于水生木，肾为肝之母，故需兼顾补肾，肾气充足与慢性肝病的康复相关。

2. 方剂治疗

（1）逍遥饮等适用于治疗肝郁脾虚型（《景岳全书》卷五十一）。

（2）柴胡疏肝散等适用于治疗肝郁气滞型（《景岳全书》卷五十六）。

（3）龙胆泻肝汤等适用于治疗肝胆湿热型（《太平惠民和剂局方》）。

（4）四君子汤（《太平惠民和剂局方》）、合金匮肾气丸（《金匮要略》）等适用于治疗脾肾两虚型。

（5）膈下逐瘀汤等适用于治疗气滞血瘀型（《医林改错》）。

3. 中成药治疗　护肝片适用于治疗肝郁气滞型。安络化纤丸适用于治疗肝郁脾虚型。茵栀黄口服液适用于治疗肝胆湿热型。扶正化瘀胶囊适用于治疗脾肾两虚型。

4. 药膳调理　药膳的调理对慢性肝病的康复有重要作用。如鲫鱼豆腐汤，可利湿、消水，适用于食欲缺乏、大便稀溏的腹水患者。鸭肉冬瓜汤适合于肝硬化腹水，特别是肝肾阴虚者。灵芝蹄筋汤可健脾安神，益肾养肝，适合于慢性肝炎、食欲缺乏、体虚乏力、神经衰弱等患者。灵芝五味珍鸽可健胃助神，扶正祛湿，理气活血。冬虫夏草淮杞炖鳖可滋肝阴、补肾阳，适用于慢性肝病患者及肝肾不足的患者。

5. 针灸及其他疗法　针刺治疗、耳针疗法、穴位埋线治疗对慢性肝病患者的康复也有一定疗效。音乐疗法对各种疾病也显示出一些效果[27]。

（五）随访观察

对于慢性乙型病毒性肝炎，前3个月内应每个月行肝功能、HBV血清学标志物和HBV-DNA定量等检查；3个月后每3个月检测一次；1年后每6个月检测一次。无肝硬化的患者需每3个月进行一次肝脏超声和AFP检测等，肝硬化患者需每3个月检测一次，必要时做增强CT或增强MRI以排除HCC[2]。对于HCV RNA的监测，建议在治疗的基线、治疗第4周、治疗结束时、治疗结束后第12或第24周检测HCV-RNA[3]。对于非酒精性脂肪性肝病，推荐对血压、体重、腰围进行监测，每3~6个月监测一次肝功能、血糖、血脂，每6~12个月复查一次上腹部B超等[8]。

（李　龄　莫炎霖）

扫一扫，查阅参考文献

第六章 放疗并发症临床康复

第一节 放射性口腔黏膜炎

口腔作为头颈部的中心器官，其在鼻咽癌患者接受放射治疗的过程中，不可避免地部分被包括于照射野内，从而引起口腔黏膜充血、红斑、糜烂、溃疡及纤维化等放射性口腔黏膜炎（radiotherapy-induced oral mucositis，RTOM）的症状，患者出现疼痛、进食困难、口干、味觉障碍等[1]。80% 以上头颈部放疗患者在放疗过程中都会发生 RTOM，半数以上患者甚至会发生 3～4 级口腔黏膜炎[2]。当放化疗同期进行或者放疗联合靶向治疗时，其症状更为明显，严重者往往需暂停放疗而给予抗炎消肿及对症支持治疗，从而导致总疗程时间延长而影响疗效，因此，RTOM 成为头颈部肿瘤放疗计划顺利完成的主要限制因素之一。

一、病因

从分子细胞水平上来说，放射线诱发细胞损伤，促进基底上皮和黏膜下层细胞内活性氧的生成，细胞损伤激活转录因子（如 p53）和核转录因子 -κB（nuclear factor-kappa B，NF-κB），最终激活 NF-κB 通路产生的炎症细胞因子如肿瘤坏死因子 -α、白细胞介素 -1b（interleukin-1b，IL-1b）和 IL-6 释放，导致组织损伤和细胞凋亡[3-4]。此时黏膜炎可能出现不同的临床症状。随后溃疡出现，可能有细菌定植、感染甚至败血症的风险。而当引起黏膜持续损伤的信号消失后，黏膜逐步愈合。

从组织器官水平上来讲，放疗过程中腮腺、唾液腺均部分位于照射范围内，功能受到抑制，唾液减少，而同时放射线也直接损伤口腔黏膜毛细血管，使照射区域的微循环血管变窄或堵塞，引起局部循环障碍，导致黏膜表面充血、水肿，压迫末梢神经引起疼痛，黏膜上皮细胞浸润渗出形成白膜，发生放射性口腔黏膜反应。

二、临床症状

RTOM 引起局部疼痛、口干、进食和味觉障碍，还可能导致发热、乏力和全身炎症反应。此外，黏膜损伤还可导致黏膜免疫屏障破坏，免疫防御能力下降，口腔菌群失调，合并口腔感染的风险升高，严重者可导致败血症。

放疗时黏膜出现红斑，伴轻至中度疼痛，但累积剂量不超过 10Gy 时没有明显的溃疡性改变。上皮细胞的萎缩性改变通常发生在总剂量为 16～22Gy 时，在这个阶段，口腔不适感会增加，可能需要镇痛治疗。累积剂量≥30Gy 时，溃疡性病变经常发生在脸颊、口唇、舌腹和舌侧。角质化程度较高的部位，如舌根、齿龈和硬腭的受累在口腔黏膜炎中并不常见。溃疡性口腔黏膜炎的病变常呈不规则形，经常伴有红斑，常常被假膜所覆盖。患者往往非常紧张，不能正常进食。溃疡性病变可能在放疗结束后持续 2～4 周。在接受同步放化疗的鼻咽癌患者中，严重溃疡持续到治疗结束后 5～7 周也很常见[5]。放疗后的慢性黏膜炎也有报道[6]。RTOM 也常合并口腔细菌、真菌或病毒感染，在临床上需要借助病原学检测进行鉴别和诊断。表 6-1-1 所述为临床上常用的 RTOM 评估工具。

表 6-1-1 RTOM 评估工具及分级定义

分级标准	0级	1级	2级	3级	4级	5级
WHO[7]	无口腔黏膜炎	红斑,伴有疼痛无溃疡形成	溃疡形成,能进食固体食物	溃疡形成,广泛红斑,进食流质食物	溃疡形成,无法进食	—
NCI-CTCAE[8]	—	无症状或症状轻微,无须干预	中度疼痛或溃疡,不影响进食,可调整饮食	严重疼痛,影响进食	可能危及生命,需紧急处理	死亡
RTOG[9]	—	红斑,充血,可有轻度疼痛,无须止痛药	片状黏膜炎或有炎性血清血液分泌物,或有中度疼痛	融合的纤维性黏膜炎,可伴重度疼痛	溃疡,出血,坏死	—

三、发生相关因素

(一)患者相关临床因素

年龄、性别、营养不良、口腔卫生健康状态、唾液腺分泌功能、遗传因素、心理因素、身体质量指数(body mass index,BMI)、肾功能、吸烟状态、肿瘤的性质以及既往肿瘤治疗史、是否合并糖尿病等,都是 RTOM 发生的相关因素[10-17]。

(二)肿瘤治疗方案与 RTOM 的关系

1. 不同剂量分割方案 与常规分割相比,超分割和加速分割均增加 RTOM 严重程度和持续时间[18-19]。在行常规分割放疗的头颈部肿瘤患者中,有 25%~34% 的患者发生 3 级及以上的 RTOM,而在行超分割放疗的头颈部肿瘤患者中,42%~57% 的患者发生了 3 级及以上的 RTOM[20-22]。改变分割方式导致的 RTOM 风险不仅高于单纯常规分割放疗,也高于同期放化疗,是同期放化疗的 1.57 倍[23]。

2. 放疗技术 调强放疗能降低口腔黏膜炎的严重程度[24]。质子、重离子及中子治疗的剂量学优势,能使头颈部肿瘤急性 RTOM 发生率降低[25-26]。数据显示,质子治疗头颈肿瘤的 RTOM 发生率明显低于光子调强放疗[27]。

3. 放疗剂量 RTOM 的严重程度与计划靶区(PTV)外口腔黏膜受照射的剂量相关。研究显示口腔黏膜累积剂量 <32Gy 的患者,发生的 RTOM≤1 级[28]。另有研究将 24 例舌鳞状细胞癌术后调强放疗患者 PTV 外口腔黏膜剂量控制在 32Gy 以下,2、3 级口腔黏膜炎发生率分别为 25% 和 0[29]。

4. 化疗/靶向治疗时机及药物选择 化疗和表皮生长因子受体(epidermal growth factor receptor,EGFR)单克隆抗体可能增加黏膜对低剂量放射的敏感性,使得联合化疗和 EGFR 单克隆抗体后调强放疗的口腔黏膜炎程度比非调强放疗严重[30]。因此,在同期化疗和/或分子靶向药物增敏时代,调强放疗的中低剂量区不容忽视。单纯放疗的急性 RTOM 往往在放疗达 12Gy 后开始出现,24Gy 时最严重,40~46Gy 后逐渐好转[31]。同步放化疗急性 RTOM 的出现时间提前,持续时间延长,3~4 级急性 RTOM 发生率增加,发生风险是单纯放疗的 1.40~1.51 倍[32-35]。大多数患者 RTOM 可在放疗后 2~4 周逐渐缓解,而放疗后行辅助化疗可能会导致口腔黏膜炎迁延不愈[36]。放疗联合分子靶向药物西妥昔单抗同期治疗的患者 3~4 级口腔黏膜炎发生率高达 89%[21]。

四、防治措施

(一)RTOM 预防

RTOM 不仅降低生活质量,还可因为进食疼痛不能耐受或营养不良等原因而导致放疗中断,进而影响放疗的疗效。因此,应对患者采取科学的护理干预措施,加强医患交流、集中宣教、做到预防先行。建立由主治医生、护士、营养师、牙医、药剂师、康复师、心理咨询师等组成的多学科团队,加强患者全程化管理,有条件的医院可配置个案管理师,对患者给予一对一指导。针对患者自身相关因素和治疗因素采取个性化的预防策略,尽早联合多种方法进行预防。

1. 非药物预防 放疗前对患者进行口腔黏膜护理教育、营养指导、糖尿病患者严格控制血糖。放疗期间建议患者戒烟、戒酒，多喝水，避免进食热、酸性及辛辣刺激的食物。建议患者放疗前进行口腔检查、改善口腔卫生（放疗前洁治、拔除龋齿等）。推荐每天 4～6 次采用柔软的牙刷，使用不含氟的牙膏、牙线和不含酒精的生理盐水或碱性（碳酸氢钠）漱口水清洁口腔。氯己定漱口水长期以来一直用于预防化疗引起的口腔黏膜炎，但不推荐用于 RTOM。同时可采用口腔保湿剂或人工唾液、干口含片或干口胶润滑口腔。对装有金属牙的患者，可在金属牙和口腔黏膜之间填充保护材料，减少摩擦。放疗计划设计时尽可能减少口腔黏膜受量[37]。

2. 药物预防 推荐碳酸氢钠溶液、盐酸苄达明（非甾体抗炎药）漱口液漱口或含漱，口服中药制剂。由于各研究的结论不一致以及证据级别不够，中华医学会放射肿瘤治疗学分会于 2019 年制订的《放射性口腔黏膜炎防治策略专家共识》尚不推荐重组人粒细胞巨噬细胞刺激因子（granulocyte-macrophage colony stimulating factor，GM-CSF）、谷氨酰胺以及过饱和钙磷酸盐（黏膜保护剂）漱口水用于 RTOM 的预防，也不推荐局部预防性使用抗生素、抗菌多肽和激素[37]。

中国肿瘤放射治疗联盟在 2022 年 1 月发表的《头颈部肿瘤放射治疗相关急性黏膜炎的预防与治疗指南》中详细描述了头颈部肿瘤放射治疗相关黏膜炎的风险等级定义与预防措施，见表 6-1-2[38]。建议所有存在口腔黏膜炎风险的住院患者行基线评估和放疗期间每周口腔评估 1 次。将预防、评估和管理口腔并发症纳入患者的日常护理中。放疗科医师与口腔相关科室密切合作，多学科的介入有利于口腔黏膜炎的诊治。

表 6-1-2 头颈部肿瘤放射治疗相关黏膜炎的风险等级定义与预防措施

风险等级	风险因素	干预措施
第 1 级	（1）无已知口腔并发症 （2）正在接受的治疗无导致中度或重度口腔黏膜炎	（1）鼓励患者每周口头或书面报告口腔变化，确保准确的基线评估 （2）应支持和鼓励所有患者保持良好的口腔卫生 （3）戒烟：在开始肿瘤治疗之前提供建议和支持。鼓励患者勤饮水，充分水化 （4）减少牙菌斑：推荐使用含氟牙膏/泡沫/凝胶的软或中号牙刷刷牙来预防龋齿 （5）鼓励牙齿清洁，如牙线等 （6）推荐漱口 4 次/d，以清洁口腔和食物残渣，必要时营养师评估
第 2 级	（1）既往有口腔黏膜炎或口腔损伤史 （2）低剂量照射头部和颈部区域（姑息性放疗，中风险） （3）导致患者口干的药物和/或共同疾病 （4）≤16 岁及≥55 岁患者	除第 1 级的预防性干预措施外，还应考虑以下任意措施： （1）增加漱口水的频率至≥4 次/d，每次进食后清洁口腔并漱口 （2）配方漱口水，≥4 次/d。建议在头颈部放疗第 1 天开始使用
第 3 级	（1）既往有中度或重度口腔黏膜炎 （2）正在接受口腔或头颈部手术 （3）头颈部根治性放射治疗（高风险）	除第 1 和 2 级的预防性干预措施外，还应考虑： （1）营养支持和评估：必要咨询营养师。所有患者都应使用有效的筛查工具进行营养筛查 （2）营养不良通用筛查工具（MUST），有风险患者应该接受营养师的早期营养支持干预 （3）所有头颈肿瘤患者都应营养介入。必要时需考虑鼻饲或经皮内镜引导下胃造口术等 （4）有感染风险及时进行抗感染预防治疗。酒精滥用患者每日补充维生素 B

（二）RTOM 治疗

1. 非药物性治疗 从心理、营养、卫生习惯等方面进行。积极进行健康宣教，加强营养支持，避免粗糙食物和酸性食物的刺激，保持口腔清洁、湿润，同时应避免酒精、烟草和辛辣的食物[37]。另外低能量激光治疗

(low level laser therapy, LLLT)能通过调节活性氧以及促炎性细胞因子(TNF-α、IL-6 以及 IL-8)的产生而起到治疗 RTOM 的作用[39]。2020 年 MASCC/ISOO 指南推荐 LLLT 用于化疗和单纯放疗所导致的口腔黏膜炎[40]。

2. 药物治疗 大多数 RTOM 在治疗结束后能痊愈,因此症状控制是关键,措施以局部对症治疗为主,全身系统治疗为辅。

(1)细胞因子:除预防外,细胞因子 GM-CSF 和人表皮生长因子(epidermal growth factor, EGF)等也被报道用于治疗 RTOM[41]。一项前瞻、随机、双盲、对照试验提示皮下注射 GM-CSF 的患者黏膜炎严重程度明显低于对照组患者[42]。但也有另外一项前瞻、随机、对照研究结果显示 GM-CSF 治疗 RTOM 与常规漱口水无差异[43]。鉴于相关研究结果的不统一,MASCC/ISOO 指南[40]和 ESMO[7]指南未将 GM-CSF 纳入 RTOM 的专家推荐治疗中。国外的一项前瞻性、随机、双盲、对照研究显示,对于头颈部肿瘤常规分割放疗患者,放疗期间随机接受硫糖铝(0.04g/mL, 4 次 /d)或 GM-CSF(1.5μg/mL, 4 次 /d)含漱治疗。在放疗 1 周后开始用药,直至放疗结束,5~6 周的放疗总剂量为 50~60Gy/25~30 次。放疗结束时,GM-CSF 组吗啡的使用量显著减少。经评估,GM-CSF 组黏膜愈合率为 24%(5/21),硫糖铝组无黏膜愈合患者;研究还发现,GM-CSF 漱口水不影响患者白细胞水平[44]。一项多中心、随机、双盲、安慰剂对照 II 期研究显示,接受头颈部放疗 ± 化疗纳入的患者接受人表皮生长因子(EGF)口腔喷雾或安慰剂治疗结果显示,重组人 EGF 可以显著降低严重 RTOM 的发生率[45]。生长因子和细胞因子可配制成配方漱口水或采用雾化吸入的方式给药[46]。《头颈部肿瘤放射治疗相关急性黏膜炎的预防与治疗指南》推荐 GM-CSF 和 EGF 等用于治疗头颈部放疗 ± 化疗引起的黏膜炎[38]。

(2)镇痛剂:RTOM 伴轻度疼痛时,可以使用利多卡因或吗啡等漱口液。有研究证实 2% 吗啡含漱液能有效控制黏膜炎相关性疼痛,并减少全身性吗啡的需求[7]。当引起重度疼痛时推荐系统使用吗啡或芬太尼等强阿片类药物[47]。

(3)抗生素治疗:RTOM 合并感染需要抗生素治疗。治疗前需要送口腔黏膜拭子标本进行细菌和真菌培养及药物敏感试验,指导抗菌药物使用。

(4)糖皮质激素:局部使用糖皮质激素能减轻水肿,抑制炎症反应,缓解患者的症状,但长期使用有增加口腔真菌感染的风险。而全身使用糖皮质激素有减少放疗中断的趋势,但并不能降低 RTOM 的发病率和严重程度[48]。

(5)中药:多项成品中药复方制剂,如双花百合片、口炎清颗粒、康复新液等均能在一定程度上降低 RTOM 的严重程度和缓解疼痛[49-51]。一项入组 240 例局部晚期鼻咽癌患者的多中心随机双盲 III 期临床研究显示,相比于安慰剂,双花百合片(4 片 / 次,3 次 /d,共 7 周)能显著降低同步放化疗期间口腔黏膜炎的发生率、持续时间和严重程度[50]。

(6)新药进展:最新的一项 III 期随机对照研究结果显示,一种模拟超氧化物歧化酶的新药(AVA),能够降低放化疗导致的过氧化反应,从而抑制口腔黏膜炎的发生。该项研究针对进行根治性或者术后同步放化疗的局部晚期头颈部肿瘤患者。3:2 分成 AVA 组(90mg)和安慰剂组,放疗前用药。结果显示 AVA 较安慰剂能显著降低口腔黏膜炎的发生率、4 级口腔黏膜炎的发生率,减少口腔黏膜炎的持续时间[52]。

RTOM 治疗还需注意的问题:①对于 1~2 级 RTOM 的患者,强烈推荐进行口腔卫生指导及营养支持,碳酸氢钠溶液及中药漱口,局部使用 EGF 等。推荐采用利多卡因漱口液漱口缓解轻度疼痛,吗啡或芬太尼等强阿片类药物治疗中重度疼痛[7]。不推荐采用抗生素、激素以及全身使用黏膜保护剂。②对于 3 级 RTOM 的患者,强烈推荐进行口腔卫生指导及营养支持(包括鼻饲饮食及肠外营养支持,尽可能采用肠内营养),碳酸氢钠溶液及中药漱口,局部使用 EGF 等。强烈推荐采用利多卡因漱口液漱口缓解轻度疼痛,吗啡或芬太尼等强阿片类药物治疗中重度疼痛[7]。推荐局部或全身系统性使用抗生素、激素以及口服中药治疗。不推荐全身使用黏膜保护剂。抗感染治疗前需要送口腔黏膜拭子标本进行细菌和真菌培养及药物敏感试验,指导抗菌药物使用。如果联合西妥昔单抗治疗,可暂停西妥昔单抗 1~2 周直至黏膜反应降至 2 级以下。③对于 4 级 RTOM 的患者,除上述处理外,暂停放疗,如果联合西妥昔单抗治疗或化疗,则暂停西妥昔单抗或化疗,直至黏膜反应降至 2 级以下[37]。

五、康复临床实践

（一）放疗期间心理康复指导

首先对患者进行安慰，加强沟通，建立良好的医患关系，请治疗已康复或基本康复的患者介绍自己认识的转变过程、亲身体会以及如何积极配合治疗的经验，从而增强患者对治疗的信心。其次，讲解鼻咽癌放疗知识，可能发生的不良反应及并发症，以减轻患者的焦虑情绪。另外，在病房和治疗室可播放电视或舒缓的音乐、指导患者呼吸放松训练、看报纸、看微信和散步等，转移患者注意力，缓解焦虑情绪。

对以上方法无效的焦虑患者，可请心理咨询师进行干预，进行专业的心理咨询，必要时可给予抗焦虑药物治疗。

（二）放疗流程及注意事项

1. 制订最合适的放疗方案，向患者及家属详细讲解放疗方案，整体治疗能达到怎样的效果，可能出现的不良反应等，并签署放疗知情同意书。

2. 放疗前了解患者及家属的心理状态，必要时可请心理科会诊帮助患者及家属缓解焦虑。

3. 放疗前口腔科评估及处理。检查牙齿、牙周和黏膜情况，排除潜在感染源。放疗前1~2周处理残根及龋齿。治疗龈炎和慢性牙周病。治疗口腔念珠菌感染。全口洁治。口腔卫生指导与口腔并发症预防宣教。

4. 放疗前营养科评估及合理膳食指导。营养指导和宣教，营养状态评估。对于高危患者（治疗前体重下降＞10%、进行性脱水或吞咽困难等）或意愿强烈的患者行预防性胃肠营养管置入或胃造瘘术。

5. 定位前宣教。修剪头发、选择合适的衣服、体位重复性训练、治疗流程讲解等。

6. 体位固定及模拟定位。仰卧位，头部置于合适的头枕上（一般应用C形枕，患者颈后不能悬空，必要时根据需要调整头枕型号），双手置于体侧，头颈肩以热塑膜固定，减少摆位误差。口腔定位支架在头颈部放疗中对口腔正常组织有一定的保护作用[53]，条件允许的情况下尽量使用口腔定位支架。

7. 放疗靶区勾画及审核、计划设计优化及放疗计划验证复位。靶区勾画时可设置单独的口腔黏膜保护区，计划设计时尽可能降低口腔黏膜区的剂量。

8. 放疗实施过程中，注意每次治疗的位置重复性、一致性。

9. 放疗期间每周进行口腔状态监测及RTOM评估、营养状态评估（进食情况、体重变化等）、疼痛评估以及心理状态评估。可为患者制作评估记录手册，方便患者记录及门诊医生参考，每周门诊就诊，多学科团队给予全程化指导，必要时进行药物治疗。

10. 治疗结束时，整体评估疗效及患者状态（包括ECOG评分、身高体重、营养状态、疼痛评分、心理状态、口腔黏膜状况以及照射区域皮肤状态等）。制订下一步的诊疗/复查随访建议和计划。

（三）放疗期间口腔护理指导

口腔护理应贯穿鼻咽癌治疗的全过程。将预防、评估和管理口腔并发症纳入患者的日常护理中。

1. 口腔科评估　治疗前评估应为必要项目，包括全套的口腔、牙齿、牙周、颌骨活动范围基线和唾液腺分泌功能检查，以评估放射治疗后的变化和可能采取的干预措施。建立患者一般口腔健康状况信息，识别和管理现有或潜在的感染源、创伤或损伤。

2. 营养风险筛查和评估、膳食指导　所有患者都应进行营养风险筛查和评估，必要时可申请营养科会诊，制订合理的膳食指导方案。

3. 有效的牙齿护理　根据口腔状况，建议每天饭后和睡前温和地刷牙、牙龈和舌头2~4次[54]。建议使用软毛牙刷（手动或电动都可以）以防止口腔黏膜损伤。为了尽量清除牙菌斑，推荐使用改良巴氏刷牙法[55-56]。如果口腔疼痛或不能张口，可谨慎地使用一次性口腔海绵。口腔海绵对控制牙菌斑或预防龋齿并不有效，不能作为刷牙的替代方案。为了保护牙釉质，建议肿瘤患者使用高氟含量（＞15%）牙膏来预防龋齿[57]。

4. 保持口腔清洁　每天使用牙线、牙签或洗牙器等可能会减少牙菌斑的形成。同时必须保证患者正确使用以防止不必要的黏膜损伤。接受头颈部肿瘤放射治疗、有血小板减少或凝血功能障碍的患者应慎用牙线、牙签或洗牙器。

5. 妥善处理假牙 假牙应佩戴舒适,如假牙松动,会刺激口腔黏膜,破坏黏膜的完整。每餐后,假牙必须冲洗清洁。每天至少彻底清洗假牙2次[58]。

6. 正确使用漱口水 建议使用清水漱口。生理盐水漱口水仍有可能引起黏膜刺激产生疼痛感,故推荐谨慎使用。建议每餐后漱口,每天至少漱口4次[40]。建议漱口的时间与刷牙时间不同。不推荐氯己定漱口水用于预防RTOM[47],但可用于治疗龈炎、牙周炎、牙周脓肿等。

7. 戒烟戒酒 务必戒烟戒酒,包括电子烟。

8. 缓解口唇干燥 保持充分的水化,勤喝水,保持口腔湿润。可使用漱口水,谨慎使用生理盐水,可使用唾液替代品,如人工唾液等[40]。

(孙艳 赵丹)

扫一扫,查阅参考文献

第二节 放射性纤维化

头颈部肿瘤患者通常需要接受外照射放疗、同步放化疗或手术治疗[1]。放射纤维化(radiation fibrosis syndrome,RFS)是影响患者生活质量的最重要晚期毒副反应之一。其发病率及严重程度与放疗剂量、分割大小、治疗体积和剂量分布等有关[2]。电离辐射造成的DNA双链断裂导致各种细胞诱发一系列病理生理反应,进而在局部引发炎症,通过诱导成纤维细胞分化为肌成纤维细胞,进而产生大量的胶原蛋白和细胞外基质成分,并减少重塑酶导致组织纤维化[3]。RFS使得患者头颈部组织顺应性降低,并进一步导致外观和功能受损,从而严重影响头颈部肿瘤患者的生活质量。

一、发病机制

RFS的病理生理学机制是电离辐射损伤后一系列的事件串联,一般分为电离辐射诱导的DNA损伤和随后发生的细胞转化[3]。学术界公认的病理生理变化主要包括:M1/M2巨噬细胞的相互作用、成纤维细胞的分化和血管结缔组织的改变,最终导致胶原蛋白和其他细胞外基质蛋白的过度产生和沉积[4]。在这一过程中,转化生长因子-β(transforming growth factor-β,TGF-β)被认为是最重要的诱导分子,它将成纤维细胞转化为基质合成肌成纤维细胞。肌成纤维细胞通过分泌大量的基质形成物质,如胶原蛋白、蛋白多糖和纤连蛋白,导致皮肤组织、肌肉组织等血管坏死,组织增厚、僵硬、瘢痕、萎缩,最终失去功能[5-6]。同时TGF-β可降低基质金属蛋白酶的活性,从而导致基质沉积过多。TGF-β通过调控成纤维细胞生长因子、肿瘤坏死因子、表皮生长因子和白介素-1等细胞因子,作用于各种细胞系,如成纤维细胞、平滑肌细胞和内皮细胞等,从而促进纤维化过程[7]。Pohlers等[8]描述了RFS的三个组织病理学阶段:①内皮细胞的纤维化前阶段;②肌成纤维细胞的活化的纤维化阶段;③以随后实质细胞丢失为特征的纤维萎缩阶段。部分学者发现电离辐射可能通过激活炎症、上皮再生和组织重塑等过程,间接引起血管内皮损伤,最终导致RFS。近年来,放射生物学家注意到激活JAK信号通路、转录激活因子(activating transcription factor,ATF)蛋白以及NF-κB,会导致促炎细胞因子和生长因子的释放,也是RFS发生的重要分子生物学机制[9]。

二、危险因素及其预防

放射性纤维化的发生及严重程度受多种因素的影响,如辐射剂量、范围、放射野方式、放疗技术及既往接受过的其他治疗方式(如手术)等。相关报道提示与非调强放疗相比,调强放疗的患者发生2级及以上的晚期皮肤纤维化程度显著减轻;从发病时间看,接受调强适形放疗和图像引导放疗的患者,通常在治疗第5周左右开始导致放疗急性效应的发展,而一般的适形放疗则在第 3 周左右就发生 RFS[10-11]。放疗期间联合重组人血管内皮抑制素,也可以增加皮肤纤维化的发生[12]。另外,值得注意的是,放射治疗结束时急性皮肤反应的严重程度也被证明是发生放射纤维化的预后因素[13]。有研究报道,个体放射敏感性和共济失调毛细血管扩张症等遗传综合征也是头颈部纤维化严重程度的影响因素。有学者还提出 DNA 的修复基因与中国鼻咽癌放疗后纤维化发展相关联,如 X 射线修复交叉互补蛋白(X-ray repair cross complementing,XRCC)1 和 3[14]。还有个别报道表示生活习惯也是一个重要的危险因素,其中吸烟、饮酒等不良生活习惯可加重皮肤纤维化[15]。

1. 患者因素

(1)吸烟、饮酒是导致颈部皮肤纤维化的影响因素[15]。在放疗前,针对吸烟、饮酒的患者,应嘱其戒烟、戒酒,在放疗结束后也应告诫患者防止复吸、复饮。

(2)放疗期间及放疗后需要进行有效的按摩、系统的颈部运动,如颈部米字操训练,需达到拉伸感。

(3)对于同时合并糖尿病或高血压的患者,应有效地控制基础疾病,有助于减轻放射性皮肤反应。

(4)放射治疗会使患者的免疫力受到一定影响,应注意加强营养,适当锻炼,提高机体免疫力。

2. 医疗因素

(1)放疗前需完善相关检查,明确肿瘤分期,了解肿瘤局部侵犯范围,评估周围器官耐受情况,精确勾画靶区,同时放疗前获取摆位影像并在线校正,做到精准放疗。

(2)皮肤纤维化程度与放疗剂量、照射体积相关,采用先进技术,如调强放疗,可以在放疗计划设计时将颈部皮肤勾画作为危及器官,进行剂量限制,适当减少皮肤受量。

(3)放疗开始前进行皮肤护理宣教,放疗期间需注意颈部皮肤护理。患者放疗期间需要保持局部皮肤清洁、干燥,不宜使用粗糙毛巾、肥皂水擦洗,忌用乙醇、碘酒,清洁面部的水温不宜过高,外出时戴帽子或使用遮阳伞避免阳光直晒;照射野皮肤出现干性脱皮时,切勿用手撕脱,应让其自行脱落;照射野皮肤出现湿性脱皮时,可使用人表皮生长因子等促进损伤修复;合并皮肤局部感染时,及时使用抗生素。放疗结束后,仍需注意照射野皮肤护理。减少皮肤早期损伤,能有效地预防放射性皮肤纤维化的发生。

(4)应避免照射野区的皮肤出现新的损伤,比如新的手术或活检[16]。

三、临床表现

通常,头颈部肿瘤反射性纤维化的主要临床表现包括:皮肤萎缩、皮肤硬化、口干、颈部淋巴水肿、鼻咽部黏膜溃疡、张口困难、颈部肌肉挛缩、颈部疼痛性痉挛、颈部无力、头部下垂、斜颈、放射性下颌骨坏死、神经性疼痛、感觉异常等。

四、康复临床实践

随着鼻咽癌患者生存期的不断延长,放疗后最常见的晚期损伤为颈部纤维化,主要表现为受累部位皮肤挛缩、咀嚼困难、颈部活动受限甚至吞咽障碍,对患者的生活质量造成很大的影响。然而,颈部纤维化仍无有效的解决方法,也并无明确的指南或者专家共识指导治疗,大多数临床医生从乳房、肺部等其他部位的放射治疗参考借鉴。治疗方法包括全身治疗,局部治疗,物理治疗。

1. 全身治疗 己酮可可碱(pentoxifylline,PTX)为二甲基黄嘌呤类衍生物,可降低血液黏稠度,从而改善血液的流动性,促进缺血组织的微循环,增加氧供,在临床上是一种用于治疗外周阻塞性血管病的血管扩张剂,此外,还发现其有抗炎、抗增殖和抗纤维化的作用。早有相关研究发现 PTX 联合或不联合维生素 E,对放射诱导的肺纤维化、皮肤纤维化,其机制可能是抑制放射性纤维分子机制中明星分子 TGF-β 级联反应[17-21]。近年研究发现,PTX 联合或不联合维生素 E 均可使头颈部肿瘤放疗后纤维化的患者从中获益[22-23]。

他汀类药物已在体外和体内的研究中被证实通过下调纤维化级联反应从而可改善放射诱导的肠纤维化[24]。一项前瞻性Ⅱ期临床试验,招募了包括 60 例有放射性纤维化的头颈部鳞状细胞癌患者,接受 40mg/d,连续 1 年的他汀类药物治疗,改善 50% 患者的纤维化严重程度,且耐受性良好[25]。

2. 局部治疗 早期研究[26]已证实使用局部超氧化物歧化酶(superoxide dismutase,SOD)可治疗乳腺癌患者的放射后纤维化。近年也探索了 SOD 对头颈部肿瘤患者放疗后纤维化的疗效，每日两次使用超氧化歧化酶乳膏，然而与安慰剂组相比并没有显示出任何显著的疗效[27]。值得注意的是，治疗组和安慰剂组研究结果均有改善，疗效约为 40%，这可能是由于所有患者接受的按摩 / 物理治疗，表明局部 SOD 可能对治疗后颈部纤维化的益处有限，但这项研究间接证实了其他已发表的证据，即积极物理治疗对头颈部肿瘤患者放疗后纤维化有益处。

放射性诱导的皮肤纤维化伴有局部体积缺陷和颈部活动能力的减少。最近一项来自伦敦大学的研究表明[28]，从患者腹部的皮下脂肪提取脂肪组织和干细胞，将脂吸液注射到受体部位，结果显示脂质种植对于头颈部的放疗后纤维化和体积缺陷的美学和功能有重大改善，但该研究病例数较少，有待进一步扩大病例数佐证。

3. 物理治疗　神经肌肉电刺激在治疗放射性纤维化方面也有所探索，一项临床研究建立传统吞咽治疗（TST）联合神经肌肉电刺激（neuromuscular electrical stimulation，NMES）的治疗方法，研究发现在接受 6 周放疗且同时接受 TST/NMES 治疗的患者中，未见肌肉瘢痕，其可能机制是神经肌肉电刺激通过 TGF-β1/MyoD 稳态改善放射诱导的纤维化[29]。

中医针灸具有改善局部血液循环、抑制炎症、消肿止痛、调节血管等功能，已有研究表明针灸，联合或不联合低温冲击辅助，均可改善鼻咽癌放疗后的组织纤维化。此外，进行功能康复训练如按摩、颈部运动等，也被认为可改善放射性纤维化严重程度。

（朱荔丰）

扫一扫，查阅参考文献

第三节　放射性脑损伤

鼻咽癌是东南亚地区[1]的一种常见恶性肿瘤。由于肿瘤的解剖位置特殊和放射敏感性[2]，根治性放疗（radical radiotherapy，RT）联合化疗或不联合化疗是鼻咽癌的主要治疗方式。由于鼻咽癌经常表现为颅底浸润，有时颞叶（temporal lobes，TLs）不可避免地包含在放射野内，周围部分结构组织受照剂量超过 60Gy。因此，放射性脑组织损伤是鼻咽癌患者放疗后的晚期并发症之一。放射性脑损伤（radiation brain injury，RBI）是指脑部经电离辐射后出现的损伤，包括神经细胞和颅内血管受损后出现的一系列病理生理改变，可发生在暴露于射线的任何时间段内，以放疗结束后 6~47 个月最为常见。随着 X 刀、伽玛刀、光子刀等放疗技术的广泛应用，放射性脑损伤的发病率也逐渐升高。鼻咽癌放射性脑损伤包括颞叶型、脑干型、小脑型及混合型，其中颞叶坏死（temporal lobe necrosis，TLN）占 80%，鼻咽癌放射性脑损伤的影响因素主要包括放射治疗技术、放疗总剂量、分次剂量、受照射脑组织体积，以及患者年龄、是否合并脑血管疾病、个体差异、肿瘤位置、大小、是否联合化疗等。对于接受常规二维放射治疗的鼻咽癌患者，常规分割剂量为 2.5Gy 时 TLN 的 10 年发生率为 4.6%，而大分割 4.2Gy 的剂量 TLN 的 10 年发生率为 18.6%。其他研究报道了 TLN 的发病率为 0.93%~10.8%[3-5]。对于接受 IMRT 治疗的患者，TLN 的发生率为 4.6%~8.5%[4-6]。

一、发病机制

放疗诱导的中枢神经系统损伤的潜在机制目前尚不清楚。这主要是由于中枢神经系统、放疗剂量模式和反馈机制的复杂性，很难用体外和动物实验进行研究。多数学者认为可能的发病机制如下。

1. 血管损伤　放疗导致内皮细胞膜出泡、核肿胀、细胞质空泡化，产生大量氧自由基，诱导局部细胞因子和血管内皮生长因子（vascular endothelial growth factor，VEGF）、细胞间黏附因子表达上调，进而继发血管内皮细胞异常增殖和局部血小板黏附，导致血管狭窄、血栓形成，下游脑组织供血障碍而发生缺血性病变；同时，

血 - 脑脊液屏障的破坏导致血管通透性增加,进一步加重血管源性水肿的进展,早期的放疗后脑组织改变以血管源性水肿为主[7-8],严重者后期可出现缺血性坏死。组织病理学的研究发现,坏死灶中存在弥漫性血管迂曲变形,管壁增厚,血管腔狭窄并填充大量血栓,血管周围纤维素样坏死[9]。

2. 神经胶质细胞损伤 放射线可直接损伤神经胶质细胞,包括星形胶质细胞、小胶质细胞、少突胶质细胞及其前体细胞等。星形胶质细胞和小胶质细胞受损后可产生缺氧诱导因子 1α(hypoxia-induced factor-1α,HIF-1α),进而诱导 VEGF 表达上调[10],导致病理性新血管形成、血管通透性增加和血管源性水肿,同时加重局部缺氧和细胞损伤,形成恶性循环。少突胶质细胞死亡及其前体细胞受损导致的迟发性脱髓鞘病变及继发的组织坏死也可进一步加重损伤反应。

3. 免疫介导损伤 小胶质细胞在脑组织内发挥免疫调节功能,遭受放射性打击时,这部分细胞异常活化和增殖,活性氧自由基、细胞因子和炎性反应趋化因子等产生增多,并级联激活更多免疫细胞浸润,形成脑内炎性反应[11]。该效应不仅发生在接受辐射后的短期时间内,小胶质细胞的持续活化状态甚至可以持续较长时间,形成慢性炎症。以上假说均有一定局限性,无法单独合理解释放射性脑坏死的临床和影像学表现。因此,多数学者认为,RBI 是这几种机制共同作用的结果。鉴于 RBI 的异质性和复杂性,其发生和发展涉及众多细胞乃至分子层面的变化,具体发生机制及针对性防治还有待后续研究进一步阐明。

二、临床表现

根据放射性脑损伤出现的时间分为急性损伤期(放疗中或放疗结束 1 个月内)、早迟发反应期(放疗结束 1~6 个月内)、晚迟发反应期(放疗结束 6 个月后)。

1. 急性损伤期 该类型发生于放疗中或放疗结束 1 个月内,初期表现为头痛、恶心、呕吐、记忆力减退;严重者可迅速进展至意识障碍、定向障碍、共济失调,部分患者出现昏迷甚至导致死亡。

2. 早迟发反应期 该类型常发生于放疗结束 1~6 个月内,临床表现为嗜睡、恶心、呕吐、易怒、记忆力减退等,也可以表现为一过性的疲劳感或局部神经系统症状恶化。

3. 晚迟发反应期 该类型常发生于放疗结束 6 个月后,常见于脑部受照剂量 >50Gy 的患者,分为无病灶期、水肿期、坏死期和囊变期;临床表现为头痛、嗜睡、恶心、呕吐、易怒、复视、记忆力减退、传导性失语、听觉理解力下降、综合感觉能力下降、偏盲、精神异常、癫痫发作等。

三、组织病理学特征

脑损伤早期可表现为脑充血、脑水肿,组织学表现为脑白质的片状脱髓鞘及神经细胞变性等,基本的病变形式为白质内的小斑片状病变伴有轴索水肿和髓鞘丢失。晚期以白质的局灶性凝固性坏死为主,表现为神经细胞和胶质细胞变性、固缩和消失,毛细血管明显增多,管壁增厚呈玻璃样变性、管腔闭塞、周围伴有陈旧性出血,胶质瘢痕形成和少量炎症细胞浸润,病灶周边脑组织水肿、脑组织液化、坏死、囊性病变、神经纤维脱髓鞘和胶质增生等改变[12]。

四、诊断

鼻咽癌放射性脑损伤的诊断主要是根据患者病史、临床表现、影像学检查、病理活检综合判定。由于病理学活检风险较大,因此影像学检查是目前的主要诊断方式。

1. CT 不建议 CT 作为鼻咽癌放射性脑损伤的首选检测手段,放射性脑损伤早期、脑干或轻型患者头颅 CT 检查无阳性表现。CT 检查主要用于晚迟发反应期放射性脑损伤的急诊检查,可伴有不同程度的占位效应[13]。

2. MRI MRI 为放射性脑损伤的首选检测方式,用于放射性脑损伤检测的敏感性高于 CT[14],且 MRI 序列多,脑功能成像(DWI、MRS、PWI)在一定程度能区分放射性脑损伤与肿瘤复发。

(1)常规 MRI 检查:①无病灶期,影像学上无可见病灶,但有临床症状;②水肿期,脑白质水肿,呈"指状"分布;③坏死期,脑组织病灶局部坏死,伴出血或渗血,增强扫描见强化,形态多样、斑点状、斑片状、花环样、皂泡样、奶酪样；④囊变期，MRI 可见边界清晰的囊性灶，接近脑脊液，无明显强化，或囊壁强化，有或无占位效应。但常规的 MRI 检查都不能有效地区分 TLN 和肿瘤复发，因此需要其他先进的成像方式[15]。

（2）波普成像（magnetic resonance spectroscopy imaging，MRS）：是利用磁共振化学现象来测定组成物质成分的一种检测方法，是目前唯一能检测活体组织代谢产物的无创方法。可检测到的代谢产物包括胆碱（choline，Cho）、肌酸（creatine，CR）、N- 乙酰天冬氨酸（N-acetyl aspartate，NAA）和脂质（lipid，Lip）：①NAA，神经元标志物，峰值降低反映神经元损伤或数量减少；②Cho，细胞增殖旺盛 Cho 峰升高；③CR，能量储存利用的主要代谢产物，组织坏死时 CR 降低；④Lip，代表损伤或坏死。放射性坏死时细胞崩解、坏死，NAA 峰和 Cho 峰均下降，Lip 升高[16-17]。

（3）磁共振灌注成像（perfusion weighted imaging，PWI）：是用来反映组织微循环分布及其血流灌注的情况，评估局部组织活力和功能的核磁功能检查技术。可测量局部脑血容量（relative cerebral blood volume，rCBV），放射性脑坏死 rCBV 降低，而肿瘤复发往往 rCBV 升高；有助于评价放射性脑损伤区的微小出血或渗血的检测[18]。

（4）磁共振弥散加权成像：扩散 MRI 检测质子在水中的高斯运动的变化，这允许组织的微观表征。利用扩散 MR 弥散张量成像（diffusion tensor imaging，DTI）原理得到了分数各向异性、平均扩散系数和表观扩散系数（apparent diffusion coefficient，ADC）的映射。磁共振弥散加权成像（diffusion-weighted imaging，DWI）对放射性脑损伤更为敏感，放射性脑损伤的表观扩散系数 ADC 值都高于正常脑组织，低 ADC 值与脑组织进行性或永久性损伤有关，即 ADC 值越低其永久性损伤的可能性越大[19-20]。

3. 正电子发射体层显像术 氟脱氧葡萄糖（FDG）是目前应用广泛的脑部病变代谢示踪剂。F-18 FDG PET 似乎是一个鉴别诊断放射诱导坏死和复发性肿瘤的可行方法[21-22]。正电子发射体层显像术（positron emission tomography，PET）在鉴别放射性脑损伤与肿瘤复发的灵敏度为 80%～90%，特异度为 50%～90%[23]。

五、鉴别诊断

鼻咽癌放射性脑损伤与鼻咽癌局部复发侵及颞叶不易鉴别。可通过症状、病史、多模态 MRI、PET/CT 等鉴别，必要时行活检。

六、康复临床实践

多数患者起病隐匿，常通过随访检查发现，急性就诊少见。无症状的小病灶可以观察等待，影像学检查密切监测。出现与影像相对应的症状时，则需予以治疗。根据 RBI 的不同时期给予不同的治疗方案：①急性期，静脉给予降低颅内压药物，有效控制水肿；②早迟发反应期，给予大剂量糖皮质激素，改善局部微循环，给予抗凝剂；③晚迟发反应期，水肿期及坏死期需积极干预治疗。当出现药物难以控制的进行性神经性障碍、激素依赖，影像学表现为脑坏死伴有水肿和占位性病变时，应考虑手术治疗。具体治疗常用药物及手段如下。

（一）糖皮质激素

糖皮质激素具有抗炎、减少细胞因子释放、抑制免疫反应的作用，有助于稳定毛细血管的完整性，改善血脑屏障，降低水肿程度[24]。可考虑使用甲泼尼龙冲击治疗，根据患者情况选择 0.5～1.0g/d，静脉滴注，每天 1 次，连续 3 天，逐渐减量至停药；不能耐受冲击剂量治疗的患者，可予以甲泼尼龙 80mg 静脉滴注，每天 1 次，连续 4 天，逐渐减量至停药。激素治疗不适用于肿瘤残留或复发、感染风险高、电解质紊乱未纠正，以及存在激素副作用高风险的患者[25]。

（二）贝伐珠单抗

贝伐珠单抗通过与血管内皮生长因子结合可竞争性抑制后者与内皮细胞表面受体结合，减少内皮细胞增殖和新血管形成，降低血管通透性。可使用贝伐珠单抗 5mg/kg 静脉滴注，每 2 周 1 次，共 4 个疗程；或 7.5mg/kg 静脉滴注 1 次，根据病情使用 2～4 个疗程。贝伐珠单抗不适应于存在出血、囊性病变的放射性脑损伤病灶，有动脉栓塞史或出血高风险的患者慎用。贝伐珠单抗最常见的不良反应为高血压，使用后 2 周内应监测血压，必要时可口服降压药物处理[26-29]。

（三）脱水药物

此类药物一般不作为常规使用，仅在患者病情急速进展，且影像学证实病灶存在急性占位效应时，短期使用。

（四）神经营养及脑保护药物

神经营养及脑保护药物包括：胞磷胆碱、神经节苷脂、注射用鼠神经生长因子、维生素 B 等，此类药物对中枢和外周神经系统都有明显保护作用，防止神经元凋亡和退化，促进受损伤神经元功能修复和再生。使用神经生长因子治疗放射性脑损伤，首先要排除肿瘤复发或转移。由于生长因子、神经节苷脂类药物[30] 既能促进神经细胞生长也可能促进肿瘤干细胞生长，所以应用神经生长因子必须慎重。鼻咽癌放疗后往往存在肿瘤残留或复发与 TLN 并存的情况，而目前所有影像学检查都很难明确鉴别出是肿瘤还是坏死，这时一旦有神经生长因子的刺激，脑肿瘤细胞就会生长更快，病情反而进一步恶化。

（五）自由基清除剂

自由基清除剂药物包括：艾地苯醌、超氧化物歧化酶、维生素 E、依达拉奉等，此类药物能清除自由基，减轻损伤，改善射线所致的后期效应。艾地苯醌除了能激活线粒体功能，还具有较强的抗氧化和清除自由基的作用[31]。

（六）高压氧治疗

适宜浓度的高压氧可以提高组织的氧合能力，促进神经轴突、树突及脑部血管再生，进而改善脑组织代谢使其功能恢复。但高压氧有诱发癫痫发作的风险，应仔细评估患者的情况，并需要家属陪同进入高压氧舱。治疗建议：高压氧舱内压强为 2～2.4atm（1atm = 1.013 × 10^5 × Pa），90～120min/ 次，每个疗程为 20 次，必要时可重复 1 个疗程[32-34]。

（七）对症支持治疗

因损伤部位不一，根据出现的临床相关症状进行对应处理。

1. 抗癫痫治疗 抗癫痫药物包括：卡马西平、苯妥英钠、奥卡西平、左乙拉西坦等。由于脑部存在明确且不可逆病灶，癫痫发作易反复发生，继发性癫痫治疗应遵循单药治疗原则。

2. 改善认知功能 目前可改善认知功能的药物有超氧化物歧化酶（SOD）类似物、血管内皮生长因子（VEGF）抑制剂、ACEI 类药物以及美金刚等药物。放射性脑损伤患者常出现认知功能损害，症状程度不一，轻者可有认知下降、注意力不集中、严重者出现阿尔茨海默型痴呆。

（八）手术治疗

对于内科保守治疗无效，囊性变或脑水肿占位效应明显、颅内高压症状或者相应神经功能障碍进行性加重的患者可考虑手术治疗。80% 的患者术后主观症状缓解，记忆、心理、运动等可有不同程度的改善。

七、随访评估

放射性脑损伤患者须长期随访，针对病情变化及时评估处理。

1. 随访内容 神经系统专科体格检查、血常规、血生化常规、心肺功能检查、头颅影像学检查、脑电图检查、颈部血管彩色超声检查、认知功能评估、垂体轴功能检查等。

2. 评估量表 蒙特利尔认知评估量表（Montreal Cognitive Assessment，MoCA）涉及多种认知功能域，尤其是对视觉空间能力的评估，重点推荐对有放射性脑损伤患者进行该量表的评估。

（金 风）

扫一扫，查阅参考文献

第四节　放射性脊髓病

放射性脊髓病（radiation-induced myelopathy，RIM）又称为放射性脊髓炎，于 1941 年由 Ahlbom 最先描述，是指由放射线所致的脊髓损害，多见于头颈部及躯干部恶性肿瘤放射治疗后。包括急性期的放射损伤和停止放疗后在多种因素作用下由脊髓缺血、水肿、萎缩，神经元发生变性、坏死而引发的疾病[1]。

一、流行病学特点

国外报道 RIM 发病率为 1.2%～28.5%[2]，差异较大，其发生率与原发肿瘤、受照射剂量以及患者对射线的个体敏感性和生存时间等诸多因素有关[3]。近年来，随着肿瘤放射治疗的发展及普及，放射性脊髓病的发生率明显增高，据 Cossen 报道，放射性脑脊髓病发生率高达 32.9%[4]。有关 RIM 病例报道逐渐增多，但尚缺乏大样本的发病率报道[5]。

二、病因和发病机制

（一）病因

RIM 多见于头颈部及躯干部恶性肿瘤放射治疗后，脊髓属于晚反应组织，为串联器官，其放射损伤的因素包括照射的脊髓节段、每次分割剂量、总剂量、个体的差异等。晚反应组织的放射损伤与每次的分割照射剂量密切相关，所以每次分割剂量是放射性脊髓病发生的重要因素之一[6]。正常脊髓组织的耐受量为 4 000～5 000cGy/4～5 周，超过此限值就可能造成放射性脊髓病。国外资料证明常规分割照射剂量为 45Gy、57～61Gy、68～73Gy 时放射性脊髓炎发病率分别为≤0.2%、5% 和 50%[6]。但更应值得注意的是，放疗加化疗、靶向药物可能会增加急性放射性脊髓损伤的发生率[7]。

（二）发病机制

本病的发病机制尚不明确。目前主要有以下三种学说。

1. 放射线直接损害学说　该学说认为 RIM 是由于射线直接损伤受照射神经细胞，导致其变性及脊髓肿胀。研究表明患者早期 MRI 显示的脊髓肿胀可能与射线直接损伤有关，同时 RIM 的发病率与接受照射剂量呈正相关，这也支持了该假说。但该假说无法解释患者为什么往往在较长的潜伏期之后才发病的现象。

2. 血管损伤学说　该学说认为放射线可引起血管内皮细胞水肿、坏死、管壁增厚、管腔狭窄、闭塞或血栓形成，导致神经细胞缺血、缺氧、坏死。

3. 免疫机制学说　放射线作用于神经组织，产生自身免疫反应，引起脊髓神经细胞水肿、脱髓鞘或坏死。患者发病与接受照射时间的潜伏期之间的关系可以通过免疫学说很好地解释[4]。近年来有关 T 细胞亚群等研究表明 RIM 患者存在免疫功能紊乱，以及早期激素治疗有效，这些都支持了免疫机制学说[8]。

三、神经影像学表现

对放射性脊髓炎的诊断首选 MRI 检查[8-9]，MRI 可直接显示放射性脊髓炎的形态、范围和信号改变。X 线检查、椎管造影对本病无直接诊断价值，CT 亦难以显示脊髓所发生的放射性病理改变[10]。

Alfonso 等[11] 发现，在放射性脊髓病的急性期，即使有严重的神经功能损害，MRI 也可以显示为正常，但是在迟发性的放射性脊髓病中，MRI 的阳性率大大提高[12]。

放射性脊髓病 MRI 表现有以下主要特点[13]：①由于放射线诱导脊柱椎体骨髓脂肪重新分布，MRI 可见相应椎体 T_1WI 信号增强，正常与异常椎体之间出现"分界线"；②脊髓病变的 MRI 改变呈连续性多节段，仅轻重程度不同；③横断位和 / 或矢状位 T_1WI 早期显示为脊髓增粗（以脊髓前后径改变为主），边缘不整齐，T_1WI 呈低信号，T_2WI 条状或斑片状高信号，边界不清，信号均匀一致，慢性期脊髓大小正常或变细萎缩，蛛网膜下腔明显增宽，仍以 T_1WI 低信号，T_2WI 高信号为主，但不均匀；④增强 MRI 显示斑点状或环状强化，脊髓水肿，液化或囊变则不明显；⑤早期弥散加权成像（DWI）显示脊髓呈高信号和表观弥散系数（ADC）降低。

四、病理学表现

1. 大体表现　放射性脊髓病早期变化为脊髓充血、水肿等；晚期主要是脊髓坏死、液化、囊变以及继发性萎缩等[14]。

2. 光镜下表现　脊髓有广泛的水肿及出血软化灶，灰质和白质均受累，以白质为主，两侧常不对称；有广泛的髓鞘脱失现象；血管壁的通透性增加，血管周围可有淋巴细胞浸润，微血管呈玻璃样变性、闭塞，但只有很少的血管出现损伤[6]；神经胶质细胞减少并呈多种变性[15-16]；白质中局部有钙沉积[17]以及脂质巨噬细胞和肿胀的星形胶质细胞[12]。

五、临床表现

放射性脊髓病潜伏期长短不一，临床表现多种多样，主要分为以下4型[18-19]。

1. 急性短暂型　主要表现为感觉异常，如肢体麻木、刺痛、触痛、烧灼感以及颈肩部疼痛等。可出现典型Lhermitte征表现：即低头时，出现从颈部沿着背部脊椎向下肢或四肢放射性的触电感，头复位时，症状消失；屈颈动作愈迅速、有力，触电感愈强烈，如屈颈动作缓慢，触电感则较轻微[20]。

此期多无神经系统异常体征，常为头颈部肿瘤放射治疗后一种放射损伤的短暂行为，一般发生于放射治疗后2~4个月，症状常在数周至几个月内自发性消退，亦可作为慢性进行性放射性脊髓病的第一个征象出现。

2. 急性完全截瘫/四肢瘫痪型　急性截瘫在放射治疗后，经过一定时间的潜伏期发病，在数小时至数天内发展到瘫痪顶峰，之后病情稳定。这可能是由于电离辐射所引起的血管损伤导致脊髓梗死的结果。

3. 下运动神经元损害型　这种罕见的综合征首先由Greenfield等报道，被认为是由脊髓前角细胞损伤所导致的。具体表现为上、下肢下运动神经元损害征象，出现肢体无力、肌肉萎缩、腱反射减弱或消失等[21]。

4. 慢性进展型　此型最常见，潜伏期为3个月~5年，平均潜伏期18个月，通常为隐袭起病，但亦可在潜伏期后急性发病。最早的症状以感觉异常最为常见，患者诉说手足麻木或虫爬、蚁走或针刺感，往往自颈部沿脊柱向肢体放射，在颈部做屈伸动作时可加重。颈项与肩部可有疼痛，后出现一个或多个肢体的无力感或瘫痪，进展性的感觉丧失，约1年后出现大小便功能障碍。查体可示脊髓部分性损害、半切综合征或横贯损害。无论何种损害，主要病变定位应在被照射的脊髓节段之内。

除脊髓病变常见的肢体运动障碍、感觉障碍及自主神经功能障碍以外，还可能存在放射性损伤的其他症状和体征，如：脱发、消化功能紊乱、造血功能障碍等。

六、鉴别诊断

慢性放射性脊髓病是与放射性照射有关的、隐匿发病的少见病，常通过潜伏期后急性发病或隐匿发病，需与肺癌转移或副肿瘤综合征鉴别，可通过胸部X线检查排除肺部肿瘤，通过腹部B超、脊髓造影、颈胸段CT扫描或放射性核素扫描及相应部位的MRI检查，排除肿瘤转移。

尚需与髓内肿瘤脊髓空洞症相鉴别，脊髓MRI检查诊断价值较大，可以从下面几点进行鉴别：①有放射治疗史，这是诊断本病的前提；②脊髓出现受损症状和体征与受累段脊髓的MRI改变范围基本一致；③脊髓病变的MRI改变呈连续性多节段，仅有轻重程度的差异；④横断位和/或矢状位T_1加权上显示早期为脊髓增粗，以脊髓前后径改变为主，边缘不整齐；T_1加权呈低信号、T_2加权呈高信号条状或斑片状影；若有脊髓内出血，T_1加权上可伴斑点状高信号影；慢性期，脊髓大小正常或变细萎缩，边缘常不规则；蛛网膜下腔明显增宽，与正常段脊髓有明显差异；⑤增强MRI上，可显示斑点状或环状强化，但脊髓水肿、坏死、液化或囊变无强化；⑥T_1加权相和T_2加权相比较，后者显示放射性脊髓损伤的异常更明显、更早出现，更为敏感；⑦高场磁共振MRS和DWI对病变鉴别也有很大帮助。由于急性期和进展期存在血脑屏障的破坏和异常血管的增生，使部分放射性损伤病变呈明显异常对比增强。矢状位可显示脊髓损伤长度、脊髓肿胀和萎缩情况[22]。

七、治疗

放射性脊髓炎是严重且不可逆的放疗并发症，损伤轻者经对症治疗可缓解，损伤严重者治疗不及时可留下轻重不等的后遗症。目前放射性脊髓炎尚无有效的治疗方法，临床手段主要以延缓病情发展或改善临床症状为主，在神经细胞受损伤后的早期，促使受损后处于抑制状态的神经细胞恢复其功能[23]。所以，在放疗中或放疗后患者出现四肢无力，病变水平以下肢体感觉异常，以及屈颈时从颈部或胸腰部，沿背部向下或向四肢放射的触电感的症状时，要考虑早期急性放射性脊髓炎的可能，应及早行 MRI 检查，一旦确诊，首先要纠正治疗方案，停止放射线照射，改用化疗以控制肿瘤，采用综合治疗的方法，最大限度地减少后遗症的发生和减轻损伤程度。

放射性脊髓病的治疗以往主要有以下几种：①脱水，部分患者 MRI 检查显示脊髓肿胀时应给予甘露醇等脱水剂脱水治疗；②激素疗法，有人认为放射性脊髓病具有自身免疫反应的性质，故主张应用糖皮质激素，可给予地塞米松 10mg/d 静脉滴注，或泼尼松 30～40mg/d 口服，症状改善后可逐渐减少剂量至维持量；③活血疗法，为改善放射性脊髓病患者的缺血性病理改变，可给予抗凝类药物如肝素、阿司匹林等，也可应用 706 代血浆、曲克芦丁及胞磷胆碱静脉滴注，钙通道阻滞剂，如尼莫地平或盐酸氟桂利嗪胶囊口服；④支持治疗，增加维生素和蛋白质的摄入，在截瘫发生后注意预防吸入性肺炎、泌尿系感染和压疮的发生。

Glantz 等应用地塞米松、肝素、华法林治疗放射性神经系统损伤 30 例患者，总有效率达 83%[24-25]。既往还有报道采用大网膜脊髓贴附术可增加脊髓供血，改善病变脊髓功能，但随访疗效并不确定，且损伤较大，目前已很少应用该方法。

此外，李京等通过 SD 大鼠实验应用粒细胞集落刺激因子（G-CSF）来治疗放射性脊髓损伤，结果显示，治疗组较照射组略有改善，神经元部分存在，细胞核结构不清楚，髓鞘脱落不明显。G-CSF 作用机制为减少神经元细胞的凋亡，从而对放射性脊髓损伤起到修复治疗的作用。但是细胞凋亡机制很复杂，涉及多个凋亡因子介导的信号转导及基因调控过程，因此其机制还需要更深入的研究来阐明[26-27]。

近年发现，呋喃硫胺等药物有一定的辐射保护作用，其在体内可修复生物分子的损伤，保持蛋白质和酶的结构及功能的完整性，降低机体的放射敏感性。故放疗期间辅助应用此类药物，有望减少神经系统并发症的发生[28]。

八、中医与康复治疗

放射性脊髓病患者常见的临床症状为双下肢无力、麻木、肌肉萎缩、疼痛，故放射性脊髓病当属中医"痹证"与"痿证"的范畴。癌症原本就可损伤机体气血和阴阳正气，同时我们又把放射线对人体的伤害称为"毒浊"，这是一种外来的邪气，因此中医认为放射性脊髓炎的病因病机是：机体正气亏虚，如气血凝滞，肝肾不足，阴阳失衡，又外感风邪，痰湿内蕴，脊髓痹阻，四肢筋脉失养，经络不通所致，介于痹症与痿症之间。故治疗上根据肿瘤患者的特殊性，既要祛除外来的毒邪，又要随时注意益气养血，强筋健骨，既扶正又祛邪，且以扶正为主。

1. 中药内治法　本病以气血虚、肾虚、脾虚为主，主要分为以下 4 个证型。

（1）外感风邪，阴阳失衡，毒浊浸淫。

[症状]　颈肩部及肢体麻木、疼痛，游走不定，时感恶风寒，口干苦，纳食可，二便调，舌质红，苔白腻，脉浮紧。

[治法]　祛风解表，通络止痛，解毒化浊。

[方药]　九味羌活汤加桑枝、独活、怀牛膝、地龙、土鳖虫、茯苓。

[分析]　本型为肿瘤患者放疗的早期，由于体质虚弱，易感冒，常因感冒就诊而兼有表邪。

（2）气血凝滞，经络不通，毒浊浸淫。

[症状]　颈肩部及肢体麻木，刺痛或触痛，关节屈伸不利，甚则肌肉萎缩，筋脉拘紧，肛门收紧，纳食尚可，小便正常，大便难解，舌质暗红，舌下瘀斑或瘀点，脉细涩。

[治法] 活血行气,通痹止痛,解毒化浊。

[方药] 身痛逐瘀汤加五加皮、乌梢蛇、土鳖虫、鸡血藤、土茯苓。

[分析] 本型为肿瘤患者放疗中期,毒邪逐渐侵害人体,正气渐虚,或邪正交争剧烈之时,也是治疗的关键时期,需积极治疗,以防毒深病进。

(3)气血亏虚,经络不通,毒浊浸淫。

[症状] 颈肩部及肢体麻木不仁,或瘫软,全身肌肉萎缩、乏力,少气懒言,面色少华,纳呆食少,二便失禁,舌红苔薄白,脉沉细弱。

[治法] 益气补血,疏通经络,解毒化浊。

[方药] 八珍汤加猪脊髓、五加皮、怀牛膝、土鳖虫、鸡血藤、土茯苓、地龙、独活。

[分析] 本型为肿瘤患者放疗的中后期,患者正气日虚,体质日衰,自身已不能抵抗放疗毒邪的侵袭,治疗上应积极补养气血以扶正祛邪。

(4)肝肾亏损,毒浊浸淫。

[症状] 颈肩部及肢体麻木不仁,肢体软瘫,尤以下肢为主,腰膝酸软,或伴眩晕,阳痿遗精早泄,或月经不调,腿胫大肉渐脱,二便失禁,舌红少苔,脉沉细数。

[治法] 补益肝肾,强筋健骨,解毒化浊。

[方药] 虎潜丸加猪脊髓、五加皮、怀牛膝、狗脊、土鳖虫、鸡血藤、土茯苓、地龙、独活、黄芪。

[分析] 本型多见于肿瘤患者放疗终末期,正气极度衰弱,需积极补益肝肾,强筋健骨,方能提高患者生存质量,延长患者生命。

同时,根据症状可以将本病概括为以下两型。

(1)气虚血滞,脉络阻瘀证。

[治法] 补气养血,活血祛瘀,通经活络。

[方药] 八珍汤合补阳还五汤加减。

(2)脾虚湿盛,经络失和证。

[治法] 健脾燥湿,涤痰通络。

[方药] 半夏白术天麻汤加减。

此外,苏德庆等[29]自拟"丹芪汤"加减用于治疗放射性脊髓炎,辨证用药如下。

(1)气滞血瘀,脉络瘀阻证。

[治法] 益气、活血、通络。

[药物组成] 丹参15g、黄芪20g、当归15g、赤芍10g、地龙10g、川芎10g、桃仁10g、红花10g。

(2)脾虚湿阻,经络失和证。

[治法] 健脾、燥湿、涤痰通络。

[药物组成] 丹参15g、黄芪20g、天麻15g、法半夏15g、白术15g、茯苓15g、甘草5g。

2. 中药外治法 中药熏洗法,膏药外用,药物外擦。

3. 针灸疗法 《黄帝内经》指出"治痿者独取阳明",多取阳明经穴及督脉穴位,如曲池、合谷、阳溪、足三里、梁丘等,采用穴位药物注射法。

4. 理疗 推拿、功能性电刺激[30]、电针灸疗法[31]。

九、康复管理

放射性脊髓病的发生率在临床较低,但一旦发生多数为不可逆,为患者带来终生遗憾,其生活质量也大大下降,为患者家庭和社会带来一系列负担。因此,临床医生在对可能危及脊髓的放射损伤进行治疗时一定要慎重,严格掌握其适应证和正常组织接受量的范围,杜绝放射性脊髓病的发生[32]。临床上一旦出现放射性脊髓病的患者,要积极应对,对患者进行有效的治疗、护理和康复管理。

1. 肺部感染的预防及护理 保持室内空气清新,定时开窗通风,保持合适的温度;紫外线消毒每日1次,每次 1 小时,保持床铺平整干燥无碎屑,定时给患者翻身拍背,按摩受压部位,间隔时间要根据患者的情况而定,但最长不超过 2 小时,鼓励患者多食高蛋白、高碳水化合物(糖尿病患者除外)、高维生素食物,增强抵抗力。

患者一旦发生肺部感染,须及时控制炎症进展。协助患者采取舒适卧位,并保持呼吸道通畅,每 2 小时翻身拍背 1 次,以利排痰,必要时给予及时吸痰,雾化吸入每日 2～4 次。嘱患者多饮水,最好为稍偏凉的白开水。正确留取痰培养标本,依据不同的致病菌采取相应的抗生素治疗。

2. 泌尿系统感染的预防及护理 对大小便失禁的患者,应使用接尿器,保持会阴部清洁。对尿潴留患者,一般先用按压下腹部的方法,训练膀胱的排尿功能,避免因留置导尿时间过长出现泌尿系统感染。严格无菌操作,每日用 0.5% 的碘伏棉球消毒尿道口 2 次。对必须留置尿管者,严格无菌操作下进行导尿术,留置尿管的患者每日冲洗膀胱 2 次,患者应经常排空膀胱,可除去感染的尿液。留置的导尿管应 2～3 小时开放 1 次,以避免尿液潴留和膀胱过度膨胀。按要求定时更换导尿管与引流袋。嘱患者多饮水,每日的饮水量应在 2 000mL 以上,以增加尿量。保持排尿通畅,观察尿色及尿量,并观察有无尿路刺激的症状,发现异常及时报告医生,根据病情尽量缩短留置导尿管的时间。留置导尿管的患者尿道内分泌物较多,每日应用 2% 的安尔碘擦拭尿道口 2 次。大便后及时清洗肛周,床单被褥有污染要及时更换,以保持清洁干燥。

3. 压疮的观察与护理 压疮的发生会增加机体的感染的概率,使病情进一步加重,所以一定要避免压疮的发生。保持皮肤的清洁干燥,床单位整洁平整,每日温水擦浴 1～2 次,并轻轻按摩肩胛部、骶尾部、足跟及脚踝等骨性突出处。每 2 小时翻身 1 次,以免皮肤长期受压。可在小腿部垫一气圈,将足部悬起,促进血液循环。有经济条件者可用电动充气气褥。加强营养,增强机体的抵抗力。长期卧床的患者应保持足部功能位,以利于预后的康复锻炼。

4. 机械通气的护理 鼻咽癌患者一旦发生急性脊髓炎时,起病急骤,发展迅速,常在数小时至 2～3 天内发展到完全性瘫痪,由于病变累及脊髓的任何节段,可能会出现呼吸困难,因此需要应用呼吸机辅助呼吸。注意呼吸机的湿化瓶应及时添加蒸馏水,以达到呼吸道的湿化作用。气管套管的气囊应保持充气状态,每 6 小时放气 1 次,放气时间小于 10 分钟。保证呼吸机管路的清洁,每周消毒 1 次,气管切开切口每日换药 1 次,保证切口的清洁干燥。

5. 排便的护理 由于患者长期卧床,食欲减退,食量减小,胃肠蠕动减慢或排便无力,易引起排便困难、便秘和腹胀等多种临床症状。嘱患者多食蔬菜和水果及粗纤维食物,并给予番泻叶代茶饮,口服通便灵胶囊,开塞露塞肛,必要时给予肥皂水清洁灌肠以助排便。

6. 睡眠的护理 受各种监护仪器的影响,以及睡姿不舒适、翻身不便等机体状态的约束,患者心情烦躁,难以有完整的睡眠。尽量给患者创造一个安静的睡眠环境,必要时遵医嘱给予镇静剂。

7. 心理护理与治疗 患有放射性脊髓病的患者均可能存在不同程度的情绪低落、悲观,其康复锻炼不能积极配合,治疗信心差,畏食等。这些均可能导致患者抵抗力差、消化系统功能失调、泌尿系统感染、反复上呼吸道感染等。因此应该针对患者不同的心理状况,分别采取不同的支持疏导疗法、情绪疗法和社会支持疗法。使患者早日从痛苦中解脱,早日摆脱不良情绪的影响。经过社会和个体化的心理疏导,使患者逐渐接受现实,积极配合医护人员的康复计划[33]。

8. 系统的康复训练 脊髓病变为上运动神经元损伤时,会出现不同程度的下肢肌张力增高。不同程度的髋关节、膝关节、踝关节挛缩及垂足发生,为防止关节变形给患者下肢康复活动造成困难,一定要让患者处于功能位置,在双侧腹股沟及髋关节两侧各放一枕头,防止双侧下肢出现外旋,膝关节强直。当患者病情不再进展,自我感觉比较稳定时,根据肢体功能恢复情况,对患者实行关节被动活动和肢体增强训练。肢体肌肉增强训练程序通常如下:卧床—坐位训练—坐位平衡—下肢的辅助主动训练—下肢的辅助训练—协调性训练等。注意在活动中切勿用暴力快速牵拉,以免关节损伤和肌肉拉伤,避免过度劳累加重病情。注意鼓励患者增强锻炼及康复训练的信心。

放射性脊髓病护理的关键是防止各种并发症如肺部感染、泌尿系统感染等,而系统的心理疏导与康复锻炼则是关系到放射性脊髓病预后的重中之重。因此,我们必须加强放射性脊髓病的预见性护理和系统的心理治疗,才能使患者按计划康复,争取早日回归家庭,重返社会。

（邱　玲　贾晓晶）

扫一扫,查阅参考文献

<h2 align="center">第五节　放射性甲状腺功能减退</h2>

头颈部放射治疗(head and neck radiotherapy, HRT)是鼻咽癌最重要的治疗方式之一。因为超过 75% 的患者表现为临床阳性或隐匿性颈部淋巴结肿大,所以对于鼻咽癌的外照射放疗,双侧颈部淋巴结通常包括在靶区内。作为位于颈前部的器官,甲状腺通常全部或部分包含在高剂量区内[1],其接受的剂量往往超过 50Gy,容易造成甲状腺损伤[2]。据报道,甲状腺损伤包括甲状腺功能减退症(hypothyroidism),简称甲减,还包括甲状腺功能亢进症、甲状腺良性腺瘤、Graves 病,甚至甲状腺癌等,其中以原发性甲减最为常见。据报道,放射后原发性甲状腺功能减退症是颈部照射后常见的晚期并发症之一,发生率为 41.4%,发生时间中位数为 1.1 年(范围 0.7~3.1 年)[3-4]。放射性甲状腺功能减退症是一种分级病症,从非常轻微的病例(个体几乎没有症状但存在生化异常)到非常严重的病例(出现危及生命的黏液水肿性昏迷)。由于甲状腺功能减退症影响身体各器官系统的功能,从而导致广泛的临床表现。

一、病因与发病机制

（一）病因

放疗后发生甲状腺功能减退症的影响因素较多[5-6],主要可分为剂量学因素和非剂量学因素。剂量学因素主要为放疗剂量。非剂量学因素包括:年轻患者(<30 岁)、女性、放疗前甲状腺体积小、化疗史、甲状腺的手术及其他颈部手术。

（二）发生机制

放疗部位所有细胞均受到照射,可影响甲状腺所有结构,潜在机制是直接辐射、包膜纤维化、小血管损伤和由于动脉粥样硬化等引起的甲状腺损伤[7]。

1. 实质细胞损伤　射线杀伤甲状腺腺体细胞使其 DNA 链发生损伤,导致细胞坏死和凋亡,从而使甲状腺激素的合成与分泌减少,且实质细胞损伤具有阈值依赖性。

2. 血管损伤　损伤了甲状腺小血管上皮细胞,使甲状腺内血管闭塞,导致甲状腺血供减少;辐射也使颈部血管发生粥样硬化,造成甲状腺相对缺血,最终使甲状腺激素合成减少[8]。

3. 被膜纤维化　射线使甲状腺囊性被膜结构发生纤维化,导致甲状腺细胞损伤后无法代偿,最终发生萎缩、慢性炎症及局灶性不规则滤泡增生等改变,从而发生甲状腺功能减退。

4. 自身免疫反应　射线破坏了甲状腺滤泡细胞,导致甲状腺合成的甲状腺过氧化物酶、甲状腺球蛋白等物质作为抗原暴露。使得抗甲状腺球蛋白抗体(antithyroglobulin antibodies, TGAb)和抗过氧化物酶抗体(antithyroid peroxidase antibodies, TPOAb)升高,抗体浓度增高可以导致补体依赖的细胞毒性作用(complement dependent cytotoxicity, CDC)和抗体依赖细胞介导的细胞毒作用(complement activation and antibody-dependent cell cytotoxicity, ADCC)增强,进一步加重甲状腺的损伤,抑制甲状腺激素合成,导致甲状腺功能减退[9]。这个过程还没有被完全弄清,但它的性质可能是随机的,且不受辐射剂量限制。

5. 下丘脑-垂体轴的辐射损伤　脑下垂体位于蝶鞍处,略高于鼻咽部,因此在鼻咽癌放疗期间也可能受到高剂量照射。而促甲状腺激素释放激素(TRH)在下丘脑室旁核的低生理性神经元中产生,TRH 再刺激垂体前叶分泌促甲状腺激素(TSH),并通过垂体门脉系统进行运输。TSH 反过来刺激甲状腺滤泡细胞释放甲状腺素（T₄）（80%）和三碘甲状原氨酸（T₃）（20%）。因此，下丘脑 - 垂体轴（hypothalamic pituitary axis，HPA）的辐射损伤可导致 HPA 功能障碍，直接低正常游离 T₄ 估计值以及不适当低 / 正常血清 TSH 浓度[10]。但是有研究认为中枢性甲状腺功能减退症不太常见，并且发生在相对较长的潜伏期后。但是 HP 轴的辐射总剂量超过 60Gy 的患者的发病率明显升高[11]。

二、临床表现

放射性甲状腺功能减退（简称"甲减"）也可分为临床和亚临床甲减，临床甲减定义为促甲状腺激素（thyroid stimulating hormone，TSH）浓度高于正常范围，游离甲状腺素（free thyroxine，FT₄）浓度低于正常范围。亚临床甲减定义为 TSH 浓度高于正常范围，FT₄ 浓度在正常范围内。而放射性甲状腺功能减退症的临床表现因人而异，疾病的发作是隐匿的，明显的症状和体征可能出现在疾病过程的晚期并且可能是非特异性的。因此，确诊的可能性随着出现的体征和症状的数量而增加[12]。放射性甲状腺功能减退的严重程度主要取决于甲状腺照射体积、照射剂量及放疗后甲状腺功能减退的严重程度，虽然甲状腺功能减退症最快可在放射治疗完成后 3 个月内发展，但有时可能需要数年才能显现出来。几乎所有的器官和系统都可能受到甲状腺激素生成不足的影响。

1. 皮肤系统　表现为皮肤干燥、眶周水肿、面部浮肿、舌头肿大及毛发粗糙、干燥、易断。T₃ 水平降低会提高转谷氨酰胺酶水平并降低角质形成细胞中的纤溶酶原激活物水平，从而导致角化包膜的形成增加和脱落减少，表现为皮肤干燥。甲状腺激素也参与透明质酸的降解，因此，甲状腺激素缺乏会导致真皮中透明质酸的积累。这与增加的毛细血管压力一起导致坚硬和非凹陷性真皮水肿，通常被描述为"黏液性水肿"。眶周水肿、面部浮肿、舌头肿大也是真皮层黏多糖堆积所致。此外，胡萝卜素的积累使手掌、脚底和鼻唇沟处的皮肤呈现淡黄色。部分患者可表现为毛发粗糙、干燥、易断。在甲状腺功能减退的患者中可以观察到眼睑下垂和生长缓慢、易断的指甲[13]。

2. 呼吸系统　有明显的甲状腺功能减退症状的患者可能会主诉呼吸急促、咳嗽、咳痰、喘息和气道高反应。甲状腺功能减退症可以降低呼吸肌力量和呼吸中枢驱动力，从而导致肺活量、氧浓度和肺弥散量降低。肌肉力量的下降可能继发于催化肌肉中糖原降解为葡萄糖的酸性麦芽糖酶活性的降低。隔膜中慢肌纤维和快肌纤维的平衡变化也被认为是肌肉力量下降的原因之一。疲劳和运动能力下降在甲状腺功能减退症中有很好的描述。已知阻塞性睡眠呼吸暂停（obstructive sleep apnea syndrome，OSA）与甲状腺功能减退症有关。体重增加、黏液水肿在黏膜组织下积聚、呼吸驱动力下降以及甲状腺功能减退症中所见的咽部扩张肌功能障碍可能会导致 OSA 的发生。虽然已知甲状腺功能减退症中 OSA 的患病率增加，但甲状腺功能减退症仅见于少数 OSA 病例。

3. 消化系统　胃肠道运动减少是甲状腺功能减退症的典型特征之一。主要是由于平均食管通过时间和胃排空时间均显著延长，这种延迟主要发生在胃排空阶段。约 12.5% 的甲状腺功能减退症患者一周排便次数不超过 3 次。可能存在几种机制来解释甲状腺功能减退症中的肠道运动障碍，包括肠道肌病、自主神经病变和肌神经连接处的冲动传递改变。甲状腺功能减退患者的肠道吸收大部分完好无损，但有些患者可能会由于细菌过度生长而出现腹泻。特别要重点注意以下几种药物：钙补充剂、硫糖铝、硫酸亚铁和胆汁酸多价螯合剂，这些药物会干扰左甲状腺素的吸收，故不应与左甲状腺素同时服用[14]。

4. 肾脏系统　甲状腺激素在肾脏的生长和发育以及水和电解质的稳态中起重要作用。然而，甲状腺功能减退症通常与肾功能的显著损害无关，除了那些同时有晚期肾病的患者。肾小球滤过率和肾血浆流量降低通常发生在明显的甲状腺功能减退症患者中。

5. 心血管系统　全身表现通常包括脉率降低（心率慢）、每搏输出量降低，并因此导致心排血量降低（血压低）。甲状腺功能减退症的其他常见心血管特征是全身血管阻力增加、收缩和舒张功能障碍、心脏前负荷降低和心室肥大。血压低的主要原理为血管阻力增加和心排血量减少，是甲状腺功能减退症的主要特征。血管阻力增加是由于缺乏三碘甲状原氨酸，对血管系统的直接扩张作用以及一氧化氮的分泌和作用受损。这可能表现为舒张压升高和收缩压降低（脉压变窄）。甲状腺激素通过调节心脏起搏相关基因以及刺激 β 肾上腺素受体,对窦房结具有直接的变时作用,β肾上腺素受体的缺乏会导致心动过缓,如甲状腺功能减退症临床表现所见。心室松弛和舒张期充盈受损导致每搏量减少。三碘甲状腺原氨酸作用于心肌细胞并调节基因的表达;这些与肌细胞特异性调节蛋白的变化一起导致甲状腺功能减退症中所见的心肌收缩力受损。此外,甲状腺激素在胆固醇代谢中起重要作用。高胆固醇血症常见于甲状腺功能减退的患者,伴有脂蛋白a(Lp-a)、低密度脂蛋白(LDL)、载脂蛋白B(Apo B)和总胆固醇的升高。

6. 血液系统　贫血是甲状腺功能减退患者的常见表现,可能是由促红细胞生成素减少继发的红细胞生成减少所致。此类患者的骨髓评估是低细胞状态。缺铁性贫血也可能是由于月经过多和/或胃酸缺乏。在甲状腺功能减退患者中,凝血因子Ⅱ、Ⅶ和Ⅹ的半衰期也会延长。

7. 神经系统　甲状腺功能减退症相关的最常见的精神疾病是抑郁症,这可能是由大脑中5-HT的活性降低所导致的。说话速度减慢和注意力下降是甲状腺功能减退症的常见症状。然而,精神病、偏执狂和恐惧症也有可能发生。在认知功能中,记忆力最常受到影响。甲状腺激素替代疗法可以改善但不能完全解决该认知缺陷。

8. 生殖系统　临床型甲状腺功能减退与包括男女在内的性功能减退显著相关[15]。几项研究表明甲状腺功能减退男性患者的精子形态异常。女性患者可有经量过多,经期延长,不易受孕。可能与性欲减退和排卵失败有关。妊娠期高血压和妊娠早期流产在甲状腺功能减退症女性中较为常见。

9. 肌肉骨骼系统　肌肉症状在不同类型的甲状腺功能减退患者中极为常见,其患病率为79%～100%。最常见的症状是肌肉无力、痉挛、僵硬、疲劳及深部腱反射松弛延迟。在成人骨骼中,甲状腺激素缺乏会导致破骨细胞诱导的再吸收和成骨细胞诱导的形成减少,从而导致骨转换率低、重塑过程减慢以及重塑周期所需时间增加。骨量可能正常或略有增加。然而,甲状腺功能减退患者的骨折风险增加了两到三倍。肌肉无力加剧了这种风险,导致跌倒风险增加。

三、相关检查

1. 心电图　可能存在窦性心动过缓、低电压QRS复合波、T波低平或倒置、QT间期延长和QT间期离差增加。有时,可表现为PR间期延长(一度房室传导阻滞)或室间传导延迟,也可存在室性早搏。

2. 超声心动图　提示心脏收缩时间,尤其是射血间期明显延长,并且可显示心包积液及程度。

3. 甲状腺超声检查　超声仍然是诊断甲状腺疾病的金标准,但是其检测放疗后甲状腺功能降低的特异性低。超声常显示甲状腺体积缩小和结构变化,结构变化主要表现为在高达40%的受照射患者中可以检测到甲状腺结节。故行超声检查时应添加彩色血流多普勒增加识别良性结节的高预测值,其中结节内血管斑点更能预测恶性肿瘤[16]。

4. CT检查　放疗后甲状腺CT扫描的平均密度明显降低并与血清TSH浓度呈负相关。

5. 实验室检查　甲状腺功能的生化检测仍然是诊断甲状腺功能减退症的基础。

(1)血清甲状腺素水平检测:血清促甲状腺素TSH浓度是最敏感和特异的指标,常用于甲状腺功能的筛查。较为典型的表现为FT_3、FT_4水平下降,TSH升高。

(2)甲状腺自身抗体测定:甲状腺球蛋白抗体(TgAb)及甲状腺过氧化物酶抗体(TPOAb)的测定有助于排除是否因桥本甲状腺炎所致甲状腺功能减退症的可能。

6. 甲状腺穿刺病理学检查　对甲状腺功能减退有一定的参考意义,尤其是鉴别诊断桥本甲状腺炎和急性甲状腺炎有较大价值。

四、康复临床实践

(一)预防康复处理

1. 放疗过程中,应严格把握放疗适应证,给予合适的放射剂量、合理布局放射野范围,严格限制甲状腺的受照射剂量。当然也可应用新的放疗技术及甲状腺区域的局部屏蔽的照射方法等,比如,中山大学肿瘤防治中心马骏教授[17]的一项研究表明,鼻咽癌患者未受累颈部的选择性上颈部照射较全颈部照射可降低甲状腺功能减退症患病率的近 10%。目前多数关于头颈部肿瘤的研究建议，甲状腺的照射限量目标为 40～50Gy。另外，有研究建议甲状腺的剂量限制要求应当根据不同的甲状腺体积来制订。复旦大学附属肿瘤医院的经验是在不牺牲靶区的前提下，限制甲状腺平均剂量在 45Gy 以内或者限制受照剂量 >40Gy 的体积在 80% 以下。但是目前仍缺乏统一标准，因此需要在结合患者病情实际的情况下开展[11]。

2. 定期监测甲状腺损伤相关指标，建议在鼻咽癌照射治疗完成后 3 个月内检测促甲状腺激素及 T_3、T_4 水平，然后每 6 个月检测一次，持续 5 年（至少随访 2 年）[7]。尤其是接受高剂量放射治疗的年轻女性患者，应密切观察，及时发现放射性早期甲状腺损伤，并及时给予激素替代治疗。

3. 放疗后甲状腺功能减退的患者机体代谢降低，产热量减少，故饮食应以富含热量的食物为主，如乳制品、鱼类、蛋类及豆制品、瘦肉等。平日可适当进食一些甜食，以补充热能，维持机体的能量代谢。

4. 保持乐观的情绪，避免操劳过度。

5. 要注意避寒保暖，坚持适当的体育锻炼。预防感冒，防止创伤及感染，避免一切能够引起黏液性水肿的诱因。

（二）西医治疗康复

除了一过性甲减外，对持久性甲减患者应及时给予终身甲状腺激素制剂维持治疗。给予合适剂量的替代治疗可使机体维持正常的代谢，从而消除甲减的症状和体征[18]。目前常用制剂有左甲状腺素和甲状腺片。

1. 左甲状腺素（L-T_4） 目前 L-T_4 为替代治疗的首选制剂。L-T_4 的半衰期约 7 天，吸收缓慢、较完全，每日晨间服药 1 次便可维持较稳定的血药浓度。剂型为 50μg 和 100μg 两种，开始作用时间约 4 日，持续时间约 10 日。开始剂量为 25～50μg，7～14 天后增加 25～50μg，其后每 4 周增加 25～50μg，临床症状缓解后维持其剂量长期应用。维持剂量一般为 100～200μg/d。

2. 甲状腺片 甲状腺片为家畜甲状腺的干燥粉末加工而成。该制剂存在如下的缺点：所含 T_3 成分的占比高于人血清中，服用后可能出现 T_3 的强力和速效的作用而发生心慌等不适症状；所含 T_3 及 T_4 的量不稳定，使患者及医生难以掌握剂量，故而临床使用较少。

（三）中医治疗康复

1. 中医辨证论治 放疗后甲状腺功能减退患者的临床表现繁杂，轻症患者表现不明显，重症患者又常伴有并发症，给辨证论治增加困难，大致可分为以下几型论治[19]。

（1）肾阳虚

[主症] 畏寒，面色白，腰膝酸冷，小便清长或遗尿，浮肿（腰以下为甚），阳痿滑精，女子带下清冷、宫寒不孕，舌淡苔白，尺脉沉细或沉迟。

[治法] 温肾助阳。

[方药] 济生肾气丸加减。

[常用药] 鹿角胶、熟地、山药、附子、肉桂、山茱萸、泽泻、茯苓、车前子、枸杞子、牛膝、狗脊等。

[方解] 附子、肉桂温肾助阳；熟地滋阴补肾；山药、山茱萸补肝脾，益精血；泽泻、茯苓利水渗湿。小便清长量多，去泽泻、车前子，加菟丝子、补骨脂以温固下元；若症见面部浮肿为主，表情淡漠，形寒肢冷，动作迟缓，方用右归丸加减；腰膝酸软，阳痿遗精，带下清冷者，可加补骨脂、巴戟天、淫羊藿以壮阳等。

（2）脾肾阳虚

[主症] 形寒肢冷，面色白，消瘦神疲，少腹冷痛，腰酸膝冷，小便频数，余沥不尽，或小便不利，面浮肢肿，甚或阳痿，或妇女宫寒不孕、带下清稀，舌质淡胖、边有齿痕，脉沉迟而弱。

[治法] 温肾健脾，补益气血。

[方药] 理中汤合肾气丸加减。

[常用药] 人参、干姜、白术、附子、甘草、山药、肉桂、砂仁、苍术、益智仁、菟丝子、地黄、山茱萸、当归。

[方解] 人参、白术、甘草健脾益气；附子、干姜、肉桂温肾通阳；地黄、山药、山茱萸补肾滋阴；茯苓、车前子利水渗湿消肿。形寒肢冷，面色白，腰酸膝冷较甚者，可加巴戟天、桑寄生、杜仲以温肾助阳；小便不利，面浮肢肿者，可加桂枝、泽泻以助膀胱气化行水。

（3）心肾阳虚

［主症］ 形寒肢冷，心悸怔忡，尿少身肿，身倦欲寐，唇甲青紫，舌质淡暗，苔白滑，脉微沉。

［治法］ 温补心肾，利水消肿。

［方药］ 真武汤合保元汤加减。

［常用药］ 肉桂、黄芪、人参、炙甘草、干姜、附子、薤白、桂枝、淫羊藿。

［方解］ 人参大补元气；附子温补真阳；肉桂振奋心阳；炙甘草益气复脉；薤白、桂枝通阳散寒。若肾阳虚衰，不能制水，水饮上凌心肺，症见水肿、喘促、心悸，用真武汤加黄芪、防己、猪苓、车前子温肾阳而化水饮；若阳虚欲脱厥逆者，用四逆加人参汤，温阳益气，回阳救逆。

（4）阳虚湿盛

［主症］ 除具有脾肾阳虚之证候外，又见周身浮肿，以双下肢为甚，小便量少，胸腹满闷、周身沉重、酸软乏力，舌体胖大而淡嫩，苔白腻，脉沉迟无力。

［治法］ 温阳益气，化气行水。

［方药］ 真武汤、五苓散加减。

［常用药］ 黄芪、白术、茯苓、猪苓、泽泻、干姜、淫羊藿、炙甘草。

［方解］ 干姜、淫羊藿温肾助阳；黄芪、白术、炙甘草益气健脾；茯苓、猪苓、泽泻利水渗湿。小便不利，全身肿甚，气喘烦闷，可加葶苈子、川椒目、泽兰以逐瘀泻肺；如腰膝酸软，神疲乏力，可合用济生肾气丸以温补脾肾，利水肿。

（5）气血两虚

［主症］ 神疲乏力，少气懒言，反应迟钝，面色萎黄，纳呆，便溏，手足欠温，月经量少或闭经，舌淡，苔薄，脉细弱。

［治法］ 益气养血。

［方药］ 十全大补汤加减。

［常用药］ 党参、白术、茯苓、甘草、熟地黄、白芍、当归、川芎、黄芪、肉桂、丹参、砂仁、山药。

［方解］ 人参、熟地黄、黄芪益气养血；白术、茯苓健脾益气渗湿；当归、白芍和血养营；川芎活血行气，使地、归、芍补而不滞。若以血虚为主，眩晕心悸明显者，可加熟地黄、白芍用量；以气虚为主，气短乏力明显者，可加大人参、白术的用量；兼见不寐者，可加酸枣仁、五味子。

（6）水邪凌心

［主症］ 除阳虚证候外，伴胸闷憋气、心悸怔忡、咳嗽气喘，动则加重；双下肢肿甚，小便短少；舌淡，苔白，脉沉、迟、细弱。

［治法］ 健脾温肾，补益心阳，化气行水。

［方药］ 真武汤与生脉散加减。

［常用药］ 黄芪、人参、白术、桂枝、茯苓、干姜、茯苓皮、红花、附子、炙甘草。

［方解］ 人参、黄芪大补元气；白术、茯苓健脾渗湿；当归、白芍养血和营；桂枝、炙甘草通阳化气。兼有气滞血瘀者，可加川芎、郁金以行气活血；小便短少、下肢肿甚者，可加泽泻、车前子利水消肿；若肿势严重，兼见喘促不得平卧者，可加葶苈子、桑白皮泻肺利水。

（7）痰血瘀阻

［主症］ 除具有阳虚证候外，兼见皮肤粗糙，肢体麻木，女子闭经，舌质紫黯或有瘀斑，脉沉、迟、涩。

［治法］ 温阳益气，活血化瘀，化痰行水。

［方药］ 肾气丸合血府逐瘀汤加减。

［常用药］ 熟地黄、车前子、肉桂、附子、益母草、川芎、赤芍、泽兰等。

［方解］ 肉桂、附片温阳益气；川芎、赤芍、益母草活血祛瘀；车前子、泽兰化痰行水。兼有痰多胸痞者，可加半夏、陈皮化痰和中；兼有胸中瘀阻，胁下有痞块者，可加丹参、郁金以活血破瘀；血瘀经闭、痛经者，可加香附，助益母草、泽兰活血调经止痛。

2. 单方验方治疗

(1) 桂枝 10g，川椒 2g，冬葵子 12g，共研细末，分 8 次开水送服。适用于甲减阳虚水泛者。

(2) 鹿茸 30g 浸泡于黄酒 500mL 内，3 个月后服用，每服 10mL，每日 2 次。甲减患者皆可服用。

(3) 虫草菌冲剂每日 3 次，每次 3g。甲减患者皆可服用。

(4) 驻景丸，即菟丝子 150g（酒浸 5 日，晒干，别捣为末），车前子 30g，熟干地黄各 90g。共捣为末，炼蜜和丸如梧桐子大。每日晨起空腹以温酒送服 30 丸，晚餐前再服。适用于肾阴阳不足或兼见肢体浮肿者。

3. 中成药治疗

(1) 金匮肾气丸：温补肾阳，化气行水。适用于肾阴阳两虚者。每次 4~6g，每日 2 次，4 周为 1 个疗程。

(2) 济生肾气丸：温肾化气，利水消肿。适用于肾阳虚见浮肿者。每次 6g 或 9g，每日 2~3 次，4 周为 1 个疗程。

(3) 河车大造丸：滋阴清热，补益肺肾。适用于肺肾不足者。每次 6g 或 9g，每日 2 次，4 周为 1 个疗程。

(4) 金水宝胶囊：补益肺肾、秘精益气。用于肺肾两虚或肾阴阳两虚者。每次 1g，每日 3 次，4 周为 1 个疗程。

(5) 补中益气丸：补中益气，升阳举陷。适用于脾虚为主，或伴有中气下陷者。每次 6~9g，每日 2~3 次，4 周为 1 个疗程。

(6) 参附注射液：益气回阳救逆，适用于心肾阳虚或见阳虚危象者。肌内注射一次 2~4mL，一日 1~2 次。静脉滴注一次 20~100mL（用 5%~10% 葡萄糖注射液 250~500mL 稀释后使用）。静脉推注一次 5~20mL（用 5%~10% 葡萄糖注射液 20mL 稀释后使用）。或遵医嘱。疗程视病情而定。

4. 药膳调理

(1) 当归生姜羊肉汤：选用精羊肉 90~120g，当归 10~15g，生姜 3 片，同煮，吃肉喝汤，每日 1 次。适用于甲减患者属阳虚证者，症见腰膝酸软、畏寒肢冷等。

(2) 黄芪黑豆粥：黄芪、黑豆各 20g，粳米 100g，共煮粥食用。有健脾补肾利水的功效。适用于甲减脾肾阳虚证，症见神疲乏力、形寒肢冷、腰膝酸软、纳呆腹胀、小便不利、便溏、面浮肢肿等。

(3) 麻雀肉：选用麻雀 3~5 只，将其烫去羽毛，除内脏，置锅中炖煮，放入佐料，喝汤食肉。具有温补肾阳作用。适用于甲减之肾阳虚证，症见畏寒肢冷、腰膝酸软、水肿、小便清长等。

(4) 赤小豆煮鸡汤：雄鸡 1 只，去毛除内脏，洗净后入锅加水，与赤小豆 100g 同煮，炖烂食之，并饮汁令尽。用于甲减之有阳虚证者，症见面浮肢肿、神疲乏力、小便短少等。

(5) 红枣粥：大枣 15 个，龙眼肉 30g，粳米 60g，煮粥，供早晚餐食用。用于甲减伴血虚者，症见面色苍白、疲乏无力、月经量少等[20]。

(6) 六味地黄粥：六味地黄丸 100g，粳米 60g 共煮粥，早晚餐服食。主治甲减伴贫血者。

(7) 甘草人参汤：生甘草 10g，人参 8g 加水适量煎汤，服每日 300mL，15 日一个疗程。有温肾益气、健脾助运的功能。

(8) 羊骨粥：羊骨 1 副，陈皮、高良姜各 6g，草果 2 个，生姜 30g，盐少许，加水 3 000mL 慢火熬成汁，滤出澄清，如常法做粥。早、晚餐饮服，1 个月一疗程，有脾肾双补功能。

5. 适宜技术

(1) 针灸：主穴取气海、脾俞、肾俞、心俞、足三里。畏寒肢冷、乏力加灸大椎、命门、身柱；水肿、尿少加针刺关元、阴陵泉、丰隆，灸关元、神阙；腹胀、便秘加天枢、上巨虚、大肠俞；反应迟钝、智力低下加百会、四神聪、太溪；食欲减退加公孙、内关、中脘；郁闷、心烦加曲泽、膻中、肝俞；病久阴阳两虚者，加行间、太溪。心律不齐、心动过缓加内关、神门；肌肉关节疼痛加合谷、阳陵泉、太冲、曲池；月经不调加三阴交、血海；性功能障碍加大敦、秩边、环跳。操作方法：以上取穴均为双侧，毫针补法为主，足三里穴针刺加灸。留针 30 分钟，每周 3 次。

(2) 穴位敷贴：取穴与针刺疗法相同。选用温补脾肾中药研末备用，如当归、生附子、白术、益智、肉桂、川椒、蛇床子、党参、川芎、雄黄、细辛、甘遂、延胡索、胡椒、干姜、生鹿角屑等药物均可选用。用时可取适量药粉用生姜汁或白醋调成膏状,再在 4.0cm×4.0cm 的胶布中心位置放置药膏适量,固定于所选穴位上。每日或隔日 1 次,一般每次可贴 4～12 小时。亦可用上述诸药仿古人黑膏药治法熬成膏药敷贴穴位。

(刘荣强 况志星)

 扫一扫,查阅参考文献

第七章 化疗并发症临床康复

第一节 胃肠道反应

化疗引起的胃肠道并发症是指患者在接受化疗过程中或化疗结束后出现的急性或迟发性以胃肠道症状表现为主的不良反应，包括恶心呕吐、食欲下降、腹痛、腹胀、腹泻、便秘及胃肠道感染等。由于胃肠道黏膜细胞属于增殖型细胞，对化疗药物敏感，因此化疗引起的胃肠道反应普遍存在，60%～100% 高剂量化疗的患者会出现胃肠道反应[1-2]。药物可直接损伤胃肠道黏膜细胞、并抑制黏膜修复，也可通过影响非自主神经系统，或破坏肠道上皮细胞造成肠道菌群失调等，形成临床上复杂多样的表现。

一、发生机制

抗肿瘤化疗药物进入人体后，通过不同的机制造成相应的胃肠道表现。例如临床最常见的恶心呕吐（chemotherapy induced nausea and vomiting，CINV），其机制包括以下几个方面：①化疗药物刺激胃肠道黏膜引起黏膜损伤，或作用于肠嗜铬细胞，释放神经递质如五羟色胺 3（5-HT3），兴奋迷走神经和交感神经而致恶心呕吐；②化疗药物及其代谢物直接刺激延髓催吐化学感受区而引起恶心呕吐；③化疗药物刺激神经细胞和胃肠道内分泌细胞产生 P 物质，P 物质结合神经激肽 K（NK）受体引起恶心呕吐；④脑区内存在的化学递质如乙酰胆碱、多巴胺（D2）、5-HT3 和组胺等，与恶心呕吐有关，兴奋时可致恶心呕吐。

腹泻（chemotherapy induced diarrhea，CID）是化疗中最常见的毒副作用之一，50%～80% 的患者会出现。CID 的发生涉及多个因素，抗肿瘤药物直接破坏胃肠黏膜层，造成肠上皮脱落，杯状细胞和隐窝细胞不成比例地增生，破坏微绒毛细胞的重吸收功能，导致肠腔内液体增加，并发生小肠吸收和分泌功能紊乱。CID 被认为是肠黏膜炎的一种形式或伴发症状，表现为肠道炎症和溃疡。也有研究认为参与调节胃肠道运动和分泌功能的肠神经系统发生紊乱，可能是另一个发病机制。

化疗导致黏膜炎（chemotherapy induced mucositis，CIM）是一种重要的化疗剂量限制性毒性反应，多出现于口腔和胃肠道，小肠重于结肠。截至目前，对于 CIM 的研究大多数集中于口腔黏膜炎上，胃肠道则相对较少，可能是受限于胃肠道组织样本的可及性。胃肠道 CIM 组织学特征是隐窝细胞和绒毛细胞改变、更新能力丧失及肠道吸收和屏障功能消失，这些组织学改变早在患者出现症状之前就已经发生。黏膜炎的起始阶段为化疗引起氧化应激和活性氧产生，直接损伤黏膜及内皮细胞、结缔组织细胞，启动先天性免疫反应和 DNA 链损伤修复过程。第二阶段是相应的转录因子产生和表达改变，尤其是核转录因子 -κB（NF-κB）的激活发挥重要作用，上调多种促炎因子基的因表达，诱导克隆原细胞死亡、凋亡和组织损伤，同时促进黏附因子表达，激活环加氧酶 -2（COX-2）途径，导致血管事件发生。第三阶段为损伤信号进一步扩大，通过正反馈机制引起 NF-κB 进一步激活，生物活性蛋白或促炎介质如 COX-2 等表达增加，导致炎症的级联反应及损伤进一步加重。第四阶段发生溃疡，上皮细胞破损伴细菌定殖，感染风险增加。细胞定殖后的产物可促进细胞因子产生，加重组织损伤。在口腔黏膜炎的研究中发现，损伤均见于化疗继发的中性粒细胞减少者，且 16% 的患者疱疹病毒阳性。第五阶段为修复，细胞外基质信号导致上皮细胞增殖分化进行修复。通过组织学和超微结构观察发现，黏膜结构的改变在治疗过程中长期存在，且修复后黏膜抵抗创伤的能力下降。除了典型的 DNA 损伤 /ROS 启动途径之外，介导微生物和宿主之间相互作用的模式识别受体 Toll 样受体（toll-like receptor，TLR）的激活,可能是 CIM 发生的另一个重要机制。化疗药物会降低微生物的多样性、引起微生态失衡,机会致病菌过度繁殖后导致肠黏膜炎症反应。肠道菌群与 TLR 结合后使受体活化,激活 NF-κB 促进炎症发展,产生炎症因子,并通过正反馈作用调节 TLR 介导的炎症反应。TLR 在调节肠道微生物菌群和激活免疫之间的平衡,已成为近来研究的焦点。临床研究和动物模型实验结果表明,化疗药物对 TLR 表达的影响,随着药物类型、剂量、种类和给药途径的不同而有显著差异[3]。

二、临床表现

鼻咽癌化疗后的胃肠道反应的临床表现多样、可发生在不同时间点、严重程度不一,常见为恶心呕吐、腹痛腹泻、便秘及肠炎等。

化疗所致恶心呕吐(CINV)是最常见的不良反应之一,其发病情况和严重程度取决于化疗方案、剂量、持续时间和患者自身相关危险因素。临床 CINV 分类:①急性呕吐,化疗后最初 24 小时之内,大部分在药物使用后 1~4 小时,程度通常较严重,主要与药物的不良反应有关。②延迟呕吐,化疗后 24 小时之后出现,主要与 P 物质介导、血脑屏障破坏、胃肠动力破坏及肾上腺激素分泌过多有关,可持续数天。通常与顺铂有关,在环磷酰胺、卡铂、多柔比星和异环磷酰胺以更高剂量给药时也可观察到[4]。③先期呕吐,没有给予适当镇吐处理而引起的条件反射性呕吐,与药物无关,主要是由患者精神心理因素造成的。④暴发性呕吐,进行了预防性止吐处理但仍出现的呕吐,需要进行解救性治疗,发生率为 30%~50%[5]。⑤难治性呕吐,在上一化疗周期中预防性和 / 或解救性止吐治疗失败,在后续化疗周期中再次出现的呕吐。WHO 对于恶心呕吐分级如下:0 级为无恶心呕吐;Ⅰ级表现为恶心;Ⅱ级表现为一过性呕吐;Ⅲ级呕吐需要治疗;Ⅳ级为顽固性呕吐,难以控制。化疗相关性恶心呕吐受多种因素影响,年轻和女性患者发生更频繁和更严重 CINV 的风险增加,而年龄较大、男性和有长期饮酒史的患者发生 CINV 较低[6-9]。化疗药物本身具有不同程度的致吐性(表 7-1-1),药物的剂量强度、给药周期、输注速度和给药途径等也会有不同的影响。

表 7-1-1 常用头颈部抗肿瘤药物的致吐风险

风险	药物
高度(>90%)	顺铂(用量≥50mg/m²)、环磷酰胺(用量≥1 500mg/m²)
中度(>30%~90%)	顺铂(用量<50mg/m²)、卡铂、奥沙利铂、环磷酰胺(用量<1 500mg/m²)
低度(10%~30%)	紫杉醇、多西他赛、依托泊苷、吉西他滨、氟尿嘧啶、替加氟尿嘧啶
极低(<10%)	长春新碱

CID 表现为排便次数增加,大便稀软不成形,甚至水样便,导致脱水和电解质失衡、营养不良或肾和心功能障碍等,极严重情况下会导致死亡。CID 早期通常有剧烈的腹部绞痛,随后出现大便异常。常规剂量的大多数抗代谢类肿瘤药物都能引起 CID,而其中最常见的是氟尿嘧啶类(5-FU)和伊立替康(CPT-11),鼻咽癌的综合治疗中常用氟尿嘧啶,与 5-FU 腹泻风险增加相关的其他因素包括女性、存在未切除的原发性肿瘤、既往发生过化疗引起的腹泻以及在夏季接受治疗等。

CIM 导致腹痛、腹泻、食欲下降及恶心症状等,常与严重脱水、中性粒细胞减少、发热及电解质紊乱失衡并存。另外,化疗导致的小肠结肠炎是一种虽然临床罕见、但可能导致严重不良后果的临床并发症,包括感染性和非感染性。感染性小肠结肠炎主要是由艰难梭菌感染引起的,通常是由于免疫抑制和使用抗生素导致的。非感染性小肠结肠炎通常表现为中性粒细胞减少性小肠结肠炎(盲肠炎)或缺血性小肠结肠炎(需排除细菌感染)。中性粒细胞减少性小肠结肠炎是一种主要发生在中性粒细胞减少患者的临床病理综合征,特征表现为下消化道(通常是盲肠)坏死性炎症,出现肠道水肿和肠壁增厚,伴有黏膜溃疡,进展为部分至全层出血性坏死。实体瘤的报道主要见于使用紫杉烷类、顺铂、吉西他滨、长春新碱、多柔比星、环磷酰胺、5-FU 等药物[10-12]。初始表现无特异性,经常被原发性恶性肿瘤和中性粒细胞减少相关并发症的症状所掩盖,在化疗后 1~2 周出现,对应于中性粒细胞计数的最低点,并出现发热和腹痛,尤其是在右下腹[13]。其他症状包括恶心、呕吐、腹泻和胃肠道出血。诊断通常通过 CT 评估肠壁增厚、盲肠充满液体和扩张、右下腹炎性肿块和结肠周围炎症 [14]。由于肠壁穿孔的风险增加，通常不鼓励内镜活检。缺血性小肠结肠炎临床罕见，在接受多西他赛和卡铂 / 紫杉醇方案治疗的乳腺癌、神经内分泌肿瘤患者中有少量个案或小样本报告，在鼻咽癌中虽然未见相关报道，但由于紫杉醇类及铂类药物是鼻咽癌常用化疗方案用药，因此需要有所关注。缺血性肠炎特征是急性发作性腹痛伴或不伴中性粒细胞减少、发热和腹泻，结肠镜检查是诊断的首选方法，活检标本的病理检查可明确诊断 [15-19]。

便秘也是化疗相关的常见不良反应之一，这里需要注意继发性便秘与患者进食减少、活动减少和使用镇痛剂或止吐药有关，但使用顺铂、长春花生物碱（长春新碱、长春碱和长春瑞滨）等化疗临床便秘发生率较高，通常是剂量依赖性的，在化疗开始后 3～10 天最为明显，会导致腹部不适、食欲减退和生活质量受损，严重的便秘会导致腹痛、腹胀、痔疮、出血，排出干硬大便时出现直肠裂隙，甚至肠梗阻、穿孔、局部缺血和坏死。

三、康复管理及策略

（一）预防性康复处理

饮食和生活方式的预防措施：对于 CINV 的预防，应充分评估呕吐风险，控制严重症状的发生。化疗前不宜进食过饱及油腻食物，与患者充分沟通减少患者焦虑情绪。对于评估可能存在 CID 风险的患者，饮食上避免乳制品、乙醇、咖啡因、辛辣食物、高纤维饮食和脂肪的过多摄入。便秘症状可通过增加纤维和液体的摄入量以及适当的体力活动来改善，尽可能停用便秘药物。

（二）西医康复处理

1. CINV 患者的康复

（1）止吐药物：临床上主要 5-HT3 受体拮抗剂、NK-1 受体拮抗剂、糖皮质激素、D2 受体拮抗剂、奥氮平这 5 类药物，奥氮平因其在控制 CINV 方面的有效性，已被添加到标准止吐指南中。

1）5-HT3 受体拮抗剂：5-HT3 受体拮抗剂（昂丹司琼、格拉司琼和帕洛诺司琼等）通过拮抗存在于化学感受器触发区（chemoreceptor trigger zone，CTZ）和胃肠道中的 5-HT3 受体，在中枢和外周发挥作用，可预防中、高度化疗引起的恶心呕吐，且副作用轻微，已成为急性 CINV 预防性治疗的关键组成部分，目前指南建议使用。5-HT3 受体拮抗剂主要副作用是便秘、轻度头痛和头晕 [20]。所有 5-HT3 受体拮抗剂均可能出现无症状的心电图变化，例如 PR 间期、QTc 间期延长和良性室性心律失常，长 QT 综合征患者应慎用。建议对高危患者定期进行心电图监测，包括合并充血性心力衰竭、电解质紊乱或心动过缓，以及合并使用可延长 QTc 间期药物治疗的患者。

2）NK-1 受体拮抗剂：NK-1 受体拮抗剂（口服制剂阿瑞匹坦和静脉注射福沙匹坦）是通过阻断中枢神经系统中与 NK-1 受体结合的 P 物质的活性起作用，与 5-HT3 受体拮抗剂和糖皮质激素联合使用时，可明显提高预防急性和迟发性 CINV 的作用。目前，高选择性 NK-1 受体拮抗剂（奈妥吡坦）和帕洛诺司琼的固定剂量组合的新型口服药，已被批准用于接受高度和中度致吐化疗的患者 [21]。NK-1 受体拮抗剂阿瑞匹坦和福沙匹坦抑制细胞色素 P450 3A4 酶（CYP3A4），与口服避孕药、地塞米松共同给药时应谨慎使用 [22]。与 NK-1 受体拮抗剂相关的不良事件包括头晕、厌食和腹泻。

3）D2 受体拮抗剂：D2 受体拮抗剂通过竞争性阻断集中在 CTZ 和呕吐中心的多巴胺受体发挥作用，包括氟哌利多、丙氯拉嗪、异丙嗪和甲氧氯普胺等。甲氧氯普胺可阻断 CTZ 中央和胃肠道外周的多巴胺受体，并且还具有增加肠蠕动的作用。但 D2 受体拮抗剂可引起锥体外系症状，包括烦躁不安、低血压和中枢神经系统抑制等症状，在一定程度上限制了这些药物的使用，已经很大程度上被 5-HT3 受体拮抗剂所取代。目前，D2 受体拮抗剂的使用仅限于预防中度致吐化疗引起的恶心呕吐。

4）糖皮质激素：糖皮质激素是任何 CINV 预防方案的支柱，但其作用机制尚不清楚，可能与影响细胞膜通透性的改变、前列腺素活性的抑制以及髓质孤束核中糖皮质激素受体的激活等有关 [23-24]。地塞米松和甲泼尼龙是最常用的止吐药。糖皮质激素在接受低度致吐性化疗药物治疗的患者中作为单一药物给药时即有效，但与 5-HT3 和 NK-1 受体拮抗剂联合使用时效果最佳。对中、高度致吐化疗药物引起的急性和迟发性呕吐均有效。单次或短期使用地塞米松副作用很少见，重复使用时应关注其毒性。由于 NK-1 受体拮抗剂阿瑞匹坦和奈妥匹坦是 CYP3A4 的中度抑制剂，地塞米松与 NK-1 受体拮抗剂合用时口服剂量应减少 50%。

5）奥氮平：奥氮平是一种 5-HT2、5-HT3 和多巴胺受体拮抗剂，最初被批准作为抗精神病药用于治疗精神分裂症、双相情感障碍和抑郁症。随机试验证实了奥氮平在预防和治疗急性和迟发性 CINV 中具有良好作用[25-27]。奥氮平主要副作用包括嗜睡、疲劳、睡眠障碍和口干。由于锥体外系症状的风险增加，奥氮平不应与其他多巴胺受体拮抗剂共同给药。总的来说，含奥氮平的方案安全、耐受性良好且具有成本效益，与基于阿瑞匹坦的方案疗效相当。美国国家综合癌症网络（NCCN）和美国临床肿瘤学会（ASCO）指南已更新，将奥氮平与 5-HT3 受体拮抗剂、地塞米松和阿瑞匹坦一起用于接受高致吐性化疗方案治疗的成人患者[28-29]。

（2）止吐治疗方案：根据以上止吐药的不同机制及治疗反应，针对不同致吐性化疗药及方案，临床康复中有不同建议。

1）高度致吐性化疗方案的止吐治疗：接受顺铂或其他高度致吐性单一化疗药物治疗的患者，在治疗第 1 天接受 NK-1 受体拮抗剂、5-HT3 受体拮抗剂、地塞米松和奥氮平的四种药物组合治疗。建议在第 2~4 天继续使用地塞米松和奥氮平，也可以给予包括单剂量 5-HT3 受体拮抗剂、地塞米松和 NK1 受体拮抗剂在内的三种药物治疗的方案。

2）中度致吐性化疗方案的止吐治疗：接受基于卡铂方案的患者，建议在第 1 天使用 NK1 受体拮抗剂、5-HT3 受体拮抗剂和地塞米松的三种药物组合，第 1 天后不再进行其他预防。如果第 1 天服用阿瑞匹坦，第 2 天和第 3 天也应继续服用。接受中度致吐性非卡铂方案患者，建议在第 1 天使用 5-HT3 受体拮抗剂和地塞米松的双药组合；如果化疗中含有已知会引起延迟呕吐的药物（例如奥沙利铂），则仅建议在第 2 天和第 3 天使用地塞米松。与高致吐性化疗的推荐相比，由于缺乏大样本的临床研究证据，在 5-HT3 受体拮抗剂和地塞米松的双药组合中加入 NK-1 受体拮抗剂是否对接受中度致吐化疗的患者有益仍存在争议。

3）低度致吐性化疗方案的止吐治疗：目前指南建议在化疗当天给予单次 8mg 地塞米松或单次剂量 5-HT3 受体拮抗剂，有药物禁忌证时可以使用单剂量多巴胺受体拮抗剂甲氧氯普胺或丙氯拉嗪。苯二氮䓬类药物、H2 受体拮抗剂或质子泵抑制剂（单独或任意组合）可以增加使用，该患者群体通常不需要常规预防延迟呕吐。

4）极低致吐化疗方案：不建议进行任何常规预防性止吐。

临床上对于减少患者预期性呕吐，主要方法是控制急性和迟发性 CINV。在选定的高风险患者中，需要考虑根据治疗风险预先强化标准止吐方案。对于发生预期性呕吐的患者，可以提供系统脱敏行为疗法（如渐进式肌肉放松训练）。也可以考虑使用劳拉西泮和阿普唑仑等抗焦虑药。

对于暴发性和难治性 CINV，需要对患者进行充分的指导，帮助患者了解治疗的必要性以增加治疗依从性，尤其是在使用需要在家服用的口服药物时。首先对患者进行全面的风险评估，识别可能导致持续呕吐的任何特定疾病或药物相关因素，例如阿片类镇痛药或并发疾病（如中枢神经系统转移性肿瘤、肠梗阻和前庭功能障碍等），确认患者最合适的止吐方案和剂量。国际指南建议使用作用机制不同的药物治疗暴发性 CINV。难治性 CINV 应考虑升阶梯治疗或改变其预防性止吐方案。如果存在明显的焦虑症状，可将苯二氮䓬类药物（例如劳拉西泮或阿普唑仑）添加到预防方案中。也可以向患者提供已知具有止吐作用的替代药物，如大麻素类药物（屈大麻酚和萘比隆）。如果难治性 CINV 症状持续存在，则应连续给予其他药物，并应仔细监测患者的营养状况并评估是否需要静脉补液或补充电解质。

2. CID 患者的康复 其包括积极补液和电解质替代治疗，以及使用药物来减少液体流失和降低肠蠕动。临床上对发生 CID 的患者，从病史和体格检查开始，便要评估腹泻严重程度，是否有脱水、感染或肠梗阻的迹象。实验室检查应包括全血细胞计数、血清尿素和肌酐以及电解质水平的测定，如有需要，还应进行粪便检测以排除感染性病因。根据脱水的严重程度，应立即开始口服补液。在严重的情况下可能需要静脉补液和电解质替代治疗。

阿片类激动剂洛哌丁胺可有效减少大便失禁和降低排便频率，可用于 CID 临床治疗中[30]。①轻中度腹泻，洛哌丁胺初始剂量 4mg，随后每 4 小时或每次大便不成形后再给予 2mg；②严重腹泻病例则采用更积极的用法，初始剂量 4mg，然后每 2 小时 2mg 或每 4 小时 4mg，全天持续给药直到患者连续 12 小时无腹泻。地芬

诺酯 / 阿托品组合是另一种治疗用药方案,如果洛哌丁胺无效,可以全天使用该方案,但尚未在癌症患者中进行充分研究[31]。

长效生长抑素类似物奥曲肽,可通过减少血管活性肠肽分泌、延长肠道转运时间以及减少肠道中液体和电解质的分泌等多种机制,发挥控制 CID 的作用[32]。由于成本高且需要重复肠胃外给药,奥曲肽通常用作对阿片类药物无反应的患者的二线治疗。推荐起始剂量为每天 3 次皮下注射 $100\sim150\mu g$,如果通过静脉输注给药,则每小时 $25\sim50\mu g$。

治疗轻中度 CID 的其他药物还包括吸收剂(如高岭土和木炭)和磷酸可待因等。对于 2 级或更严重的腹泻,应停止给予致病化疗药物,并且只有在腹泻消退后才应能重新开始化疗。

3. CIM 患者的康复 包括减少化疗药对黏膜的损伤和黏膜保护两个方面。WHO 制订了治疗黏膜炎引起急性疼痛的临床指南,包括罂粟碱、非罂粟碱和佐剂等药物,根据疼痛程度予以吲哚美辛、吗啡口服,或芬太尼透皮贴外用。生长因子和细胞因子的应用,如重组角质化细胞生长子(rhKGF-1)、成纤维细胞因子(FGF)、表皮生长因子(EGF)、集落刺激因子(GM-CSF)等,可以促进黏膜的修复。质子泵抑制剂奥美拉唑和生长抑素奥曲肽等,可以保护胃肠道黏膜上皮屏障,减轻腹痛腹泻症状。局部使用止痛药、生长因子和细胞因子灌肠用药,也可有效治疗黏膜炎和缓解疼痛。但缺乏多中心、大样本随机对照研究的证据。同时,加强患者的护理干预,包括饮食指导和心理疏导。

4. 便秘患者的康复 大便软化剂可用于治疗轻度便秘,更严重的便秘需要泻药干预,如番泻叶、比沙可啶或聚乙二醇,更严重时使用乳果糖或山梨糖醇等渗透剂。比沙可啶、磷酸钠或甘油等直肠泻药虽然不常用,但可与手指刺激一起使用,以治疗因神经源性肠功能障碍引起的粪便嵌塞或便秘,但应避免用于中性粒细胞减少症的患者[33]。

(三)中医康复处理

由于胃肠道反应是常见的化疗副作用,而中医将胃肠功能归于后天之本—脾胃的运化,因此现代中医学普遍认为化疗损伤了后天之本,影响脾胃的正常运化,将临床上表现出的食欲减退、贫血、乏力等症状归纳为气血损伤、肝肾亏损、脾胃虚弱等证型。治疗时多根据中医证型,以补气养血、滋补肝肾、健脾和胃为原则,使用方剂或药膳防治。此外,中医疗法对镇吐药引起的便秘、腹胀及腹泻也有一定疗效。目前,临床应用的化疗相关中医特色疗法可分为中医内服治疗、中医外治疗法及其他。

1. 中药内服治疗 单药应用方面。生姜在多项试验中被用于预防 CINV,据推测生姜中含有多种生物活性化合物,可以作用于 CINV 病理生理学中涉及的不同信号通路[34-35]。临床组方时多可参用,而且单用生姜汁兑服、生姜片嚼服亦可取得不错的疗效,临床可操作性很强。但该法主要用于恶心、呕吐的预防,一旦化疗后已经发生恶心、呕吐,不适合使用[36]。中药组方方面,中医多采用辨证施治,根据临床证型,选用香砂六君子汤、半夏泻心汤、橘皮竹茹汤、苓桂术甘汤合小半夏汤、柴胡疏肝散等[37]。由于肿瘤患者化疗过程中存在胃肠道不适的症状,易出现抗拒服药的情况,多数方剂建议患者浓煎,少量多次频服,以减少胃肠道反应。近年来,中医药在 CINV 治疗上发挥着积极的作用,得到了越来越多的关注和研究。一项包含 92 项临床研究和 3 778 名不同癌症类型的回顾性分析结果显示,中医通过理气祛湿等机理改善 CINV,有效率在 $55.81\%\sim100\%$[38]。在药膳调养方面,《黄帝内经》中记有"五谷为养,五果为助,五畜为益,五菜为充",说明中医很早就将食物作为补充治疗的方案。对于化疗后的患者,山药、大枣、薏苡仁、生姜等做成的药膳有健脾益气、除烦止呕、温中止吐的作用,配合现代医学的止吐治疗,既增强止吐疗效,又提高了患者化疗后的生活质量,同时也减轻了患者的经济负担,是一种独特的治疗方案[39]。

2. 中医外治疗法 化疗相关外治疗法涉及贴敷、灸法、针刺法等。中药外敷神阙(肚脐处),每 $6\sim8$ 小时更换 1 次,化疗前开始,持续使用至化疗结束,可有效预防化疗引起的胃肠道反应。灸法应用方面,平卧位时以艾炷隔姜灸内关、中脘、足三里、天枢、关元、神阙;俯卧位时灸胃俞、脾俞、膈俞,每日一次,$5\sim7$ 天为 1 疗程,对化疗呕吐有一定疗效。针刺及穴位刺激常用于临床 CINV 的处理。在接受中度催吐风险化疗方案的患者中,比较针灸和昂丹司琼在治疗急性 CINV 方面的效果,发现二者疗效相当,且针灸在预防迟发性 CINV 方面更有效[40-43]。针刺足三里、上巨虚、下巨虚,阳陵泉等穴位可预防和治疗 CINV,改善 KPS 评分[44]。经皮电刺激对急性恶心、呕吐及延迟性恶心、呕吐的控制均有效[45]。在缓解镇吐药副作用的基础上，使用耳穴按压法联合镇吐药可预防乳腺癌化疗后胃肠道反应，同时降低乏力、便秘、腹胀的发生率[46]。大黄膏敷神阙可预防肺癌患者化疗后便秘[47]。

3. 其他疗法　生物心理行为干预措施，如渐进式肌肉放松、意象引导、催眠和运动，均在降低化疗胃肠道反应发病率的方面产生了一定的影响[48-49]。

（尹　丽　陈　妍）

扫一扫，查阅参考文献

第二节　骨髓抑制

化疗药物针对的是生长活跃的细胞。除恶性肿瘤细胞外，骨髓造血干细胞、消化道黏膜皮肤及其附属器、子宫内膜和卵巢等器官或组织的细胞更新亦较快，因此化疗后常常导致正常骨髓细胞受到抑制，骨髓中血细胞前体细胞的活性下降。大多数化疗药均可引起有不同程度的骨髓抑制，使周围血细胞数量减少。血细胞由多种成分组成，每一种成分都对人体起着不可或缺的作用，任何一种成分的减少都会产生相应的不良反应，甚至危及生命，所以临床上针对骨髓抑制的处理尤为重要。易引起骨髓抑制的药物有紫杉醇、卡铂、吉西他滨、依托泊苷等[1]。

一、发生机制

正常情况下，人体骨髓内细胞的增殖、成熟和释放与外周血液中各类血细胞的衰老、死亡和破坏呈相对恒定的状态。抗肿瘤药物作用于癌细胞增殖周期的不同环节，起到抑制 DNA 分裂增殖的作用，产生抗肿瘤效果。但同时药物也可作用于生长活跃的骨髓造血干细胞的细胞膜或染色体结构，使细胞染色体的复制，产物的合成、降解或释放，离子调控及细胞有丝分裂等过程发生紊乱，杀伤增殖活跃的骨髓多能干细胞。骨髓抑制的强弱与化疗药物的剂量和用药时间有关。

化疗药物在机体内亦可引起异常免疫反应，使各系列血细胞及前体细胞遭到破坏，激发自身抗体形成，继而再直接破坏血细胞[2-3]，此种反应则往往与药物的剂量无关。

另外，有些化疗药物（如门冬酰胺酶）可抑制肝脏内各种蛋白质的合成，导致凝血因子减少时可有出血倾向，而抗凝血因子减少时则促进血栓形成。

大多数化疗药物可引起不同程度的骨髓抑制，对粒细胞系的影响最大，可见白细胞减少，甚则全血细胞减少[4-5]。

二、临床表现

粒细胞平均生存时间最短 6～8 小时，因此化疗后的骨髓抑制常最先表现为白细胞下降；血小板平均生存时间 5～7 天，其下降出现较晚、较轻；而红细胞平均生存时间为 120 天，受化疗影响较小。多数化疗药物所致的骨髓抑制，通常见于化疗后 1～3 周，持续 2～4 周后逐渐恢复，并以白细胞下降为主，可伴有血小板下降，而吉西他滨、卡铂、丝裂霉素等化疗药以血小板下降为主。可通过血常规检查白细胞和血小板的数量来判断是否发生了骨髓抑制。

1. 粒细胞减少 / 粒细胞缺乏　粒细胞减少 / 粒细胞缺乏最常见，部分患者主诉乏力、困倦。无合并感染时往往无特殊表现，一旦合并感染，可出现相应感染部位的症状和体征。几乎全部的粒细胞缺乏症都会合并感染，需紧急处理[6]。

2. 血小板减少 血小板减少因减少程度不同临床表现各异,部分无症状,轻者仅表现为皮肤出血点和瘀斑,重者可发生致命性出血(如颅内出血等)。

3. 贫血 贫血的临床表现受血液、循环、呼吸等系统的代偿和机体耐受能力的影响。神经系统表现为头昏、头痛、耳鸣、失眠、多梦、记忆力减退、注意力不集中等。皮肤黏膜苍白、粗糙、缺少光泽甚至形成溃疡,发生溶血性贫血时可引起皮肤、黏膜黄染。呼吸循环系统在轻度贫血时无明显表现,活动后引起呼吸加速,并有心悸、心率加快,重度贫血时即使平静状态也有气短甚至端坐呼吸。长期贫血的患者,心脏超负荷工作且供氧不足,会导致贫血性心脏病。消化系统表现为腺体分泌减少甚至萎缩,出现消化不良、腹胀、食欲减低、大便性状和排便规律的改变等。长期慢性溶血可合并胆道结石和脾大。缺铁性贫血可有咽部异物感或异食症。巨幼红细胞贫血或恶性贫血可引起舌炎、舌萎缩、牛肉舌、镜面舌等。泌尿生殖及内分泌系统表现为血管外溶血出现无胆红素的高尿胆原尿;血管内溶血出现血红蛋白尿和含铁血黄素尿,重者甚至可发生游离血红蛋白堵塞肾小管,进而引起少尿、无尿、急性肾衰竭。长期贫血影响睾酮的分泌,减弱男性特征;对女性会影响激素的分泌而导致月经异常,如闭经或月经过多。在男女两性中,性欲减退均多见。长期贫血会影响各内分泌腺体的功能和红细胞生成素的分泌。

4. 全血细胞减少 当化疗药物引起全血细胞减少时,可出现上述临床表现的不同组合。

5. 凝血障碍 当以凝血因子减少为主时,表现为出血,依出血部位不同出现相应的临床表现。当以抗凝血因子减少为主时,将依栓塞部位不同出现相应的表现。

三、康复管理及策略

(一)预防性康复处理

饮食和生活方式的预防措施:饮食方面需给予高热量、高蛋白、高维生素类食物,如瘦肉、猪肝、红枣、黑豆、花生等,注意色、香、味烹调,促进食欲;应鼓励患者进食含铁丰富的食物如动物肝脏、蛋黄、海带、紫菜、木耳等;规律休息,保证充足的睡眠时间,避免剧烈运动;预防头晕、跌倒,久坐或久卧后站立起来需缓慢;当出现疲乏无力、头晕、呼吸急促等严重状况时,须及时到专业医生处就诊。

如果皮肤出现瘀点、瘀斑、鼻出血、牙龈出血、大小便带血或外伤时不易止血应及时至医院就诊;用棉签或软质牙刷代替一般的牙刷清洁牙齿;用轻捏鼻的方式清洁鼻孔,勿用手指挖鼻孔;勿用力咳嗽;预防便秘。

(二)西医康复处理

1. 白细胞、中性粒细胞降低患者的康复 该类患者的康复需要注意以下几点:①应用促进白细胞生成药;②中性粒细胞缺乏的患者应隔离在单人病房,条件允许时住进无菌层流病室,做好消毒隔离,包括口腔、肛门、外阴等易感部位的局部清洁护理;③粒细胞输注疗法仅适用于粒细胞持续在极低水平且伴严重感染的患者;④合并感染时使用抗生素;⑤全身支持治疗。

重组人粒细胞集落刺激因子(recombinant human granulocyte colony-stimulating factor,rhG-CSF)需严格掌握应用指征、剂量以及停药指征。Ⅰ度粒细胞减少原则上不使用。Ⅱ度粒细胞减少使用时基于两点:①查病史,检查患者既往是否有Ⅲ度及以上骨髓抑制史,如果有则需要使用;②观现状,明确患者目前处于化疗后的时间阶段,若患者在化疗后两周以内很快出现Ⅱ度骨髓抑制,尤其是曾有Ⅲ度及以上粒细胞减少病史,最好使用粒细胞集落刺激因子;若患者在化疗两周以后出现Ⅱ度粒细胞减少,而此前又没有Ⅲ度及以上骨髓抑制的病史,则可以密切观察。Ⅲ度和Ⅳ度粒细胞减少,必须使用粒细胞集落刺激因子。

粒细胞输注一般在中性粒细胞绝对值低于 $0.5 \times 10^9/L$ 和/或伴有严重感染,抗生素治疗 48 小时无效时应用。对于粒细胞减少伴有发热的患者,均应使用抗生素;对于Ⅳ度骨髓抑制的患者,无论有无发热均必须预防性使用抗生素。在发热消退至少 48 小时后停用抗生素,如果患者为Ⅳ度粒细胞减少但无发热,待粒细胞上升至正常后可停用抗生素。口服利血生、鲨肝醇、肌苷等也有利于粒细胞升高。

白细胞及粒细胞减少的患者在日常生活中,需要注意加强手和口腔卫生,观察有无合并感染的表现,避免暴露在拥挤人多的环境中,避免锐器和皮肤撕裂伤及性交,注意食物清洗干净再食用,勿食用未完全煮熟的肉类。

2. 血小板降低及凝血障碍患者的康复 血小板轻度减少、无出血表现者可不作处理；血小板严重减少或伴出血者须应用促血小板生成药物及输注单采血小板。对于出现凝血障碍的患者，出血时要补充缺乏的凝血成分；有栓塞表现时可酌情给予抗凝治疗。

输注单采血小板能迅速提升血小板数量，防止在血小板最低水平时出血的发生。有Ⅲ度血小板减少且有出血倾向的患者，应输注单采血小板，而Ⅳ度血小板减少无论有无出血倾向，均应使用。需注意单采血小板反复输注后患者体内会产生抗体。维血宁、复方皂矾丸等药物也有升血小板的作用。

重组人促血小板生成素（recombinant human thrombopoietin, rh-TPO）为特异性巨核细胞生长因子，作用于血小板生成阶段的多个环节，能够减少单采血小板的输入量和缩短血小板降低的持续时间[7-8]。每日皮下注射，7 天为一疗程，当血小板计数超过 $50×10^9$/L 时可停用。应用基因重组技术生产的促血小板生长因子重组人白介素 -11，可直接刺激骨髓造血干细胞和巨核祖细胞的增殖，诱导巨核细胞的分化成熟，增加血小板的生成。每天一次，7～14 天为一疗程，血小板计数恢复后及时停药。

血小板减少患者的护理也非常重要，指导患者减少活动并注意休息，防止跌倒、碰撞。避免做增加腹压的动作，保持大便通畅，不过于用力大便及剧烈咳嗽。避免情绪激动，引起颅内出血。使用软毛牙刷刷牙、吃软食，注意口腔清洁，饭前、饭后、睡前漱口。保持鼻腔清洁湿润，勿用手抠鼻痂，保持室内湿度在 50%～60%，以防止鼻黏膜干燥增加出血的可能。禁止剃胡须、用牙签剔牙，穿宽松棉质衣裤，防止损伤皮肤[9-10]。

3. 红细胞、血红蛋白降低患者的康复 依贫血程度及临床症状可采取观察、吸氧、输注红细胞制剂等不同的处理方法。也可根据贫血原因给予相应处理，如发生免疫性溶血性贫血时可给糖皮质激素治疗。

输血是治疗贫血最直接有效的方法，用于 Hb 低于 80g/L 的患者。浓缩红细胞的红细胞比容为 70%～80%。适用于各类贫血患者。悬浮红细胞亦称代浆血或晶体盐红细胞悬液，红细胞比容 40%～50%，更有利于红细胞的保存。少白细胞红细胞主要应用于反复发热的非溶血性输血反应的患者，长期反复使用输血治疗的白血病、再生障碍性贫血、血液透析以及骨髓移植、器官移植的患者，可最大限度地减少异基因白细胞的同种免疫，减少病毒的传播，预防白细胞引起的各种输血不良反应。洗涤红细胞适用于对全血或对血浆蛋白过敏而又需要继续输血者，适用于自身免疫性溶血性贫血，高钾血症以及肝肾功能障碍需要输血者，以及由于反复输血可能产生非溶血性发热反应的患者。

注射重组人红细胞生成素（recombinant human erythropoietin, rh-EPO）是化疗后贫血治疗的另一选择，很多化疗药物都不同程度地影响肾功能（尤其铂类药物），引起红细胞生成素分泌减少，因此红细胞生成素尤其适用肾功能有损害的患者，或对输血相关风险顾虑过多的患者。皮下注射每周 3 次，同时补充铁剂和维生素、叶酸等[11]。其他如生血宁、养血饮、八珍颗粒等也有改善贫血的作用。

贫血时应关注患者的日常护理，严重时要卧床休息限制活动，避免突然改变体位后发生晕厥；贫血伴心悸气促时应给予吸氧；观察贫血症状如面色、睑结膜、口唇、甲床苍白程度，注意有无头昏、耳鸣、困倦等中枢缺氧症状，注意有无心悸气促、心前区疼痛等贫血性心脏病的症状；输血时护理认真做好查对工作，严密观察输血反应，给重度贫血者输血时速度宜缓慢，以免诱发心力衰竭。使用红细胞生成素时有可能引起血压升高和血栓形成，护理人员应关注患者主诉，监测血压，并告知患者如果下肢出现疼痛、肿胀或出现胸闷、气短加重、血压升高、头晕、意识丧失、重度乏力要立即通知医生，必要时可使用抗高血压药和肝素[12-13]。

（三）中医康复处理

化放疗后的骨髓抑制在传统中医中并无记载，后世的大多数学者将其归为"虚劳""血虚"的范畴，这是因为中医将放化疗归属为热性，中医理论中热性损耗人体气血，易使人出现中医的气虚、血虚、虚劳等证，这些证型表现出的贫血、出血、肢软乏力、心悸多梦、烦躁发热、腰膝酸软等症状，恰与现代医学骨髓抑制后的临床表现类似。中医的气虚、血虚、虚劳统归于虚证。在中医脏腑理论中，虚证的产生归责于人体先天之本——肾，与后天之本——脾的功能失常，肾虚则髓不能满，血不能化生，而全身失养；脾虚则气血生化无源。肿瘤患者往往脏腑正气不足，癌毒侵袭，脾肾精血受损，化疗后使"虚者益虚"，而致更加明显的虚证表现。故临床须脾肾双补，益气养血生髓。包括中药内治、灸法、针刺等在内的中医特色疗法，不仅在骨髓抑制的治疗上发挥着积极的作用，还对临床上升高白细胞药物引起的乏力、骨痛也有一定疗效。

1. 中药治疗 中药防治化疗后的骨髓抑制，一般是以补脾益肾、益气养血、填精益髓法。有研究显示，部分中药能改善肺癌化疗引起的骨髓抑制，减轻化疗副作用。中药有健脾益肾饮、三味生火丹、归脾汤、龟鹿二仙汤[14-18]；中成药有香茯益血口服液、复方阿胶浆、升白康颗粒、复方皂矾丸、地榆升白片、香菇多糖片等[19-21]。临床报道表明，中药方剂及中成药均对治疗放化疗所致骨髓抑制有良好疗效。随着研究深入，中成药对骨髓抑制的机制也日益明确，李炯辉等人[22]采用自拟参鹿固元汤和 rhG-CSF 联合治疗，有效率达 90.69%，疗效优于单纯给予 rhG-CSF 治疗（81.39%）。Wang 等人[23]对 17 个临床试验进行了系统评价，这些临床试验是用黄芪或含黄芪的中药复方来治疗非小细胞肺癌患者化疗带来的毒副作用，结果表明黄芪及以黄芪为基础的中药方剂，对中性粒细胞减少的疗效显著。同时黄芪作为补气药，对化疗后及 rhG-CSF 引起的乏力也有一定疗效。中成药地榆升白片是通过改善骨髓循环、促进造血干细胞增殖分化、防护化疗对骨髓造血组织的损伤，从而提高外周血细胞水平[24]。

2. 灸法治疗 艾灸是用温热刺激穴位的中医外治方法。治疗化疗后骨髓抑制的选经以足阳明胃经、足太阳膀胱经、任督二脉和足太阴脾经为主；选穴多以足三里、肾俞、脾俞、胃俞、膈俞、关元和大椎为主，旨在补益脾肾、调整阴阳、养元固本和补气养血[14,25]。具体到临床应用，有不同的灸法：①艾炷灸足三里可改善脾胃功能，防治化疗后白细胞下降[26]；②热敏灸以燃烧的艾条对热敏穴进行回旋灸，可促进局部气血温通；③以雀啄灸的方式加强热敏穴敏化；④以循经往返灸的方式促进经气激发，以温和灸的方式发动感传，达到开通经络的目的。相关研究显示，其对恶性肿瘤患者化疗后骨髓抑制有防治作用[27]。也有直接灸四花穴（膈俞、胆俞），以减轻化疗药物对血液中白细胞、中性粒细胞及血红蛋白的影响[28]。

3. 针刺治疗 可改善化疗后骨髓抑制患者的白细胞、血小板、中性粒细胞、红细胞计数减少，提高患者生存质量[29-31]。临床联合中药使用具有增强疗效的协同作用，姚洪莹等人[32]报道采用地塞米松封闭足三里，对升高白细胞作用明确。李海斌等人[33]采用升白汤与足三里注射地塞米松相结合，穴位、经络和药物相互协同作用，起效迅速，疗效持久。

（尹 丽 陈 妍）

 扫一扫，查阅参考文献

第三节 过敏反应

临床医疗中，正常剂量的药物用于预防、诊断、治疗疾病或调节生理机能时出现的有害的和与用药目的无关的反应，称为药物不良反应。其中，有一种不良反应与药品的正常使用无关，其特点是常规情况下难以预测。这种类型的药物不良反应是由药物分子激活体内相应炎症介质而导致的，有时也和特定的药物或特定的基因存在一定关联，这类药物不良反应称为药物超敏反应。由药物引发的具有明确免疫学机制特征的超敏反应称为药物过敏。

多数抗肿瘤药物可引起过敏反应，但过敏反应发生率达 5% 的药物仅占极少数[1]。在鼻咽癌常用化疗药物中，发生过敏风险最高的药物为多西他赛。关于多西他赛的 I 期临床研究发现过敏反应发生率为 13%，Ⅱ 期临床研究时过敏反应的发生率为 31%，其中严重过敏反应的发生率为 7%[2]。经地塞米松预处理后过敏反应的发生率显著下降，为 1%～10%[3-4]。在鼻咽癌的前瞻性临床研究[5]中，使用 TPF 方案（多西他赛＋顺铂＋氟尿嘧啶）化疗的患者，3 级过敏反应的发生率为 1%，这也与之前其他文献的结果相一致。另外，在鼻咽癌靶向治疗药物中，西妥昔单抗也有发生过敏反应的风险。在接受西妥昔单抗治疗的患者中，重度过敏反应的发生率为 4%～6%，而危及生命的极少，发生率约为 0.1%。

一、发生机制

根据 Coombs and Gell 分类[6]，药物过敏被分为四大类。

1. Ⅰ型超敏反应 由 IgE 介导的Ⅰ型超敏反应，表现为荨麻疹、严重过敏反应和哮喘。

2. Ⅱ型超敏反应 基于免疫球蛋白 IgG（也可以有 IgM 共同参与，但主要以 IgG 为主）或补体介导的细胞毒性作用的Ⅱ型超敏反应，主要发生的临床症状为外周血细胞异常。

3. Ⅲ型超敏反应 由 IgG/IgM、补体或 FcR 介导的免疫复合物损伤导致的Ⅲ型超敏反应，主要表现为血管炎。

4. Ⅳ型超敏反应 Ⅳ型超敏反应主要由 T 细胞介导，这一类型往往都被归类为迟发型超敏反应。

化疗药物过敏反应，常见是由 IgE 介导的，为Ⅰ型超敏反应，可发生于局部，亦可发生于全身。其主要特征是：超敏反应发生快，消退亦快；常引起生理功能紊乱；具有明显个体差异和遗传背景。

多西他赛的过敏发生机制可能与多西他赛注射液配制溶剂有关，多西他赛是用聚山梨酯 -80 作为溶剂配制的。聚山梨酯 -80 中存在的氧化产物和油酸可以引起组胺释放[7]，组胺可作用于心血管、平滑肌和外分泌腺，使血压下降，心率加快，小血管扩张，毛细血管通透性增加，从而导致过敏反应。但是究竟是紫杉类药物本身还是溶剂引起了过敏反应尚不明确，因为紫杉类药物本身也可直接作用于肥大细胞，引起细胞脱颗粒，释放组胺、白三烯等活性物质[8]。

西妥昔单抗是人鼠嵌合型单克隆抗体，由于其轻链是小鼠来源的，这可能是其导致过敏反应的原因。Christine 等[9]的研究发现，西妥昔单抗过敏反应发生与半乳糖 -α-1,3- 半乳糖特异性 IgE 有关。76 名使用西妥昔单抗治疗的患者中，25 人出现了超敏反应，其中有 17 人在治疗前的血清中发现了抗西妥昔单抗的 IgE 抗体，该抗体对寡糖半乳糖 -α-1,3- 半乳糖有特异性，而该寡糖存在于西妥昔单抗重链 Fab 区。

二、临床表现

根据临床上出现的反应时间，药物超敏反应分为速发型和迟发型超敏反应。速发型超敏反应主要是由 IgE 介导的Ⅰ型超敏反应，因此化疗药物过敏反应多属于速发型超敏反应。速发型超敏反应通常是指用药后到症状发作的时间间隔在 1～6 小时，部分患者可即刻发生，半小时内达到高峰。主要表现为荨麻疹、血管性水肿、喉水肿、鼻炎 - 结膜炎，支气管痉挛、哮喘以及过敏性休克（多器官累积）等[10]。

通常在典型的速发型超敏反应的早期，从手掌或脚部开始出现痒感的荨麻疹或血管性水肿，症状可伴随发生或仅有单纯的瘙痒感[11]，进而出现肢体麻木、恶心、腹痛、呕吐或腹泻。其间也可以出现结膜炎 - 鼻炎、咽痒、咳嗽、胸闷、呼吸困难、心血管疾病，甚至出现精神状态改变或昏厥。少数情况下，速发型超敏反应可以仅表现为严重的呼吸道或心血管症状，如虚弱乏力或低血压。

三、国际标准分级

1. 根据《不良事件常用术语标准》（Common Terminology Criteria for Adverse Events，CTCAE）5.0 版，过敏反应分为以下四级。

（1）1 级：不存在。

（2）2 级：不存在。

（3）3 级：有症状的支气管痉挛伴或不伴荨麻疹；需要肠外治疗；变态反应相关的水肿 / 血管性水肿；低血压。

（4）4 级：危及生命，需要紧急治疗。

2. Brown[11] 曾在 2004 年提出的过敏反应分级标准如下。

（1）Ⅰ级：只有皮肤黏膜系统症状和胃肠系统症状，血流动力学稳定，呼吸系统功能稳定。①皮肤黏膜系统症状：皮疹、瘙痒或潮红、唇舌红肿和 / 或麻木等；②胃肠系统症状：腹痛、恶心、呕吐等。

（2）Ⅱ级：出现明显呼吸系统症状和血压下降。①呼吸系统症状：胸闷、气短、呼吸困难、喘鸣、支气管痉挛、发绀、呼气流量峰值下降、血氧不足等；②血压下降：成人收缩压在 80～90mmHg 或比基础值下降 30%～40%；

婴儿收缩压<70mmHg；1～10岁收缩压<（70＋2×年龄）mmHg；11～17岁收缩压<90mHg或比基础值下降30%～40%。

（3）Ⅲ级：出现以下任何一种症状：神志不清、嗜睡、意识丧失、严重的支气管痉挛和/或喉头水肿、发绀、重度血压下降（收缩压<80mmHg或比基础值下降>40%）、大小便失禁等。

（4）Ⅳ级：发生心跳和/或呼吸骤停。

四、康复管理及策略

（一）预防性处理

1. 化疗前的预防措施 化疗前应充分了解患者的药物、食物过敏史。多西他赛、西妥昔单抗等药物过敏反应发生风险较高，所以在输注这类药物的时候，必须提前做好预防措施，同时常规准备抗过敏反应的药物（如肾上腺素、地塞米松、氢化可的松、苯海拉明、多巴胺等）以及气管插管或切开等抢救物品。

2. 不同化疗药物的预防方法

（1）多西他赛需要在用药前1天开始口服地塞米松每次8mg，1天2次，连用3天。

（2）使用西妥昔单抗的患者，应在给药30分钟前给予抗过敏处理：地塞米松10mg静脉推注，苯海拉明40mg肌内注射。第一次输注西妥昔单抗时滴注速度不得超过5mg/min，并将20mL西妥昔单抗注入200mL生理盐水中静脉滴注60分钟，输液过程中需密切观察患者生命体征至输液结束后1小时，包括体温、心率、呼吸及血压的变化。如患者无不适反应，则将其余西妥昔单抗注入不多于200mL生理盐水中静脉滴注120分钟。如患者第一次使用西妥昔单抗无异常，则在第二次输液时可将全部药物注入不多于200mL生理盐水中静脉滴注120分钟。

（二）临床治疗及康复

化疗期间的过敏反应大多发生在用药后15分钟内，因此，化疗时（尤其是使用发生过敏风险较高的药物时）应缓慢静脉滴注，滴注开始后，医护人员应在床边守护10～15分钟，并进行心电监护，每5～10分钟测血压、心率及呼吸各1次，密切观察生命体征变化。如果患者无不适反应，可逐渐加快滴速至正常，如仍没有不适反应可按正常剂量进行用药。化疗整个过程中都要严密观察病情变化，如果患者出现轻度过敏反应（如发热、寒战、皮疹或恶心等），应立即减慢滴速，或者停止滴注，并使用抗过敏药物（如地塞米松、苯海拉明等），待患者症状缓解30分钟后，继续缓慢滴注化疗药物。如果患者出现更为严重的过敏反应，应立即停止输注化疗药物，并就地进行抢救。根据我国《严重过敏反应急救指南》[12]，对于出现严重过敏反应的患者，救治过程中，应对心脏、血压、呼吸、血氧饱和度实施密切监护。当发生气道水肿或支气管痉挛导致严重呼吸困难时，应考虑气管插管或气管切开，紧急情况下对成人可进行环甲膜穿刺。对于Ⅱ级（根据Brown提出的分级标准，下同）及以上的严重过敏反应患者，肾上腺素是首选药物，应尽早使用。对于Ⅱ级、Ⅲ级过敏反应患者，应首选肌内注射肾上腺素，对于已发生或即将发生呼吸和/或心搏骤停的Ⅳ级过敏反应的患者，应静脉注射肾上腺素。不推荐在严重过敏反应的紧急救治中皮下注射肾上腺素。H_1受体拮抗剂、吸入β_2受体激动剂、糖皮质激素均可作为严重过敏反应救治的二线用药。液体复苏可用于伴循环系统不稳定的患者，液体用量一般为20mL/kg，可根据患者情况调整剂量。严重过敏反应的患者经救治脱离危险后，应当在医院监护至少12小时，监测患者的心脏、血压、呼吸、血氧饱和度和尿量。

另外，在积极抢救的同时，应及时安慰患者，告知患者医护人员有及时且完善的应对措施来治疗患者的过敏反应，增加患者的安全感。消除患者恐惧、焦虑心理，积极配合治疗，保证抢救顺利进行。

（吴 慧 孙学明）

扫一扫，查阅参考文献

第四节 脱 发

化疗所致脱发（chemotheragy induced alopetia，CIA）是指化疗导致毛发正常生长部位失去部分或全部毛发，包括头发、眉毛、腋毛、阴毛等毛发的脱落[1]。在化疗药物导致的众多毒性反应中，CIA 常被认为是最痛苦的毒性反应之一[2]。CIA 属于获得性脱发，其发病率约为 65%[3]。CIA 一般发生于化疗后 1～3 周，在随后的周期中逐渐加重，3～6 个月后再生[4]。虽然大部分 CIA 是可逆的，但是脱发对于患者（尤其是女性患者）会造成较为严重的心理困扰，由于 CIA 导致的自身形象和自我概念的改变，会使患者陷入焦虑和抑郁状态[5]，这种心理负担可能对患者的治疗造成巨大影响，使其治疗的依从性下降。因此，医护人员应及时对出现 CIA 患者的心理社会状态进行评估，并提供有效指导及干预。

一、原因与发生机制

（一）化疗药物引起脱发的原因

CIA 的发生主要取决于药物种类、治疗剂量、持续时间、给药途径及个体的反应等。不同化疗药物导致的脱发风险并不相同。常见的导致 CIA 风险较高的药物包括紫杉类（紫杉醇、多西他赛）、表柔比星、环磷酰胺、异环磷酰胺、依托泊苷、氨甲蝶呤等。其中，多西他赛为鼻咽癌常用的化疗药物。据报道，多西他赛导致的脱发发生率高达 80% 以上[6]，使用多西他赛剂量≥75mg/m² 的治疗方案，永久性或长期脱发风险显著升高[7]。而且，不同的化疗药物可能还会对毛发产生脱发之外的影响，如顺铂可能引起头发颜色发生变化。另外，低剂量、口服给药引起完全脱发的风险较低，高剂量、间歇性静脉化疗方案引起完全脱发的可能性则较高[8]。

（二）化疗药物引起脱发的机制

目前，肿瘤患者发生 CIA 的具体机制尚未明确。正常毛发的生长周期包括生长期、退行期和休止期。通常高达 90% 的头皮毛发处于生长期。一般认为，细胞毒性药物会攻击身体内快速分裂的细胞，包括正在分裂的生长期毛发基质细胞[9]，使其不能完成正常周期。化疗所致脱发的可逆性与毛囊干细胞的损伤程度相关[9]。化疗一般只影响毛囊中的增殖细胞，不影响隆突中负责重启毛囊生长的静止干细胞。因此，化疗所致脱发通常可以完全恢复，但新生头发可能会出现质地、颜色、厚度等改变[10]。也有部分化疗药物会造成永久性脱发，即 6 个月后毛发不再生或再生不完全[11]。此外，有研究认为，多个信号分子参与毛发周期的调控，包括声波刺猬蛋白（SHH）、缺口蛋白、骨形态发生蛋白和 Wnt（Wingless/Integrated）信号通路[12]。虽然这些信号分子在 CIA 发病机制中的确切作用尚不清楚，但是通过对这些途径的进一步深入研究及了解可能有助于制订更好的策略以减轻脱发程度或促进患者头发再生。

二、国际标准分级

脱发存在不同的分级标准。

1. 根据 CTCAE 5.0 版，脱发分为 2 级。

（1）1 级：脱发 <50%，从远处看不明显，仅在近距离观察时明显，可能需要不同的发型来遮盖脱发，但不需要假发来伪装。

（2）2 级：脱发≥50%，脱发明显可见，必要时戴假发，存在脱发引起的心理问题。

2. 根据世界卫生组织抗肿瘤药物急性和亚急性毒性分级标准，脱发分为 0～Ⅳ级。

（1）0 级：头发无脱落。

（2）Ⅰ级：轻度脱发（极少脱落）。

（3）Ⅱ级：中度、斑片状脱发。

（4）Ⅲ级：完全脱发（头皮暴露明显，可再生）。

（5）Ⅳ级：完全不可逆的脱发。

三、康复管理及策略

1. 头皮冷却治疗 头皮冷却治疗可通过收缩局部血管，减少输送至头皮的化疗药物，降低毛囊细胞代谢率和药物摄取率，从而减轻脱发[13]。目前主要有两种方法：一种是被美国食品药品监督管理局许可的 2 种自动头皮冷却设备（Digncap 和 Paxman 系统）；另一种是冷凝胶帽。但目前对于头皮冷却治疗的最佳时间和温度尚未统一，有部分专家认为冷却后的最佳头皮温度是 22℃，也有专家持不同意见，认为头皮温度应低于 15℃才有效果[14-15]。我国也有医院采用自制冰帽来预防或减轻患者 CIA[16]。但目前该种方法也存在争议，有研究[17]认为头皮冷却治疗降低了头皮、头颅和脑组织的血药浓度，因而可能引起肿瘤转移。

2. 头皮止血带 头皮止血带可紧密贴合头皮区域，达到阻断表面血流的目的，从而减少输送到毛囊的药量。但是，由于施加的高压会引起患者不适，因此该方法目前已经不再推荐使用。

3. 药物治疗 米诺地尔是一种延长毛发生长期的药物，其是治疗雄激素性脱发的一线用药。乳腺癌 CIA 的研究[18]发现，虽然局部应用米诺地尔不能预防 CIA，但加速了脱发后毛发再生的过程。但是目前在鼻咽癌中尚无相关的研究证实米诺地尔的疗效。骨化三醇[19]、螺内酯[20]等在 CIA 临床上的应用也存在争议，其疗效及安全性尚需要进一步临床研究加以证实。

4. 心理康复 化疗所致的脱发尤其会对女性患者会造成极大的心理负担，并且其还会成为影响治疗进程的一大障碍。医护人员应耐心向患者讲解化疗的目的和方法，且告知患者，大部分情况下化疗所引起的脱发是可以再生的，建议患者使用无刺激的化妆品和假发，最大限度地减轻患者的心理负担，帮助患者度过化疗期。

5. 调整生活习惯 脱发后的头皮非常敏感，应使用软的梳子或钝齿木梳梳头，以减轻对头发的牵拉，多梳头可促进头皮血液循环，有利于头发再生。避免染发、烫发，外出时戴帽子、围巾或假发来避免头发受太阳照射。

6. 饮食指导 食疗药膳可有益于头发再生。Westman 等[21]的研究发现谷胱甘肽过氧化物酶、超氧化物歧化酶及硒、锌、铜和锰等微量元素的缺乏可能会导致抗氧化酶活性降低，从而使化疗引起的细胞损伤毛囊数量增加。也有研究[22]显示，一些抗氧化剂如褪黑激素、维生素 E 和维生素 C 可以有效减小化疗对于正常组织的毒副作用，且维生素 E 可抵抗毛发衰老，促进细胞分裂，对毛发生长具有重要意义。另外，海带、贝类中的钙质以及动物肝脏可改善头发色泽。水果、瘦肉、鸡蛋、菠菜、黑豆等食物能促进细胞再生，对治疗脱发可能有辅助作用。

（吴 慧 孙学明）

 扫一扫，查阅参考文献

第五节 肝脏毒性

化学治疗是鼻咽癌治疗方案的重要组成部分。肝脏是人体重要器官之一，也是药物体内代谢的主要场所。药物性肝损害是化疗最常见的毒副作用之一。几乎所有类型的化疗药物都可引起药物性肝功能异常，如铂类、紫杉醇等引起的肝损害是鼻咽癌化疗中最常见的不良反应之一。部分患者不能耐受连续化疗引起的毒副作用，导致治疗中断，进而无法达到预期的治疗效果。因此，抗肿瘤药物引起的肝脏毒性值得引起关注。

一、发生机制

药物性肝损伤（drug-induced liver injury, DILI）是由各类处方或非处方的化学药物、生物制剂、传统中药、天然药物等所诱发的肝脏损伤[1]，为全球肝病死亡原因的第5位[2]。其临床表现可以从无任何症状，发展到急性肝衰竭（acute liver failure，ALF）甚至死亡。药物性肝损伤发生的主要机制如下。

1. 药物在肝细胞内代谢，毒性产物引起的肝细胞坏死。

2. 化疗药物可引起肝细胞与胆汁排泄、分泌有关的细胞器损伤，或者损伤毛细胆管、小叶间胆管，引起胆管结构的破坏、硬化，致使肝内胆汁淤积。

3. 化疗药物造成线粒体损害，导致脂肪代谢异常，引起肝细胞内脂肪性堆积，致使肝细胞坏死。

4. 化疗药物引起肝血管损害，引起肝静脉阻塞性疾病。

二、临床表现与分型

（一）临床表现

抗肿瘤药物引起的肝损伤出现临床症状的时间和严重程度与潜伏期的长短，药物的种类、剂量、个体差异及健康状况、肝脏代谢能力、有无过敏体质等因素有关，并且临床表现差异很大。急性DILI的临床表现通常无特异性，潜伏期差异很大，可短至数日，也可长达数月。多数患者可无明显症状，仅有血清ALT、AST、ALP、GGT等肝脏生化指标不同程度地升高；部分患者可有乏力、食欲减退、厌油、肝区胀痛及上腹部不适等消化道症状。胆汁淤积明显者可有全身皮肤黄染、大便颜色变浅和皮肤瘙痒等症状。少数患者可有发热、皮疹、嗜酸粒细胞增多甚至关节酸痛等过敏表现，还可能伴有其他肝外器官损伤的表现。病情严重者可出现ALF或亚急性肝功能衰竭。

慢性DILI在临床上可表现为慢性肝炎、肝纤维化、代偿性和失代偿性肝硬化、自身免疫性肝炎样DILI、慢性肝内胆汁淤积和胆管消失综合征等。少数患者还可出现肝窦阻塞综合征/肝小静脉闭塞病及肝脏肿瘤等[3]。肝窦阻塞综合征/肝小静脉闭塞病可呈急性，并有腹水、黄疸、肝脏肿大等表现。

（二）分型

1. 基于肝损伤生化异常模式的临床分型　依据R值（R值可大致反映肝损伤时的生化异常模式），急性DILI可分为：①肝细胞损伤型，ALT≥3×ULN（正常上限值）且R≥5；②胆汁淤积型，ALP≥2×ULN且R≤2；③混合型，ALT≥3×ULN、ALP≥2×ULN且2<R<5[4]。R=（ALT实测值/ALT的正常上限值）/（ALP实测值/ALPULN）。通常，R值计算是基于首次可获得的异常肝脏生化检查。ALT缺失时，可用AST取代进行计算；但碱性磷酸酶（ALP）缺失时，γ谷氨酰转肽酶（GGT）无法很好替代。

2. 基于病程的临床分型　基于病程，DILI可分为急性和慢性。一次急性肝损伤事件后，肝损伤在较长时间的随访中持续存在时，病程多长可以界定为慢性DILI，目前国际上尚无统一标准。根据美国和我国指南，急性肝损伤发生6个月后血清ALT、AST、ALP及总胆红素（TBIL）仍持续异常，或存在门静脉高压或慢性肝损伤的影像学和组织学证据，可界定为慢性DILI[5-6]。而欧洲指南和最近国际医学科学组织理事会（CIOMS）发布的DILI国际共识则认为急性肝损伤发生后的1年才是界定慢性DILI的最佳时间节点[7]。

三、判定标准及分级

1. 药物性肝损伤的判定标准　目前，临床上常用的检测肝脏功能的指标有转氨酶、碱性磷酸酶、胆红素、人血清白蛋白和凝血时间，以及总胆红素（TBIL）、国际标准化比值（INR）。这些指标从不同方面客观反映了肝脏的活性。由于部分患者仅表现为药物性自限性轻度肝损伤，此后可自行完全恢复。为避免不必要的停药，国际严重不良反应协会于2011年将药物性肝损害的生物化学诊断标准建议调整为出现以下任一情况[8]：①ALT≥5×ULN；②ALP≥2×ULN，特别是伴有5′-核苷酸酶或GGT升高且排除骨病引起的ALP升高；③ALT≥3×ULN且TBIL≥2×ULN。

2. 药物性肝损伤的严重程度分级　目前国际上通常将急性DILI的严重程度分为1~5级，中华医学会参与制订的《中国药物性肝损伤诊治指南》中将DILI分为0~5级。

（1）0级（无肝损伤）：患者对暴露药物可耐受，无肝毒性反应。

（2）1级（轻度肝损伤）：血清ALT和/或ALP呈可恢复性升高，TBIL<2.5×ULN（2.5mg/dL或42.75μmol/L），

且 INR<1.5。多数患者可适应。可有或无乏力、虚弱、恶心、畏食、右上腹痛、黄疸、瘙痒、皮疹或体重减轻等症状。

（3）2 级（中度肝损伤）：血清 ALT 和 / 或 ALP 升高，TBIL≥2.5×ULN，或虽无 TBIL 升高但 INR≥1.5。上述症状可有加重。

（4）3 级（重度肝损伤）：血清 ALT 和 / 或 ALP 升高，TBIL≥5×ULN（5mg/dL 或 85.5μmol/L），伴或不伴 INR≥1.5。患者症状进一步加重，需要住院治疗，或住院时间延长。

（5）4 级（急性肝衰竭）：血清 ALT 和 / 或 ALP 水平升高，TBIL≥10×ULN（10mg/dL 或 171μmol/L）或每天上升≥1.0mg/dL（17.1μmol/L），INR≥2.0 或 PTA<40%，可同时出现腹水或肝性脑病，或与 DILI 相关的其他器官功能衰竭。

（6）5 级（致命）：因 DILI 死亡，或需接受肝移植才能存活。

四、康复管理及策略

（一）预防性康复处理

1. 改变不良的生活方式　清淡、高碳水化合物饮食，适当增加蛋白质、维生素的摄入量、戒酒等，做好心理护理，减轻焦虑，注意休息。

2. 继续治疗基础肝病　①有研究报道在接受化疗的乙肝表面抗原阳性的肿瘤患者中，20%～40% 的患者体内 HBV 被重新激活[9]，建议常规口服恩替卡韦、阿德福韦酯和替比夫定等抑制乙肝病毒复制的药物，以进一步降低化疗肝损伤的发生率；②合并丙型肝炎者，同时给予利巴韦林抗病毒治疗；③脂肪肝者或肝内胆汁淤积者应同时作出相应的处理；④避免联合使用增强肝毒性的药物，如对乙酰氨基酚等。

3. 全面评估肝功能　化疗之前，需要全方位对患者的肝病进行了解以及掌握，全面评估患者肝功能的实际情况，根据患者的身体耐受度和肝功能的具体状况来恰当地选用抗肿瘤药物以及控制药物的使用剂量。

4. 预防性药物治疗　肝损伤治疗药物的预防性使用是否可降低 DILI 的发生率，目前整体证据有限。在鼻咽癌患者，如果首（前）次抗肿瘤治疗中发生了 DILI，尤其是比较严重的肝损伤，在后续的抗肿瘤治疗中又无法调整其治疗方案，患者需要再次暴露于同一抗肿瘤治疗方案（再激发），考虑到可能会发生更严重的肝损伤，此时，预防性使用肝损伤治疗药物是可接受的。在众多的肝损伤治疗药物中，仅少数药物开展了预防 DILI 的相关研究。在预防和治疗大剂量化疗药物引起的肝损伤研究中提示，异甘草酸镁可有效防止化疗不良反应的发生，起到减毒增效的功能。最新的 Meta 分析显示，相较于其他同类药物，异甘草酸镁可更显著地降低 DILI 患者的 ALT 水平，而且安全性较好[10]。也有研究表明，对于合并基础肝病（慢性乙型肝炎、非酒精性脂肪性肝病）、高龄（>60 岁）、既往化疗出现过肝损伤的患者，预防性应用双环醇能够显著降低 DILI 的发生率及严重程度，保证化疗顺利进行，且安全性好[10-11]。

（二）治疗性康复处理

1. DILI 的基本治疗原则　①及时停用可疑肝损伤药物，尽量避免再次使用可疑或同类药物；②应充分权衡停药引起原发病的进展和继续用药导致肝损伤加重的风险；③根据 DILI 的临床类型选用适当的药物治疗；④急性肝衰竭（ALF）/ 亚急性肝衰竭（SALF）等重症患者必要时可考虑紧急肝移植。

临床具体处理方法如下：及时停用可疑药物是 DILI 最重要的治疗措施。停药后多数急性 DILI 患者的转氨酶可自行恢复至正常或基线水平，少数患者肝损伤持续存在，需更长时间恢复或发展为慢性 DILI。

美国 FDA 制订的药物临床试验停药原则[12]：①血清 ALT 或 AST>8ULN；②ALT 或 AST>5ULN，持续 2 周；③ALT 或 AST>3ULN，且 TBIL>2ULN 或 INR>1.5；④ALT 或 AST>3ULN，伴逐渐加重的疲劳、恶心、呕吐、右上腹疼痛或压痛、发热、皮疹和 / 或嗜酸粒细胞增多（>5%）。上述原则适用对象为药物临床试验受试者，临床实践中仅供参考。

2. 药物治疗　DILI 的药物治疗应针对药物引起的不同肝损伤类型、表型和严重程度，结合目前的循证医学证据，合理选择应用。作用机制相同或类似的多药联合应用目前无循证医学证据支持，因此临床实践中应避免。

（1）药物引起的 ALF/SALF：建议立即转诊。肝移植是 ALF/SALF 的主要治疗手段。由于证据显示 N- 乙酰半胱氨酸（NAC）可提高早期无肝移植患者的生存率 [13-16]，美国胃肠病学院发布的指南和我国发布的药物性肝损伤诊治指南均建议成人患者可使用 NAC[6]。一般用法为 50～150mg/（kg·d），总疗程不低于 3 天。

（2）药物导致的病毒性肝炎再激活：强效、高耐药屏障及安全性良好的核苷（酸）类一线抗病毒药物，如恩替卡韦、替诺福韦酯和替诺福韦艾拉酚胺是主要的治疗手段 [17]。

（3）免疫检查点抑制剂导致的肝损伤：激素和免疫抑制剂是主要的治疗手段，可参照 ESMO、NCCN 以及 CSCO 等指南进行相应管理。

（4）药物引起的其他特殊类型 DILI：建议转诊至消化科或肝病科协助治疗。

（5）肝细胞损伤型 DILI：目前临床应用的多数肝损伤治疗药物均以降低 ALT/AST 为主，但对于 DILI 疗效判定的整体证据不充分，仅少数药物开展了随机对照实验（randomized controlled trial，RCT）研究。由于在 RCT 研究中证实异甘草酸镁可有效、安全地治疗急性 DILI，治疗 4 周后低剂量和高剂量组的 ALT 复常率达到 85% 和 86%，显著高于阳性对照组的 61%[18]。双环醇用于治疗急性 DILI 的适应证已获得Ⅱ期临床试验，结果显示双环醇在急性 DILI 治疗中具有较好的疗效和安全性，支持其进一步开展Ⅲ期确证性临床试验 [19]。目前，注射用多烯磷脂酰胆碱也在开展针对 DILI 的 RCT 研究。以降低 ALT/AST 为主的其他甘草酸制剂、水飞蓟宾类药物、护肝片等常用药物目前在开展真实世界研究。

（6）胆汁淤积型 DILI：熊去氧胆酸、腺苷蛋氨酸是治疗其他病因导致胆汁淤积的常用药物，但在 DILI 领域的整体证据不充分。

（龚晓昌）

扫一扫，查阅参考文献

第六节　肾脏毒性

肾是药物代谢和排泄的重要器官，由于其特殊的结构和功能，对药物的毒性作用极具易感性，成为药物毒性作用的重要靶器官。传统化疗药物的肾毒性仍然是癌症患者面临的一个重要问题，不仅因为它影响癌症患者的生存，而且还对肿瘤治疗具有剂量限制作用。由于肿瘤本身及治疗药物都可能导致肾损伤，因此治疗过程中出现的肾损伤就更为复杂。1 项我国急性肾损伤（AKI）多中心调查研究结果显示，AKI 患者中 71.6% 在患病前或发生肾损伤过程中使用过潜在肾毒性药物 [1]。鼻咽癌常用化疗药物均有一定的肾毒性，其中铂类药物的肾毒性较为明显。在铂类药物中，顺铂是第一代铂类药物，其肾毒性具有剂量累积和剂量限制性的特点。尽管在临床上已经采取水化利尿、剂量调整、明确用药禁忌证等措施来预防肾损伤的发生，但仍有 4%～23% 的患者会出现 AKI[2]。

一、发生机制

1. 抗肿瘤药物通过其原形或代谢产物的直接细胞毒性作用杀伤泌尿系统细胞。某些化疗药物（如顺铂等）直接损伤肾小管、肾血管内皮，或促进氧化应激、炎症反应等，可引发急性肾损伤，其损伤与剂量相关，可以造成不可逆的损伤 [3-5]。肿瘤治疗过程中也可发生肾前性肾损害，肿瘤治疗过程中造影剂使用不当亦会引起肾功能损害。

2. 对抗肿瘤药物敏感的肿瘤细胞在化疗后会迅速发生大量肿瘤细胞坏死溶解，其坏死的细胞产物在经肾脏排泄过程中引起肾脏功能的损害，临床主要表现为两种方式：①尿酸性肾病综合征，当肿瘤细胞对抗肿瘤药物高度敏感时，化疗后可导致肿瘤细胞迅速崩解，细胞核内核酸释放，嘌呤在体内代谢生成大量尿酸，经肾小球过滤到输尿管，使尿酸浓度急速上升，远远超过尿液的溶解能力而在输尿管内形成结晶，引起输尿管闭塞；②肿瘤溶解综合征，增殖速度快的肿瘤细胞对抗肿瘤药物敏感性较高，化疗后肿瘤细胞迅速大量崩解，导致钙离子、钾离子、磷酸等细胞内物质大量释放到血液中，引起机体显著的代谢异常[6]。多发生在化疗开始24～48小时后，表现为高尿酸血症、高钾血症、高磷酸血症和低钙血症等。

二、诊断标准、分级和分期

（一）诊断标准

化疗可引起 AKI 和慢性肾功能不全（chronic kidney disease，CKD）。根据改善全球肾脏病预后组织（KDIGO）制订的 AKI 临床实践指南，AKI 定义为以下任一情况（未分级）：48 小时内血清肌酐（Scr）升高达≥0.3mg/dL（>26.5μmol/L）；或 Scr 在 7 天内升高基础值的≥1.5 倍；或尿量<0.5mL/(kg·h)，持续 6 小时[7]。

（二）分级和分期

1. 急性肾损伤的分级　KDIGO 制订了 AKI 临床实践指南，将 AKI 进行如下分级（表 7-6-1）。

表 7-6-1　KDIGO 指南中 AKI 的分级

分级	血肌酐	尿量
1 期	升高达基础值的 1.5～1.9 倍；或升高≥0.3mg/dL（>26.5μmol/L）	<0.5mL/(kg·h)，持续 6～12 小时
2 期	升高达基础值的 2.0～2.9 倍	<0.5mL/(kg·h)，持续≥12 小时
3 期	升高达基础值的 3.0 倍；或升高≥4.0mg/dL（>353.6μmol/L）；或开始肾脏替代治疗；或年龄<18 岁的患者，eGFR 下降达<35mL/(min·1.73m²)	<0.3mL/(kg·h)，持续≥24 小时；或无尿≥12 小时

2. 慢性肾功能不全的分期　化疗是 CKD 的一个致病因素，而 CKD 状态也影响化疗的应用。CKD 指出现≥3 个月的肾脏结构或功能异常且对健康有影响的状况[8]。这意味着肾小球滤过率低于 60mL/(min·1.73m²)，或出现以下一种或多种肾损伤标志：白蛋白尿/蛋白尿、尿沉渣异常（例如血尿）、肾小管疾病引发的电解质紊乱、组织学检查发现异常、影像学检查发现结构异常或存在肾移植史。当病程 3 个月以上即可诊断为慢性肾脏病。根据肾小球过滤率（GFR）指标对慢性肾脏病情进行分期[9]。

（1）1 期：肾功能正常，微量蛋白尿，GFR≥90mL/(min·1.73m²)。

（2）2 期：轻度慢性肾衰竭，GFR 为 60～89mL/(min·1.73m²)。

（3）3 期：中度慢性肾衰竭，GFR 为 30～59mL/(min·1.73m²)。

（4）4 期：重度慢性肾衰竭，GFR 为 15～29mL/(min·1.73m²)。

（5）5 期：末期肾脏病变，GFR 为<15mL/(min·1.73m²)。

三、肾功能的评估

理想情况下，肾小球滤过率（glomerular filtration rate，GFR）的金标准测量方法是利用 ^{99m}Tc- 二乙三胺五乙酸或用菊粉的肾小球滤过率表示。然而，这些方法既耗时又昂贵，目前常采用血肌酐水平进行计算估算的肾小球滤过率（estimated glomerular filtration rate，eGFR）。目前，最常用的估算 eGFR 公式有 Cockcroft-Gault 公式（CG 公式）、肾脏疾病饮食改良公式（MDRD 公式）、改良 MDRD 方程（中国学者提出）和慢性肾病流行病学合作研究组的 CKD-EPI 公式[10]。CKD-EPI 公式的形成是为了在 GFR 正常或仅轻微下降（即每 1.73m² > 60mL/min）的个体中提供更准确的 GFR 估计[11]。Funakoshi 等[12]通过测量 50 名恶性肿瘤患者的菊粉清除率得出 GFR，并与 CKD-EPI 公式、CG 公式获得的 eGFR 进行比较，结果提示 CKD-EPI 公式具有较低的偏差和较高的精度。2018 年 KDIGO 指南也推荐使用 CKD-EPI 公式评估肾功能进行 CKD 的筛查和诊断[10]。由此可见，CKD-EPI 公式可作为恶性肿瘤人群中 CKD 的筛查工具。随着研究的不断进展，肿瘤患者肾功能的评估精准度会不断提高，从而更好地指导临床医生对患者肾功能的随访，指导临床抗肿瘤药物的使用及剂量的调整[13]。

四、临床表现

1. 尿量减少　通常在发病后数小时或数日内出现少尿（尿量≤400mL/d）或无尿（尿量≤100mL/d）。

2. 氮质血症　急性肾损伤时，摄入蛋白质的代谢产物不能经肾脏排泄而潴留在体内，可产生中毒症状，即尿毒症。BUN 每天上升＞8.93mmol/L（25mg/dL）者，称为高分解代谢。少尿型急性肾损伤患者通常有高分解代谢。

3. 液体平衡紊乱　由于盐和水排出减少导致水、钠潴留，可表现为全身水肿、脑水肿、肺水肿及心力衰竭、血压增高和低钠血症等。

4. 电解质紊乱　高钾血症、低钠血症、高磷血症、低钙血症等。

5. 代谢性酸中毒　急性肾损伤时，肾脏不能排出固定酸，是引发代谢性酸中毒的主要原因。临床表现为呼吸加深加快（Kussmaul 呼吸）。

五、康复管理及策略

（一）预防性的康复管理及策略

1. 治疗前注重评估患者的肾功能　准确评估肿瘤患者的肾功能，对于制订治疗方案具有重要指导价值。存在慢性肾功能不全的患者，则应在肾内科医师协助下制订治疗方案。根据患者的肾功能适当调整抗肿瘤药物的剂量：①GFR＞60mL/min，正常剂量；②GFR 为 30～60mL/min，正常剂量 50%～75%；③GFR＜30mL/min，正常剂量 20%～50%；个别肾毒性较大的药物，如 DDP、MTX 则不宜用。谨慎使用中药和中成药。

2. 肾功能不全患者的饮食　存在慢性肾功能不全的患者，需注重饮食调整，需要低钠、低磷饮食，同时控制蛋白的摄入，需以优质蛋白为主。具体饮食调整，应在肾内科医生指导下进行。

3. 水化、利尿、补充电解质　临床上多采用水化、利尿等措施来促进化疗药物排泄，减轻肾损伤。水化是指每平方米体表面积 24 小时尿量在 3 000mL 以上，一般每日液体总量 3 000～4 000mL。输液中根据尿量给予利尿治疗。

4. 分次给药，控制给药　现在一些老年患者，特别是心肺功能障碍者，往往不能耐受大剂量生理盐水输入，因此可通过化疗药物分次给药的方法来减少每天液体输入量。

（二）治疗性康复管理及策略

1. 发生急性肾损伤时，应予以停用所有肾毒性的药物；评估急性肾损伤分级；监测患者的血肌酐和尿量；维持合适的容量状态；请肾内科协助诊疗，必要时转肾内科或者 ICU 治疗。

2. 出现慢性肾损伤时，如无需继续抗肿瘤治疗，则应在肾内科医生指导下，按慢性肾功能不全疾病进行全程管理。如仍需抗肿瘤治疗，则在肾内科协助下，在采取有效保护剩余肾功能的情况下，予以抗肿瘤治疗。

（龚晓昌）

扫一扫，查阅参考文献

第七节　化学性静脉炎

化学性静脉炎（chemical phlebitis）是指发生于静脉或周围组织的无菌性炎症反应，由于输注高渗透压（＞600mOsm/L）、高 pH（＞9）或低 pH（＜5）药物，对血管产生刺激而造成血管平滑肌痉挛、血管内膜损伤，导致静脉炎 [1-2]。每年有 50%～80% 的化疗患者会发生不同程度的静脉炎 [3]。临床症状表现为注射部位出现明显疼痛和红肿，血管变硬呈条索状或结节，严重者局部组织发生溃疡，甚至出现感染和坏死。给患者生理和心理方面带来伤害,同时也影响了化疗方案的顺利实施,降低临床治疗效果。

一、发生影响因素

1. 化学药物本身 化疗药物对血管的影响是多方面的:①化疗药物为刺激性药物,对血管内皮造成损伤;②化疗药物浓度较高会导致血管通透性增加,损伤周围血管;③化疗药物在杀灭肿瘤细胞的同时,周围正常细胞也会受到损伤;④化疗药物导致血小板下降,也会影响血小板维持血管内皮完整性。

2. 药物渗透压 人体正常血浆渗透压为280~320mOsm/L,当输注药物渗透压超过600mOsm/L会导致血管损伤,出现化学性静脉炎。

3. 药物 pH 人体血液 pH 正常范围是7.35~7.45,当输注药物 pH 小于5或大于9时,会导致血管内膜损伤,产生静脉炎。

4. 输注速度 当输液速度快时,大量药物短时间内进入静脉,超过人体自身缓冲应激的能力,会使血管内膜受损[4],出现静脉炎。

5. 物理因素 输液时针头固定不稳,在血管内摆动会导致血管损伤;输注化疗药物时,常常会使用较粗的针头,长期使用也会导致血管壁受到损伤;当输液部位位于关节活动处,会导致互相摩擦,从而引发静脉炎;长期使用静脉留置针,也会增加化学性静脉炎的发生风险。

6. 机体因素 患者年龄较大,免疫力低下,伴有其他慢性疾病,存在血管硬化、血管弹性较差、血管脆性、通透性增加,也会增加静脉炎的发生风险。

二、分级

依据美国静脉输液护理学会(INS)规定将静脉炎分为5级:①0级,没有症状;②1级,穿刺部位发红,伴或不伴有疼痛;③2级,穿刺部位疼痛,伴有发红和/或水肿;④3级,穿刺部位疼痛,伴有发红,条索状物形成,可触摸到条索状的静脉;⑤4级,穿刺部位疼痛,伴有发红疼痛,条索状物形成,可触摸到条索状的静脉>2.5cm,有脓液流出[5]。

三、防护及治疗策略

1. 减少药物的化学刺激 对浓度高及刺激性强的药物进行稀释,输注前可使用生理盐水判断针头是否在血管内,输注后采用生理盐水冲洗血管,减轻药物对血管的刺激。从而减少静脉炎的发生。联合化疗期间,可先输注刺激性强的药物,再输注刺激性弱的药物。静脉注射时应控制速度,静脉输注前后均应使用生理盐水冲管,以减轻药物对血管的刺激。有研究表明,改变输注速率和进一步稀释药物可降低与输注溶液相关的静脉炎风险[6]。

2. 减少对血管的损伤 需要降低机械损伤对患者血管壁的伤害,选择合适的静脉血管(如弹性好、横径较粗等),避开关节部位和静脉瓣。因下肢静脉瓣膜较多,且血流缓慢,易于形成血栓,因此除上腔静脉综合征患者外,应尽量避免下肢输液。此外,还应提高静脉穿刺的成功率,避免同一部位反复穿刺,尽可能减轻对血管的刺激和损害。输液过程中可进行热敷穿刺侧肢体,促进血液循环、保持输液通道畅通,有助于血管壁创伤的修复,增强患者局部的抗炎能力。

3. 中心静脉置管的应用 常见的中心静脉置管技术包括中心静脉导管(CVC)、经外周静脉置入中心静脉导管(PICC)、输液港等。可减少患者外周静脉反复穿刺的痛苦,同时还能避免强刺激或高浓度的药物对外周静脉的损伤。药物经中心静脉注入后,可迅速被稀释,明显减轻了药物对血管的损伤。

4. 氦氖激光照射 氦氖激光器可产生波长为632.8nm的红色激光,是一种低强度激光,利用其光化学作用和热作用特点,起到消炎、消肿、镇痛等作用。此外,氦氖激光具有较强的穿透力,可使深部组织血管扩张,血流速度加快,进而促进血管炎症的吸收。

5. 封闭疗法

(1)药物封闭:药物外渗时,应立即停止药液输注,保留针头并连接注射器,尽量回抽外渗的化疗药物。

随即对外渗部位的局部皮下注射解毒剂，若没有针对外渗药物的解毒剂，可选择对药物进行封闭处理（2%普鲁卡因加地塞米松5mg或氢化可的松50～100mg）。

（2）冷敷：化疗药物渗漏时，尽可能选用冰敷或冷敷以灭活外渗药液。冷敷可以收缩局部血管，减少局部水肿和药物的扩散，从而减轻局部组织的损害。还可以减轻局部余热对活组织的继续损伤，降低局部代谢，收缩血管和减少渗出；冰敷可降低神经末梢及细胞的敏感性，减轻疼痛。但有些药物外渗可采用热敷处理。

（3）药物外敷：50%硫酸镁的高渗作用可抗炎消肿。硫代硫酸钠具有碱化作用，维生素C具有抗氧化作用，氢化可的松具有抗炎作用，溃疡贴有保湿生肌作用，外敷均可治疗化疗性静脉炎。

6. 多磺酸黏多糖乳膏 研究表明多磺酸黏多糖乳膏对静脉输注所引起的浅表性静脉炎具有良好的预防及治疗作用[7]。该药物具有抗血栓形成、抗炎、促进结缔组织再生等作用，可用于预防和治疗浅表性静脉炎、血栓性静脉炎、化疗性静脉炎等。

四、中医药治疗

化学性静脉炎是由于化学药物对血管的直接刺激而引起的无菌性炎症反应，可归属为中医"恶脉""脉痹"等范畴。治疗上应以活血化瘀、消肿止痛为主。有相关研究显示中医药治疗化学性静脉炎效果显著，具体方法如下。

（一）食物外敷疗法

1. 芝麻油外敷 芝麻是一种常见的药用和食用植物的产物。芝麻油本身具有抗氧化、抗炎、抗风湿等作用，能够减轻炎症、促进组织修复，还因含有重要的脂肪酸、维生素E和F，能够保护皮肤组织免于脱水和破坏。诸多研究证实，外用芝麻油可以改善或减轻化学性静脉炎的相关症状[8-10]。

2. 马铃薯外敷 马铃薯属于茄科植物，其淀粉含量及维生素C含量丰富，且含有龙葵碱，具有活血化瘀、消肿止痛、促进组织修复等作用。马铃薯外用可以有效治疗化学性静脉炎[11-12]。

（二）中药外敷疗法

1. 湿润烧伤膏 黄连、黄芩、地龙及黄柏是湿润烧伤膏的主要成分，具有活血化瘀、消肿、清热解毒、改善微循环和舒缓止痛等功效。一些研究支持湿润烧伤膏在预防和治疗化学性静脉炎方面具有重要的作用[13-14]。

2. 紫草油外敷 紫草油主要成分是新疆紫草及优质香油。香油甘凉，紫草甘、咸寒，冰片苦、微寒，共同起到凉血、活血、解毒、清热止痛、祛腐生肌的作用，可有效治疗静脉炎。

3. 如意金黄膏外敷 如意金黄膏最早出自明代陈实功的《外科正宗》，药物主要组成为天花粉、姜黄、白芷、苍术、天南星、甘草、大黄、黄柏、厚朴、陈皮、黄丹等。天花粉，具有清热解毒和消肿排脓的功效；黄柏，清热燥湿，也可解毒消肿。有学者研究显示金黄膏外敷效果明显优于使用硫酸镁湿敷的方法，且该方法操作简单、安全、便利[15-16]。

（三）中药溻渍法

中药溻渍是中医传统外治法之一，溻渍法包括溻法和渍法，溻是将含有中药药液的辅料敷于患处，适用于不能浸泡的部位；渍是将患处浸泡于药液中，适用于四肢远端能浸泡的病变部位。目的是使中药煎煮所取药液能够长时间作用于患处，药液经肌肤毛孔腠理，循经入里，达到疏通气血、软坚散结、燥湿收敛、疏风止痒、祛腐生肌等治疗目的。有学者运用含丹参和三七等中药溻渍液，贴敷或外涂健侧肢体表浅静脉以预防化学性静脉炎，可减轻患者痛苦，提高患者生活质量[17]。

（高 劲 孙 斌）

扫一扫，查阅参考文献

第八节 外周神经毒性

化疗药物引起外周神经毒性（chemotherapy-induced peripheral neuropathy, CIPN）是一种常见的化疗药物导致的剂量限制性不良反应。临床上多以感觉神经受累为主，主要表现为双侧、远端、对称性分布的感觉异常、感觉缺失、迟钝麻木和神经性刺痛。也可见运动神经、自主神经及小纤维神经受损的症状。CIPN 的发生率主要取决于化疗药物的类型、药物的暴露时间、累积剂量和合并用药等，常发生于使用铂类、紫杉类、长春碱类、硼替佐米、沙利度胺等药物者。另外，高龄、肥胖、吸烟、酗酒、贫血、糖尿病、甲状腺功能减退和肾功能不全等个体因素也可使 CIPN 发生率增加。30%CIPN 患者的症状可能在化疗停止后持续数月甚至数年[1]。CIPN 发病机制尚未完全明确，目前认为多因素参与其发生[2]。调整化疗剂量和延迟化疗是目前减少严重 CIPN 发生的有效方法，但目前尚无特效药物[3]。度洛西汀可作为治疗 CIPN 导致的神经病理性疼痛的一线药物[4]，局部药物治疗如利多卡因贴剂，非药物治疗如功能锻炼、针灸、冷冻疗法和压迫疗法等都可以缓解相关症状。

一、临床表现

CIPN 按病程可分为急性 CIPN 和慢性 CIPN。急性 CIPN 多发生于化疗药物使用后短时间内，部分可逆转，超过 6 个月则认定发展为慢性 CIPN。CIPN 按病变部位可分为感觉神经、运动神经、自主神经和小纤维神经病变等类型。感觉神经病变是最常见的 CIPN 病变类型，表现为远端肢体呈手套、袜套样分布的感觉异常、麻木和刺痛，还可表现为手脚麻木等感觉减退的症状。严重者可向近侧肢体扩散。运动神经病变常表现为肌无力、肌痉挛、深腱反射减弱或消失等。自主神经病变可出现腹泻、腹痛、麻痹性肠梗阻、体位性低血压、膀胱功能紊乱等表现。小纤维神经病变指感受温度和痛觉纤维的神经末梢发生病变，患者可能会出现手足灼痛、刺痛、痛觉和温度觉减退等表现。

二、分级

美国国家癌症研究所（National Cancer Institute, NCI）根据严重程度将 CIPN 分成了 5 种等级，分别为：①0级，正常；②1级，轻度感觉异常，腱反射消失或感觉麻木，不影响功能；③2级，中度感觉异常，感觉缺失或感觉麻木，不影响日常工作，但影响功能；④3级，重度感觉异常，感觉缺失或感觉麻木，严重影响日常工作；⑤4级，四肢功能完全丧失[5]。

三、康复管理及策略

（一）一般管理措施及策略

目前，没有特定的治疗方法可以治愈或者逆转大多数化疗药物所致的外周神经毒性。因此，应重点加强防治及监测毒性的发生发展。研究显示在特定的化疗方案中，改变药物使用顺序，可以显著降低神经毒性反应的发生。将大剂量的化疗药物分次使用，减少单次用药剂量，可以在不明显影响疗效的同时减轻外周神经毒性。同时，减少单位时间内输注的化疗药物剂量，延长输注时间，也可以减少部分药物引起的外周神经病变。如急性外周神经毒性药物可控制静脉输注时间为 2～3 小时，具有慢性累积性神经毒性药物可控制输注时间至 6 小时[6]。由于外周毒性损伤呈剂量依赖性，在一项研究中，对于奥沙利铂使用 6 个周期后暂停的给药方案降低了神经病变的发生率，且未影响药物疗效[7]。当药物外周毒性反应较强时，也可考虑降低药物使用剂量，但可能会影响总生存率和无疾病进展生存率，因此需要仔细权衡治疗的风险和益处。对比常规外周浅静脉化疗，使用外周中心静脉给药方法可减轻化疗药物对外周神经的局部刺激和损伤，降低 CIPN 发生率。

由于寒冷刺激常会诱发或者加重外周神经毒性反应，因此在使用化疗药物之前需加强保暖意识，减少接触冷刺激事物，如勿接触冷水、冷空气及冷饮食等。给输注液体加温，局部热敷，降低肌肉组织紧张度，可减轻周围神经症状。建议患者注意休息，均衡营养，可多食富含叶酸、B 族维生素及抗氧化成分的食物，合理运动和有计划地进行功能锻炼。

（二）西医康复管理及策略

临床上对于 CIPN 没有特效药，已有的临床策略被证实有效的数据依旧较少。更多的是缓解 CIPN 所导致的临床症状，如麻木、疼痛及感觉异常等。临床上已经研究了多种神经保护剂，包括钙/镁合剂、氨磷汀（阿米福汀）、还原型谷胱甘肽、谷氨酰胺等[8-9]。动物实验表明红细胞生成素已经被证明可以在不影响化疗效果的情况下预防顺铂和多西紫杉醇诱导的神经毒性反应[10]，但仍需进一步探讨。

1. 钙/镁合剂 由葡萄糖酸钙和硫酸镁组成，是草酸盐螯合剂，钙离子可通过改变电压依赖性钠离子通道促使钠离子通道关闭，而硫酸镁能够抑制神经纤维的应激性，恢复镁依赖的酶功能促进钠泵运转，可有效预防奥沙利铂引起的相关神经毒性[11]。

2. 氨磷汀 它是一种硫代磷酸盐类广谱细胞保护剂，能降低化疗药物毒性和促进组织 DNA 修复，可减轻铂类制剂所致的外周神经毒性反应。有研究发现氨磷汀可明显改善含奥沙利铂化疗方案所引起的神经毒性，且不影响化疗效果[12]。但也有研究表明氨磷汀不能预防紫杉醇等损伤微管功能的周围神经病变[13]。

3. 谷氨酰胺 它是一种酸性非必需氨基酸，是蛋白质合成、代谢过程中所需的主要能量和氮源物质，可改善患者的营养状况，同时具有神经保护作用。研究显示对紫杉醇、奥沙利铂所造成的外周神经毒性，谷氨酰胺可起到较好的神经保护作用[14]。

（三）中医康复管理及策略

中医古籍中虽无外周神经毒性记载，大多数中医肿瘤学者认为化疗所致外周神经毒性归属于中医"麻木""痹症""寒痹""血痹""痿证"等范畴。许多学者认为化疗所致神经毒性属于"虚""疲""风寒""湿""毒"，单一或多个因素同时致病，导致经脉、皮毛、肌肤失于濡养，气血运行受阻，进而引发肢体麻木疼痛，感觉异常或迟钝。

1. 中医内治 中医内治法包括温阳通经法、益气活血通络法、逐瘀通络法、养血祛风法、益气温阳活血法、健脾益肾法、益气健脾通络法等。常用中医汤剂有黄芪桂枝五物汤（黄芪、桂枝、芍药、生姜、大枣）、补阳还五汤（黄芪、归尾、川芎、桃仁、红花、赤芍、地龙）、温经汤（吴茱萸、当归、川芎、芍药、人参、桂枝、阿胶、生姜、牡丹皮、甘草、半夏、麦冬）等，均对化疗所致外周神经毒性有较好的疗效[15-16]。

2. 中医外治 古人曰："外治之理，即内治之理；外治之药，即内治之药，所异者法耳"，外治涵盖范围广，包括中药熏洗、温热刺激、针灸、膏剂敷贴等。

（1）中医外治方药：大多数中医学者提出的外治方药辨证处方法则主要基于益气养血、活血通络；益气活血、温经通络；温经活血通络；活血通络；清热化湿、活血通络等。通过中药药浴、中药外洗降低外周神经毒性反应，减轻患者四肢的麻木、疼痛等症状[17]。

（2）针灸：针灸广泛应用于治疗周围神经病变，且疗效可观。尤其是温针灸，具有温通经脉、行气活血之力，可以改善周围神经损伤。田艳萍等[18]利用温针灸的温经散寒、通经活络、补气活血之效，治疗由奥沙利铂化疗后引起的外周神经毒性反应的效果满意。Ogawa[19]等采用针刺治疗由紫杉醇/奥沙利铂引起的 CIPN，选取中脘、天枢、关元、然谷穴位，所有患者症状均有改善，疼痛改善最为明显。研究显示针刺治疗可改善神经传导速度，缓解疼痛程度，提高生活质量[20]。

（3）中医膏剂贴敷：《医学源流论》曰："用膏贴之，闭塞其气，使药性从毛孔而入其腠理，通经贯络，或提而出之，或攻而散之，较之服药尤有力。"研究发现，通过如意金黄膏外敷配合细致的护理治疗 CIPN，可有效缓解奥沙利铂引起的周围神经毒性。有中医学者以温经通络、活血化瘀为原则自拟贴敷膏药，贴敷穴位可明显降低 CIPN 发生率，缩短恢复时间。膏剂贴敷防治 CIPN，价格低廉，值得推广。

四、小结

目前，在防治铂类和紫杉类药物所致外周神经毒性方面取得了一定的进展，但因化疗药物所致 CIPN 机制尚不明确，因此，至今仍无特效的防治药物。随着中医康复策略的发展，许多中药制剂被研究用于防治 CIPN，并取得了较好疗效。但因缺乏大样本、高质量、多中心的临床随机对照研究，且临床所用治疗方法和所用剂型不尽相同，疗效存在一定的差异。因此，在临床治疗中，需综合评估患者的治疗目的，选择合适的化疗方案和药物剂量，积极做好用药防护，及时调整用药方案以减少化疗药物所致的外周神经损害。当前治疗手段仍不能完全避免 CIPN 的发生，需总结经验，中西兼顾，寻找更有效的治疗手段防治化疗药物所致的周围神经毒性，改善患者生活质量。

（高 劲　周凌然　张洋洋）

扫一扫，查阅参考文献

第九节　鼻咽癌常用化疗药物不良反应的康复策略

鼻咽癌是我国常见的恶性肿瘤之一，其发病机制目前尚未完全明确，多认为与饮食、EB 病毒感染、遗传、环境因素等相关[1]。中国南方鼻咽癌发病率居全球首位，其中高发地区为两广地区。鼻咽正对后鼻孔，后鼻孔是鼻腔的直接延续，也是咽部最宽的部分。后鼻孔到软腭游离缘的平面为鼻咽腔，横径 4cm，竖径 4cm，前后径 2cm[2]。鼻咽癌大体形态可分为结节型、菜花型、黏膜下型、浸润型和溃疡型。中国主要病理组织类型为低分化鳞状细胞癌（非角化鳞状细胞癌），占 85%～90%，高分化鳞状细胞癌（角化鳞状细胞癌）占 5%，未分化癌占 5%，其他类型癌约占 5%，包括腺癌、腺样囊性癌（圆柱状肿瘤）、黏液表皮样癌、恶性多形性腺瘤、恶性混合性肿瘤等[3]。鼻咽癌治疗的目的是有效提高鼻咽原发病变及颈部淋巴结转移控制率，降低局部肿瘤复发率和远处转移率，提高患者生活质量[4]。为此，综合治疗的原则是以放疗为主，化疗和手术为辅。多数鼻咽癌患者均需进行化疗，但化疗后均有不同程度的并发症出现，应根据患者情况采取合适的方案治疗，减轻患者化疗后副作用，提高患者生活质量[5]。从临床恢复的角度来看，使用化疗药物可能会造成鼻咽癌患者出现一系列并发症和不良反应，患者往往难以耐受，影响患者生活质量[6]。下面介绍鼻咽癌化疗方案中常用药物的不良反应及其康复策略。

一、氟尿嘧啶及其衍生物

氟尿嘧啶（5-fluorouracil, 5-FU）作为一种细胞周期特异性抗代谢药物，因其抗瘤谱广，有效率高，被广泛应用于各类实体瘤的治疗中[7]。随着现代肿瘤学的不断发展，替加氟、卡莫氟、尿嘧啶替加氟、卡培他滨、替吉奥、TAS-102 等一系列新型 5-FU 衍生物被逐渐研发出来，并继续在消化系统肿瘤、肺癌、乳腺癌等多种肿瘤治疗中发挥重要的抗肿瘤作用[8]。主要不良反应为口腔黏膜炎或口腔溃疡、胃肠道溃疡（持续静脉输注期间容易发生）、骨髓抑制、腹泻、恶心、呕吐、食管炎、咽炎、小脑共济失调、辐射致敏等[9]。其他反应包括肝毒性、脱发、静脉炎和皮肤毒性（如指甲和皮肤色素沉着等）。

（一）作用机制

除了直接导入 RNA 外，5-FU 还可以抑制 DNA 链的延伸，使 DNA 的稳定性发生改变，从而导致 DNA 双链断裂[10]。当 DNA 不能有效合成时，会造成 dTTP 缺乏。此时，不仅无法正常复制 DNA 链，也会损伤 DNA 修复功能，从而抑制细胞生长[11]。

（二）不良反应

常规用药剂量的不良反应不严重。鼻咽癌患者用后常表现为恶心、食欲不振或呕吐。偶有口腔黏膜炎或溃疡，腹部不适或腹泻。外周白细胞减少是常见的（大多数在治疗开始后 2～3 周内达到最低点，3～4 周后恢复正常），而血小板减少是罕见的[12]。很少出现咳嗽、气短或小脑性共济失调。长期使用可导致神经毒性。用药后偶见心肌缺血，心绞痛，心电图改变等。

（三）西医康复处理

1. 骨髓抑制 鼻咽癌患者使用 5-FU 后，外周血白细胞、血小板和血红蛋白下降，前两者尤为明显，导致感染和出血。因此，骨髓抑制对鼻咽癌患者有显著影响。如果骨髓抑制，应无菌隔离患者，并对所有用品进行消毒；使用 GM-CSF、G-CSF 皮下注射，每天一次，持续 5～10 天。IL-6 皮下注射 50 000～100 000U，，每日 1 次，促进血小板再生 [13]。

2. 消化道反应 化疗期间，患者应选择半流质饮食或软性饮食，如粥、面条、馄饨等，少吃甜点、乳制品等食物，避免增加肠道气体，加重腹胀、恶心、呕吐等症状。对于有消化道症状的患者，可以服用甲氧氯普胺、多潘立酮、维生素 B_6 来减轻恶心、呕吐等症状，腹痛患者可以补充溴丙胺太林 [14]。

3. 鼻腔黏膜反应 鼻腔是鼻咽癌的主要病灶区，也是放疗时受辐射剂量最大的部位。鼻黏膜反应不仅发生率高，而且病变程度一般也比较严重，临床主要表现为鼻窦炎、鼻黏膜萎缩、鼻黏膜干燥等症状。对于这类不良反应，所有患者均采用中西医结合治疗，以改善鼻黏膜反应症状。西医治疗方法：①请护士指导患者使用蒸汽吸入治疗，以改善鼻腔黏膜环境，缓解干燥或充血引起的疼痛；②护士应使用 1∶5 000 呋喃西林水溶液清洁患者的鼻腔，将溶液倒入鼻腔，并通过口吐出，每天早上 1 次，睡前 1 次。清洁后，嘱患者不要用手挖鼻涕，防止外力引起继发性鼻出血 [15]。

4. 外周神经毒性 目前尚无高质量的研究报道有效的治疗药物。为预防外周神经毒性，有文献报道，可用谷氨酰胺来保护患者免受神经毒性带来的痛苦。具体方法是紫杉醇给药当天同时开始口服谷氨酰胺 10mg，每日 3 次，连用 5 日。1 级一般无须药物治疗，日常避免接触过冷的物品，如洗冷水脸、喝冷水；2 级可用相应的药物减轻症状，维生素 B_1、维生素 B_6、对乙酰氨基酚、神经生长因子等。3～4 级首先考虑减少紫杉醇的用药剂量，或停止使用。

（四）中医康复处理

1. 鼻腔黏膜反应 中医治疗，主要针对不同类型的中医辨证患者。

（1）脾胃虚弱，湿热上扰型：这类鼻黏膜反应的主要表现为鼻塞、黏液、腹胀、咽干。治疗采用健脾胃、清热利湿的中药制剂，每日一剂，早餐和晚餐前一次。方剂为六君子汤加甘露消毒丹。同时出现口干症状的患者，在原处方的基础上加、减药治疗，均取得效果。

（2）邪毒滞留型：这类患者的主要表现为鼻黏膜充血、干燥、鼻咽结痂、充血。方剂为沙参麦冬汤。如果出现口干或口腔黏膜炎症，应调整处方，同时治疗上述症状，每天 1 剂，早餐前 1 次，晚餐前 1 次。2 周后评估治疗效果。如果患者症状未完全消除，则将治疗期延长至 3 周。

2. 外周神经毒性 中医认为化疗药物引起的肢端麻木病机为机体气血亏虚、阳虚阴盛，从而导致经脉不通、寒湿瘀阻、邪风中络，进而出现四肢麻木。治疗以温阳通络为原则，药用当归、黄芪、补骨脂、骨碎补，补气养血，活血温阳；用秦艽、寄生、钩藤、独活、伸筋草，祛风通络；用苏木、桂枝、木瓜等温阳活血通络，用牛膝、桑枝作为引经药通达四肢。中医外治法也表现出一定的疗效，多采用中药泡洗和针灸。中药泡洗多以温经通络、活血化瘀、温阳散寒为治则，采用经典或自拟中药泡洗方，治疗化疗所致的周围神经病。针灸多采用电针、针刺、穴位注射，穴位可考虑取合谷、曲池、足三里、阳陵泉、昆仑、涌泉等。

二、紫杉醇

紫杉醇（paclitaxel, PTX）是最有应用前景的新型化疗药物之一。临床上常用的紫杉醇类药物主要有紫杉醇注射液、紫杉醇半合成衍生物（多西他赛、紫杉醇脂质体、白蛋白结合紫杉醇）等剂型，广泛应用于肺癌、乳腺癌、卵巢癌等癌症的治疗 [16]。紫杉醇类药物的抗肿瘤作用与其剂量密切相关。主要副作用有骨髓抑制、过敏反应、胃肠反应、神经毒性反应、心脏毒性反应、关节 / 肌肉疼痛等。

（一）作用机制

紫杉醇类药物主要作用于细胞微管，抑制细胞分裂和增殖，从而发挥抗肿瘤作用 [17]。随着血药浓度的增加，紫杉醇类药物的抗肿瘤作用会增强，但药物不良反应的发生率也会明显增加 [18-19]。微管是真核细胞的一个组成部分，由两个相似的多肽（α 和 β）组成微管蛋白二聚体形式，通常处于动态平衡中 [20]。紫杉醇与传统抗癌药物的不同之处在于它不影响肿瘤细胞的 DNA 和 RNA 合成,也不损害 DNA 分子,而是与肿瘤细胞微管蛋白结合,诱导和促进微管蛋白聚合,防止解聚,稳定微管[21]。

(二)不良反应

PTX 引起的骨髓抑制是一种相对严重的剂量相关不良反应,发生率为 77.2%,主要表现为白细胞减少,少数患者还表现为血小板减少[22]。胃肠道反应主要表现为恶心呕吐、腹泻、黏膜炎。还会表现为脱发、肌肉疼痛和关节疼痛等,但这些基本上是短暂的症状[23]。神经毒性也是 PTX 的常见不良反应之一,发生率为 36.4%。它主要是外周神经毒性,常表现为手指和脚趾麻木、刺痛、灼热和其他感觉异常。此外,紫杉醇不溶于水,常引起过敏反应,一般发生率约为 32%,主要表现为皮肤瘙痒、皮疹、支气管痉挛、呼吸困难、腹痛、低血压、心绞痛、水肿等[24]。

(三)西医康复处理

1. 神经毒性　紫杉醇类药物引起的神经毒性是常见且难以预防的,但大多数是可逆性损伤。一项为期 13 年的随访研究结果显示,紫杉醇诱导的神经毒性预后良好,约 14% 的患者在化疗结束或停药后几个月内症状消失。因此,轻度神经中毒症状一般不用药物治疗,而中重度神经中毒症状一般通过神经生长因子缓解[25]。

2. 心脏不良反应　使用紫杉醇后的心脏不良反应主要有心律失常、房室传导阻滞、心动过速、心包炎、心肌缺血、束支阻滞等,但这些不良反应多为自限性,使用紫杉醇后可自行恢复[26]。

3. 消化道反应　患者可在紫杉醇治疗前先用雷尼替丁缓解胃肠道症状,或在预防性治疗期间选择 5- 羟色胺 3 受体拮抗剂(如格拉司琼、昂丹司琼)缓解症状[27]。

(四)中医康复处理

1. 神经毒性　鼻咽癌患者化疗后常出现脾胃损伤或气血亏虚。中医治疗主要是健脾、养胃、补血。可以加减香砂六君子汤或八珍汤。同时放化疗的患者容易出现阴虚、阳虚的表现。中医根据患者的具体症状和体质情况,辨证施治,以滋阴益气为原则,临床选用参芪丸、左归丸加减。

2. 全身反应　中医认为辐射属于热毒之邪,易伤阴耗气。鼻咽癌放疗后"阴虚"的症状最为明显,治疗方法为清热解毒、滋阴生津。曾用增液汤或麦门冬汤防治放疗后口腔黏膜反应(口鼻干燥、咽痛、充血、口腔黏膜溃疡),取得了良好的临床疗效;放疗后舌头和口腔的干燥瘀斑可视为血瘀,在滋阴活血的基础上,可以使用活血化瘀药物(丹参、赤芍、三七粉、桃仁、红花、蜈蚣等);如果放疗后出现耳鸣、听力下降、头部触电感等放射性神经损伤症状,多为肝肾阴虚型,治疗以养肝补肾为主,多为一贯汤或杞菊地黄丸(枸杞子、菊花、熟地黄、山药、山萸肉、牡丹皮、泽泻、茯苓等);放疗后咽痛可使用射干、牛蒡、豆根等;放疗后鼻腔出血可用作仙鹤草、白茅根、墨旱莲、侧柏叶等,鼻塞较多的 DDT 可用作苍耳、辛夷等;恶心呕吐可用竹片、紫苏、砂仁等;头痛可用天麻、白芷、羌活等。

3. 消化道反应　主要应用清热、滋阴、生津的药材,如金银花、连翘等。林丽珠认为,鼻咽部是肝经循行的地方。虽然鼻咽是肺气的主要部位,但它与肝脏密切相关。治疗时应注意清热泻肺、疏肝利胆。鼻咽癌与 EB 病毒密切相关,病毒感染就像"风热"。放疗后,患者表现出"火爆",本病发生于少阳胆经。这些证据表明鼻咽癌放疗后表现为少阳综合征和热毒综合征。可以选用既能消阳又能祛热邪的小柴胡汤。

三、多西他赛

多西他赛(docetaxel, DTX)是在 PTX 基础上改进的第二代紫杉醇药物。由于多西他赛在治疗各种肿瘤方面优于 PTX,因此它受到了越来越多的关注。然而,其不良反应与紫杉醇相似,发生率较高[28]。多西紫杉醇,又称多烯紫杉醇,是紫杉醇的结构修饰版本,与紫杉醇属于同一类药物[29]。多西他赛作为第二代紫杉烷类抗肿瘤药物,由于其表现为良好的抗肿瘤活性和广泛的抗肿瘤谱,在临床上得到了广泛的应用,同时,其不良反应的报告也逐年增加[30]。

(一)作用机制

多西他赛的作用机制是 β- 微管蛋白 N 端的氨基酸与 217～231 位的氨基酸结合,使其失去平衡,进一步增加微管和微丝之间的相互作用,促进微管蛋白的聚合,抑制其解聚,稳定微管蛋白的构象,并阻止细胞在有丝分裂期间形成纺锤体和纺锤丝,抑制细胞有丝分裂和增殖,把细胞周期阻断在 G2/M 期,杀死癌细胞,发挥抗肿瘤作用。与紫杉醇相比,多西他赛对微管结合位点具有更强的亲和力,其抑制微管解聚和促进微管合成的能力是紫杉醇的两倍,毒性副作用更小,水溶性更好[31-33]。

(二)不良反应

应用者最常见的不良反应是过敏反应,其次是骨髓抑制、皮肤反应和胃肠道反应。其中,骨髓抑制更为明显,大多数为粒细胞增多症和红细胞减少症,贫血也很常见,少数可出现血小板减少症。由于顺铂经常导致中度骨髓抑制,当与顺铂联合使用时,骨髓抑制加重,通常为IV级骨髓抑制[34]。液体潴留也是 DTX 常见的不良反应,通常表现为周围水肿,伴随着从四肢到全身的体重增加,这通常是可逆的,但很少有报告显示 DTX 导致严重的致命性水肿。由于 DTX 导致水肿的机制尚不清楚,预防和对症治疗是目前主要的临床方法[35]。

(三)西医康复处理

1. 过敏反应 对于出现过敏反应的患者,常规在多西他赛滴注前一天口服地塞米松 8mg,每天 2 次,连续服用 3 天,治疗前 30 分钟给予盐酸异丙嗪注射液 25mg 肌内注射,5% 葡萄糖注射液 250mL 加西咪替丁 0.4 静滴[36]。

2. 骨髓抑制 骨髓抑制主要表现为中性粒细胞减少,最早出现在给药后 1 天,最晚出现在给药后 88 天。用药期间,每周常规血液检查 2～3 次。当白细胞计数低于 $3 \times 10^9/L$ 时,应暂停化疗,口服升高白细胞药物,皮下注射重组人粒细胞刺激因子,并采取保护性隔离措施,保持室内空气清新。由于患者白细胞减少时免疫力低下,容易感染,应告知患者注意保暖和个人卫生,预防感冒[37]。

3. 胃肠道反应 为预防和缓解胃肠道反应,用药前常规静脉注射盐酸格拉司琼注射液 3mg,5% 葡萄糖注射液 250mL 加甲氧氯普胺 20mg,化疗后肌内注射昂丹司琼 4mg 可明显减轻胃肠道反应。化疗期间,指导家属根据患者的口味准备美味的饭菜,鼓励患者吃高蛋白、高热量、高维生素和易于消化的食物,少吃多餐,避免辛辣刺激性食物。一旦患者出现恶心和呕吐等症状,告知患者深呼吸,及时清除呕吐物,漱口以减少刺激并提供舒适的康复环境[38]。

(四)中医康复处理

1. 过敏反应 中医学认为过敏的形成与患者先天特异体质及化疗毒邪有关,治疗分发作期和缓解期。发作期重在缓解症状,标本兼治;缓解期重在改善体质。急性期危及生命的过敏反应,应利用现代医学手段,可配合针刺人中、内关及艾灸百会、关元等;急性期以皮肤反应为主,可运用防风通圣丸、大黄黄连泻心汤、三黄汤等,清热解毒、通腑凉血。缓解期则应辨证论治,注重调理肺脾肾,针药结合,增强患者体质。

2. 骨髓抑制 化疗后骨髓抑制的治疗主要采用健脾补肾、益气血、养阴生津等治疗方法,或单一或联合,多以辨证论治、个体化治疗为主。恶性肿瘤中医化疗后骨髓抑制的治疗,是根据患者的临床表现辨证论治。从脾肾出发,综合各医生的治疗经验。中药健脾主要有党参、黄芪、苍术、茯苓、人参、甘草、炒麦芽等;补肾中药主要有熟地黄、当归、枸杞子、女贞子、补骨脂、骨碎补、龟板、鹿茸、菟丝子等;补血、补阴的中草药有黄精、鸡血藤、阿胶、麦冬等。通过健脾补肾,滋阴养血,对缓解化疗导致的骨髓抑制作用显著,毒性反应轻微。

3. 胃肠道反应 中医认为呕吐是由于胃气不降,气逆以上所引起的。病因不外乎情绪失调、痰浊、血瘀、脾胃虚弱等,一般采用治肝调气,温化痰饮,健脾益胃,养阴润燥。此外,可采取按压或针灸方法,按压或灸足三里、内关等常用保健穴位,也是"止吐"的重要穴位。足三里在膝下三寸(犊鼻穴下三寸),距胫骨前缘旁开一横指(中指),属足阳明胃经。内关在前臂正中,腕横纹上 2 寸,两筋(掌长肌腱与桡侧腕屈肌腱)之间,属手厥阴心包经。在化疗的前、中、后期对内关、足三里进行按压,力度以患者感觉到酸、麻、胀为度,每穴位 3 分钟;或者隔姜灸足三里,每次灸 15～20 分钟,化疗期间每天一次,均可取得较好的临床疗效。

四、顺铂

顺铂作为临床常用的广谱抗肿瘤药物之一,用于治疗睾丸癌、卵巢癌、头颈癌、膀胱癌、肺癌、宫颈癌等多种实体癌,疗效显著但毒副作用较强,易对机体产生极大的损害,毒性反应可涉及不同脏器,造成严重的损伤,诱导机体出现肾损伤、肝损伤、耳损伤、心脏损伤、神经损伤及其他损伤等[39]。顺铂(cisplatin,DDP)作为第一代铂类药物,其主要不良反应有:①高致吐性,用药前应遵循预防性给药原则;②受药物剂量限制的肾毒性,一般剂量对肾脏的损害是可逆的,但高剂量时可发生不可逆的损害,因此需要经常进行定期的全身水合作用;③其他不良反应还包括骨髓抑制、耳毒性、神经毒性、感觉异常、味觉丧失等,这些都与药物剂量有关[40]。

(一)作用机制

顺铂可以破坏 DNA 的固有结构和功能,阻止有丝分裂,通过与 DNA 上的碱基对形成双链或单链交联来抑制 RNA 和蛋白质的合成,而该破坏机制也可作用于正常细胞。通过动物实验研究发现,顺铂通过诱导氧化应激、器官和组织凋亡、炎症损伤和其他机制损害生物体器官和组织[41-43]。

(二)不良反应

首先,DDP 引起的肾毒性是最常见的。导致肾小管上皮细胞[44]急性坏死甚至变形。同时,反复用药还会引起口腔症状、头晕、耳鸣、感觉异常等,并伴有呕吐、腹泻、食欲减退等症状[45]。中医认为,肿瘤患者本就正气不足,使用 DDP 等肾毒性药物进行化疗,会进一步损害肾气。虽然给药后肿瘤细胞被抑制,但体内药物毒素的积累会导致代谢废物经肾脏排泄,使得肾功能受损,在人体内形成恶性循环,导致恶心、呕吐、食欲不振。同时还会产生眼干、脱发、尿血等症状[46]。

(三)西医康复处理

1. 口腔干燥症 口干是指在恒定的外部环境下,唾液流量值小于 0.2mL/15min 的口腔唾液不足的症状。这种症状是一种辐射引起的疾病,是头颈部肿瘤放射治疗的主要并发症之一。西医已经证实,口干症状是由口腔细胞辐射烧伤引起的腺体分泌异常,但没有有效的措施来彻底消除这些症状。主要临床表现为口腔灼热感、舌和上下颌粘连、口腔上皮黏膜萎缩、牙周炎、溃疡等[47]。

2. 放射性皮肤症状 当患者接受放疗时,他们的面部和颈部皮肤经常暴露在辐射场中。由于辐射侵入,皮肤经常会有不同程度的反应。从症状和皮肤反应程度来看,辐射皮肤的症状主要包括辐射皮肤炎症和急性辐射皮肤损伤。前者主要表现为皮肤红斑、瘙痒及伴有类似过敏的症状;后者主要表现为皮肤萎缩、毛细血管萎缩,甚至辐射区的皮肤水肿和溃疡。在此类不良反应的临床治疗中,主要对患者采取以下措施:①在日常生活中,不要使用肥皂、酒精或含有刺激性成分的日常化学品来清洁面部或身体,使用软毛巾洗脸和擦拭身体,不要用太冷或太热的水洗澡,尽量穿低领宽松棉质衣服。此外,患者不应用手抓挠已剥离的皮肤区域或红斑,应定期修剪指甲。②在饮食方面,建议患者食用富含维生素和蛋白质的饮食,而不是辛辣刺激性的食物,以促进受损皮肤的快速恢复。③如果皮肤有红斑和水肿,但尚未出现渗出,可以涂抹冰片、滑石粉以保持皮肤新鲜。对于严重皮肤脱皮和片状湿疹的患者,应使用多磺酸黏多糖软膏或地塞米松软膏涂抹,并定期进行热敷,以确保皮肤湿润。④对于皮肤水肿或溃疡的患者,每天用四维酒精清洗 2～3 次,然后用 He-Ne 激光照射。照射后应用红霉素软膏抑制肉芽肿的形成和局部感染。

(四)中医康复处理

1. 口腔干燥症 中医认为,鼻咽癌的放射治疗是一种热邪,可以燃烧体内的体液。放疗辐射导致患者体液不足,表现在口腔部位,这是口腔干燥症的主要致病机制,中医对症治疗会有更好的效果[48]。基于这一机制,对症治疗方案如下。

(1)热毒伤阴型:这类患者的症状是口干、咽干、盗汗、尿黄等,采用清热解毒、益气养阴的中药治疗。药方可用五味消毒饮和生脉散。每日 1 剂,1 日 2 次,早晚各服用 1 次,两周为 1 个疗程。

(2)阴虚内热型:这类患者的主要症状是口干、咽干,并伴有头部肿痛、痰血、耳鸣和听力损失。具有清热解毒、滋阴生津的作用。处方是人参麦冬饮。作为一个疗程,每天两次,每天早晚各服用一剂。

(3)热毒血瘀型:这类患者常伴有咽干、脓液排出、牙龈肿痛等症状。方剂为柴胡清肝汤、通窍活血汤。每日 1 剂,1 日 2 次,早晚各服用 1 次,两周为 1 个疗程。

(4)气阴两虚型:这类口干患者常伴有耳鸣、出汗、身体乏力等症状。给予健脾益气、活血生津中药制剂治疗,处方为活血通脉汤和四君子汤。每日 2 次,早上 1 剂,2 周为一个疗程。如果经过 2 周的中医治疗,患者的症状仍未完全消除,则治疗周期延长至 3 周[49-50]。

2. 骨髓抑制 采用补肾益气、活血化瘀、健脾渗湿的方法。自拟七益汤(黄芪 30g、山药 30g、丹参 15g、三七 10g、茯苓 15g、薏仁 20g)随证加减,每日 1 剂,分 2 次,7 天为一个疗程,给予高蛋白、高热量、富含维生素的饮食[51]。按时检查血常规,了解血常规指标下降情况,遵医嘱给予养血药物、粒细胞集落刺激因子,观察疗效。必要时输全血或成分血。当白细胞,尤其是中性粒细胞减少时,感染的机会就会增加。白细胞计数 $<2 \times 10^9$/L 时,使用紫外线消毒病房,减少探视,密切监测患者体温。当白细胞计数 $<1 \times 10^9$/L 时,可能发生严重感染,需采取保护性隔离。当血小板计数 $<50 \times 10^9$/L 时,有出血的危险,密切观察病情变化,预防脑、肺出血[52]。

(王建凯　蔡宏懿)

扫一扫,查阅参考文献

第八章 靶向治疗并发症临床康复

第一节 皮肤黏膜毒性

根据国家癌症中心 2022 年 2 月发布的数据,2016 年我国新增鼻咽癌患者约 5.2 万人,死亡约 2.7 万人。表皮生长因子受体(EGFR)靶向药物已成为鼻咽癌治疗中常用的手段之一。因此,这些药物不良反应的识别和处理也成为鼻咽癌治疗中的一个重要组成部分。本章节对鼻咽癌靶向治疗皮肤黏膜并发症的发生机制、临床特征进行了总结,同时提出了合适的处理策略。

在鼻咽癌发生发展过程中,EGFR 扮演着十分重要的角色,大约 90% 的鼻咽癌患者表达 EGFR,并且 EGFR 表达可作为判断鼻咽癌预后的重要指标。因此,EGFR 已成为鼻咽癌分子靶向治疗的重要靶点之一。当前临床上用于鼻咽癌的 EGFR 靶向药物主要是 EGFR 单克隆抗体,如西妥昔单抗、尼妥珠单抗等。

一、发生机制

既往研究显示,使用西妥昔单抗治疗鼻咽癌的患者出现 2 级及以上皮肤黏膜毒性的概率显著高于使用尼妥珠单抗或同步化疗的鼻咽癌患者,而尼妥珠单抗诱发的皮肤黏膜毒性与同步化疗无明显差异。该研究结果的机制可能是单抗来源不同及不同种类单抗与 EGFR 亲和力存在差异等[1]。

靶向药物治疗导致皮肤黏膜毒性的主要发病机制涉及以下几个方面:①组织中 EGFR 通路阻断会引起白细胞介素 -1(interleukin 1,IL-1)和肿瘤坏死因子 -α(tumor necrosis factor-α,TNF-α)上调,促进免疫细胞募集和浸润,引发炎症表现;②皮肤屏障分子表达异常,皮肤保湿能力下降引起皮肤干燥等;③皮肤抗菌肽等分子表达降低,有可能导致皮肤继发性感染;④ EGFR 阻断使得基底细胞、角质形成细胞增殖减弱,生长停滞和凋亡加速,从而导致组织破坏,最终形成皮疹[2-4]。

二、临床特征和诊断

EGFR 单抗诱导的皮肤毒性主要包括丘疹脓疱型皮疹、瘙痒、皮肤干燥、甲沟炎、结膜炎、黏膜炎以及毛细血管扩张等[5]。丘疹脓疱型皮疹(又称痤疮样皮疹)是抗 EGFR 单抗相关的最常见的皮肤不良反应,发生率 60%~90%,典型痤疮样皮损表现为毛囊中心性红斑状丘疹或脓疱,可伴随瘙痒和疼痛。最常累及富皮脂腺区域,如头皮、面部(鼻部、鼻唇沟、口周)、上部躯干,特别是颈部的 V 字区。皮疹可在用药后 2 天~6 周内出现,一般停药 1 个月后可完全缓解,但在再次给药时复发或加重。如持续靶向药物治疗,皮疹也可以部分或全部消退,可能会遗留色素过度沉着、毛细血管扩张和红斑等问题。部分患者在治疗后期可能会出现皮肤的顽固性干燥(xerosis),表现为皮肤的瘙痒、干燥和脱屑,可伴有疼痛性的手足皲裂等表现。临床上根据受累皮肤的面积和皮肤症状对生活的影响将痤疮样皮损分为 1~5 级,大多数患者为 1~2 级,少数严重患者为 3~4 级,5 级为死亡[6]。丘疹脓疱型皮疹可以根据皮疹形态分布和症状等临床表现,结合发疹前 EGFR 单抗的用药史可以做出诊断,但需与寻常痤疮、马拉色菌毛囊炎等疾病相鉴别。

三、处理策略

对于丘疹脓疱型皮疹的治疗,根据皮损的类型、严重程度、发生的部位及后续使用 EGFR 单抗治疗的必要性,个体化制订皮疹的治疗方案。主要方法包括局部和全身应用糖皮质激素,局部和全身应用抗生素等。参考《抗 EGFR 单抗治疗相关皮肤不良反应临床处理专家共识》[7],可以采用分级治疗策略。

1. 1 级皮损无需调整靶向药物剂量或停药,仅需外用药物(抗生素类、糖皮质激素及钙调磷酸酶抑制剂)治疗:①当皮疹中存在脓疱时,首选抗生素类外用药,如克林霉素、红霉素、夫西地酸或复方多黏菌素;②当皮疹未见脓疱且仅有红斑丘疹时,可首选糖皮质激素类、钙调磷酸酶抑制剂类药物,面部首选钙调磷酸酶抑制剂类,例如 1% 吡美莫司乳膏和 0.03%~0.1% 他克莫司软膏;躯干四肢首选糖皮质激素类,根据严重程度可先选用弱效激素类乳膏(如丁酸氢化可的松和地奈德乳膏),若症状无改善再选择糠酸莫米松乳膏和丙酸氟替卡松乳膏等中效激素类乳膏。外用药物涂抹于发疹处,每天 2 次。用于皮肤的制剂,推荐使用软膏或乳膏,用于头皮的制剂,推荐使用溶液或泡沫剂。

2. 2 级皮损也无需调整靶向药物剂量或停药,在外用药物基础上联合口服抗生素控制皮损。

3. 从 3 级皮损开始暂停靶向药物治疗,依照皮疹消退情况调整用药剂量。

4. 4 级皮损需要停药和入院治疗,入院后完善病原学检查,开始系统应用抗生素联合 / 不联合糖皮质激素治疗。在系统用药的选择上,丘疹脓疱型皮疹首选口服四环素类抗生素,即米诺环素或多西环素。米诺环素每天 2 次,每次 50mg;或多西环素每天 2 次,每次 100mg,疗程 4~6 周。四环素类抗生素具有抗炎作用,包括降低基质金属蛋白酶活性、抑制白细胞趋化和减少促炎细胞因子产生等。如果伴有皮肤干燥、瘙痒等,建议先做好患者宣教工作,如洗澡水温不可过高,避免使用含有乙醇和皂基的清洁剂,建议使用沐浴乳或沐浴油等。每日沐浴后全身涂抹润肤霜(如尿素软膏、白凡士林或其他富含神经酰胺和透明质酸等有屏障修复功能的润肤霜等),尤其是四肢伸侧、腰腹和手足等容易干燥和瘙痒的部位。对于以瘙痒为主诉的患者,要做好皮肤保湿,如瘙痒无明显改善或影响睡眠者,可推荐口服抗组胺药物(赛庚啶、西替利嗪、氯雷他定等);对于顽固性瘙痒,排除糖尿病、肝肾功能异常和血液系统肿瘤后,可选择加巴喷丁或普瑞巴林口服等药物进行改善。

(张 勇)

扫一扫,查阅参考文献

第二节　胃肠道毒性

一、发生率和发生机制

表皮生长因子受体(EGFR)在大多数鼻咽癌组织中高表达,且与患者的不良预后相关[1]。在局部晚期鼻咽癌中常用靶向 EGFR 的单克隆抗体,如西妥昔单抗、尼妥珠单抗等,这些单抗在提高患者疗效的同时,也带来与化疗不同的毒副作用。目前文献报道的与靶向治疗相关的胃肠道毒性主要为恶心、呕吐及腹泻等。对于酪氨酸激酶抑制剂(TKI)治疗的患者,腹泻是仅次于皮疹的最常见的毒性反应,≥3 级腹泻的发生率甚至高达 12.5%[2],而 EGFR 的单克隆抗体导致的腹泻较为少见,联合放化疗时≥3 级腹泻的发生率约为 4%[3]。相比之下,恶心 / 呕吐更为常见,联合放化疗时≥3 级恶心 / 呕吐的发生率约为 15%[3]。而靶向治疗与单纯调强放疗联合时无≥3 级胃肠道毒性反应的发生[4]。Meta 分析结果显示,与单纯放化疗相比,西妥昔单抗联合放化疗并未显著增加恶心或呕吐的发生,但腹泻的发生率升高,主要为 1~2 级[5-6]。而尼妥珠单抗联合同期放化疗未显著提高恶心、呕吐或腹泻的发生率[3,7]。在转移性鼻咽癌治疗中报道的另外一个靶向药物重组人血管内皮抑制素,与吉西他滨和顺铂联用时,最常见的非血液事件是恶心(25%)、呕吐(20.8%)及食欲减退(20.8%),而主要的≥3 级非血液毒性为恶心(4.2%)、呕吐(4.2%)和厌食(2.8%)[8]。

分子靶向药物引起腹泻的病理机制研究较少,目前认为 TKI 相关腹泻可能与氯化物过量分泌、肠道上皮修复受到抑制、肠道菌群改变等有关,而单克隆抗体相关腹泻的机制尚不清楚[9]。

二、临床特征

靶向治疗相关腹泻主要表现为次数增加,大多出现在治疗的第 1 周内,少部分患者在用药后 12 小时内或在治疗后 14 天出现。影响因素除了包括所用靶向药物的种类、剂量,患者的基础胃肠道状态及合并疾病外[10],还包括是否联合化疗及所使用的化疗药物。

三、西医处理

虽然鼻咽癌靶向治疗的胃肠道毒性反应大部分为轻中度,停药后均可迅速恢复,但若处理不当或合并其他并发症时,则可能导致患者营养状况恶化、电解质紊乱、脱水或感染。因此及时和适当的干预和处理对减少治疗中断的发生及危及患者生命的不良事件,提高患者对靶向治疗的依从性具有重要的意义。

靶向治疗所致腹泻的严重程度在很大程度上取决于药物的剂量,可以通过减少剂量来减轻腹泻的程度[9]。出现腹泻时,首先应注意进食清淡、容易消化的食物,避免进食加重腹泻的食物或药物。对于 1~2 级腹泻且无合并发热、电解质紊乱、肾功能不全等并发症时,可采用口服补液及使用洛哌丁胺等止泻药保守治疗。若出现并发症或出现≥3 级腹泻时需住院治疗,停用靶向药物,并予以静脉补液和洛哌丁胺、奥曲肽等综合治疗,必要时予以抗生素治疗;待患者腹泻症状缓解后,应考虑调整靶向药物剂量[10-11]。

按照 NCCN 指南对致吐药物的分类,单克隆抗体属于轻微致吐风险的药物,无需常规预防处理。若与其他化疗药物联用出现恶心或呕吐时,可予以地塞米松、多巴胺受体拮抗剂或 5-HT3 受体拮抗剂等对症处理[11]。

四、中医康复处理

大量研究表明,中医药不仅可以缓解肿瘤患者的症状(如疲劳、慢性疼痛、厌食等),提高患者的生活质量,而且还可以减少抗肿瘤治疗带来的相关不良反应和并发症[12]。荟萃分析结果显示中医药联合靶向治疗可显著降低患者腹泻、恶心及呕吐等胃肠道毒性反应的发生率[13]。

中医认为腹泻病位在肠,但病机当责之于脾,因此靶向治疗所致腹泻的病因多在脾和肾[14]。有学者把靶向药物引起的腹泻分为脾胃虚弱型、肾阳虚衰型和肝气乘脾型等三种类型,分别予以参苓白术散、四神丸、痛泻要方等不同的方剂治疗[15]。艾叶具有健脾温肾、固阳止泻的功效,有研究将艾叶制成艾盐包热熨腹部,能显著改善靶向治疗相关腹泻的症状,降低因腹泻导致的治疗减量或中断的发生率[16]。

生姜、半夏、吴茱萸等单味中药,小半夏汤等复方及半夏茯苓胶囊等中成药均具有止呕作用[17],可有效缓解患者的恶心、呕吐症状,且毒副作用较小。除此以外,针刺或艾炷灸足三里、中脘、内关等穴位的外治法,对肿瘤治疗相关的恶心呕吐也有一定疗效[18-19]。

综上所述,鼻咽癌靶向治疗所致的胃肠道毒性大多为轻至中度,治疗过程中通过仔细、准确的评估与观察,并给予及时的干预将有助于预防相关并发症的发生,提高患者的治疗依从性及生活质量。

(官 健 孙健达)

扫一扫,查阅参考文献

第三节 肝脏毒性

肿瘤分子靶向治疗逐渐成为抗肿瘤治疗中的新兴手段。在鼻咽癌靶向治疗中研究最热的两个靶点分别是表皮生长因子受体(EGFR)和血管内皮生长因子受体(VEGFR)。

EGFR 在 80%～90% 的鼻咽癌组织中高表达,研究表明 EGFR 高表达与鼻咽癌不良预后相关。VEGFR 在 40%～70% 的鼻咽癌患者中过表达,而 VEGFR 过表达的患者远处转移的发生率高、生存期短。因此,EGFR 或 VEGFR 靶向治疗成为鼻咽癌治疗的理想策略。目前临床用药主要有:EGFR 单克隆抗体(西妥昔单抗、尼妥珠单抗等)、VEGF 单克隆抗体(贝伐珠单抗)、重组人血管内皮抑制素以及小分子酪氨酸激酶抑制剂(吉非替尼、索拉非尼、阿帕替尼、盐酸安罗替尼等)[1]。

一、发生率

肝脏作为主要的药物代谢器官,以上药物均可能出现药物诱导性肝功能损害(drug-induced liver injury,DILI),可导致急性或慢性肝脏损害;其发生率与临床单药使用剂量、持续时间有关,也与不同的化疗药物和方案、免疫药物治疗等密切相关。

根据文献报道,鼻咽癌同期放化疗 + 西妥昔单抗的治疗方案,3～4 级肝功能毒副作用发病率为 7%[2]。同期放化疗 + 尼妥珠单抗 200mg 的治疗方案,1～2 级肝功能毒副作用发病率为 3.60%～6.12%、3 级为 3.85%[3-5]。重组人血管内皮抑制素联合两药化疗的方案,1～2 级肝功能毒副作用发病率为 55.56%～75.00%、3 级为 9.70%、4 级为 1.40%[6-7]。阿帕替尼用于复发转移和难治性鼻咽癌,起始剂量为每天 500mg(1 个周期 = 28 天),1～2 级肝功能毒副作用发病率为 10.26%(4/39)、3 级为 2.86%(1/35)、4 级为 5.13%(2/39),42.9%(15/35)的患者需要减少治疗用药剂量[8-9]。阿帕替尼[初始剂量为 500mg/(次·d)]联合卡培他滨(1 000mg/m^2,1～14 天),21 天为一疗程,用于治疗晚期鼻咽癌,4 级肝功能毒副作用发生率为 2.44%(1/41),无与治疗相关死亡病例[10];阿帕替尼[剂量为 250mg/(次·d)]联合卡瑞雷丽珠单抗(200mg 静脉注射,3 周 1 次)治疗复发或转移性鼻咽癌,3 级肝功能毒副作用发生率为 12.5%(9/72)、4 级为 1.39%(1/72),无与治疗相关的死亡病例[11]。在盐酸安罗替尼治疗二线及以上治疗失败复发或转移鼻咽癌开放性、单臂Ⅱ期临床研究(NCT03906058)中,盐酸安罗替尼 12mg/d,1～14 天,21 天为一疗程,中位治疗 4 个疗程,1～2 级肝功能毒副作用发生率为 10.52%(4/38)、3 级为 5.26%(2/38)[12]。41 例复发转移鼻咽癌 GAT 方案(吉西他滨 + 阿帕替尼 + 特瑞普利单抗)诱导化疗 6 个疗程,阿帕替尼 + 特瑞普利单抗维持,1～2 级肝功能毒副作用发生率,谷丙转氨酶(ALT)升高为 31.7%(13/41)、谷草转氨酶(AST)升高为 26.82%(11/41)[13]。

二、发生机制

肿瘤分子靶向药物 EGFR 单克隆抗体、VEGF 单克隆抗体、重组人血管内皮抑制素及小分子酪氨酸激酶抑制剂,均在肝脏内代谢,肝脏毒性的具体表现包括胆红素的升高或转氨酶的升高,甚至表现为肝炎等[14]。由于发病机制的不同,DILI 有 18 种不同的病理组织学模式[15],主要包括:急性肝炎、慢性肝炎、急性胆汁淤积、慢性胆汁淤积、胆汁淤积性肝炎、肉芽肿性肝炎、脂肪性肝炎、区域性坏死、非区域性坏死、血管损伤、结节性增生、大面积坏死等。

肿瘤分子靶向药物引起肝功能损害的机制复杂,大部分机制仍不十分明确,主要涉及药物本身及其代谢产物相关损伤、免疫介导性及代谢性肝损伤等方面。可能机制如下所述。

(一)药物相互作用或药物本身作用机制导致的肝损伤

部分表皮生长因子受体酪氨酸激酶抑制剂(EGFR-TKI)和血管内皮生长因子受体酪氨酸激酶抑制剂(VEGFR-TKI)的活性代谢产物是细胞色素 P450 酶的时间依赖性抑制剂,使细胞色素 P450 酶失活,导致药代动力学的药物相互作用,影响肝脏对各种药物的生物转化,造成肝毒性。阿法替尼在肝脏中大量代谢,易与 p-糖蛋白的抑制剂或诱导剂发生药物相互作用,可能抑制肝细胞中的关键酪氨酸激酶受体。

(二)药物代谢产物相关的肝损伤

部分 EGFR-TKI 及小分子酪氨酸激酶抑制剂的活性代谢产物可与蛋白质、脂质、DNA 共价结合,同时,在活性代谢产物形成的同时会生成自由基、亲电子基团或活性氧,最终导致线粒体通透性改变,通过凋亡和坏死机制导致肝细胞死亡[16]。

（三）特异质性肝损伤

特异质性肝损伤分为免疫介导性及非免疫介导性（代谢性）。

1. 免疫介导性肝损伤 药物活性代谢产物作为抗原或半抗原进入体内后，激活体内的细胞免疫和体液免疫系统，诱发免疫反应，通过淋巴因子、巨噬细胞和抗体依赖细胞介导的细胞毒性作用以及免疫复合物损害肝脏，介导细胞凋亡导致胆汁淤积和肝细胞坏死[17]。这些细胞还可能发生氧化应激，形成活性氧，从而损伤细胞DNA、蛋白质和酯类物质，同时可见线粒体功能障碍，常可导致暴发性肝衰竭。

2. 非免疫介导性肝损伤（代谢性） 非免疫机制是指某些分子靶向药物经过肝脏 P450 酶系代谢产生自由基等毒性产物[18]，与蛋白质和核酸等大分子共价结合或造成脂质过氧化，直接引起肝细胞膜、细胞器膜的损伤，导致肝细胞坏死和凋亡。非免疫性 DILI，可能是由于易感患者发生由遗传决定的药物异常代谢。遗传多态性导致药物代谢酶的活性降低，使药物原型和中间代谢产物增加，通过直接毒性作用损伤肝细胞，或干扰肝细胞内的代谢过程及胆汁分泌导致肝内胆汁淤积，引起与急性病毒性肝炎或梗阻性黄疸有相似表现的间接肝损害[19]。

三、临床特征

（一）急性 DILI 的临床表现

通常无特异性。潜伏期差异很大，可短至 1 日至数日、长达数月。多数患者可无明显症状，仅有血清 ALT、AST 及 ALP、GGT 等肝脏生化指标不同程度的升高。部分患者可有乏力、食欲减退、厌油、肝区胀痛及上腹不适等消化道症状[16,20]。胆汁淤积明显者可有全身皮肤黄染、大便颜色变浅和瘙痒等症状。少数患者可有发热、皮疹、嗜酸性粒细胞增多甚至关节酸痛等过敏表现，还可能伴有其他肝外器官损伤的表现。病情严重者，可出现 ALF 或亚急性肝衰竭（SALF）。

（二）慢性 DILI 的临床表现

在临床上可表现为慢性肝炎、肝纤维化、代偿性和失代偿性肝硬化、自身免疫性肝炎样 DILI、慢性肝内胆汁淤积和胆管消失综合征等。少数患者还可能出现肝窦阻塞综合征 / 肝小静脉闭塞病及肝脏肿瘤等[21]。

判定肝损伤是由药物引起的关键因素如下[20]：药物暴露是在肝损伤发生之前（潜伏期差异较大）；排除了基础性肝病；停用该药物可使肝损伤好转，若再次用药（一般不建议尝试）可能发生迅速而严重的肝损伤；其他患者使用该药物曾出现过 DILI。

在临床上，DILI 根据临床表现分为肝细胞损伤、胆汁淤积性损伤、混合性损伤 3 大类[19]。

四、诊断评估

目前，对于分子靶向药物肝毒性的诊断手段比较单一，只能通过检测临床的肝功能指标，如采用谷丙转氨酶（alanine aminotransferase, ALT）及碱性磷酸酶（alkaline phosphatase, ALP）、胆红素、人血清白蛋白和凝血时间等来判断[22]。

1. 肝细胞损伤的特征 ALT 升高大于正常上限（upper limit of normal, ULN）的 2~5 倍，和 / 或 ALT/ALP>5。

2. 胆汁淤积性损伤的特征 ALP 升高大于 ULN 的 3 倍和 / 或 ALT/ALP<2。

3. 混合性损伤的特征 ALT 升高大于 ULN 的 2~5 倍，ALP 的增加大于 ULN 的 3 倍，和 / 或 ALT/ALP 在2~5。

这三种类型的损伤，都可能合并血清胆红素的升高（可表现为黄疸）和 / 或肝脏合成功能的异常（如凝血功能异常）。大部分 EGFR 抑制剂及小分子酪氨酸激酶抑制剂，均以肝细胞损伤型 DILI 为主。

肝脏检查结果异常时间 <3 个月，则认为是急性 DILI；若异常情况已存在 3 个月以上，则考虑为慢性 DILI[16]。若存在黄疸（血清胆红素 >ULN 的 2 倍）伴血清氨基转移酶升高（>ULN 的 3 倍）的情况，则预后较差，这种情况下的死亡率高达 14%[19]。

早期预测 DILI 的血清生物学标志物也越来越引起人们的重视。血清谷氨酸脱氢酶和 miRNA-122 是较有潜力的候选标志物，而角蛋白 18、骨桥蛋白和粒细胞 - 巨噬细胞集落刺激因子受体可能有助于预测急性 DILI

的预后。但上述研究尚不成熟,还不能常规应用于临床实践中。

五、治疗策略

DILI 的主要治疗方法是停用致病药物。除此之外,临床试验几乎没有发现有效的特异性疗法。用药前后监测肝功能情况,尽早诊断十分重要。

临床要降低 DILI 的发生率应注意:①治疗前全面了解患者有无传染性肝炎等肝病史,对肝功能状况进行全面评估,正确选择药物及剂量;②治疗期间应在严密监测肝功能的同时给予保护肝脏的药物,可减轻抗肿瘤药对肝脏的损害;③在肝损害发生后,应停用致病药物、加强支持治疗,如卧床休息,密切监测肝功能指标等。

(一)监测肝功能

肿瘤分子靶向药物 EGFR 单克隆抗体、VEGF 单克隆抗体、重组人血管内皮抑制素及小分子酪氨酸激酶抑制剂,在开始治疗之前以及治疗期间定期监测肝功能。

(二)药物减量、停药或更换药物

原有靶向药物 EGFR 单克隆抗体、VEGF 单克隆抗体、重组人血管内皮抑制素及小分子酪氨酸激酶抑制剂,进行减量、停药或更换药物[23-26]。

1. 停药指征 为避免贸然停药可能导致原发疾病加重的发生,FDA 药物临床试验中的停药标准可供参考(出现下列情况之一):①血清 ALT 或 AST>8ULN;②ALT 或 AST>5ULN,持续 2 周;③ALT 或 AST>3ULN,且 TBil>2ULN 或 INR>1.5;④ALT 或 AST>3ULN,伴疲劳及消化道症状等逐渐加重,和/或嗜酸性粒细胞增多(>5%)。

2. 减量指征 当血清转氨酶升高但未超过 ULN 的 5 倍时,可以减量或调整靶向药物的剂量,给肝脏一个缓和期,并密切监测转氨酶,当转氨酶恢复后可再恢复靶向药物的治疗[27]。

3. 暂时停药指征 当血清转氨酶升高超过 ULN 的 5 倍(3 级毒性),或总胆红素无明显诱因突然升高 2 倍以上和/或转氨酶突然升高 3 倍及以上时,则应立即中断或停止使用该种靶向药物;大多数靶向药物出现药物诱导性肝功能损害后,停药后 1~2 个月内肝功能可恢复正常。

4. 重新启用指征 肝功能恢复正常后,可考虑重新启用原药物。重新启用后,血清转氨酶可能会再次升高,因此重新启用需谨慎。重新启用,可先从小剂量开始。

5. 永久停药指征 如果肝损害持续存在(3 周内没有明显改善或消失),肝损害严重,出现黄疸或其他肝功能损害症状,或重新启用时再次出现肝损害,则应永久停用。

6. 更换药物指征 没有交叉反应的两种药物之间,一种药物出现 DILI 后,可尝试使用另一种药物。

(三)药物治疗

1. 重型 DILI 患者(成人),可选用 N- 乙酰半胱氨酸(NAC)。NAC 可清除多种自由基[28-31],临床越早应用效果越好。用法:50~150mg/(kg·d),总疗程不少于 3 天。治疗过程中应严格控制给药速度,以防不良反应的发生。对于儿童药物性 ALF/SALF,暂不推荐应用 NAC。

2. 轻 - 中度肝细胞损伤型和混合型 DILI,炎症较重者可试用双环醇[32-33]和甘草酸制剂[34];炎症较轻者,可试用水飞蓟素[35]。胆汁淤积型 DILI,可选用熊去氧胆酸[36-37]。S- 腺苷蛋氨酸[38-40]治疗胆汁淤积型 DILI 也有效。

(四)激素治疗

尽管糖皮质激素可能对超敏反应导致的 DILI 患者有一定的治疗作用,但尚未证实糖皮质激素对大部分其他非超敏反应机制导致的 DILI 有效[41],故应谨慎使用。对于停药后,仍存在进行性胆汁淤积或肝脏活检特征类似自身免疫性肝炎 AIH 样的 DILI 患者,对糖皮质激素治疗应答良好,且在停用糖皮质激素后不易复发。

(五)对症处理

对于存在瘙痒的胆汁淤积性肝病患者,应用胆汁酸螯合剂治疗可能会缓解瘙痒。

六、预后的影响因素及其预防

特异质型 DILI 预后相对较好，约 10% 患者会发展为急性肝衰竭（ALF），而发展为慢性肝损伤者不足 20%，其中胆汁淤积性肝损伤的慢性化发生率更高。DILI 相关 ALF 预后较差，其中大约 40% 得患者需要肝移植，42% 的患者会死亡。

（一）预后因素

1. 年龄　高龄可能是 DILI 的重要易感因素之一[42]。

2. 病史　乙型肝炎病毒（HBV）或丙型肝炎病毒（HCV）感染者可增加 ART 或抗结核药（如异烟肼和抗逆转录病毒药物）发生 DILI 的风险。人类免疫缺陷病毒（HIV）感染也是某些 DILI 的易感因素。

3. 性别　女性可能对某些药物，如米诺环素、甲基多巴等表现出更高的易感性，且易于呈现慢性自身免疫性肝炎（AIH）的特点。

（二）预防措施

1. 重视说明书中黑框警示、警告

2. 避免使用其他潜在的肝毒性药物　对于接受靶向药物治疗的患者，应尤其避免使用其他潜在的肝毒性药物（如大剂量的对乙酰氨基酚等）。

3. 避免再激发　对于正在发生 DILI 的患者，最好避免再次应用可疑肝毒性药物，基于机体对药物肝毒性存在记忆反应。在初次用药时肝损伤较轻的情况下，再次用药也可能会导致较初次用药更快、更严重甚至致命的肝损伤发作。如在艾代拉利司、瑞格非尼、瑞博西尼和帕唑帕尼等新型靶向药物的说明书中，越来越多地插入关于在剂量调整的情况下恢复用药（再次用药）的建议。

强烈推荐：不要再次应用有可能导致肝毒性的药物，尤其是对于初次肝损伤伴有氨基转移酶显著升高（如 ≥5×ULN，且出现黄疸）的患者，但若该药物对于威胁生命的原发疾病而言是无可替代的治疗措施，则属于例外情况。

（秦继勇　胥莹　熊伟）

扫一扫，查阅参考文献

第四节　间质性肺病

药物致间质性肺病（drug-induced interstitial lung disease，DILD）是抗肿瘤药物临床应用中常见的肺部不良反应之一[1]。分子靶向药物引起的间质性肺病（interstitial lung disease，ILD）较为少见但相对严重，相关研究多集中于非小细胞肺癌应用 EGFR-TKI 类药物所引起的肺间质纤维化[2-3]，而与鼻咽癌相关的靶向治疗药物—西妥昔单抗/尼妥珠单抗—所致 ILD 的报道极少。

一、流行病学特点及发生机制

据统计，西妥昔单抗治疗实体瘤引起的肺损伤发生时间无固定规律，约为治疗开始后 1～12 个月[4-6,9]，虽然发生率较低，一般为 1.2%～9.5%[7-10]，但 3 级以上肺炎的发生率较高，为 62.5%～88.9%[8-9]，死亡率为 15.3%～41.7%[5,8]。因此，明确其发病机制和致病因素，以及早期诊断至关重要。

然而西妥昔单抗导致间质性肺炎的机制仍不清楚，考虑可能 EGFR 在肺泡Ⅱ型细胞中表达并参与肺泡细胞的修复，而西妥昔单抗抑制了 EGFR 信号转导途径，从而加重了肺泡损伤及肺组织纤维化[11]。另有作者认为，西妥昔单抗的清除呈现非线性药代动力学，当单次药物剂量达 500mg/m² 的剂量时，其清除率明显下降致血药浓度增加[12]，可加重肺间质性损伤。临床研究表明吸烟≥50支/年[9]、肺气肿[10]、低蛋白水平[13]可增加 IDL 的发病率。另外，若同时存在肺部病变、应用放疗或化疗药物，亦可能使 ILD 风险升高[14-15]。既往研究中紫杉醇和多西紫杉醇的 ILD 发生率分别为 0.54% 和 0.10%[16]，但目前未见关于头颈部肿瘤应用紫杉烷类药物和西妥昔单抗联合治疗增加 ILD 发生风险的临床数据，相关研究仍需进一步探讨。

二、临床特征

临床早期表现为咳嗽伴发热，并在短期内出现呼吸困难[17]，在疾病晚期可能出现肺动脉高压和右心室功能障碍[18]。影像学检查多呈现出广泛的磨玻璃样浸润或肺实变，预后不良[6,9]。

三、诊断

ILD 患者管理的成败取决于早期是否能准确地诊断。最佳方式为建立多学科会诊模式，由包括肿瘤科、呼吸科、影像科和病理科在内组成的多学科小组进行全面评估。

Fleischner 协会提出 DILD 的三个关键诊断标准：①薄层 CT 上新发的肺实质不透明征象，通常为双侧非节段性分布；②发病时间与服用全身性治疗药物有关；③排除 ILD 的其他原因[16]。薄层 CT 扫描可确定疾病的范围和分布情况，在 ILD 的诊断中发挥核心作用[19]。肺部手术活检是有创且非特异性的，临床中极少应用，但在高分辨率 CT 不能确定的情况下，很可能需要进行肺部活检以明确诊断。经支气管肺活检等创伤性较小的方法并发症较少，具有一定的应用前景[20-22]。ILD 最常见的组织病理学表现包括急性肺损伤（如弥漫性肺泡损伤）、机化性肺炎、非特异性间质性肺炎、肉芽肿性肺炎、嗜酸性粒细胞性肺炎、肺出血或水肿和肺血管变性等[23]。

四、治疗

目前缺乏单克隆抗体所致肺间质纤维化的标准治疗方案，多参照 DILD 治疗方案进行。临床诊断 ILD 后，停用西妥昔单抗后，进一步治疗策略包括吸氧、应用支气管扩张剂等对症处理和使用糖皮质激素等[15]。但临床诊疗过程中发现糖皮质激素对于西妥昔单抗所致的弥漫性肺损伤疗效欠佳，部分患者治疗后症状及肺部渗出及纤维化的改善并不理想，易合并重症肺部感染导致死亡[4,9,14]。对于肺部感染的患者建议行支气管肺泡灌洗术[24]以明确肺部感染的病原学，早期给予针对性的有效治疗。

（王　军　刘　青）

扫一扫，查阅参考文献

第五节　血液系统毒性

一、分级

靶向治疗的血液系统毒性主要是骨髓抑制和凝血功能障碍，表现为外周血白细胞、中性粒细胞、血红蛋白、血小板减少和出血。按 WHO 抗肿瘤药物常见毒副反应分级标准，根据白细胞、中性粒细胞、血红蛋白、血小板、出血情况进行分级，见表 8-5-1。

表 8-5-1 骨髓抑制程度分级

分级项目	白细胞 / (×10⁹·L⁻¹)	中性粒细胞 / (×10⁹·L⁻¹)	血小板 / (×10⁹·L⁻¹)	血红蛋白 / (g·L⁻¹)	出血
0 度	≥4.0	≥2.0	≥100	≥110	无
Ⅰ度	3.0～3.9	1.5～1.9	75～99	95～109	瘀点
Ⅱ度	2.0～2.9	1.0～1.4	50～74	80～94	轻度失血
Ⅲ度	1.0～1.9	0.5～0.9	25～49	65～79	明显失血
Ⅳ度	<1.0	<0.5	<25	<65	严重失血

二、发生率

鼻咽癌常用的靶向药物主要有表皮生长因子受体抑制剂、血管内皮生长因子受体抑制剂,小分子酪氨酸激酶抑制剂等。多项研究显示单用靶向药在鼻咽癌治疗中血液系统毒性发生率较低。由于靶向药单药使用治疗鼻咽癌客观疗效低,目前联合化疗、放疗成为主要推荐使用方法。联合治疗发生血液系统毒性反应(主要是骨髓抑制)的风险有所增加。

1. 出血 出血事件是大家较为关注的不良反应之一,血管内皮生长因子受体抑制剂报道有出血事件,常为Ⅰ～Ⅱ度,多见于皮肤黏膜出血及与肿瘤相关部位出血,Ⅲ～Ⅳ度少见。目前出血机制尚不确定,可能为新生血管受损、凝血系统和血小板活化系统受阻等。其代表药物贝伐珠单抗、血管内皮抑素均有报道出血发生,尤其是前者。一项研究报道贝伐珠单抗联合化疗导致皮肤黏膜出血的发生率为 17%,肺出血的发生率为4%～31%[1]。另一项采用放疗联合贝伐珠单抗治疗局部晚期鼻咽癌的Ⅱ期临床试验结果(RTOG 0615)显示,出血的发生率为 20.5%,但均为 1～2 级[2]。重组人血管内皮抑制素联合化疗 2 725 例的研究结果显示,出血发生率 2.64%,其中Ⅲ～Ⅳ度 0.61%。血管内皮生长因子受体酪氨酸激酶抑制剂安罗替尼在全国 23 项临床试验汇总报道出血发生率为 20.41%,对照组为 9.09%,其中Ⅲ度、Ⅳ度发生率分别为 3.0% 和 1.4%。安罗替尼用于治疗复发 / 转移鼻咽癌的研究较已有报道的出血发生率增加 1.7 倍。

2. 骨髓抑制 单用靶向药骨髓抑制的发生率低,研究报道发生率小于 5%;联合化疗、放疗发生骨髓抑制风险提高,在一项临床试验中,采用重组人血管内皮抑制素联合 GP 方案治疗转移性鼻咽癌,最常见的 3、4 级不良反应为中性粒细胞减少(46.4%)和血小板减少(14.3%),与未联合方案的发生率相当[3]。Vermorken 等[4]关于表皮生长因子受体抑制剂西妥昔单抗联合化疗治疗头颈部鳞癌的多中心研究(涉及欧洲 80 个医疗中心)表明接受以铂类为基础和西妥昔单抗联合以铂类为基础的化疗患者各 220 例,Ⅲ～Ⅳ度毒副作用中中性粒细胞减少发生率分别为 23% 和 22%,贫血分别为 19% 和 13%,血小板减少均为 11%,无显著性差异。对于另一种表皮生长因子受体抑制剂尼妥珠单抗,国内已发表 45 篇应用尼妥珠单抗治疗鼻咽癌相关的临床研究报道[5],尼妥珠单抗联合放疗骨髓功能抑制的发生率低,主要为轻中度,与单放疗对照组相比,骨髓抑制发生率差异无显著性;联合放化疗血液系统毒性发生率有所增加,联合化疗白细胞下降发生率为 12.92%、中性粒细胞下降6.53%、血红蛋白下降 8.73%、血小板下降 4.40%,其中Ⅲ～Ⅳ度骨髓抑制发生率 2.78%～15.62%[6]。小分子酪氨酸激酶抑制剂阿法替尼、吉非替尼在鼻咽癌研究中多为小样本,报道骨髓抑制发生并不常见。安罗替尼在一项多中心临床研究报道中性粒细胞减少发生率 9.40%、血小板减少 10.54%,Ⅲ～Ⅳ度中性粒细胞减少发生率为 1.50%、血小板减少 1.02%。

三、出血和骨髓抑制的治疗

(一)出血

1. 治疗前评估 在开始抗血管生成抑制剂治疗前应评价潜在风险因素,对 3 个月内发生过出血(如鼻咽出血、肺咯血、消化道出血)的患者禁止使用;对肿瘤累及血管、肺空洞、消化性溃疡、复发部位接受过放疗治疗等潜在出血风险者应慎用。

2. 治疗期间　慎用抗凝或预防血栓生成的药物,以避免加重潜在出血风险。

3. 停药指征　一旦发生出血事件,按出血程度进行处理:①Ⅰ度不必调整用药;②Ⅱ度需延迟给药,2周内能恢复至0～Ⅰ度可以考虑继续使用抗血管药物或降低一个剂量水平给药,并予以止血治疗;③Ⅲ～Ⅳ度出血,应永久停药,并积极救治,如输血、内窥镜治疗、介入手术等。

(二)白细胞减少和中性粒细胞减少

1. 停药指征　用药后Ⅰ～Ⅱ度症状轻者,一般不必调整用药;Ⅲ度及以上白细胞减少或中性粒细胞减少者,则不论有无症状都应停药。通常在停药后的1～3周可以缓解,可以考虑继续使用靶向药物或降低一个剂量水平给药。

2. 粒细胞集落刺激因子应用　白细胞总计数少于2 000/μL或粒细胞计数少于1 000/μL时可予注射重组人粒细胞刺激因子,当白细胞总计数超过10 000/μL时或粒细胞计数大于5 000/μL时便可停止注射。如果发热性中性粒细胞减少Ⅱ度以上,注射人粒细胞刺激因子或聚乙二醇化重组人粒细胞刺激因子,并应静脉使用广谱抗生素。一些非随机对照研究表明:药物诱导的粒细胞缺乏和继发性感染患者使用粒细胞集落刺激因子可以缩短感染恢复时间、抗生素使用时间及住院时间。

(三)红细胞减少

1. 停药指征　红细胞减少Ⅲ度及以上应停用靶向药。

2. 输血指征　无基础心脏疾病、无贫血相关较严重症状、血流动力学稳定的患者,Hb低于6g/L、Ⅲ度及以上红细胞减少时考虑输血。对于有贫血相关较严重症状(如心肌缺血、补液无法缓解的体位性低血压或心动过速、静息时明显呼吸困难),无论Hb水平如何,都应输血。

(四)血小板减少

1. 停药指征　Ⅱ～Ⅲ度血小板减少,不论有无症状都应停靶向药。通常在停药后的1～3周血小板减少得到缓解,可以考虑继续使用或降低一个剂量水平给药。Ⅳ度血小板减少,应永久停药。

2. 限制活动　对一般情况良好、没有瘀点或紫癜患者,无需限制活动。如果血小板计数$<50 \times 10^9/L$,一般不应参加剧烈体育运动。

3. 输血指征　严重出血均需立即输注血小板。血小板计数低于$10 \times 10^9/L$时,可预防性输注血小板以预防自发性出血。

4. 药物治疗　轻度出血、血小板计数$<50 \times 10^9/L$者,可注射白介素-11或重组人血小板生成素,以减少出血和对输注血小板的依赖。

5. 慎用抗凝、抗血小板药物　权衡抗凝、抗血小板药物风险,慎重选用。

(黄建丽)

扫一扫,查阅参考文献

第六节　心血管毒性

鼻咽癌相关的遗传学改变种类很多,涉及染色体修饰、细胞周期转化、细胞吞噬等。比较常见的异常信号通路有EGFR、VEGF、PI3K-Akt和PTEN、周期蛋白依赖性激酶(cyclin-dependent kinase,CDK)等。Lin等[1]在2014年研究中通过对125个鼻咽癌患者进行全外显子组基因测序,观察到诸如*PIK3CA*、*ERBB3*、*KRAS*、*NRAS*等基因的突变,但是频率不高。这也进一步印证了当前鼻咽癌针对基因突变而进行靶向治疗的研究不多,疗效各异的情况。目前比较常见的靶点和药物:①表皮生长因子靶点(如EGFR),比较常用的药物是西妥昔单抗、尼妥珠单抗[2]、帕尼单抗等；②血管内皮生长因子靶点，常用药物贝伐珠单抗等；③ PIK3CA/mTOR 信号通路靶向药，例如依维莫司等[2-3]。

一、肿瘤心脏病学新概念及指南

2022 年，欧洲心脏病学会（ESC）与欧洲血液学会（EHA）、欧洲放射治疗与肿瘤学会（ESTRO）和国际心脏肿瘤学会（IC-OS）联合制订了《心脏肿瘤学指南》[4]。这是第一个 ESC 关于心脏肿瘤学的指南。本指南为与癌症治疗相关的心血管毒性（cancer therapy-related cardiovascular toxicity，CTR-CVT）的定义、诊断、预防和治疗，以及由癌症直接或间接引起的心血管疾病的管理提供了指导。

高血压是抗血管生成药物（如贝伐单抗、卡博替尼等）最常见的不良反应之一。在使用贝伐珠单抗的患者中，多达 36% 的患者观察到了高血压，其中 1.8%～22.0% 为重度高血压[5]。Satoshi Kidoguchi 等[6]提出肿瘤高血压新概念：一方面发生肿瘤疾病与罹患高血压二者的共同危险因素为遗传易感性、肥胖、吸烟、高脂血症、糖尿病、久坐、高龄等；另一方面，一部分抗肿瘤治疗药物，甚至部分放射治疗均可能引起心脏损伤。肿瘤高血压新概念提出了多学科综合管理的理念，同时指南也强调了关注癌症中的血压变化，提出了由抗癌治疗引起的高血压，以及高血压伴癌症患者的最佳血压管理目标。

抗肿瘤治疗（如化疗、放疗、靶向治疗及免疫治疗等），增加了加重心血管疾病的风险，主要表现在血管毒性（如高血压、血栓形成、外周血管疾病）和心脏毒性（左心功能不全、心脏衰竭、心律失常、心肌炎、心包疾病等）[7]。肿瘤所致的心脏病变则表现在心脏转移、恶病质所致的心脏淀粉样变性、类癌心脏病等。两者相辅相成。

二、评估和处理原则

精准诊疗主要体现在筛查、诊断、干预、判断预后等方面。首先是危险因素的评估，要正确认识心脏病史的危险因素、抗肿瘤治疗的危险因素、肿瘤疾病与高血压疾病的共同危险因素及生活方式的危险因素。注意加强心血管毒性相关生物标志物的监测，从而早期发现肿瘤心脏疾病，主要检测指标为心肌肌钙蛋白（cTnI）、B 型脑钠肽（BNP）、髓过氧化物酶（MPO）、心型脂肪酸结合蛋白（H-FABP）、糖原磷酸化酶同工酶脑型（GPBB）等[8]。

在《英国癌症杂志》（*British Journal of Cancer*）杂志上发表《接受贝伐珠单抗治疗的卵巢癌和宫颈癌患者血压管理专家共识》（以下简称《专家共识》）[9]对使用贝伐珠单抗治疗的肿瘤患者的血压管理形成规范。张志仁等[10]认为 VEGF 靶向药物诱导高血压与主要心血管不良事件（major adverse cardiovascular events，MACE）的风险密切相关，需要严格评估、控制相关危险因素。并明确了靶向药物诱导高血压的 CTCAE 4.0 版分级标准，评估与管理的具体流程为：①当基线收缩压 <140mmHg 和 / 或舒张压 <90mmHg 时，可启动靶向药物治疗，在第 1 个疗程中，应每周监测血压，继而每 2～3 周监测，如果发现血压升高，立即开始治疗，如血压未得到控制，考虑减少靶向药物剂量或中断治疗。②当收缩压 >140mmHg 和 / 或舒张压 >90mmHg 时，首先应进行降压治疗，如血压未得到控制，则暂不启动靶向药物治疗方案；如血压得到有效控制，则开始靶向药物治疗，但在治疗过程中需密切监测血压。

VEGF 抑制剂和 TKI 抗肿瘤药物可以明显改善肿瘤患者的预后，但是其心血管不良反应不容忽视，在应用此类药物前后都需要进行全面的基线评估、科学检测与管理，根据血压升高程度及危险因素合理选择降压药物。心血管不良反应的良好控制亦可以改善肿瘤患者的预后。

（陈子龙）

扫一扫，查阅参考文献

第七节 眼部毒性

一、临床特征

目前鼻咽癌靶向药物用于临床的药物主要分为两类，第一类作用于 EGFR 通路，主要药物有西妥昔单抗、尼妥珠单抗；第二类为抗血管生成通路，主要药物有贝伐珠单抗、重组人血管内皮抑制素、索拉非尼及阿帕替尼，后两者目前均只进行了 II 期临床研究，并未在临床推广应用。上述所有的靶向药物均可导致皮肤毒性反应，这些皮肤毒性反应也可发生在眼睑皮肤。研究显示，作用于 EGFR 的药物最容易出现眼部相关的毒性反应，所有的 EGFR 抑制剂均可以导致眼部毛发周期失调，进而导致毛发颜色、生长速度和质地的变化，造成多毛症及睫毛粗长，或者脱发，也可导致角膜最外层上皮层愈合不良，从而导致眼干燥症和持续性角膜上皮缺损和糜烂 [1]。西妥昔单抗用于鼻咽癌发生眼部毒性副作用的相关事件尚未报道，但西妥昔单抗用于治疗转移性结直肠癌临床试验报道了干眼症状、畏光、流泪、结膜炎及角膜炎等眼部相关毒性反应 [2-3]，并且也有用药后出现毛发肿大导致角膜损伤的个案报道 [4]。

在放疗期间需谨慎使用已批准的分子靶向药物或临床试验之外的分子靶向药物，尤其是在与低分级方案联合使用时。有研究表明，放疗联合靶向治疗的组合可能会导致特定毒性或对放疗的效果产生负面影响。尽管目前关于分子靶向辐射与放射治疗在临床环境中的相互作用的信息很少，但仍报告了一些严重事件，其中也包括眼部毒性反应 [5]。

二、处理策略

出现眼部毒性时，停止治疗还是继续靶向治疗取决于个体的情况。出现发生在眼睑皮肤相关的眼部毒性反应时，可按照皮肤毒性反应的处理策略诊治。针对 EGFR 抑制剂导致的眼部毛发周期失调，在停止使用药物后，相关症状均可以得到改善，针对 EGFR 抑制剂导致的眼干燥症和角膜缺损，可以尝试频繁滴用人工泪液、戴绷带式接触镜、戴眼罩等标准治疗，但效果大多不理想。角膜缺损有导致失明的风险，停止相应的靶向药物治疗后，角膜上皮的缺损可逐渐恢复正常 [1]。西妥昔单抗引起的干眼症状可使用人工泪液进行改善，畏光及流泪需避免强光，出现结膜炎、角膜炎时，予以局部或全身使用抗生素对症支持治疗，上述症状停药后可以得到改善。角膜炎出现角膜变薄甚至失明的风险，应尽早对症处理或及时停止使用靶向药物 [2,3,6]。

（倪晓雷　廖东霞）

扫一扫，查阅参考文献

第八节 内分泌与代谢毒性

EGFR 单克隆抗体较少引起内分泌及代谢功能异常。西妥昔单抗导致低镁血症的发生率超过 10%，3 级及以上低镁血症发生率 4%～47%，脱水的发生率超过 1%。尼妥珠单抗对内分泌与代谢功能的影响还不明确。贝伐珠单抗导致女性卵巢功能衰竭和代谢功能障碍的发生率超过 10%。阿帕替尼导致甲状腺功能减退的发生率约 21.6%，高甘油三酯血症发生率约 27.0%，高胆固醇血症发生率 16.2%。

一、药物相关卵巢功能衰竭

抗血管生成药物贝伐珠单抗可能损害卵巢功能,影响女性患者生育能力。

1. 发生机制 仍不明确。

2. 西医处理策略 停药后大部分患者卵巢功能可恢复。应避免妊娠妇女使用贝伐珠单抗,育龄女性患者使用贝伐珠单抗时,需采取避孕措施,并向其提供保护生育力的方法。建议哺乳期女性在使用贝伐珠单抗期间及末次使用贝伐珠单抗后至少6个月内暂停哺乳。

二、药物相关甲状腺功能减退

抗血管生成药物阿帕替尼可导致甲状腺功能减退。

1. 发生机制 具体机制仍不明确,可能与以下方面有关:①直接损伤甲状腺血管或甲状腺细胞,导致甲状腺功能受损或引发甲状腺炎;②抑制甲状腺细胞摄碘及过氧化物酶活性等[1]。

2. 临床表现 肌肉软弱无力、记忆力减退、反应迟钝、嗜睡、厌食、便秘、体重增加、心动过缓、全身皮肤干燥粗糙、毛发减少、面部虚肿、表情淡漠、女性月经周期紊乱或月经量过多等。甲状腺功能减退分级见表8-8-1[2]。

表 8-8-1 甲状腺功能减退分级

分级	症状及处理原则
1级	无症状;仅临床检查或诊断所见,无需干预
2级	有症状;甲状腺素替代治疗;借助于工具的日常生活活动受限
3级	严重;自理性日常生活活动受限;需要住院治疗
4级	危及生命;需要紧急治疗
5级	死亡

注:该甲状腺功能减退分级标准参考CTCAE 5.0。

3. 西医处理策略 阿帕替尼使用前检测甲状腺功能,使用期间密切监测甲状腺相关激素水平。当促甲状腺激素(TSH)升高,血清游离甲状腺素(FT_4)降低时,使用左甲状腺素($L\text{-}T_4$)治疗,同时寻找甲减原因。$L\text{-}T_4$起始剂量为25~50μg/d,每1~2周增加25μg,直至甲状腺素水平恢复正常,以后每6~12个月复查1次。

4. 剂量调整 根据患者药物相关不良反应程度和治疗效果调整剂量,见表8-8-2。

表 8-8-2 阿帕替尼剂量调整原则

甲状腺功能减退分级①	给药时间	剂量调整
1~2级	按时给药	不改变剂量
3~4级	暂停用药,待不良反应恢复到≤1级,以原剂量继续用药	如再次出现≥3级不良反应,则下调一个剂量后继续用药

注:建议在医师指导下调整剂量,第一次调整剂量:375mg,每日1次,28天为一周期,连续服用;第二次调整剂量:250mg,每日1次,28天为一周期,连续服用,若仍无法耐受,则永久停药。

三、药物相关血脂与脂蛋白异常

抗血管生成药物阿帕替尼可导致高甘油三酯血症和高胆固醇血症。

1. 发生机制 仍不明确。

2. 西医处理策略 阿帕替尼使用前、使用期间常规监测血清胆固醇、甘油三酯水平。保持健康生活方式,改善饮食结构,适当运动,必要时可使用他汀类药物治疗。阿帕替尼使用期间谨慎使用 HMG-CoA 还原酶抑制剂（如辛伐他汀和洛伐他汀）。停药后大部分患者可恢复正常。高甘油三酯血症分级见表8-8-3。

表8-8-3　高甘油三酯血症分级 [2]

分级	标准
1级	150～300mg/dL（1.71～3.42mmol/L）
2级	>300～500mg/dL（>3.42～5.70mmol/L）
3级	>500～1 000mg/dL（>5.7～11.4mmol/L）
4级	危及生命
5级	死亡

3. 剂量调整　参考表8-8-2。

四、药物相关水、电解质异常

EGFR单克隆抗体西妥昔单抗和抗血管生成药物贝伐珠单抗、阿帕替尼均可引起水、电解质代谢紊乱。

1. 发生机制　西妥昔单抗可抑制镁离子在肾小管髓袢升支粗段的重吸收，导致尿镁增加，血镁下降 [3]，也可引起腹泻及黏膜炎，继发脱水、低钾、低钙等。贝伐珠单抗和阿帕替尼引起脱水、低镁、低钠等水、电解质代谢紊乱的机制仍不明确。

2. 西医处理策略　停药后可恢复。用药期间监测肾功能、24小时出入量、尿常规和电解质水平，及时补液、补充电解质，维持水和电解质平衡。

（张秋宁　吴　迅）

扫一扫，查阅参考文献

第九节　神经系统毒性

一、发生机制

分子靶向治疗通过靶向对肿瘤生长起关键作用的特定分子来发挥抗肿瘤作用。这些药物的毒性可能由非肿瘤组织中的直接靶向抑制作用引起，也可能通过间接机制所介导 [1]。例如，由于表皮生长因子受体（EGFR）在皮肤、胃肠道和眼组织中高表达，EGFR抑制剂最常见的毒性反应即皮炎、腹泻和靶向效应引起的眼部不适。同样，抑制VEGF-A靶向血管生成的药物可以导致包括出血在内的血管相关并发症。然而，靶向药物治疗的神经毒性的发生仅通过作用机制仍然难以进行临床预测。

血管内皮生长因子（VEGF）和表皮生长因子受体（EGFR）仍然是目前鼻咽癌分子靶向治疗关注的主要靶点。据报道，西妥昔单抗的应用可能伴随头痛、低镁血症伴继发性疲劳、肌肉痉挛、嗜睡、无菌性脑膜炎等神经系统毒性 [2-3]。另外，Ng等 [4] 评估了西妥昔单抗联合放化疗的33例局部晚期复发性鼻咽癌患者的安全性，研究发现联用西妥昔单抗可能增加了颞叶坏死的发生率。而抗VEGF-A单克隆抗体贝伐珠单抗和VEGF受体的小分子抑制剂（如索拉非尼、舒尼替尼）同样可能伴随多种神经系统毒性，疲劳是其中最常见的不良反应之一。这些药物主要通过抑制血管生成来发挥抗肿瘤作用，这可能增加了颅外和颅内出血事件的发生风险。这类药物的使用还与动静脉血栓栓塞（包括脑卒中）的风险增加有关。此外，贝伐珠单抗诱导的继发性高血压可能引起可逆性脑后部白质病变综合征，表现为癫痫发作、视力障碍或其他局灶性神经系统症状 [5]。

二、临床特征和处理策略

肿瘤靶向治疗引起的神经系统并发症相对少见,早期的诊断与鉴别是治疗的关键。靶向治疗引起的中枢及周围神经毒性反应往往是剂量限制性副反应,通常取决于单次和累积的用药剂量。另外,用药时间、联合治疗等也是潜在的危险因素。用药前应谨慎评估患者的一般情况,对于发生《不良事件通用术语标准》(CTCAE)中 2～3 级神经系统不良事件者应及时停用相应的靶向药物,待症状缓解至 1 级或消失后重新使用并降低剂量,若出现任何 4 级不良事件则应永久停药。迄今,仍然没有确切的药物用于预防靶向治疗相关的神经系统毒性反应。对于已经出现的神经系统症状,有效的药物治疗选择仍然有限。减少或缓解神经性疼痛是治疗的重点,根据症状的不同,临床可以使用抗抑郁药、抗惊厥药、阿片类药物、谷胱甘肽等药物。另外,针灸、物理训练、脊髓刺激等也被认为是改善神经毒性可能有效的非药物治疗手段[6]。

(傅志超 王鑫鹏)

 扫一扫,查阅参考文献

第九章 免疫治疗并发症临床康复

第一节 皮肤黏膜毒性

免疫检查点抑制剂（immune checkpoint inhibitor，ICI）在鼻咽癌中的应用一直是一个研究热点，理想的 ICI 不仅可以有效地"制动"免疫系统，并且可以"重启"内源性抗肿瘤免疫机制。

研究表明，50%～80% 的鼻咽癌组织和临床前模型高表达 PD-L1，阻断 PD-1/PD-L1 信号通路的单克隆抗体已经成为鼻咽癌免疫治疗的一个新型治疗手段，并且目前已经成为晚期及复发鼻咽癌的一线治疗方式之一[1]。然而，ICI 在发挥其卓越疗效的同时，也可能会引起一系列的毒副作用，部分甚至具有潜在致死性。目前随着 ICI 的广泛应用，对此类药物不良反应的识别和处理也成为了鼻咽癌诊疗中的重要组成部分。本章节对 ICI 常见不良反应的发生率和临床特征进行了总结，并提出了相应的处理策略。

一、发生率和临床特征

接受 ICI 治疗后，在躯体皮肤上发生的不良反应表现，如果明确与药物相关，统称为免疫相关皮肤黏膜毒性。皮肤黏膜毒性是最常见的 ICI 相关不良事件（immune-related adverse effect，irAE），多发生于治疗开始后的 3～6 周[2]。研究报道，在接受 PD-1/PD-L1 阻断剂治疗的患者中，30%～40% 的患者会发生皮肤毒性反应[3]，而 CTLA-4 检查点抑制剂具有更常见且严重的皮肤毒性，经伊匹木单抗治疗的患者中，皮疹或瘙痒的发生率约为 50%。典型的临床表现为网状或斑丘疹状淡红色的皮疹[4]，多位于躯干或四肢。其他常见的表现还包括白癜风、脱发、口干等[5-6]。此外，联合阻断 CTLA-4 和 PD-1/PD-L1 信号通路的治疗方案的皮肤毒性发生率为 58%～71%[7]。大部分皮肤黏膜毒性的程度都是低级别的（1～2 级），无需停止 ICI 治疗，可局部使用润肤剂、口服抗组胺药和 / 或使用中效类固醇皮质激素对症处理[8]。也有文献报道过严重的皮肤毒性，但发生率极低，包括大疱性类天疱疮、重症多形红斑、中毒性表皮坏死松解症（TEN）及药物反应伴嗜酸性粒细胞增多和全身症状等[9-10]。

二、处理原则和策略

1. 处理原则

（1）对于发生 1～2 级皮肤不良事件的患者，可以继续使用 ICI 治疗（至少 1 周）。当出现皮肤瘙痒时开始外用润肤霜，口服抗组胺药和 / 或外用小剂量糖皮质激素软膏治疗，当皮肤不良事件降至 1 级以下时再次开始使用 ICI。

（2）对于发生 3 级皮肤不良事件的患者，应中断 ICI 治疗，立即开始外用润肤霜，口服抗组胺药和外用大剂量糖皮质激素软膏治疗。

（3）对于发生 4 级皮肤不良事件的患者，永久停用 ICI 治疗，立即让患者住院治疗并请皮肤科医生会诊，尽快使用糖皮质激素（甲泼尼龙 1～2mg/kg）静脉滴注治疗，并根据不良事件的变化情况逐渐减量。

2. 处理策略 ICI 相关的皮疹可以外用糖皮质激素乳膏治疗。如伴随明显的瘙痒，可在加强止痒治疗的情况下口服抗组胺药。重度皮疹（3/4 级）需停用免疫治疗，并口服糖皮质激素[11]。Stevens-Johnson 综合征（SJS）/ 中毒性表皮坏死松解症发生率较低，但较为严重，患者通常需要住院治疗，需立即暂停 ICI 治疗，给予静脉滴注糖皮质激素,综合评估、密切监护,维持水、电解质平衡。若激素治疗效果不理想,需立即请皮肤科会诊并考虑行组织活检。

2022 年 CSCO 指南总结了免疫治疗相关皮肤毒性的具体处理方法[12],详见表 9-1-1(相关证据级别全部为 2A 类证据)。

表 9-1-1 免疫检查点抑制剂相关的皮肤毒性分级及处理

分级	描述	I级推荐	II级推荐	III级推荐
斑丘疹 / 皮疹				
G1	斑疹 / 丘疹区域 <10% 全身体表面积(BSA),伴或不伴症状(如瘙痒、灼痛或紧绷)	• 继续 ICI 治疗 • 局部使用润肤剂 • 口服抗组胺药物 • 使用中等强度的糖皮质激素(局部外用)		• 必要时进行血常规、肝肾功能检查
G2	斑疹 / 丘疹区域占 10%~30% 全身 BSA,伴或不伴症状(如瘙痒、灼痛或紧绷);日常使用工具受限	• 局部使用润肤剂 • 口服抗组胺药 • 使用强效的糖皮质激素外用和 / 或泼尼松 0.5~1mg/(kg•d)	考虑暂停 ICI 治疗	• 必要时进行血常规、肝肾功能检查 • 考虑转诊至皮肤科并行皮肤活组织检查
G3	斑疹 / 丘疹区域 >30% 全身 BSA,伴或不伴症状(例:红斑、紫癜或表皮脱落);日常生活自理受限	• 暂停 ICI 治疗 • 使用强效的糖皮质激素外用,泼尼松 0.5~1mg/(kg•d)[如无改善,剂量可增加至 2mg/(kg•d)]	考虑住院治疗;请皮肤科急会诊;皮肤组织活检	• 必要时进行血常规、肝肾功能检查
瘙痒				
G1	轻微或局限	• 继续 ICI 治疗 • 口服抗组胺药 • 使用中效的糖皮质激素外用		• 必要时进行血常规、肝肾功能检查
G2	强烈或广泛;间歇性;抓挠致皮肤受损(如:水肿、丘疹、脱屑、苔藓化、渗出 / 结痂);日常使用工具受限	• 在加强止痒治疗下可继续 ICI 治疗 • 使用强效的糖皮质激素外用 • 口服抗组胺药 • 某些严重患者可以考虑停用 ICI 治疗	请皮肤科会诊,考虑转诊至皮肤科	• 必要时进行血常规、肝肾功能检查
G3	强烈或广泛;持续性;日常生活自理明显受限或影响睡眠	• 暂停 ICI 治疗 • 泼尼松 / 甲泼尼龙,0.5~1mg/(kg•d) • 口服抗组胺药 • γ- 氨基丁酸(GABA)激动剂(加巴喷丁、普瑞巴林) • 难治性瘙痒可考虑给予阿瑞吡坦或奥马珠单抗(如血 IgE 水平升高)	皮肤科急会诊;查血清 IgE 和组胺	• 必要时进行血常规、肝肾功能检查;必要时取活检
大疱性皮炎 /Stevens-Johnson 综合征 / 中毒性表皮坏死松解症				
G1	无症状,水疱区域 <10% 全身 BSA	• 暂停 ICI 治疗 • 使用强效的糖皮质激素外用	皮肤科急会诊;血常规、肝肾功能、电解质、C 反应蛋白(CRP)检查	
G2	水疱覆盖 BSA 占 10%~30% 伴疼痛;日常使用工具受限	• 暂停 ICI 治疗,直至毒性 <1 级 • 泼尼松 / 甲泼尼龙,0.5~1mg/(kg•d) • 血常规、肝肾功能、电解质、CRP 检查	皮肤科急会诊	

续表

分级	描述	Ⅰ级推荐	Ⅱ级推荐	Ⅲ级推荐
G3	水疱覆盖BSA>30%；日常生活自理明显受限；SJS或者TEN	● 永久停用ICI治疗 ● 泼尼松/甲泼尼龙，1~2mg/(kg·d) ● 需要住院治疗，有指征入住ICU监护或烧伤病房 ● 请皮肤科、眼科、泌尿科急会诊 ● 血常规、肝肾功能、电解质、CRP、补体等相关炎性因子检查		● 必要时皮肤活检
G4	水疱覆盖BSA>30%；合并水、电解质紊乱致死性SJS或者TEN			

三、免疫停药后重启的原则

1. 在发生显著的皮肤黏膜毒性后，要谨慎考虑恢复免疫治疗。当重启免疫治疗时应当进行密切随访，监测症状的复发情况。如果毒性反应再次发生，则永久停止这类免疫治疗。

2. 重启免疫治疗之前应充分评估患者的肿瘤状态，如果ICI治疗后，肿瘤取得了客观缓解，重启免疫治疗应慎重，建议请皮肤科会诊，讨论重启免疫治疗的风险和收益。

3. 斑丘疹和/或瘙痒症状，在症状缓解至≤1级后，可以考虑恢复免疫治疗。

4. 发生严重或危及生命的大疱性皮肤毒性反应（3~4级）的情况下，永久停用免疫治疗。

（杨坤禹）

扫一扫，查阅参考文献

第二节　胃肠道毒性

一、发生率、发病特点和发生机制

1. 发生率和发病特点　胃肠道毒性是免疫相关毒性中第二常见，也是最严重的并发症之一，常常导致治疗中断[1]。经统计，在接受免疫治疗的患者中，超过30%的患者会发生胃肠道毒性[2]。

据文献报道，不同检查点抑制剂的胃肠道毒性反应具有不同的发病特点，如CTLA-4单克隆抗体的胃肠道毒性发生率及严重程度明显高于PD-1/PD-L1单克隆抗体[3-4]。腹泻、结肠炎是胃肠道毒性最常见的临床主诉症状，最常出现在免疫治疗开始5~8周后[5]，其中程序性细胞死亡蛋白1（PD-1）/程序性细胞死亡蛋白配体1（PD-L1）抑制剂诱导的腹泻较晚，往往出现在治疗开始10周以后[6]。

不同作用靶点抑制剂胃肠道毒性的发生率也不相同。据报道，与PD-1抑制剂相比，CTLA-4单克隆抗体发生率更高（8%~22% vs. 27%~54%）[7]，当两者联合治疗时，腹泻发生率为44%[8]。另一项研究表明，细胞毒性T淋巴细胞抗原4（CTLA-4）抑制剂诱导3级以上胃肠道毒性发生率明显高于PD-1抑制剂（6% vs. 1%~2%），联合用药时3级以上胃肠道毒性约10%[9]。以上研究表明，CTLA-4抑制剂胃肠道毒性更常见、也更严重，临床联合用药时需警惕胃肠道毒性的叠加作用[10]。值得注意的是，先前使用CTLA-4抑制剂发生腹泻/结肠炎的患者，换用PD-1抑制剂后，不一定会发生胃肠道毒性[11]。

2. 发生机制　免疫治疗相关胃肠道毒性主要损伤结肠，其他靶器官如胃、十二指肠较少[12]，发病机制主要考虑为免疫抑制剂激活了机体的免疫系统，增强了黏膜尤其是胃肠道黏膜的免疫应答，最终导致免疫相关的胃肠道毒性，如腹泻、肠道炎症等[13]。

二、临床特征

对于 CTLA4 单克隆抗体介导的胃肠道毒性,胃肠道症状可以发生于任何时间,甚至可能在治疗后数月才出现。对胃肠道毒性早期症状的关注、及时的诊断和治疗,可降低发生重度胃肠道毒性的风险。胃肠道毒性最常见的症状是腹泻、腹痛、血便、黏液便及发热等。实验室检查可显示贫血、C 反应蛋白升高和低蛋白血症等。大多数病变部位位于乙状结肠和直肠[14]。实验室检查无特异性表现,消化内镜下主要累及左半结肠,表现为黏膜充血、糜烂溃疡及血管纹理消失等。病理组织学特征常见急性损伤,伴随不同种类的白细胞浸润,少部分患者呈现慢性炎症表现,如基底部浆细胞浸润增多,甚至出现肉芽肿[15]。免疫相关性胃肠道毒性的诊断主要依赖于上述症状、用药史以及消化内镜下组织学变化。临床上建议对持续性的 2 级或以上的胃肠道毒性患者行粪便病原学、腹盆腔影像学及消化内镜下组织活检,以排除其他病因,如感染性肠炎、缺血性结肠炎、其他药物导致的结肠炎以及放射性肠炎等。

有关 PD-1 单克隆抗体相关胃肠道毒性数据非常少。最常见的症状同样为腹泻,随后是恶心 / 呕吐和腹痛。可以将 PD-1 单克隆抗体导致的胃肠道 irAE 分为四种不同的模式:与抗 CTLA4 相似的急性结肠炎、显微镜下结肠炎、累及上消化道的毒性反应和假性梗阻,87.5% 的病例对糖皮质激素治疗有反应。与单用伊匹木单抗或 PD-1 单克隆抗体治疗相比,CTLA4 单克隆抗体联合 PD-1 单克隆抗体治疗相关的腹泻和结肠炎(包括重度)出现得更早、更频繁。还有其他的胃肠道毒性,包括在 CT 扫描中可见的胰腺炎和小肠炎[15]。

三、处理原则和策略

无论使用的是哪种类型的免疫制剂,都应重视对胃肠道毒性的监控和管理,探索控制不良反应、改善预后的最佳治疗方案。

目前,胃肠道毒性的管理主要根据临床症状的严重程度进行分层治疗[16]。不伴有严重腹泻的患者可使用洛哌丁胺或地芬诺酯,以减轻腹泻症状,必要时接受抗腹泻治疗、补液及补充电解质治疗,可继续应用 ICI 治疗[17]。伴有持续的 2 级腹泻或严重腹泻者(3/4 级腹泻;伴有恶心、腹痛、腹胀、血便、黏液便、排便习惯改变等的 1/2 级腹泻),应该停用 ICI 治疗,同时接受全身糖皮质激素治疗(每天静脉注射 1～2mg/kg)[18]。静脉糖皮质激素治疗 3～5 天内有效的患者,可以转为口服激素治疗,并在 8～12 周内逐步减量。静脉糖皮质激素 3～5 天内无效的患者,若无禁忌证,可加用英夫利昔单抗(5mg/kg,每两周一次)或维多珠单抗治疗[19]。现有研究表明,与长期激素治疗相比,短期激素加英夫利昔单抗治疗可降低各种机会性感染的风险[20]。通常情况下,应用英夫利西单抗 24 小时内便出现效果。研究表明,麦考酚酯或维多珠单抗对英夫利西单抗难治病例有极好疗效[21-22]。粪便菌群移植可用于对激素、英夫利昔单抗或维多珠单抗耐药的胃肠道感染病例中[22]。极少数情况下,结肠炎可发生穿孔,则必须采取手术治疗。

(杨坤禹)

扫一扫,查阅参考文献

第三节 肝脏毒性

一、发生率和发生机制

鼻咽癌免疫治疗后肝功能异常较为常见,目前报道的发生率为 8.9%～15.3%,联合化疗后发生概率显著升高,可高达 37.7%;肝损伤一般主要以 1～2 级为主,而 3 级及以上重症肝炎发生率较少见,不超过 7.4%[1-5]。

PD-1 抑制剂导致的免疫相关性肝脏毒性发生机制并未明确,可能机制为活化的 T 淋巴细胞攻击正常肝组织,自身抗体的产生,CTLA-4 脱靶效应导致的抗体依赖细胞介导的细胞毒性作用以及免疫细胞释放炎性因子介导的组织免疫损伤[6]。

二、临床特征

免疫相关性肝损伤可发生在开始免疫治疗后的任意时间,最常出现在首次用药后 8～12 周。主要表现为无临床症状的血清转氨酶升高,伴或不伴有血清胆红素升高,缺乏典型临床表现,血清自身免疫性肝炎相关标志物多为阴性,有时可伴发热、疲乏、食欲缺乏等非特异性症状。免疫相关性肝炎的诊断需要在排除引起肝炎的所有病因后,结合肝活检才可进一步明确肝损伤原因和损伤程度。肝功能试验结果为异常的患者肝脏影像学检查可无异常,CT 可能表现为轻度肝肿大、门静脉周围水肿、门静脉周围淋巴结肿大等[7]。

使用 PD-1 抑制剂后发生肝毒性的患者,肝脏病理活检显示可存在重度全小叶性肝炎伴明显的静脉周围浸润和内皮炎症,部分患者的肝毒性主要表现为胆管损伤,具体可表现为胆小管增生以及汇管区胆小管周围轻度单核细胞浸润[7-8]。

三、处理原则和策略

(一)肝脏毒性的西医处理策略

免疫治疗相关性肝脏毒性的处理,主要是参考 CSCO 指南、ASCO 指南和 ESMO 指南推荐的治疗策略[9-11],根据肝损伤的程度予以分级处理。具体分级标准:①1 级,AST 或 ALT<3 倍正常值上限(upperlimitofnormal,ULN),可继续免疫检查点抑制剂治疗;每周监测 1 次肝功能,如肝功能稳定,适当减少监测频率。②2 级,AST 或 ALT 3～5 倍 ULN,暂停 ICI 治疗;0.5～1mg/kg 泼尼松口服,如肝功能好转,缓慢减量,总疗程至少 4 周;泼尼松剂量减至≤10mg/d,且肝脏毒性≤1 级时,可重新 ICI 治疗;注意每 3 天检测 1 次肝功能。③3 级,AST 或 ALT>5～20 倍 ULN,总胆红素 3～10 倍 ULN;建议停用 ICI;泼尼松剂量减至≤10mg/d,且肝脏毒性≤1 级,可重新 ICI 治疗;每 1～2 天检测 1 次肝功能,若 3 天后肝功能无好转,考虑加用麦考酚酯(500～1 000mg,2 次 /d),如麦考酚酯效果仍不佳,可选加用他克莫司;请肝病专家会诊;进行肝脏 CT 或超声检查;考虑肝脏活检。④4 级,AST 或 ALT>20 倍 ULN,总胆红素 >10 倍 ULN,建议永久停用 ICI 治疗;静脉使用甲泼尼龙,1～2mg/kg,待肝脏毒性降至 2 级后,可等效改换口服的泼尼松并继续缓慢减量,总疗程至少 4 周;3 天后如肝功能无好转,考虑加用麦考酚酯(500～1 000mg,2 次 /d);不推荐使用英夫利西单抗。

每次用药前应监测肝功能,包括转氨酶和胆红素水平[12]。若患者的 AST 和 / 或 ALT 升高,排除病毒性肝炎或其他药物性因素等导致的肝炎后,如考虑免疫治疗相关肝脏毒性,应及时使用糖皮质激素治疗。

免疫治疗相关肝脏毒性可能持续相当长的一段时间,需要长时间治疗,或重复糖皮质激素治疗(建议最少治疗 3 周),必要时联合使用其他免疫抑制剂。糖皮质激素有时难以改善 AST 和 ALT 的升高,此时可联合使用吗替麦考酚酯(一次 500mg,每 12 小时 1 次),也有采用抗胸腺细胞球蛋白疗法的报道[13]。由于英夫利西单抗本身就有肝毒性的风险,AST/ALT 升高患者不应使用。

(二)肝脏毒性的中医处理策略

在中医上免疫相关性肝损伤属于中医学"胁痛""黄疸"等病的范畴。中医认为药毒内侵是发病的主要原因[14]。病机是肝胆疏泄不利,脾胃转输、运化升降功能失调,湿困气阻而药毒壅滞,气阻痰凝,气血瘀滞。湿热药毒是发作期的关键[15]。治疗应以疏肝利胆、祛湿解毒为主,并注意活血化瘀法的应用。中医对于免疫相关性肝损伤的分型诊治,可分为肝胆湿热、肝脾不和、气滞血瘀、肝肾阴虚 4 个证型[16]。

1. 中药复方

(1)肝胆湿热证

主要表现:身目俱黄,黄色鲜明,口干口苦,心烦不寐,恶心呕吐,食欲不振,小便黄赤而短少,大便多秘结,舌红,苔多黄腻,脉弦数。

治法:清热解毒、疏利肝胆。

方药：茵陈高汤（《伤寒论》）加味，药由茵陈、栀子、大黄、赤芍、板蓝根、白术、焦三仙、甘草等组成。辨证加减：恶心呕吐较甚者，加半夏、竹茹；腹胀者，加厚朴、枳壳。

（2）肝脾不和证

主要表现：胁肋疼痛，腹胀，心烦易怒，善太息，食欲减退，乏力，每因情志变化而症状波动较大，舌淡苔白，脉弦。

治法：疏肝理脾。

方药：常用逍遥散（《太平惠民和剂局方》）加味，药由柴胡、当归、白芍、茯苓、白术、薄荷、炙甘草、生姜等组成。辨证加减：恶心呕吐者，加半夏、竹茹等；腹胀者加厚朴、栝楼；肝脾肿大者，加莪术；气虚者加黄芪、太子参；纳差者加炒鸡内金、谷麦芽、神曲。

（3）气滞血瘀证

主要表现：腹内痞块，胁肋疼痛，腹胀腹痛，面色晦暗，大便不畅，或见水肿，舌质紫暗，脉弦涩。

治法：行气活血

方药：膈下逐瘀汤（《医林改错》）加味。药由丹皮、当归、赤芍、川芎、桃仁、红花、香附、元胡、枳壳、乌药、五灵脂、甘草等组成。辨证加减：腹胀者加大腹皮、厚朴；阴虚者加知母、黄柏；伴腹水者加车前子、茯苓、猪苓等；疼痛较甚者加三七粉（冲服）、川楝子；纳差者加炒鸡内金、焦三仙。

（4）肝肾阴虚证

主要表现：腰痛或腰酸腿软，胁肋隐痛，劳累加重，眼干涩，五心烦热或低热，口干咽燥；或有耳鸣、耳聋、头晕、眼花，大便干结，小便短赤，舌红少苔，脉细或细数。

治法：滋养肝肾，活血化瘀。

方药：一贯煎（《续名医类案》）合膈下逐瘀汤（《医林改错》）加减，药由生地黄、北沙参、麦冬、阿胶（烊）、牡丹皮、当归、赤白芍、枸杞子、川楝子、丹参、桃仁、红花、枳壳等组成。辨证加减：内热口干，舌红少津者加天花粉、玄参；腹胀明显者加莱菔子、大腹皮；阴虚火旺者加知母、黄柏；低热明显者加青蒿、地骨皮；鼻衄者加白茅根、旱莲草。

2. 外治法

（1）针刺：针刺主要取足少阳胆经和足厥阴肝经腧穴。主穴可取太冲、行间、肝俞、胆俞、足三里、阳陵泉、三阴交、支沟、内关等。湿热偏重配穴内庭、阴陵泉、至阳，用泻法；肝脾不和配穴脾俞、中脘，用平补平泻法；气滞血瘀配穴膈俞、期门，用泻法；肝肾阴虚配穴肾俞、命门、志室、曲泉，用补法。针刺可调整人体免疫功能，促进肝功能恢复，改善临床症状和体征[17]。

（2）艾灸：艾灸可选取足三里、曲池、膈俞、肝俞、胆俞、巨阙、右不容、中脘、右梁门、右期门等穴位，轻症患者每穴各灸5壮，重症患者则增加艾贴壮数。若胃肠功能障碍偏重，可以足三里、曲池、中脘为基本穴进行艾灸以强化脾胃的功能；若胃气上逆而出现呕吐时，可加灸巨阙。

（3）刮痧

1）刮背部：沿脊柱由上往下刮拭，重点刮拭至阳、膈俞、肝俞、胆俞。刮拭至阳穴可宽胸理气，膈俞、肝俞、胆俞可疏肝活血。

2）刮腹部：分别点按或刮拭期门、中脘。刮拭期门和中脘可消积化滞、理气止痛。

3）刮小腿外侧：沿足少阳胆经走行，由上往下经阳陵泉刮拭至外丘，重点加强阳陵泉、外丘的刮拭。刮拭阳陵泉、外丘可通利胆经。

4）刮小腿内侧：沿足厥阴肝经走行，由上往下刮拭蠡沟。刮拭蠡沟可疏肝活血。

（吴峥　李阳　韩亚骞）

扫一扫，查阅参考文献

第四节 肺 毒 性

一、发生率和发生机制

鼻咽癌免疫治疗中免疫相关性肺炎发生率总体较低,各研究报道的 PD-1 抑制剂单药导致的所有级别肺炎发生率为 1.1%～11.1%,3 级及以上重症肺炎发生率为 0.5%～7.4%[1-3];在联合化疗后,肺炎发生概有所升高,所有级别和 3 级及以上发生率分别为 5%～16.4% 和 1%～6.3%[4-5]。目前,鼻咽癌人群来自真实世界的免疫相关性肺炎的发生率相关报道较少。

目前,PD-1 抑制剂导致的免疫相关性肺炎具体的发生机制并未完全明确。一般认为产生免疫相关性肺炎的机制为:巨噬细胞和效应 T 细胞之间的 PD-1/PD-L1 信号通路被阻断,效应 T 细胞过度活化而引起肺损伤[6]。免疫相关性肺炎的高危人群包括既往存在慢性阻塞性肺疾病、肺纤维化,既往接受过胸部放疗的患者,或目前存在肺部活动性感染的患者。

二、临床特征

目前在鼻咽癌中,尚缺乏 PD-1 抑制剂导致的肺炎的专门报道。免疫相关性肺炎可发生在治疗的任何阶段,中位发生时间为 2.8 个月左右(9 天～19 个月),并且研究认为联合用药患者比单药治疗患者发生肺炎时间可能更早[7]。最常见的临床症状包括呼吸困难(53%)、咳嗽(35%)、发热(12%)或胸痛(7%),偶尔会发生缺氧且会快速恶化,以致呼吸衰竭,但是约 1/3 的患者可表现为无任何症状,仅有影像学异常,且可没有特征性影像学或病理表现[7]。免疫相关性肺炎影像学上多表现为磨玻璃结节影或斑片状浸润影,主要位于两肺下叶,其次为中叶,上叶相对较少。当影像学特点符合免疫相关性肺炎时,无需行活检进一步确定。目前并无特异性的病理诊断确定是否为免疫相关性肺炎。

三、处理原则和策略

(一)免疫相关性肺炎的西医分级标准和处理策略

1. 分级标准　免疫相关性肺炎的治疗,主要是参考 CSCO 指南、ASCO 指南和 ESMO 指南推荐的处理策略[8-10],根据肺炎的程度予以分级处理。具体分级标准:①1 级,无症状;局限于单个肺叶或 <25% 的肺实质。②2 级,出现新的症状,或症状恶化,包括呼吸短促、咳嗽、发热、胸痛和缺氧等;涉及多个肺叶且达到 25%～50% 的肺实质,影响日常生活,需使用药物干预治疗。③3 级,严重的新发症状,累及所有肺叶或达到肺实质 >50%,个人自理能力受限,需吸氧,需住院治疗。④4 级,出现危及生命的呼吸困难,急性呼吸窘迫综合征,需要气管插管等紧急干预措施。

2. 具体处理原则

(1)1 级:需完善胸部 CT、血氧饱和度、血常规、肝肾功能、电解质、甲状腺功能检测血沉、肺功能等基础检查,并密切监测症状,酌情排除病原体感染。在 3～4 周后复查胸部 CT 及肺功能:如影像学好转,继续密切随访并恢复治疗;如影像学表现进展,暂停免疫抑制剂治疗,并升级治疗方案;如影像学表现无改变,考虑继续治疗并密切随访直至出现新的症状。

(2)2 级:完善胸部高分辨率 CT、血常规、肝肾功能、电解质、肺功能检查;暂停免疫抑制剂治疗,直至毒性降至≤1 级;静脉滴注甲泼尼龙,1～2mg/(kg·d),治疗 48～72 小时后,若症状改善,激素在 4～6 周内按照每周 5～10mg 逐步减量;若症状无改善,按 3～4 级毒性反应治疗;如不能完全排除感染,需考虑加用经验性抗感染治疗。3～4 周后复查胸部 CT,临床症状和影像学表现缓解至≤1 级,免疫药物可在评估后使用。

(3)3～4 级:完善胸部高分辨率 CT,血常规、肝肾功能、电解质、肺功能检查;永久停用免疫治疗,住院治疗;如果尚未完全排除感染,需经验性抗感染治疗,必要时请呼吸科或感染科会诊;静脉滴注甲泼尼龙,2mg/(kg·d),

酌情行肺通气治疗；激素治疗 48 小时后，若临床症状改善，继续治疗至症状改善至≤1 级，然后在 4～6 周内逐步减量；若无明显改善，可考虑应用英夫利昔单抗（5mg/kg）静脉滴注，或应用吗替麦考酚，1g/ 次，2 次 /d，或静脉注射免疫球蛋白。

（二）免疫相关性肺炎的中医处理策略

免疫相关性肺炎的发病机制仍不明确，但根据其临床表现，大多认同将其归属中医"咳嗽""喘证""肺胀""肺痹"范畴。外邪侵袭、药毒侵害、素体虚弱等均能导致疾病的发生[11-12]。中医病机以肺之气阴两虚，或肺肾两虚，兼有肺中痰瘀阻滞络脉，络脉不通为主，治法当以扶正与通络为主。对于免疫治疗中免疫相关性肺炎的分型诊治，中医临床辨证论治可分为气阴两虚证、肺肾气虚证、肺络瘀阻证、痰湿阻肺证 4 个证型[13-14]。

1. 中药复方[15]

（1）气阴两虚证

主要表现：咳嗽、咽干、口干、乏力、痰少而黏，大便干结，小便短赤，舌红少苔，脉细或细数。

治法：益气养阴。

方药：益气养阴活血方加减，药由黄芪，当归，红景天，麦冬，党参，五味子，黄精，杏仁，北沙参，丹参，玄参，姜半夏，陈皮，甘草等。辨证加减：若无明显痰湿，可减用陈皮、半夏、厚朴药。

（2）肺肾气虚证

主要表现：呼吸浅短、胸闷、声低气怯、咳嗽、乏力，脉沉细，舌淡暗。

治法：补益肺肾。

方药：参赭镇气汤（《医学衷中参西录》）加减。药由党参、生赭石、山药、芡实、山萸肉、白芍、苏子、生龙骨、生牡蛎等组成。辨证加减：外感偏寒者，加补骨脂、细辛、麻黄；偏热者，加黄芩、桑白皮、鱼腥草。

（3）肺络瘀阻证

主要表现：咳嗽不畅，胸闷气憋，胸痛有定处，如锥如刺，或痰血暗红，口唇紫暗，舌质暗或有瘀点、瘀斑，苔薄，脉细弦或细涩。

治法：行气活血，散瘀消结。

方药：血府逐瘀汤加减。药由桃仁、红花、川芎、赤芍、牛膝、当归、生地、桔梗、柴胡、枳壳、甘草等组成。辨证加减：胸痛重者，可配伍通络之品，如全蝎、蜈蚣等搜剔络邪的虫类药。

（4）痰湿阻肺证

主要表现：咳嗽痰多黏稠，色白或灰白，胸满憋闷，气息急促，喉中痰鸣有声，甚至倚息不能平卧，苔白厚腻，脉弦滑或濡滑。

治法：燥湿化痰，理气止咳。

方药：三子养亲汤合二陈汤加减。药由法半夏、陈皮、茯苓、苏子、白芥子、莱菔子、杏仁、紫菀、旋覆花等组成。辨证加减：痰湿较重，舌苔厚腻，可加苍术、厚朴燥湿理气，以助化痰定喘；脾虚，纳少，神疲，便溏，加党参、白术健脾益气；痰从寒化，色白清稀，畏寒，加干姜、细辛；痰浊郁而化热，可用柴芩温胆汤。

2. 外治法

（1）针刺：针刺主要取手太阴肺经腧穴。主穴可取肺俞、膈俞、尺泽、鱼际、太渊、内关。配用穴为大椎、曲池、合谷、孔最、委中、太溪、三阴交、十二井、膏肓俞。病情进展期，每日针 2 次，泻法，留针 30 分钟。恢复期，每日针 1 次，平补平泻。有高热配穴大椎、曲池用泄法或十宣放血；喘咳配穴天突。内关用平补平泄法；痰多配穴丰隆、解溪，用泄法。针刺可以调节患者的呼吸频率，改善呼吸道的症状，促进排痰及减少咳喘憋闷，减少发热[16]。

（2）艾灸：艾灸可选取风门、肺俞、足三里、神阙和尺泽，神阙为主要穴位。每个穴位艾灸 25 分钟，可隔姜灸也可悬灸。若呼多吸少，可加关元、气海以增强其肾纳气的功能，改善呼吸状况。

（3）刮痧

1）刮肩部：沿颈肩部肌肉走行，自上而下由后发际刮拭至肩峰，重点加强肩井的刮拭。刮拭肩井可祛风清热，活络消肿。

2）刮背部：沿脊柱，自上而下刮拭，重点加强肺俞、身柱的刮拭。刮拭肺俞可宣肺解表，身柱可散热壮阳。

3）刮胸部：用刮痧板的圆角点按或刮拭膻中。刮拭膻中可顺气化痰。

4）刮前臂掌侧：沿手太阴肺经走行，自上而下由孔最刮拭至太渊，重点加强孔最、太渊的刮拭。刮拭孔最和太渊可补肺益气、止咳化痰。

（吴峥 李阳 韩亚骞）

扫一扫，查阅参考文献

第五节 内分泌毒性

内分泌器官毒性是免疫检查点抑制剂常见的治疗相关毒性。免疫检查点治疗导致的内分泌毒性包括甲状腺、垂体、肾上腺、胰腺等多个器官的功能障碍。

一、常见的内分泌毒性

1. 甲状腺毒性反应 甲状腺功能障碍是免疫治疗最常见的毒副作用。在接受 PD-1/PD-L1 抑制剂单药治疗的患者中，约 10% 的患者可见甲状腺功能异常，而联合应用 PD-1/PD-L1 抑制剂和 CTLA-4 单克隆抗体的患者中，发生甲状腺功能异常的风险为 15%～20%。免疫治疗引起的甲状腺功能障碍既可以表现为甲状腺功能亢进，也可以表现为甲状腺功能减退，尤以甲状腺功能减退更为常见。8.0% 接受纳武利尤单抗的患者，8.5% 接受帕博利珠单抗的患者，4.7%～6.0% 接受 PD-L1 单克隆抗体的患者，3.8% 接受伊匹木单抗的患者，都会发生甲状腺功能减退。接受联合免疫治疗的患者甲状腺功能减退的风险较高，发生率为 10.2%～16.4%。甲状腺功能亢进症在单独免疫治疗的患者相对少见，见于 5.2% 接受替西木单抗（Tremelimumab），3.7% 接受帕博利珠单抗，2.8% 接受纳武利尤单抗，2.3% 接受阿维鲁单抗（Avelumab），1.4% 接受伊匹木单抗的患者；但是在联合免疫治疗的患者中，其发生率在 9.4%～10.4%[2]。此外，一部分甲状腺功能亢进的患者后期也可能转变为甲状腺功能减退[1]。

2. 垂体毒性反应 免疫相关的垂体毒性主要表现为垂体炎，多发生在 CTLA-4 单克隆抗体治疗方案（1.8%～5.4%），以及含有 CTLA-4 单克隆抗体联合治疗的方案中（8.8%～10.5%）。相对而言，接受 PD-1/PD-L1 单克隆抗体治疗的患者发生垂体炎的概率较低（0.5%～1.1%）[2]。

3. 肾上腺毒性反应 原发性肾上腺皮质功能不全无论在 CTLA-4 单克隆抗体（1.3%～1.4%）还是 PD-1/PD-L1～抗体（0.8%～2.0%）单药治疗中发生率均较低，在联合治疗的发生率则在 5.2%～7.6%。

4. 胰腺毒性反应 胰腺功能障碍导致的继发性糖尿病也见于免疫治疗，但是总体发生率较低，为 1.1%～2.0%[2]。

总之，CTLA-4 单克隆抗体多引起垂体功能异常，PD-1/PD-L1 单克隆抗体则更常见导致甲状腺功能异常，联合治疗则可以导致内分泌器官功能异常发生的风险明显增加。

在鼻咽癌的研究中，内分泌毒性主要表现为甲状腺功能减退。单用 PD-1 单克隆抗体时甲状腺功能减退的发生率在 18.5%～32.0%，其中卡瑞利珠单抗报道的发生率最高。PD-1 单克隆抗体联合化疗时，甲状腺功能减退的发生率在 20.8%～61.0%，卡瑞利珠联合化疗的发生率也是最高的。其余内分泌相关毒性反应相对都较少（1% 左右），或者未见报道，见表 9-5-1。因此，鼻咽癌免疫治疗中，最值得关注的内分泌毒性反应主要是甲状腺功能减退。

表 9-5-1 鼻咽癌免疫检查点抑制剂相关内分泌不良事件

免疫检查点抑制剂	甲状腺功能减退[①]	甲状腺功能亢进	下垂体炎	高血糖	原发性肾上腺皮质功能减退	参考文献
Pembrolizumab（n=27）	5（18.5%）	NR	NR	NR	NR	HSU C, et al. 2017[4]
Nivolumab（n=44）	6（13.6%）	NR	NR	NR	NR	MA B B Y, et al. 2018[5]
Camrelizumab（n=93）	30（32%）	1（1%）	0	NR	NR	FANG W, et al. 2018[6]
Camrelizumab + GP（n=23）	14（61%）	0	4（17%）	NR	NR	FANG W, et al. 2018[6]
Camrelizumab + GP（n=134）	61（46%）	0	NR	1（<1%）[②]	NR	YANG Y, et al. 2021[7]
Toripalimab（n=190）	45（23.7%）	NR	NR	1（0.5%）[②]	NR	WANG F H, et al. 2021[8]
Toripalimab + GP（n=146）	45（30.8%）	NR	NR	NR	NR	MAI H Q, et al. 2021[9]

注：①所有报告的副作用都是 1/2 级；②3 级不良反应。

二、处理原则和策略

对于免疫治疗相关的毒性反应，目前国内外众多机构或学会，例如美国国立综合癌症网络（NCCN）、欧洲肿瘤内科学会（ESMO）、癌症免疫治疗学会（SITC）、美国临床肿瘤学会（ASCO）、中国临床肿瘤学会（CSCO）已经发布了数个管理指南，其总体的原则是识别免疫相关毒性发生的风险并做好预防措施，做好治疗前全面的基线评估，在治疗中及治疗后要进行密切的观察，出现免疫治疗相关毒性反应时要及时诊断并及时治疗，加强毒性反应的监测和随访。针对已经发生的免疫治疗相关毒性反应，处理的一般原则是，在对毒性反应准确分级的前提下，暂停免疫治疗，配合糖皮质激素或免疫抑制剂、加强对症支持治疗等。其中，激素治疗是免疫相关毒性反应处理的最主要的手段之一。

如上所述，鼻咽癌免疫治疗最常见的内分泌毒性反应是甲状腺功能减退。尽管免疫相关的甲状腺功能减退可能发生在免疫治疗开始后的任何时间，但其中位的发生时间大约在免疫检查点治疗后的 14 周。与甲状腺功能减退症关联最强的是较高的促甲状腺激素基线水平和女性患者。甲状腺功能减退症与癌症治疗结局之间没有显著的关联性[3]。本文主要就免疫治疗导致的甲状腺功能减退的管理及临床康复进行一定的探讨。

根据中国临床肿瘤学会 2021 年发布的《CSCO 免疫检查点抑制剂相关的毒性管理指南》（后文简称《指南》），甲状腺功能减退主要表现为"无法解释的乏力、体重增加、毛发脱落、畏寒、便秘、抑郁和其他症状"，确诊依赖于甲状腺激素水平的检测，例如 TSH 增高、游离 T$_4$ 降低则可以确诊。相对而言，TSH 浓度是首选且更敏感的检查。《指南》对于甲状腺功能减退的处理建议如下：①对于 1 级甲状腺功能减退，即临床或诊断性检查的无症状的甲状腺功能减退，无需治疗，可以继续使用免疫检查点抑制剂；②对于 2 级及以上的甲状腺功能减退，以及症状性、严重症状性和致命性的毒性反应，可以继续使用免疫检查点抑制剂。对于 TSH 升高的患者，补充甲状腺素。同时建议每 4~6 周监测 TSH 及游离 T$_4$ 水平，根据激素水平调整治疗方案。③如果确诊为中枢性甲状腺功能减退，则参照垂体炎的治疗[4]。

由前述研究可知，尽管甲状腺功能减退症在鼻咽癌免疫治疗中较为常见，但是绝大部分都是 1~2 级的毒性反应，因此，并不需要中断免疫检查点抑制剂的使用。但是，仍需要定期检测 TSH 以及游离 T$_4$ 的水平，以决定是否开始激素替代治疗。如果两次 TSH 显著升高（>10mIU/mL），或者 TSH 轻度升高伴游离 T$_4$ 降低，则可以诊断为原发性甲状腺功能减退症，应开始甲状腺激素替代治疗。对于接受左甲状腺素替代治疗的患者，建议的起始剂量为 1.6μg/（kg·d）（对于 50kg 患者，起始剂量为每日 80μg）。后续应该至少每 6 周复检一次以调整剂量，根据 TSH 以及游离 T$_4$ 的水平评估替代治疗是否充分。同时建议请内分泌科医生会诊，协助调整甲状腺素使用[5]。

值得注意的是，有一部分患者是垂体功能障碍导致的继发性甲状腺功能减退，这可能会合并其他内分泌腺体功能的异常，如肾上腺皮质功能减退、性激素水平异常等，以及 MRI 显示的垂体肿胀或增大。继发性甲状腺功能减退可能出现游离 T_4 降低或者正常，但 TSH 降低。对于垂体功能障碍导致的继发性甲状腺功能减退的患者，则需要暂停免疫检查点抑制剂的使用，直到症状缓解。建议请内分泌科医生会诊，可以给予糖皮质激素治疗（甲泼尼龙 $1\sim2\mathrm{mg/(kg\cdot d)}$），并根据临床症状采取相应的激素替代治疗。同时注意水电解质平衡，加强对患者的宣教[4-5]。

在康复治疗方面，首先应该向患者充分交代免疫治疗可能存在的毒副作用，做好解释和心理疏导工作，减轻患者心理压力。告知患者出现内分泌相关的症状时，要及时和医生沟通，通过系统的检查明确是否出现内分泌相关的毒性反应，并开始相应的治疗。治疗过程中，患者需要配合医生监测症状和体征的变化，同时监测治疗相关的副作用，以便及时调整治疗方案。告知患者需要正确服用替代激素药物，不要随意停用药物或者调整药物剂量。在日常生活中，需要注意加强营养，多进食高蛋白、易消化的食物，保证充足的热量供给。注意休息，适当锻炼，保持积极乐观的心态。此外，中医中药可能在甲状腺功能减退症的治疗中发挥一定的作用，可以考虑在专业医生的指导下进行相应的调理和康复治疗。

甲状腺功能亢进症在鼻咽癌的免疫治疗中报道较少。其诊断也有赖于临床症状以及甲状腺功能检测。临床症状如心悸、多汗、进食增多、大便次数增多、容易激惹等，结合游离 T_4 或总 T_4 增高、TSH 正常或降低可以诊断甲状腺功能亢进症。治疗上，甲状腺功能亢进症也不需要暂停免疫检查点抑制剂的治疗，对于有症状的患者可以口服 β 受体拮抗剂如普萘洛尔、美托洛尔等。每 $4\sim6$ 周需要复查甲状腺功能，如果持续地表现为甲状腺功能亢进，需要明确是否发展为毒性弥漫性甲状腺肿。另外，部分患者可能会发展为甲状腺功能减退，根据 TSH 水平，决定是否开始甲状腺素替代治疗[4]。

其他非常少见的内分泌相关的毒性反应包括垂体炎、原发性肾上腺功能减退等，建议先暂停免疫检查点抑制剂的使用，直到症状缓解。由于上述毒性反应通常比甲状腺毒性更为严重，建议请内分泌科医师会诊，及早开始糖皮质激素的治疗，同时根据激素水平进行相应的激素替代治疗。需要高度重视糖皮质激素可能导致的副作用，如机会性感染、急性胃黏膜病变、骨质疏松、血糖升高等。注意使用激素治疗期间需要维持水电解质平衡，注意保护胃黏膜，同时加强感染、创伤等知识的宣教等。糖皮质激素的减量和停药需要缓慢进行，减量过程一般应该超过 4 周，有时候需要 8 周甚至更长的时间[6]。

（吴求吉　钟亚华）

扫一扫，查阅参考文献

第六节　心血管毒性

一、发生率和发生机制

1. 发生率　免疫检查点的副作用涉及全身各个脏器，其中尤以心脏毒性最为严重，致死率最高，需要引起临床的高度警惕。研究显示，免疫检查点相关的心肌炎发病率较低，仅为 $0.04\%\sim1.14\%$，但是其致死率较高，为 $25\%\sim50\%$[1-2]。免疫检查点联合治疗导致的心肌炎死亡率更高，几乎是单药治疗的 2 倍。与 PD-1 单克隆抗体单药治疗相关的心肌炎病死率约为 36%，而联合 PD-1 单克隆抗体及 CTLA-4 单克隆抗体导致的心肌炎患者病死率则高达 67%，充分说明了免疫相关性心肌炎的危害[3]。在肺癌的研究中，采用 PD-1 单克隆抗体或 PD-L1 单克隆抗体导致的心肌炎发生率约为 0.5%，但是其他的心血管毒性反应如心脏压塞、心肌梗死、心力衰竭和心搏骤停的发生率可以达 $0.7\%\sim2.0\%$[4]。值得注意的是，患者的基础疾病，例如既往曾经罹患高血压、糖尿病、冠心病、自身免疫性疾病等，可能会进一步增加患者发生免疫治疗相关性心肌炎的风险。与其他的免疫治疗相关的副作用类似，免疫治疗相关的心肌炎发生的中位时间在治疗后的 $1\sim2$ 个月，但是也有报道治疗后 1~2 年仍发生免疫治疗相关的心肌炎的病例[5]。因此，对于免疫治疗相关的心肌炎需要持续监测，如果出现早期征象，则需要进一步明确是否发生了心肌炎，及早进行治疗。

2. 发生机制 免疫治疗相关心肌炎的发病机制还不完全清楚。可能的发病机制如下。

（1）肿瘤细胞和心肌细胞表达相同或者相似的抗原，靶向为肿瘤细胞的 T 细胞会同时攻击心肌细胞，从而导致细胞毒性相关的心肌损伤。在免疫性心肌炎中发现 T 细胞的浸润增加，支持了活化的 T 细胞为心肌炎的致病因素的假设。实际上，最近的研究发现 CD8+ T 细胞可以靶向 α 肌球蛋白，并发生 TCR 的克隆性扩增，从而诱导免疫相关的心肌炎[6]。

（2）体液免疫介导的心肌损伤。在免疫性心肌炎中除了 T 细胞浸润，还发现弥漫性免疫球蛋白的沉积，从而可能介导自身免疫性心肌病。

（3）免疫治疗引起的免疫活化、炎性细胞因子的表达，导致心肌氧自由基表达增加，加重心肌损伤。

（4）非特异性免疫细胞（如中性粒细胞、巨噬细胞等）在心肌中聚集，促进了心肌的炎性损伤[5,7]。

二、临床特征

值得注意的是，免疫治疗相关的心肌损伤是一种排他性诊断。需要排除原发的冠状动脉性心脏病、急性心肌梗死、急慢性心力衰竭等，结合免疫治疗用药史、典型的临床症状和实验室检查指标等可以诊断。根据严重程度的不同，免疫治疗相关的心肌炎可以表现为亚临床的无症状性心肌标志物升高，也可以表现为严重的心律失常以及心源性休克。实际上，可能有相当一部分无症状的或者轻症的免疫相关的心肌损伤被忽视了，从而造成了心肌炎发病率低但死亡率高的现状。更多的心肌损伤可能表现为心力衰竭、心律失常等。此外，心肌心包炎或心包积液也可能是心肌损伤的表现之一[2]。

辅助诊断的手段包括心肌标志物、心电图、心脏彩超、心脏 MRI 等，诊断的金标准为心肌活检[8]。心肌标志物可以表现为血清 TnI 及利钠肽的升高，TnT、CK-MB、CK 也具有参考意义。脑钠肽前体 N 末端蛋白（NT-proBNP）以及脑钠肽（BNP）升高提示心功能不全。推荐行十二导联心电图检查，如发现 PR 间期延长、房室传导阻滞、室性心律失常、频繁的室性早搏、ST 段压低或弥漫性 T 波倒置，排除急性冠脉综合征后，需要考虑是否发生免疫治疗相关性心肌炎。超声心动图可以比较灵敏地检测心脏射血功能以及室壁运动情况，还能探查心包积液的情况。对于超声心动图表现为左室射血分数下降、节段性室壁运动异常或者舒张功能障碍伴或不伴心包积液时，提示免疫相关心肌炎的发生的可能。心脏 MRI 是近年来进展迅速的无创诊断方法之一，对于心肌炎的诊断具有重要辅助意义。心肌炎在 MRI 上可以表现为心肌水肿（T_2WI 信号异常）以及心脏瘢痕或损伤（T_1WI 增强后的异常信号，排除缺血性的心肌损伤）。此外，还可能表现为心包炎、左室收缩异常（例如阶段性或广泛的室壁运动异常）。心脏 MRI 的典型表现结合其他的实验室检查指标有助于提高心肌炎诊断的准确率。心内膜心肌活检被认为是心肌炎的金标准诊断试验。免疫治疗相关的心肌炎病理表现为心肌坏死和炎性细胞浸润。炎性细胞主要包括 CD8+ T 细胞、CD4+ T 细胞和巨噬细胞。但是心内膜心肌活检是一种有创操作，并且高度依赖于医生的技能水平，因此限制了其在临床的广泛应用。此外，冠状动脉造影可以辅助排除明显的冠状动脉性心脏病[5]。

免疫相关性心肌炎可以分成 4 级：①1 级免疫相关性心肌炎为无症状性的心肌标志物异常或心电图异常；②2 级免疫相关性心肌炎表现为轻度症状伴有心肌标志物及心电图异常；③3 级免疫相关心肌炎为中度心肌损伤，表现为左室射血分数 <50% 或节段性室壁运动异常，心脏磁共振提示或者诊断心肌炎；④4 级免疫相关性心肌炎为致命性心脏疾病[8]。

三、临床研究现状

鼻咽癌免疫治疗的临床报道中，心肌毒性的发生率较低（1% 以下）[9-10]。在 POLARIS-02 Ⅱ期临床研究中，特瑞普利单抗单药二线治疗标准治疗失败的复发或转移性的鼻咽癌患者，客观缓解率为 20.5%，中位缓解时间为 12.8 个月，中位 PFS 和 OS 分别为 1.9 个月和 17.4 个月。在这项研究中，任何级别的治疗相关副作用发生率为 74.2%（141/190），其中 1 例（0.5%）患者出现自身免疫性心肌炎，但是研究并没有报道因心肌炎而死亡的患者[9]。

CAPTAIN-1st 是一项多中心随机对照Ⅲ期临床研究，比较了卡瑞利珠单抗联合 GP 方案对比安慰剂联合 GP 方案一线治疗复发转移性鼻咽癌的疗效。研究共纳入 343 例患者，其中卡瑞利珠单抗组 134 例。研究显示，卡瑞利珠单抗显著延长了患者的 PFS，降低了疾病进展的风险，中位 PFS 分别为 9.7 个月（95% CI 8.3～11.4 个月）与 6.9 个月（95% CI 5.9～7.3 个月），$HR=0.54$（95% CI 0.39～0.76），$p=0.000\,2$。毒性反应方面，卡瑞利珠单抗组有 1 例出现 1～2 级脑钠肽升高，1 例出现 3 级脑钠肽升高，1 例 TnI 升高，1 例出现 3 级心包积液，1 例出现 3 级房性心动过速。卡瑞利珠单抗组出现 5 例治疗相关的死亡事件，其中 1 例为恶性心律失常[10]。因此，与其他的免疫治疗相关的毒性反应对比，免疫治疗相关的心肌炎发生概率较低，但是一旦出现，就有较高的死亡风险，需要引起高度重视。其他的鼻咽癌免疫治疗的研究中心血管毒性发生的概率均较低[11-14]。

值得注意的是，临床上有相当一部分患者表现为无症状性的心肌标志物升高。例如，本中心治疗的一例转移性 EBV 阳性淋巴上皮样癌患者，接受了 6 周期特瑞普利单抗联合 GP 方案化疗，患者出现 CK 的显著升高，但是患者无明显心慌、胸闷、气促、胸痛等不适，心电图、心脏彩超未见明显异常。考虑到患者既往无心血管疾病病史以及免疫治疗的治疗史，我们还是按照无症状性免疫治疗相关性心肌炎进行了处理，给予暂停免疫治疗，糖皮质激素、辅酶 Q10 营养心肌等治疗后，患者 CK 进行性下降。之后患者口服糖皮质激素缓慢减量，目前病情稳定，未出现心肌标志物的明显升高。

四、处理原则和策略

鉴于免疫治疗相关的心肌毒性总体发生率较低，目前没有针对鼻咽癌免疫治疗相关的心脏毒性管理的专门指导性文件。由于免疫治疗相关的心肌毒性发病机制类似，临床诊疗上可以参照其他指南的处理意见。

1. 分级　在 2021 版的《中国临床肿瘤学会（CSCO）免疫检查点抑制剂相关的毒性管理指南》中，对于心脏毒性反应进行了分级并给予了不同的管理建议。

（1）1 级亚临床心肌损伤，表现为无症状性的心肌损伤标志物升高，无心电图、超声心动图的改变，建议密切监测心肌标志物、D 二聚体、炎性指标等，病情稳定的情况下可以继续使用免疫检查点抑制剂。如果心肌损伤标志物继续升高，则应该首先停用免疫检查点抑制剂。如果确诊为免疫治疗相关性心肌炎，应该立即给以糖皮质激素治疗［甲泼尼龙 1～4mg/（kg·d）］。

（2）2 级及以上的免疫治疗相关的心脏毒性可以出现心血管相关的症状，伴随心肌损伤标志物、心电图、超声心动图的变化，必要时可以完善心脏 MRI、心内膜心肌活检等明确诊断。一旦确诊免疫治疗相关的心肌炎，则需要立即停用免疫检查点抑制剂，给予糖皮质激素（2 级毒性反应可以给予甲泼尼龙 1～4mg/（kg·d）。

（3）3～4 级毒性反应则需要多学科团队会诊，并给予甲泼尼龙 500～1 000mg/d 冲击治疗），病情控制不佳时还可以考虑家用免疫抑制剂、血浆置换等，加强病情监测和生命支持[15]。

2. 处理策略　《免疫检查点抑制剂相关心肌炎监测与管理中国专家共识（2020 版）》对免疫检查点抑制剂相关的心肌炎的诊治进行了推荐，制订了疑似免疫检查点抑制剂相关心肌炎的检查和诊断流程，推荐了免疫检查点抑制剂相关心肌炎的诊断分层、分级标准、管理流程以及主动监测方案[16]。与《中国临床肿瘤学会（CSCO）免疫检查点抑制剂相关的毒性管理指南》意见类似，免疫检查点抑制剂相关心肌炎重在前期预防，严密监测，早期发现心肌炎发生的情况，尽可能降低心肌炎发生的风险，降低其病死率。一旦诊断为免疫检查点抑制剂相关的心肌炎，应该立即停用免疫检查点抑制剂，并组织相关科室进行会诊，按照病情的严重程度（轻症型心肌炎、重症型心肌炎、危重型心肌炎等）给予相应的抗炎治疗。糖皮质激素是治疗免疫检查点抑制剂相关性心肌炎的基石，轻症型可以给予常规剂量激素，重症及危重型心肌炎则需要给予冲击量激素，并且考虑其他免疫抑制剂、免疫球蛋白或血浆置换等治疗方法。专家共识还对生命支持治疗做出了推荐，要求尽可能转诊至具有高级生命支持技术的医疗单位进行治疗。这些生命支持技术包括呼吸支持、循环辅助支持、肾脏替代治疗等，必要的时候可考虑主动脉内球囊反搏、体外膜肺氧合等治疗方式。

免疫治疗在鼻咽癌中已经获多个指南推荐。我国在鼻咽癌免疫治疗的研究已经达到了世界先进水平，在免疫治疗心脏毒性管理方面也在逐渐完善。在这种背景下，免疫治疗相关的心脏毒性主动监测不仅有赖于医护人员的严密观察和评估，也有赖于充分的患者教育，以及对于毒性反应治疗的良好依从性。建议为每一位接受免疫治疗的患者建立心脏毒性管理档案,做好全面的体格检查和基线评估,开发敏感、精准的毒性反应发生概率预测工具,有针对性地制订个体化的监测和管理计划。在免疫治疗前及整个治疗过程中,应该规律监测心脏毒性相关的临床症状、心肌损伤标志物、心电图、炎性指标、心脏彩超等,早期发现心脏异常。同时,加强对患者的院外随访和检测,鼓励患者主动向主治医生报告自身不适,及时到医院评估毒性反应情况。对于怀疑出现免疫治疗相关心肌炎的患者,应该立即引起高度重视,及时暂停免疫治疗并早期给予足量的糖皮质激素治疗。在使用激素的同时,也需要注意激素相关副作用的管理,如急性胃黏膜病变、高血糖、感染风险增加、股骨头坏死等[16]。

五、多学科诊疗及专项门诊

鉴于免疫治疗相关心脏毒性的高致死率,临床上在开始免疫治疗前需要完善全面的基线检查,同时在每次免疫治疗前都推荐进行心脏功能和潜在的心肌损伤指标的监测,以及时发现免疫治疗相关的心脏毒性。早期发现、规范治疗、密切监测是降低免疫治疗相关心脏毒性致死率的关键所在。强烈建议开展肿瘤免疫治疗的单位设立免疫治疗相关心脏毒性 MDT,由肿瘤科、心内科、心血管外科、内分泌科、影像科、检验科、病理科、康复科、营养科等科室的专家共同参与诊疗。

有意义的是,随着免疫治疗的广泛开展和免疫治疗相关副作用治疗经验的积累,我国不少单位已经开始由肿瘤科医生牵头,设立了免疫治疗相关副作用专项门诊,并开展了全国地市级水平的巡讲。这对于普及免疫治疗相关副作用的知识,及早、规范地实施副作用的管理具有重要意义。毋庸置疑,这对于早期识别免疫治疗相关的心肌炎,提高早期有效诊治具有更为显著的意义。

(吴求吉 钟亚华)

扫一扫,查阅参考文献

第十章 特殊康复问题

第一节 鼻咽癌放疗后的加速康复管理

加速康复管理是指在多学科团队的协作下,以循证医学为基础,采用科学、优化的多模式临床诊疗及护理方法,以达到缩短患者治术后恢复期、减少并发症等的临床实施策略。加速康复管理的理念可应用于鼻咽癌放疗后患者,促进放疗后患者病灶的消退、正常组织的恢复,提高患者的生存质量。

一、鼻咽癌放疗后加速康复的临床意义

近年来加速康复理念广泛地应用于外科,称为加速康复外科(enhanced recovery after surgery, ERAS),最早应用于结直肠手术。在围手术期通过应用各种循证医学已证实有效的方法,如术前 2 小时禁食代替隔夜禁食,微创术式代替大切口的开放术式,液体平衡精细化管理,及早拔除引流管,及早动员下床活动及进食等措施,降低患者生理、心理应激,促进患者术后恢复,缩短患者的住院时长,降低再次入院的概率和费用[1]。

加速康复理念也同样可应用于放疗后的患者。鼻咽癌的主要治疗方法是放射治疗,目前鼻咽癌推荐的放疗方式为调强放射治疗[2-3]。放射治疗作为一种外在的治疗干预措施,使机体处于生理、心理应激状态。同时,由于鼻咽癌原发灶的位置、癌组织侵犯的范围,以及射线照射的剂量和范围不同,鼻咽癌患者会出现各种放射反应及损伤。放射反应是指射线作用下出现的暂时性的且可恢复的全身或局部反应,其中最常见的是皮肤反应是放射性口腔黏膜反应。放射损伤则是射线引起的组织器官的永久性、不可逆的损伤,包括放射性脑损伤、内分泌功能异常等。因此,在鼻咽癌围放疗期采取及时有效的措施有利于鼻咽癌患者放疗不良反应的恢复及器官功能的保护,促进患者生理、心理、社会三方面的整体康复。

二、鼻咽癌放疗后加速康复的临床实践

1. 鼻咽癌放疗不良反应的康复管理

(1)皮肤反应:主要表现为放射野内的皮肤出现红斑色素沉着、面部及颈部水肿等。常用的处理措施包括保持局部皮肤的清洁和干燥,避免阳光直晒,避免用力摩擦皮肤,忌使用化学刺激性物品(如局部敷贴刺激性药物贴剂、乙醇或碘酒等刺激性消毒剂、化妆品等)。如出现局部皮肤红肿、破溃、渗液,应及时进行换药,合并感染时使用抗生素治疗。

(2)口腔反应:放疗期间及结束时,患者的口腔、口咽黏膜反应可表现为充血、糜烂、白色伪膜形成,伴疼痛,此时主要采用的是对症处理,包括西吡氯胺含漱液漱口、双氯芬酸钠喷雾剂止痛、外用重组人表皮生长因子溶液及维生素 B_{12} 促进黏膜愈合,口腔黏膜炎Ⅲ级及以上时可采用碳酸氢钠漱口预防感染,合并感染时采用含氟康唑等抗真菌药物的漱口液漱口。放疗后患者最常见的口腔症状是口干。据报道,超过 50% 的患者在放疗后 3 个月内出现口干症状[4]。这是经过照射后,唾液腺(腮腺、下颌下腺、舌下腺等)分泌减少引起的。1 年后部分患者可逐渐恢复[5]。在此期间,建议患者进行餐后刷牙,使用细软毛刷及含氟牙膏,用淡盐水或漱口水漱口,定期洁治等保证口腔清洁。

(3)功能锻炼:主要是头颈部康复训练,如吞咽功能训练、颈部牵伸训练、言语功能训练、张口功能训练、吞咽电刺激、导管球囊扩张等。可在康复师指导下尽早开始。

2. 鼻咽癌放疗后的营养管理 鼻咽癌患者接受放疗时出现的口腔黏膜炎、口干、咽痛、味觉改变、胃肠道反应等放化疗不良反应导致鼻咽癌患者食欲下降、摄入减少，最明显的是临床特点为体重下降。现代放疗时代，尽管调强放疗技术可在一定程度上减轻口干、咽痛、张口困难等放疗不良反应，但是仍有不少患者存在营养风险。一项前瞻性研究发现调强放疗前后，患者营养不良的发生率从 24% 升至 88%[6]。研究表明，营养不良会降低总生存期、局部无进展生存期[7]。

为了提高临床医生对鼻咽癌放疗患者营养治疗的意识，2022 年 CSCO 发布的鼻咽癌诊疗相关指南指出，所有鼻咽癌放疗患者都需要进行围放疗期的全程规范化营养管理。根据《放疗患者营养治疗专家共识》和《肿瘤放疗患者口服营养补充专家共识（2017）》，围放疗期（至少为患者放疗开始前 2 周至放疗结束后 3 个月）是指从决定患者需要放疗开始至与这次放疗有关的治疗结束的全过程，包括放疗前、放疗中和放疗后三个阶段。在围放疗期，推荐的营养管理流程包括营养风险筛查、营养评估和营养干预。鼻咽癌放疗前及放疗期间的营养管理在此不再赘述，放疗后如何及早纠正营养不良，增加鼻咽癌患者体重至治疗前的正常水平，是讨论的关键。针对放疗结束的患者，首先需进行营养风险筛查和营养评估。营养风险筛查是判断患者是否存在营养问题和是否需要进行全面营养评估，目前临床上最常用的是《营养风险筛查 2002》量表（Nutritional Risk Screening 2002，NRS 2002）。该量表内容简单、容易操作，能有效、快速地评估患者是否存在营养风险。存在营养风险的鼻咽癌放疗后患者需进一步使用患者参与的主观全面评定（patient-generated subjective global assessment，PG-SGA）进行营养评估。根据营养评估结果进行早期、及时、有效、规范的营养干预。欧洲肠外肠内营养学会（European Society for Parenteraland Enteral Nutrition，ESPEN）和《恶性肿瘤患者的营养治疗专家共识》推荐，放疗患者的消耗为 25～30kcal/（kg•d）（1kcal＝4.184kJ），根据患者的年龄、应激系数、活动状态、合并症控制情况来调整具体的能量需求，蛋白质摄入量推荐超过 1.0g/（kg•d），最好能达到 1.5g/（kg•d），对于胰岛素抵抗的患者，建议调整能量来源的比例（增加脂肪摄入比例，降低碳水化合物摄入比例）[8-9]。能量摄入方式上，尽可能选择经口摄入，若不能经口摄入，尽量选择肠内营养。

保证鼻咽癌放疗后患者的能量摄入及营养均衡，有助于放疗后患者生理应激状态的快速恢复，提高机体的修复能力，改善患者的预后。

3. 鼻咽癌放疗后的心理、社会功能康复管理 鼻咽癌放疗后可能出现一系列鼻咽、口腔、胃肠道、皮损相关的放疗反应，在躯体症状、心理状态、经济条件等多种因素共同作用下，患者难免会出现焦虑、自卑、抑郁、无助、无望等消极心理，或产生依赖他人照护，担心拖累他人的自我感受负担，进而可能造成其社会功能的减退。

医护人员在临床工作中应密切关注患者放疗后的心理变化，在减轻其躯体不适症状的同时，注重采取个性化健康宣教、搭建病友群交流平台的方式，指导患者正确调整情绪，鼓励患者加强与照顾者、病友的有效沟通。面对放疗后出现心理痛苦的患者，可采取积极的心理治疗进行干预，包括支持性心理治疗、行为疗法、认知疗法、生物反馈疗法等，充分倾听患者的陈述，充分调动患者的情绪和主观能动性，鼓励患者通过自己的努力恢复功能，从而改善患者的情绪和促进心理康复，同时要注意避免患者对治疗者产生依赖。家庭支持对患者康复也有积极作用。家属的陪伴和鼓励，对帮助患者积极面对身体意象问题、重新建立社交信心、促进康复具有重要作用，因此鼓励患者加强与亲友联系，提高其对家庭、社会支持的利用度，以获得更多的关心，增强战胜疾病的信心[10]。

鼻咽癌患者接受放疗后，一般建议完全休息 3 个月，之后可根据自身状况和工作强度回归社会角色。休息期间，适当的社会技能训练可用于矫正鼻咽癌患者放疗后出现的各种行为问题，增进其社会适应能力[11]。医护人员和照顾者要以患者的需求和问题为中心，逐步引导患者恢复处理问题的技能、思维技能、人际交往技能、自我定向技能、控制情感及行为技能等，尽快使患者摆脱患病后出现的对生活不确定性的恐惧，重获有效应对生活中的需求和挑战的能力。

综上，鼻咽癌放疗后患者的心理、社会功能康复需要医、患、家属、社会多方紧密配合，在身心上给予患者最大程度的关心支持的同时提供适时的心理干预和社会技能训练，从而促进患者"生理—心理—社会"全方位的快速康复与转归。

（孙 颖）

扫一扫,查阅参考文献

第二节 老年鼻咽癌的康复管理

鼻咽癌(nasopharyngeal carcinoma,NPC)是头颈部较常见的肿瘤,发病率相对较低,约占全身恶性肿瘤的0.7%[1]。随着人口老龄化进程加速及人均寿命的延长,老年人口比例在年龄分层中逐年上升,与此同时,老年NPC的发病率也呈逐年上升趋势。相关报道显示,在NPC高发地区老年患者(≥60岁)占总发病人数的13.8%,而在非高发地区老年患者所占比例更高,约为35.0%[2]。与年轻患者相比,老年NPC患者有自身独特的临床特点,如症状不典型、早诊率低、分期晚、合并症多等;另外,老年患者还存在各器官功能开始逐渐衰退、营养状况差、社会支持欠佳等问题,因此老年NPC的临床处置具有很大的挑战性。现有的鼻咽癌管理治疗指南基于对非老年患者的研究,限制了在老年人群中的适用性。在调强放射治疗(intensity modulated radiation therapy,IMRT)的背景下,老年患者对如此大面积且高剂量的辐射是否耐受仍然是一个问题[3]。如何综合考虑老年NPC患者的合并疾病、复发转移高危因素及治疗相关的不良反应,从而选择高效低毒的治疗方案,对临床医生来说非常棘手。此外,靶向治疗和免疫治疗等也逐步应用于晚期NPC的治疗,在老年NPC患者中的治疗前景值得期待。与年轻患者相比,治疗结束后老年患者的护理、康复、随访策略也应有其独特之处。

一、老年鼻咽癌患者的评估

"老年人"的年龄界限并没有普遍定义。在我国一般将≥60岁划分为老年人,而世界卫生组织则将60~74岁定义为较年轻的老年人。一项基于SEER数据库的鼻咽癌死亡危险分析结果显示,不论病理分型和临床分期如何,年龄>60岁都是鼻咽癌死亡的不良预后因素[4]。既往关于NPC的前瞻性研究选择60~65岁作为老年NPC人群的分界点。然而,目前全球60~65岁的人群总体健康状况正在改善,因此是否选择这个年龄界限值得商榷。目前,70岁是老年肿瘤学领域最常用的将患者定义为"老年人"的界限。鉴于老年患者的机体功能状态及合并症对患者的疗效及耐受性具有明显的影响,不推荐过度依赖生理年龄对老年NPC患者进行风险分层管理。除了常规的治疗前肿瘤评估及口腔评估外,针对老年肿瘤患者自身的临床特点,应进一步进行以下方面的评估。

(一)老年评估筛查

国际老年肿瘤学会(SIOG)和美国临床肿瘤学会(ASCO)均建议进行全面的、综合性老年医学评估(comprehensive geriatric assessment,CGA),以便为老年患者制订个性化的癌症治疗康复计划[5-6]。近期的两项随机对照临床试验表明,针对老年癌症患者,基于老年评估筛查进行的临床治疗决策,明显改善了临床疗效、降低治疗副作用发生率[7-8]。CGA主要包括全面的医疗评估、躯体功能评估、认知和心理功能评估,以及社会/环境因素四个方面。CGA的实施需要经过专业培训的评估人员并且较为耗时,在临床中的应用并不广泛。目前已开发出更为简便快速的筛查工具,主要应用的有《老年评估8项问卷》(Geriatric-8,G8)、《虚弱老年人筛查-13》(Vulnerable Elders Survey 13,VES-13)、《简明老年人综合评估》(Abbreviated Comprehensive Geriatric Assessment,aCGA)[9]。这些量表在其他老年肿瘤学领域已有应用,且临床意义已较为明确,可在老年鼻咽癌患者中开展应用。

(二)合并症评估

老年NPC患者的合并症发生率为22.4%~58.0%,合并症与患者的预后有很大关系[10]。老年NPC患者的合并疾病是治疗前重要的评估指标之一。在头颈部肿瘤治疗中,查尔森合并症指数(Charlson comorbidity index,CCI)和成人并存疾病评价指数27条目(adult comorbidity evaluation-27 index,ACE-27)是最常用的评估工具。这两种方法在老年肿瘤患者的功能状态评估和治疗耐受性预测方面作用相似,但ACE-27对疾病的分级和分型更加完善,获取了更多的胰腺、神经肌肉信息,以及更广泛的心血管疾病、精神、酒精和药物使用、肥胖等的信息，比 CCI 能诊断出更多的合并症 [11]。两项对≥70 岁 NPC 患者进行的回顾性分析显示，ACE-27 评分为 2～3 分的患者比评分 <2 分的患者，早期死亡风险高 15 倍，5 年总生存（OS）率明显降低；同时，ACE-27 评分也是放射治疗（radiation therapy，RT）后 3 个月内死亡的唯一预后影响因素 [12-13]。然而，尚需前瞻性的随机对照研究以进一步验证其可行性及有效性。

（三）营养状态评估

鼻咽癌是头颈部肿瘤中严重体重丢失风险最高的肿瘤之一，老年患者的营养不良发生率及发生风险显著高于年轻患者。营养状况不良的 NPC 患者预后不良，早期营养干预可以改善营养状况，增加对癌症治疗的耐受性，提高生活质量，延长生存期。目前临床上较为常用的营养评估方法包括相关量表评估、体格检查及实验室检查三大类。目前临床上最常用的是《营养风险筛查 2002》量表。若筛查存在营养风险，中国临床肿瘤学会肿瘤营养治疗专家委员会推荐首选患者参与的主观全面评定（PG-SGA）来评估肿瘤患者的营养状况。PG-SGA 由患者自我评估和医务人员评估两部分组成，目前推荐放疗中每周评估 1 次，放疗结束后每 2 周评估 1 次，至少坚持 6 周。临床常用的体格检查指标包括体重、体重指数、实际体重与理想体重百分比、腰围或腰臀比、上臂围、皮褶厚度等，常用的实验室检查包括人血清白蛋白、血清前白蛋白、肌酐身高指数（CHI）、氮平衡、转氨酶活性、肌酐尿素水平和电解质水平（钙、磷、镁离子浓度）、体液平衡等，此外 C 反应蛋白因反映了机体的炎症状况也应纳入常规监测之中。

二、老年鼻咽癌患者治疗决策

（一）老年非转移性鼻咽癌患者的治疗选择

非转移性 NPC 的治疗以放疗为主，治疗遵循分层治疗的原则，即早期患者采用单纯 RT 进行治疗，局部晚期（Ⅲ期～Ⅳa 期）患者则采用联合化疗和靶向治疗等综合治疗的方案。临床试验，尤其是随机对照试验，对临床决策至关重要。但 NPC 临床试验的目标人群通常不包括老年患者，或仅有少数体力状态良好的老年患者可以参加试验，在鼻咽癌化疗荟萃分析（Meta-Analysis of Chemotherapy in Nasopharynx Carcinoma，MAC-NPC）纳入的 19 项临床试验中，年龄≥60 岁的人群仅占总队列的 13%[14]，老年人群的代表性严重不足。因此，对老年 NPC 患者的适当治疗策略仍不清楚，不论是降低治疗强度还是根据现行的诊疗指南进行治疗，在老年患者群体中都缺乏相应的证据。

1. 放疗 放疗是非转移性鼻咽癌患者的首选治疗，IMRT 或螺旋断层放射治疗技术是推荐的放疗方式。在二维/三维放疗时代，老年 NPC 患者对高剂量放射治疗耐受性差，年龄≥70 岁的患者 3～4 级黏膜炎（68.0% vs. 57.6%）和皮炎发生率（22.3% vs. 12.7%）及 90 天死亡率明显高于年轻患者 [12]。与 3D 适形放射治疗相比，IMRT 实现了更好的局部控制且减轻了毒副作用，仅有 0%～2.7% 的患者无法按计划完成放疗 [3,13]。ZHANG 等 [15] 回顾分析了 212 例接受放疗的≥65 岁 NPC 患者的生存情况，95% 的患者完成了全部放疗计划，鼻咽部中位累积剂量为 72Gy，5 年局部控制率、疾病特异性生存率和总体生存率分别为 68.8%、63.5% 和 47.0%，其中 33 例接受 IMRT 的患者 5 年局部控制率和总体生存率分别达 87.3% 和 67.9%，明显高于同时期接受传统 RT 的患者。与 IMRT 相比，质子调强放疗（IMPT）在 NPC 的局部治疗中具有剂量学优势，晚期毒副作用发生率明显降低 [16-17]。然而，IMPT 在老年患者中的长期治疗价值和成本效益仍有待前瞻性研究来阐明。目前缺乏支持降低老年 NPC 患者放疗剂量或缩小靶区范围的循证医学证据，NPC 老年患者的放射治疗计划大部分仍然是遵循国际指南，GTV 和 CTV 的处方剂量分别为 68～70Gy 和 50～60Gy/30～33 次。需要注意的是，老年 NPC 患者更容易出现辐射相关的继发性恶性肿瘤。一项我国香港地区的研究显示，与人口统计匹配的普通人群相比，年龄大于 60 岁的 IMRT 放疗后的 NPC 患者发生第二原发肿瘤的风险高出 40%。老年群体的第二原发肿瘤发生的风险上升到 60/10 万人年 [18]。因此，对老年 NPC 幸存者需注意监测辐射相关的第二原发肿瘤。

2. 化疗 同步放化疗是局部中晚期鼻咽癌的标准治疗模式，但化疗在老年鼻咽癌中的疗效尚无明确定论。MAC-NPC 显示，随着年龄的增加，在总体生存率上化疗的获益逐渐减少：50 岁以下风险比（HR）为 0.72，50～59 岁为 0.79，年龄≥60 者为 0.89[14]。在 IMRT 时代，针对老年 NPC 患者的多项回顾性研究，化疗是否带来获益并不一致，但化疗均明显增加了 3 级以上毒副作用发生率 [3,13,15,19]。因此，对老年患者增加化疗需谨慎。研究显示年龄、

TNM 分期、血浆 EBV DNA 和 ACE-27 评分有助于筛选老年 NPC 的化疗受益者[20-21]。对于≥60 岁且<70 岁中晚期鼻咽癌患者可参考青壮年鼻咽癌的治疗模式,个体化地采用放化疗综合治疗模式,而单纯调强放疗可能更适合≥70 岁的鼻咽癌患者[13,20,22]。除了年龄因素,患者的老年合并症评估对治疗的影响不可忽视。大多数研究结果显示,在 ACE-27 评分≥2 分的患者中,同步化疗的 5 年总体生存率反而更差,3~4 级毒副作用发生率更高[13,20-23]。对于治疗前存在合并疾病的老年 NPC 患者,在实际应用中适当地降低治疗强度,尤其是对于那些合并重症疾病的患者。顺铂是鼻咽癌治疗最常用的化疗药物,但它有明显的耳毒性、肾毒性及胃肠道反应,这些对器官功能储备有限的老年患者来说需着重考虑。专家认为年龄>70 岁的头颈部肿瘤患者是发生顺铂毒性的高风险人群,建议应谨慎给药[24]。有Ⅲ期临床试验进行了其他铂类与顺铂的独立比较,结果显示,卡铂、奈达铂和洛铂均表现为非劣效的无进展生存期,生活质量提高,耳毒性、肾毒性和致吐性降低[25-27]。然而,这些试验中患者的年龄上限分别设定为 70 岁、65 岁和 60 岁。因此,尚不确定这些药物在 NPC 老年人群中是否能保持疗效和良好的胃肠道毒性,同时需警惕这些铂类衍生物的血液学毒性。同步化疗最常见的给药方案是 3 周方案($100mg/m^2$),NPC 进行的Ⅲ期非劣效性试验的结果显示,每周 30~40mg/m² 顺铂具有相似的疗效,但每周方案的 3~4 级血小板减少症和白细胞减少症的发生率明显高于 3 周方案[28]。老年患者采用每周一次的方案可以获得比 3 周一次的方案更高的顺铂累积剂量(中位数为 240mg/m² vs. 160mg/m²),但是缺乏关于老年人每周顺铂方案安全性的前瞻性证据[21]。

目前尚无针对老年 NPC 患者单纯放疗或同步放化疗后辅助化疗的研究,但根据已得到的随机试验结果,辅助化疗的依从性差,仅 52%~63% 的患者能完成计划的治疗周期,辅助化疗的价值尚存在争议[14,29],在老年NPC 患者中不推荐辅助化疗。对于放疗后仍有肿瘤残留的患者,可以考虑采用治疗强度弱及便利性好的口服辅助化疗模式,如节拍化疗。最近的 1 项研究表明,与观察相比,节拍化疗(卡培他滨 650mg/m²,每天两次)治疗 1 年显著提高了高危局部晚期 NPC 患者的无瘤生存率(3 年无瘤生存率 85.3% vs. 75.7%,*HR* = 0.50,95% *CI* 0.32~0.79,*p* = 0.002 3),不良反应发生率低,完成度高[30]。诱导化疗在鼻咽癌患者中的生存优势已有多个Ⅲ期临床试验证实,但是这些试验入组人群均排除了老年患者。诱导化疗＋同期放疗的治疗方式在老年 NPC 患者中可行性更高,其疗效与同步放化疗相当,治疗相关的不良反应发生率更低,对需要化疗的老年患者来说是较好的选择[31-32]。在目前缺乏高级别证据的情况下,老年 NPC 患者同步放疗联合辅助化疗或诱导化疗的治疗益处仍不确定,应充分评估其风险,并为接受化疗的老年患者提供密切监测和对症支持治疗。

3. 靶向治疗　鼻咽癌可用的靶向药不多,目前研究较多的靶点是表皮生长因子受体。西妥昔单抗在放疗期间应用具有明显的皮肤黏膜毒性,与西妥昔单抗对比,尼妥珠单抗无论是与放化疗联合还是作为单纯放疗前的诱导治疗,都显著减轻靶向治疗带来的黏膜反应和皮疹。WANG 等[42]回顾性分析了 75 例接受根治性放疗的≥60 岁的 NPC 患者,所有患者均完成了放疗联合尼妥珠单抗靶向治疗,有 77% 的患者接受 6 个疗程及以上的靶向治疗,结果显示 3 年无远处转移生存率和无进展生存率分别为 98.6% 和 89.7%,疗程中≥3 级的血液学毒性和黏膜炎的发生率分别为 34.7% 和 12.0%,没有患者出现皮疹[33]。RT 联合尼妥珠单抗的治疗方案在老年 NPC 患者中表现出较好的耐受性,为无法耐受同步放化疗的老年患者提供了选择。

（二）老年局部区域复发性鼻咽癌患者的治疗选择

1. 手术　对于早期局部复发患者,内镜下鼻咽切除术创伤较小,可以作为有效的挽救治疗手段。2021 年的一项仅招募年龄<70 岁患者的多中心随机Ⅲ期试验中,与再程放疗相比,内镜鼻咽切除术可提高 rT₁₋₂ 或早期 rT₃ 复发 NPC 患者的生存率(3 年总体生存率,85.8% vs. 68.0%,*p* = 0.001 5)[34]。已有研究表明鼻内镜下手术在 70 岁以上老年患者中的可行性[35],年龄本身不应是决定手术治疗的唯一因素。再程放疗带来诸多毒副作用(如鼻咽坏死、口干、颞叶坏死、脊髓损伤等),严重影响患者生活质量,甚至导致死亡风险增加。对于经过充分术前评估能够耐受手术的早期局部复发老年患者,手术应作为优先考虑的治疗方案。

2. 放疗　局部合并多个区域淋巴结复发或者局部复发分期为广泛 rT₃~T₄ 等不适用手术,因患者个人意愿拒绝手术或者医学评估无法耐受手术的患者,再程放疗是标准的治疗方式。对于老年患者,目前没有证据证明再程放疗联合化疗的益处,不建议同步加用化疗。再程放疗毒性反应是影响疗效的重要因素。荟萃分析报告了再程放疗的 5 级毒性反应率高达 33%,老年是 NPC 再照射后致死性鼻咽坏死的独立危险因素[36-37]。对老年患者进行再程放疗前,需要特别注意患者的选择,除了评估 CGA 外,其他要考虑的因素包括距离初次放疗的时间间隔、肿瘤体积、rT 分期和已有的晚期毒性反应的严重程度,需要有经验的放疗科医生与头颈外科医生充分探讨后决定最佳治疗方式[36]。

（三）老年转移性鼻咽癌患者的治疗选择

1. 化疗 对于转移性疾病,首选的一线化疗方案是吉西他滨和顺铂双药联合[38],但对于老年患者,考虑到安全性及耐受性,剂量减少、卡铂替代和/或降阶梯至单药疗法更容易被接受。据报道,单药化疗如吉西他滨、卡培他滨和多西他赛的缓解率在 24%～48%[39-42]。具体药物的选择应权衡副作用、患者合并症、肝肾功能、社会经济支持以及给药途径和频率的差异等多方面。

2. 放疗 对于全身治疗后达到完全缓解或部分缓解的患者,局部放疗显示了更好的生存率[43],但老年患者局部放疗是否获益仍不明确。目前认为序贯局部区域根治性放疗应仅考虑用于无合并症并且对化疗具有较好肿瘤反应的老年患者。放疗常作为不耐受全身治疗的晚期老年 NPC 患者的姑息治疗,以缓解局部症状、提高生活质量为目的,如骨转移疼痛、局部压迫、出血等,常用的姑息放疗剂量为 30Gy/10F、25Gy/5F、8Gy/1F 等。

3. 免疫治疗 近几年,免疫检查点抑制剂在复发转移性 NPC 治疗中显示出了良好的抗肿瘤活性,PD-1 单克隆抗体单药治疗可实现 20.5%～34.0% 的客观缓解率,1 年无进展生存率为 19.3%～33.0%,1 年总体生存率为 59.0%～63.0%,并且安全性良好,3～4 级免疫相关毒性的发生率约为 10%[44-45]。老年患者对免疫检查点抑制的耐受性与年轻人相似,免疫治疗在老年 NPC 治疗中有很大的潜力[44-46]。最近的两项针对复发转移 NPC 的Ⅲ期临床研究中,GP 联合免疫治疗的中位无进展生存期延长为 2.8～3.0 个月,肿瘤客观缓解率达 77.4%～87.3%[47-48],化疗相关的毒副作用无明显增加。但这两项研究入组人群均为≤75 岁的患者,对于 >75 岁的老年患者的疗效及安全性需要未来前瞻性数据来验证。

三、总结

随着人口老龄化的趋势,老年肿瘤患者的治疗需求日渐突出,在健康状况、身体储备及社会支持方面,老年患者是一个异质性很大的群体。尽管 NPC 的治疗有了新的进展,但老年患者在临床试验中的代表性严重不足,缺乏关于老年 NPC 康复管理的数据和指南,现有的大部分数据是非随机试验或回顾性研究的结果。由于老年 NPC 患者器官功能下降,合并疾病多,治疗耐受性不如中青年患者,在治疗时需谨慎对待,除了评估疾病本身的因素,更应关注患者的身体、心理健康和社会支持,需要与患者充分沟通治疗目标,以制订最佳的个体化治疗方案。治疗前需明确治疗相关毒性的危险因素,并在治疗前控制可改变的因素。今后在老年 NPC 中的研究应集中在合并疾病对治疗的影响、化疗方案的优化及生物标志物的识别等方面,为临床治疗提供充足的证据支持。

（徐本华　李安川）

扫一扫,查阅参考文献

第三节　鼻咽癌放疗后复发的康复管理

鼻咽癌（NPC）是头颈部常见恶性肿瘤之一,来源于鼻咽上皮细胞,主要分布在中国南方地区及东南亚等国家和地区[1-2]。目前,根治性放疗是鼻咽癌的首选治疗方式,而肿瘤复发是治疗失败的主要原因之一。鼻咽癌复发定义为首诊的鼻咽癌根治性治疗后 6 个月内,已达到临床完全缓解（clinical complete remission, cCR）和病理完全缓解（pathologic complete remission, pCR）后再次出现肿瘤增长[3]。在常规放疗时代,鼻咽癌复发率为 20%～40%[4-6]。随着放疗技术的发展,调强适形放射治疗（IMRT）被广泛应用于治疗中,鼻咽癌的局部控制率也明显提高,局部复发率下降为 10%～15%[7-11]。根据病变部位,鼻咽癌复发可分为原发肿瘤部位的复发和颈部淋巴引流区的复发,局部复发率为 5%～10%,区域复发率约为 5%。

一、鼻咽癌放化疗后复发的诊断

目前，鼻咽癌复发的主要诊断方法包括鼻咽镜检查、影像学检查（头颈部 MRI、PET/CT）、EB 病毒相关标志物等，诊断的明确主要依赖于鼻咽镜下肿块的活检或淋巴结穿刺及活检。在无法取得病理组织的情况下，头颈部的增强 MRI 和 PET/CT 具有独特的优势，可以明确肿瘤的侵袭范围及分期。此外，EB 病毒相关的肿瘤标志物，如 EBV DNA 也可以起到辅助诊断的作用。

1. 鼻咽镜 鼻咽镜检查是评估鼻咽癌复发的主要手段，具有安全、操作简单等优点，通过鼻咽镜可观察到鼻咽黏膜隐蔽的表浅肿物，从而活检以明确诊断[12]。此外，新兴的窄带成像（NBI）技术不断发展，其在鼻咽癌的复发诊断上具备一定的优势。研究表明，NBI 内镜在诊断鼻咽黏膜复发病变的灵敏度和特异度均为88%。但是，放疗后鼻咽黏膜的放射性改变也可能引起假阳性结果[13]。尽管鼻咽镜的检查简便、易行，也存在一定的局限性，特别是难以诊断鼻咽的深部或颅底的肿瘤复发。

2. 头颈部 MRI 由于 MRI 对软组织具有良好的分辨率，因此 MRI 被广泛应用于鼻咽癌根治性放疗后的随访监测中，是目前诊断鼻咽癌复发的重要手段[14]。通过头颈部的增强 MRI，可以进一步地明确肿瘤的侵袭范围，从而确定复发鼻咽癌的分期，指导后续治疗。不过，单纯运用 MRI 在鉴别复发和放疗后改变方面仍具有一定挑战性。主要表现为复发后的肿瘤和治疗后的炎症变化，都可能在 MRI 的 T_2 加权图像上显示出高强度的强化，导致两者的区别不明显[15]。此外，放疗后导致的瘢痕组织和骨质改变也给诊断带来困难，使其无法与复发肿瘤相区分[16]。目前，磁共振灌注加权成像技术被越来越多地应用于鼻咽癌的随访监测中，其通过体内不相干运动 - 灌注和灌注形态模式的差异提高区分度，提高鼻咽癌复发的诊断率[17-18]。

3. PET/CT 随着 PET/CT 技术的发展，PET/CT 也越来越多地运用到了鼻咽癌的随访监测中，被认为是具有重要价值的监测复发的手段之一。有研究认为 PET/CT 在检测残留及复发的鼻咽癌方面优于 MRI，主要体现在高灵敏度（100% vs. 62%）、高特异度（93% vs. 44%）和高准确性（96% vs. 49%）[19]。此外，研究表明，PET/CT 和单光子发射计算机体层摄影（SPECT）都有助于准确检测残留 / 局部复发的 NPC。在区分肿瘤复发和放疗后改变方面，PET/CT 的特异度也高于 MRI（93% vs. 76%）[20]。尽管 PET/CT 在诊断鼻咽癌的复发方面存在一定优势，但是价格昂贵，同时也不可避免地会因为放疗后的黏膜炎症变化或骨坏死而出现假阳性结果。

4. EB 病毒相关标志物 相关研究表明，定期的 EBV DNA 检测是鼻咽癌治疗定期随访的重要手段之一，可以有效地检测鼻咽癌的远处转移[21-22]。然而，其在诊断局部复发方面的灵敏度相对较低，血浆 EBV DNA 升高的水平不是特别显著[22-26]。有研究表明，通过经鼻咽拭子检测 EBV DNA 可以监测到鼻咽癌的复发[27]。此外，也有研究通过鼻咽拭子检测 LMP-1 和 EBNA-1 来监测鼻咽癌患者的局部复发情况[28]。尽管 EB 病毒相关标志物的检测方便、价格低，但在诊断的灵敏度及特异度方面仍存在一定的局限性。

二、鼻咽癌放化疗后复发的治疗

对于确诊了的复发鼻咽癌患者，在治疗前需要进行全面的评估，包括患者的复发分期、一般身体状况、放化疗的耐受情况、是否存在基础疾病等，通过多学科综合治疗模式，合理制订个体化的治疗方案。通常，对于局部复发的鼻咽癌患者，可以采取手术或放射治疗；对于区域复发的患者，手术治疗是首选治疗方式，无法耐受手术的患者可以选择放射治疗；对于同时存在局部及区域复发的患者，由于病灶范围广，手术创伤大，可选择针对局部及区域复发灶的放射治疗。

1. 放射治疗 再程放疗是目前治疗复发鼻咽癌的主要方式。然而，再程放疗应该仔细考虑各种因素，包括总剂量、分割剂量、危及器官（OAR）的耐受剂量以及首程放疗的受照剂量等。此外，为了最大限度地保护邻近未受影响的正常组织，应采用最佳的放疗技术进行治疗。目前，IMRT 是普遍采用的再程放疗模式，大多数方案是对复发的 GTV 提供≥60Gy 的照射剂量，这些方案可以达到 52%～86% 的局部控制率，表明再程放疗的效果尚可[29-35]。然而，再程放疗后致命的并发症并不少见，特别是在再程放疗中提供的总放射剂量较高（≥70Gy）的人群中，出现致命并发症的概率最高。最常见的再程放疗并发症包括颈动脉破裂出血、颞叶坏死、鼻咽黏膜坏死等。需要注意的是，较高的放射剂量可能导致生存概率降低，而某些严重并发症甚至会导致患者死亡。因此，应注意再程放疗中 OARs 的最大耐受剂量，给予严格的剂量控制。此外，研究表明累积照射剂量和再程放疗的时间间隔是影响放疗相关并发症的重要因素[36-39]。然而，由于缺少临床资料及 OAR 的剂量分布数据，还没有准确的剂量限制模型以确定耐受剂量。因此，在再程放疗中，OARs 的耐受量应遵循尽可能低的原则进行治疗。

2. 手术治疗 根据相关研究，挽救性手术在复发可切除的鼻咽癌中展现出了一定优势，主要表现为更长的生存时间、更高生活质量及相对再程放疗而言较少的并发症[40]。此外，相较于再程 IMRT，经鼻内镜复发鼻咽癌切除术也具有治疗效果更理想、并发症少等优势[40-41]。由于再程放疗相关的严重晚期并发症的发生率较高[42]，对于可切除的复发鼻咽癌患者，应考虑手术挽救治疗。

目前，手术治疗在复发鼻咽癌的治疗中已占有重要地位，但术后辅助放疗及化疗对患者预后的影响仍不清楚，目前共识是对切除边缘阳性的患者应考虑术后放疗[43]。

3. 其他治疗 尽管缺乏高水平的证据，诱导化疗和同期化疗常与再程放疗同时进行。特别是 $rT_{3\sim4}$ 期的患者可考虑诱导化疗以缩小复发肿瘤的体积，在提高局部控制率的同时也降低了 OARs 的照射剂量。此外，同期化疗可以提高放射灵敏度，消除微转移灶，从而提高肿瘤的局部控制率。然而，增加化疗的同时也带来了治疗相关的毒性事件，因此，需要根据患者的实际情况使用合理的化疗方案。目前，一些研究探索了复发患者的各种化疗药物及方案的疗效，包括顺铂[44-45]、氟尿嘧啶[45]、吉西他滨[46]等。靶向治疗也被运用于临床研究中[47-48]，但由于局部复发肿瘤有出血性并发症的潜在风险，因此需谨慎使用血管生成抑制剂类的靶向药物。

随着免疫治疗的进展，免疫治疗也被更多地运用于复发鼻咽癌的治疗中。目前，多种免疫治疗药物在二线治疗的总缓解率为 20%～34%[49-51]，而与化疗联合治疗后总缓解率可高达 91%[51]，这表明免疫治疗在复发鼻咽癌的治疗中存在一定的作用。然而，这些研究大多是基于转移和复发的混合群体组成的研究，免疫治疗在治疗单纯复发鼻咽癌中的确切作用还有待于进一步的评估。

三、鼻咽癌放化疗后复发的康复管理及策略

（一）预防

复发鼻咽癌的复发时间存在明显的规律性，50% 左右的患者在 2 年内复发，80%～90% 的患者在治疗后 5 年内复发，极少发生在 5 年后[52-53]。因此，需要定期进行临床和影像学随访。一般在治疗后的 2 年内，每 3 个月进行一次鼻咽检查（鼻咽镜检查及 EBV DNA 检测等）、颈部检查、脑神经功能检查等，并评估是否存在全身症状。在治疗后 3～5 年每半年进行一次，此后每年进行一次。此外，每 6～12 个月还应进行一次核磁共振检查，既可以监测肿瘤复发情况，也能发现治疗后的晚期并发症。医生、护士和相关的专职医疗人员也应对患者进行定期复查，以进行支持性护理、语言、听力等功能的康复，并对营养状况进行监测。

（二）挽救性治疗的注意事项

1. 部分患者在放疗后可产生放疗后肉瘤，因肉瘤对射线相对不敏感，一般不采用放射治疗，而以手术及化疗为主。因此，复发鼻咽癌应与放疗后肉瘤进行鉴别诊断。

2. 在可行的情况下，应考虑进行挽救性手术，而对于无法切除的患者，或不适合进行手术的患者，应考虑进行再程放疗。对于广泛复发的患者，由于关键的 OARs 剩余的耐受性有限，不可能通过再程放疗达到足够的治疗剂量覆盖，因此，化疗或者免疫治疗也成为了一种替代方案。

总之，复发鼻咽癌的治疗需要综合考虑患者的各种因素（包括再发肿瘤因素、既往治疗因素和患者因素等），对这些因素进行多学科评估，以及与患者进行沟通，以制订合适的治疗策略，尽可能减少并发症，延长生存时间和提高生活质量。

（韩非 王景）

扫一扫，查阅参考文献

第四节　鼻咽癌肝转移的康复管理

鼻咽癌是我国最常见的头颈部肿瘤,60%~80% 的患者在初次就诊时就在已经在肿瘤的进展期,20%~30% 患者在疾病进程中出现远处转移。肝脏转移是一种预后较差的远处转移。近年来,随着相关治疗手段和技术的进步,特别是放射治疗技术的进步和综合治疗手段的应用,鼻咽癌患者的生存时间逐步延长,做好鼻咽癌肝转移相关的康复管理对于提高患者生活质量至关重要。

一、鼻咽癌肝转移的流行病学

鼻咽癌是一个易出现多发转移的疾病,其中常见的转移部位包括骨、肺及肝脏。按照转移灶与原发灶出现的时间间隔分为同时性远处转移和异时性远处转移,其中同时性远处转移发生率4%~10%,异时性远处转移发生率为15%~30%[1-2]。在远处器官转移中,肝转移发生率为29.3%~36%[1]。鼻咽癌合并单纯肝转移仅占7%,大部分为肝转移合并肝外远处器官转移[3]。

二、鼻咽癌肝转移的临床表现及辅助检查

(一)临床表现

患者常常出现肝脏病变的非特异性症状,包括肝区不适感、腹部肿块、发热、疲倦、黄疸、食欲下降、恶心呕吐,甚至腹水等恶性症状。由于肝转移病变进展较快,大量腹水可压迫脾脏、胰腺、胆总管等邻近的器官和组织,造成患者腹痛、腹胀、呼吸困难及消化道出血等症状。

(二)辅助检查

1. 肝脏超声检查　鼻咽癌肝转移常表现为多灶性结节,早期肝内多发病灶,体积较小,超声图像上呈囊性结节及囊实性混合性结节(囊性为主),其囊壁多呈不规则性增厚,囊内可见分隔,囊壁上有乳头样突起;彩色多普勒超声下可见部分结节可在囊壁、分隔处或囊壁突起处测得血流信号。进展期图像常以实性、血供丰富为主。图像特征为肝内多发不均质的低回声实性肿物,边界欠清,形态不规则,内可见钙化回声,内部及周边可见血流信号。

2. 肝脏 CT　多相期增强 CT 是检查肝转移瘤的可靠方法。在门静脉期可获得最清晰的图像。在动脉期,可表现为整体均匀或不均匀强化,或无明显强化或边缘强化。

3. 肝脏 MRI　相较于 CT,MRI 在诊断肝转移瘤中更有优势,其具有更高的灵敏度(达 93%)及准确率(达93%)。弥散加权成像对小转移灶(<5mm)的检出率更高。

4. PET/CT 和 PET/MRI　肝转移瘤可以摄取 ^{18}F 标记的氟脱氧葡萄糖(FDG),因此 FDG-PET 也是检测肝转移瘤的重要影像学检查。然而 PET/CT 的灵敏度要低于 MRI,但其具有可以同时评估肝外转移情况的优势。PET/MRI 是一种新的肝转移检查方法。它同时结合了 FDG-PET 代谢成像的优点与 MRI 提供解剖信息及病变检测的灵敏度优势。

5. 分子病理检查　可行超声或 CT 引导下肝穿刺,尤其是在单发转移病灶难以明确病灶性质的情况下,组织穿刺活检是有必要的。B 超引导下穿刺具有安全有效、稳定快捷及零辐射等优点。病理组织经 HE 染色及免疫组化染色可诊断是否为转移性鼻咽癌。

三、鼻咽癌肝转移的治疗手段

(一)手术治疗

手术治疗在鼻咽癌肝转移中应用较少。目前仅有小样本病例研究结果显示,对于鼻咽癌合并肝脏寡转移者接受 R_0 手术切除后,1 年、3 年、5 年的总生存率分别为 85.7%、64.2%、40.2%,无疾病进展生存率分别为70%、53%、18%。其中位生存期达 42 个月[4]。该疗效远高于其他非手术治疗手段。然而需严格筛选患者及配合系统性内科治疗。

（二）内科治疗

鼻咽癌是对化疗敏感的恶性肿瘤。足量的全身性化疗仍是鼻咽癌多发转移最常用的治疗手段，目前一线方案是以铂类为基础的多药联合方案。鼻咽癌对铂类药物敏感，有效率在 66%～76%[5]。2016 年 GEM20110714 研究首次证实顺铂联合吉西他滨在一线化疗中的地位[6]，吉西他滨联合铂类成为复发转移性鼻咽癌的一线化疗方案。紫杉类药物作为一线用药，也被证实了其在鼻咽癌治疗中的有效性[7]。对于系统性化疗方案的选择，可结合患者身体状态、基础疾病、药物不良反应、经济情况等因素综合考虑，选择合适的系统性治疗方案。

（三）介入治疗

对于肝脏寡转移病灶者，经肝动脉化疗栓塞术也是治疗肝转移的治疗手段之一，肝动脉化疗栓塞具有局部药物浓度高、全身不良反应小的优点，配合局部肿瘤血供栓塞术，能够提高转移瘤的局部控制率[8]。文献报道经肝动脉化疗栓塞耐受性可，疗效好，3 年总生存率为 26.6%，中位生存期约为 14 个月，无疾病进展生存期为 4 个月[4]，在寡转移患者中可以考虑选择该治疗方法。

文献报道肝脏转移病灶的射频消融治疗亦能提高患者疗效，其中尤其是寡转移（≤3 个转移病灶）患者的无进展生存及总生存获益，较 >3 个转移灶的患者更明显（$p = 0.001$）[9]，中位生存时间可达 41.4 个月，中位无进展生存时间可达 37.5 个月[10]。

因此，在以化疗为主的系统性治疗方案的基础上，配合使用介入治疗以加强对肝脏转移病灶的控制，不失为一种有效的治疗手段。

（四）分子靶向治疗

化疗过程中可考虑联合使用分子靶向药物以提高疗效，主要为表皮生长因子单克隆抗体，EXTREME 研究证实西妥昔单抗联合铂类 / 氟尿嘧啶类药物可改善转移性头颈部鳞癌患者的疗效[11]，回顾性研究显示西妥昔单抗联合化疗在晚期鼻咽癌中的安全性及有效性[12]。尼妥珠单抗是一种人源化 EGFR 单克隆抗体，回顾性研究显示化疗联合尼妥珠单抗治疗能显著延长复发转移性鼻咽癌的中位生存期，从 25.6 个月延长至 48.6 个月，且耐受性好[13]。亦有Ⅱ期临床研究探索重组人血管内皮抑制素注射液[14]及贝伐单抗[15]在鼻咽癌中的作用。因此，在晚期鼻咽癌患者中，可酌情考虑在化疗基础上联合靶向治疗以进一步提高疗效。

（五）免疫治疗

免疫治疗是近年的研究热点，PD1/PD-L1 给晚期患者带来了希望[16]。目前越来越多的临床研究显示免疫治疗联合吉西他滨及铂类化疗（GC 方案）在复发转移性鼻咽癌一线治疗中具有有效性，包括 JUPITER-02（Toriplimab + GC vs. GC）[17]、CAPTAIN-1st（Gamrelizumab + GC vs. GC）[18]、RATIONALE 309（Tislezumab + GC vs. GC）[19]等研究，其结果均一致地显示出，相较于 GC 化疗方案的客观缓解率（55.3%），免疫治疗的加入能显著延长客观缓解率（69.5%）[20]。我们期待更为有利的证据证实免疫治疗在鼻咽癌治疗中的价值。对于经济条件允许的患者，可以考虑加入免疫治疗。

四、鼻咽癌肝转移的支持治疗

鼻咽癌肝转移常常伴有恶病质、疼痛、恶心等症状，须要积极地予以对症支持治疗。对于合并大量腹水者，可以考虑行腹腔穿刺以引流腹水，减轻症状。肝功能损害者予以护肝治疗。

五、鼻咽癌肝转移的疗效及预后

鼻咽癌同时性肝转移患者，中位生存时间约为 19 个月，3 年总生存率仅为 14%。其中 KPS 评分、血清 LDH 水平、对化疗的敏感性及化疗周期数均是影响治疗效果的重要预后因素[21]。而对于鼻咽癌异时性肝转移的患者，其预后则与转移病灶数目、转移病灶是否进行控制及对化疗的敏感性等因素相关，预后较差，中位生存时间仅为 15.6 个月[22-23]。

六、鼻咽癌肝转移的康复管理策略

随着诊疗手段的发展，鼻咽癌多发转移生存时间有较大的延长，但与治疗相关的不良反应及并发症可能会成为影响患者预后和生活质量的其他不良因素,因此患者治疗后的康复管理尤显重要。

(一)患者心理康复管理

鼻咽癌肝转移患者由于受到原发灶和转移灶的双重打击,心理上遭受严重创伤,再加上放疗、化疗、靶向药物、免疫治疗、介入治疗、手术及疾病本身对身体的伤害,多数患者会出现不良情绪。不良的情绪会在一定程度上影响机体自身的免疫力和机体识别、清除肿瘤细胞的能力,因此心理护理至关重要。医护人员一定要在心理上安慰患者,使患者建立战胜癌症的信心,能够配合医生进行积极有效的治疗,从而延长患者的生存时间。另外要和患者家属进行深入的交流沟通,鼓励家属积极配合医生,并给患者做思想工作,共渡难关。

(二)患者营养管理

鼻咽癌肝转移患者常常因为疾病进展出现恶病质等情况,加之肝脏转移病灶导致的消化道症状,营养状态极差。积极的营养状态评估及营养支持,是改善患者生活质量,提高患者治疗耐受性,以及延长患者生存时间的重要手段之一。

1. 规范化的营养评估 在治疗过程中及治疗结束后,给予患者充分且专业的营养评估。结合患者症状,例如有无食欲下降、进食量减少、体重下降、疼痛、发热、下肢水肿等症状;利用专业评估工具,如营养风险筛查表、人体成分分析仪、氨基酸及微量元素的测定等评估工具;参考检验结果,例如有无血红蛋白降低、肌酐尿素氮降低、低白蛋白血症及电解质紊乱等,来综合评估患者的营养状态。

2. 积极营养干预 首选肠内营养,包括指导饮食结构的调整,营养摄入的推荐,以及口服营养液的服用。保证各种营养适量且结构合理。对于吞咽困难的患者,可以考虑行经鼻空肠营养管置入术或经皮胃造瘘术,以保证营养摄入。

3. 静脉营养支持 在无胃肠道功能或胃肠道功能不全的情况下,可考虑行静脉营养支持。

(三)化疗后患者的康复管理

由于系统性化疗均为抑制细胞生长的药物,副作用较多且严重,需积极对症支持治疗。

1. 胃肠道反应 最为常见的化疗不良反应即胃肠道反应,尤以顺铂最重,包括恶心、呕吐、腹泻、便秘等,治疗前一定要做好预防和对症处理,比如吃少渣或富含纤维的食物,使用止吐、止泻药物。

2. 骨髓抑制 在化疗期间及化疗前后,需定期监测血常规检查,一般白细胞下降发生于化疗后的 1~3 周,平均来看,化疗后 7~10 天白细胞下降至最低点。依据 WHO 评级标准进行对症处理,在刷牙时应轻柔,避免牙龈出血;活动时应注意避免跌倒、磕碰出血等。

3. 肾毒性 由于化疗药物均需经过肾脏,由泌尿系统排出,一旦肾脏功能障碍则会影响药物的排出,可能会引发尿毒症等并发症,因此应该鼓励患者多喝水(>1 500mL/d)、多排尿。应用顺铂化疗前,要准确评估肾功能,并做好水化利尿的工作。

4. 肝脏毒性 注意密切关注相关血液检查,对肝功能进行定期监测,异常时询问医生,通过适宜的药物、饮食等方式予以调理。

5. 其他护理

(1)便秘:适当锻炼;腹部按摩,促进排便;以清淡易消化饮食为主,少食多餐,保持食欲;多食用富含维生素 A、C、E 的新鲜蔬菜、水果及含有粗纤维的糙米、豆类等食物,以增加肠蠕动;养成每日清晨空腹饮温开水一杯的习惯。

(2)口腔溃疡:由于多次化疗会引起口腔溃疡,所以要保持口腔清洁,餐后漱口。

(3)化疗后脱发:可以选择佩戴假发、帽子来保护自己。

(四)靶向治疗后患者的康复管理

目前临床服用靶向治疗药物后发现的不良反应归类如下。

1. 皮疹 使用西妥昔单抗后皮疹发生率较高,主要分布在头面部油脂分泌比较旺盛的部位。在日常生活中,也要注意皮肤护理,减少日晒时间,出门带遮阳伞;保持皮肤清洁干燥,沐浴的时候不要用过热的水,沐浴后可涂抹温和的润肤露或维生素 E 软膏;穿宽松、柔软、棉质的衣服;及时修剪指甲,勿抓挠皮肤。

2. 黏膜炎 遵医嘱服用黏膜保护药,腹部注意保暖,加强饮食卫生;饮食以清淡、少油腻、低纤维的食物为主,适当多饮水。

（五）介入治疗后患者的康复管理

1. 术后恶心、呕吐　部分患者术后会出现胃肠道不适,表现为恶心呕吐,予以止吐药物及保护胃黏膜药物。饮食上尽量避免吃刺激性食物,予以易消化的食物,等待胃肠功能恢复。一般术后数天胃肠功能逐渐恢复,部分患者的症状可持续数周。

2. 术后发热　介入治疗后,肿瘤可能出现缺血坏死,部分患者会出现发热。予以积极的物理降温治疗,必要时使用退烧药。一般情况下,不需要使用抗感染药物。

3. 胆囊炎　肝动脉介入治疗可能会刺激胆囊,引起胆囊的无菌性炎症,可予以消炎利胆的药物,清淡饮食,减少疼痛。

总之,鼻咽癌肝转移患者应根据自身肿瘤情况及营养状态等进行多方面评估,权衡生存收益与并发症风险的利弊,选择合适的治疗方案。目前,随着科学研究的进步和治疗方法的不断改进,新的治疗方式和药物越来越多地应用于晚期鼻咽癌的治疗中,生存期已慢慢延长。因此,我们应该在此基础上进一步完善与其相关的康复管理措施,尽可能减少并发症,延长生存时间和提高生存质量。

（王佩国　尹珍珍）

扫一扫,查阅参考文献

第五节　鼻咽癌肺转移的康复管理

肺是鼻咽癌常见的转移部位,在诊断为远处转移的鼻咽癌患者中,15%～22% 的患者存在肺转移[1]。与肝转移、骨转移相比,仅发生肺转移的患者预后更好[2-3]。对于具有良好预后因素的鼻咽癌远处转移患者,积极的治疗态度有望延长患者的生存时间[4]。

一、鼻咽癌肺转移的影响因素

1. 肿瘤的分期　鼻咽癌 TNM 分期与肺转移具有相关性,T 分期、N 分期越晚,肺转移的风险越高[5-6]。

2. 血浆 EBV DNA 水平　鼻咽癌患者的血浆 EBV DNA 水平是一种高效的肿瘤指标,具有较高的灵敏度和特异度[7],与肿瘤负荷显著相关[8]。在鼻咽癌流行地区,血浆 EBV DNA 载量对患者发生远处转移的预测能力较局部复发更强,发生远处转移的患者血浆 EBV DNA 阳性率和病毒载量更高[9]。

3. 细胞因子　血浆 γ 干扰素诱导蛋白 -10(IP-10)和单核细胞趋化蛋白 -1(MCP-1)的表达可能通过直接刺激肿瘤生长或间接刺激肿瘤生长而影响肿瘤发生和转移。研究发现 IP-10 和 MCP-1 在肺转移中的表达水平低于骨转移和肝转移[7]。

二、鼻咽癌肺转移的临床表现及相关检查

（一）临床表现

15%～20% 的肺转移患者可出现咳嗽、咯血、胸痛或阻塞性肺炎等症状[10],尤其是肿瘤位于肺中央或伴肺门淋巴结转移时,咳嗽、气促等症状可在转移早期出现,但多数肺部转移早期位于肺叶外带,因此多数患者可无任何症状。若肿瘤侵犯胸膜可有较剧烈的胸痛,肿瘤进一步生长可出现胸腔积液等。部分鼻咽癌肺转移可伴有肥大性骨关节病,需注意与原发性肺癌相鉴别。

（二）相关检查

1. 实验室检查　部分患者可有非特异性的检查异常,如贫血、乳酸脱氢酶升高、碱性磷酸酶升高及血浆

EBV DNA 升高等。虽然 EBV DNA 检测可以提示肿瘤进展，但目前认为它不能鉴别复发和转移，更不能提示转移部位，需要进一步行影像学检查才能证实。

2. X 线检查 胸部 X 线应用范围广泛，操作简便，价格低廉，辐射较小，是检查恶性肿瘤肺转移的常规方法之一，但对较小的转移瘤灵敏度较低。

3. CT 检查 CT 对肺转移的诊断比 X 线灵敏，可以更好地显示出转移灶的大小、数量、位置等，诊断肺内 <6mm 及 ≥6mm 转移结节的灵敏度分别为 61%～83%、82%～100%。对于需要经 CT 引导下穿刺活检的患者，CT 检查可以提高肺转移病灶穿刺活检部位的准确性及操作的安全性。

4. PET/CT 检查 与胸片和胸部 CT 检查相比，PET/CT 具有更高的灵敏度，但其特异度方面并无明显优势。PET/CT 显像对肺转移瘤，尤其是单个转移灶的鉴别诊断价值有限，并且检查费用昂贵，对于胸部 CT 检查结果有疑问者可加做 PET/CT 检查。

5. 肺穿刺活检 病理活检是确诊肺转移的金标准，尤其是单个肿块或结节，影像表现不典型时，应积极争取患者同意，行经皮肺穿刺检查或者纤维支气管镜检查来获取组织或细胞，进行病理或细胞学检查，这对指导该病的治疗具有十分重要的意义。

三、鼻咽癌肺转移的诊断

鼻咽癌肺转移多数患者可无症状，少部分患者可出现咳嗽、咯血、胸痛等临床表现。肺组织活检为诊断肺转移的"金标准"，所有怀疑肺转移而影像学检查有疑问者，只要无活体组织检查禁忌，应尽量取得患者配合争取行活体组织病理检查以明确诊断。

四、鼻咽癌肺转移的康复管理及策略

（一）预防性康复处理

鼻咽癌肺转移患者，治疗应将全身治疗与局部治疗相结合。寡转移鼻咽癌在原发灶根治性治疗的基础上，如果能积极处理转移病灶，部分患者或能达到治愈标准。但转移灶处理的介入时间，尚无回顾性或前瞻性临床研究进行对比，暂无统一结论。但就目前临床经验而言，推荐在诱导化疗间歇期进行处理[4]。治疗前需要全面评估患者一般情况，准确把握适应证，充分考虑治疗带来的不良反应。根据患者的症状、既往的治疗情况及患者的体能状态，通过多学科讨论制订个体化的治疗方案来进行全程康复管理，从而提高局部控制率，延长生存时间。

1. 营养治疗 放疗前需根据整体营养状况进行 PG-SGA，放疗中需根据 PG-SGA 评分和 RTOG 急性放射损伤分级标准，放疗后需根据 PG-SGA 评分和 RTOG 晚期放射损伤分级标准，规范化、个体化地选择营养治疗方式[11]。

2. 心理治疗 舒缓疗护是以患者为中心，专注于患者身体、心理、社会等需求，提高患者生活质量，是一种有效的症状管理模式。神经语言程序学是一种沟通模式，广泛应用于激发潜能、心理治疗、个人成长、教育训练、人际沟通与成功辅导等方面。应用神经语言程序学技术联合"安心茶话屋"，对存在焦虑、抑郁情绪的鼻咽癌放疗患者行心理舒缓疗护，能减少其症状困扰、缓解焦虑抑郁情绪、提高生活质量[12]。

（二）西医康复处理

1. 全身化疗 化疗是治疗肺转移的主要方式之一，含铂类的双药化疗联合免疫治疗是标准一线方案。根据 2022 年 CSCO 指南，对于转移性鼻咽癌的 1A 类推荐包括吉西他滨 + 顺铂联合或不联合卡瑞利珠单抗 / 特瑞普利单抗方案等。对初诊转移鼻咽癌患者，首先推荐 4～6 个周期的足疗程化疗。对于治疗后转移的患者，推荐 4～6 个周期化疗，根据患者情况进行进一步治疗[4]。

2. 靶向药物治疗 靶向药物是从分子水平阻断肿瘤的信号转导通路，以达到抑制肿瘤生长的目的。根据不同的作用靶点，针对 EGFR/VEGFR 等的靶向药物有一定疗效[13-14]。但目前研究样本量均较小，需要更大规模的随机研究来评估靶向药物在转移性鼻咽癌治疗中的价值。

3. 免疫药物治疗 目前，转移性鼻咽癌在以一线治疗的基础上联合免疫治疗的优势明显，但仍需探讨最

佳的结合方式、治疗顺序及免疫治疗合适的疗程。此外，包括 EBV 相关疫苗、重组腺病毒载体等在内的免疫治疗在转移性鼻咽癌中均有小样本探索性研究，但目前成熟、可借鉴的临床应用研究较少，反复治疗失败的患者可优先考虑进入相关临床试验[4]。

4. 放射治疗 对于寡转移的鼻咽癌患者，在原发灶根治性治疗的基础上，如果能积极处理转移病灶，部分患者或能达到治愈[4]。立体定向体部放射治疗（stereotactic body radiotherapy，SBRT）被认为是一种合适的局部治疗方式，与转移灶切除术有相似的局部控制率和总生存率[15]。对于周围型肿瘤，放疗剂量分割模式有以下几种推荐方案：25～34Gy/1 次、45～60Gy/3 次、48～50Gy/4 次、50～55Gy/5 次[16]。采用更高的生物有效剂量（biological effective dose，BED），疾病控制效果更好[17]。当计划靶区 BED 超过 100Gy 时，2 年局部控制率可达到 87.6%[18]。有研究发现在合适的患者中，可以考虑对肺多发性寡转移瘤患者进行同步 SBRT 或者重复 SBRT，与治疗肺单一性寡转移瘤相比，其安全性和有效性相似[19]，但是这些研究需要前瞻性的验证。

5. 手术治疗 手术治疗对于鼻咽癌肺转移的综合治疗具有重要意义。对于能够耐受切除并符合转移性切除术标准的患者，手术是首选方法[10]。相比于放化疗或者单纯化疗，手术治疗转移病灶可以提高孤立性肺转移患者的局部控制率，并提高患者的转移后生存率，降低局部治疗失败概率[20]。

6. 消融治疗 对于那些不能耐受或不符合切除标准的患者，消融治疗提供了另一种选择。射频消融和微波消融是主要的治疗方式，二者均可用于先前接受过放疗的区域。射频消融是利用交流电引起凝固性坏死，微波消融则是使用更高的频率微波和热疗来影响肿瘤消融[21]。肺转移的治愈性消融适应证为：原发灶得到有效控制者，同时单侧肺部转移瘤总数≤3 个，双侧肺转移瘤总数≤5 个，肿瘤最大径≤3cm[21]。与未接受射频消融治疗的患者相比，接受射频消融联合化疗的局限性肺转移患者有着更长的生存期。射频消融是一种相对安全的局部治疗手段，其治疗肺转移瘤的并发症分两框：①穿刺相关并发症，如肺内出血、血胸、气胸、心脏压塞、空气栓塞等；②消融相关并发症，如胸痛、胸膜反应、咳嗽、皮肤烧伤等）[22]。随着个性化消融术越来越多地使用，应根据患者的特点，结合不同的治疗方式，在多学科综合治疗模式下，消除肿瘤，保护正常肺组织，避免出现严重的并发症。

（三）中医康复处理

中医认为肺脏具有痰证易感性。各种致病因素侵袭肺脏，易出现以"痰证"为基本证候的常见临床症状[23]。治疗若从"痰证"着手，当可取得较好的临床疗效。根据中医辨证论治原则，化痰法应当是肺部疾患的基本治疗原则。作为治疗痰证的经典方剂，二陈汤出自宋代《太平惠民和剂局方》，原方用"半夏（汤洗七次）、橘红各五两、白茯苓三两、甘草（炙）一两半"，用法为"上为㕮咀，每服四钱，用水一盏，生姜七片，乌梅一个，同煎六分，去滓，热服，不拘时候"。用药辨证思路旨在理气健脾、燥湿化痰，药少而力专[23]。

另外，可利用"杂合以治"的中医整合医学康复理念[24]，配合食疗、音乐治疗[25]、中医导引术（如太极拳、五禽戏、八段锦等[26]）、多模态运动（如抗阻运动、拉伸、穴位按摩等）联合音乐成像能减轻副作用，减少患者焦虑、抑郁等负性情绪，以达到提高疗效的目的[27]。

（冯 梅）

扫一扫，查阅参考文献

第六节 鼻咽癌骨转移的康复管理

骨转移是鼻咽癌细胞最常见的转移部位[1]，在诊断为远处转移的鼻咽癌患者中，约 60% 的患者存在骨转移[2-3]。近年来，随着诊疗水平的不断提高，患者的生存时间明显延长[4]，但在延长生存时间的同时，患者发生骨转移的风险也相应增高。骨转移引起的疼痛和运动障碍，严重影响患者的生活质量。

一、鼻咽癌骨转移的影响因素

1. 肿瘤的分期 鼻咽癌的 TNM 分期与骨转移的概率之间存在相关性，N 分期越晚，患者具有更高的骨转移风险[5]。

2. 碱性磷酸酶水平 碱性磷酸酶（ALP）的水平已经在肺癌和前列腺癌中被报道为骨转移的负面预后因素[6-7]。其在鼻咽癌领域也被证实与骨转移相关[5]，ALP 是骨转换的标志物之一，可使多种分子去磷酸化。ALP 的水平对鼻咽癌患者骨转移的预防及早期诊断具有非常有意义的参考价值。

3. 乳酸脱氢酶水平 肿瘤细胞的快速增殖需要糖酵解途径来产生能量，乳酸脱氢酶（LDH）是糖酵解的关键酶[8]。此外，LDH 水平升高导致细胞外 pH 降低，并激活缺氧诱导因子（HIF）途径，这是公认的促进肿瘤生长、侵袭和远处转移的途径[9]。

4. 血红蛋白含量 贫血在疾病晚期和/或功能状态较差的患者中较为常见，这两种疾病状态都与鼻咽癌骨转移有更高的相关性。

5. 血浆 EBV DNA 水平 在鼻咽癌流行的地区，EBV 感染与鼻咽癌风险增加相关，血浆 EBV DNA 是早期和晚期鼻咽癌的预后标志物。EBV DNA 可以反映肿瘤负荷，并与鼻咽癌远处转移密切相关[10]。

二、鼻咽癌骨转移的临床表现及相关检查

（一）临床表现

鼻咽癌骨转移最常累及的部位是位于身体中线的椎骨，其转移率从高到低依次为腰椎、胸椎、骶骨/髂骨、肋骨、胸骨和上下肢近端骨等。

1. 疼痛 骨转移早期一般无任何症状，患者出现最早，也是最常见的症状是局部疼痛，初始为间歇性疼痛，逐渐发展为持续性疼痛，无明显的昼夜差异，部分患者会出现低热和贫血相关症状。骨痛与骨髓腔压力增加及一些疼痛介质有关，也与肿瘤转移的部位、数量有关。脊柱转移引起后背部正中或病变部位疼痛，而四肢或躯干的骨转移引起该部位的局限性疼痛及放射性疼痛。

2. 脊髓压迫症状 肿瘤转移到椎体会压迫脊髓，可引起相应平面以下感觉和运动的障碍、病理性骨质，以及肿瘤生长导致的周围软组织肿胀等，严重的甚至会引起截瘫。

3. 病理性骨折 骨转移是病理性骨折最常见的原因，特别是溶骨性骨转移，有时因病理性骨折后才被发现。临床表现有休克、软组织损伤、出血等。

4. 高钙血症 高钙血症的症状表现在消化、运动、神经、泌尿等系统。具体表现为厌食、恶心、呕吐、便秘，乏力、肌肉疲劳、肌张力减低，烦渴，多尿；嗜睡、神志不清，甚至昏迷。高钙血症的临床表现与血钙升高幅度和速度有关。

5. 骨髓抑制 肿瘤细胞累及骨髓造血系统，导致造血功能抑制，表现为血小板、白细胞、中性粒细胞等下降。

（二）相关检查

1. 实验室检查 生化检查提示血钙、碱性磷酸酶、乳酸脱氢酶升高；鼻咽癌肿瘤标志物如血浆 EBV DNA 等升高。

2. X 线检查 X 线检查是检查恶性肿瘤骨转移的常规方法，可以显示骨骼局部的全貌，是骨科必需的检查方法。X 线检查对于早期诊断骨转移瘤的灵敏度低，但由于其影像空间分辨率高、应用范围广泛、操作简便、价格低廉、辐射较小，因此仍然是诊断骨转移的主要检查方法。

3. CT 检查 CT 对骨转移的诊断比 X 线灵敏，可以更好地显示骨结构的破坏程度，CT 可以确诊某些 ECT 阳性而 X 线检查阴性患者的骨转移病灶。CT 可以显示骨骼的细微结构，明确骨骼的破坏程度，增强 CT 可以显示病变的血供情况及与周围组织的关系。对于需要骨活检的病灶，CT 引导下病变处穿刺活检，可以提高骨转移病灶穿刺活检部位的准确性及操作的安全性。

4. 放射性核素检查 放射性核素检查能够筛查全身骨转移，对骨转移的诊出率较高，能在 X 线检查及 CT

检查发现骨转移之前3～6个月就检测出转移灶,对于多发性骨转移诊断假阳性极少,但容易受骨折、内生软骨瘤、嗜酸性肉芽肿等疾病的影响。可结合X线检查或CT进一步证实。

5. MRI检查 MRI对骨转移的诊断高度灵敏,尤其在判断脊柱转移癌是否压迫神经方面更具优势,对早期发现和准确诊断四肢、骨盆、脊柱的转移瘤有独特的优点,且可以直接显示受累血管的情况,无须注射造影剂。

6. PET/CT检查 其可显示全身骨骼及断层的病变情况,灵敏度还要高于ECT,能观察到一般的影像学检查手段难以发现的微小病变[11]。在判断疾病复发和转移方面有一定优势,由于存在电离辐射及检查费用昂贵,不作为常规检查手段。

7. 骨穿刺活检 能明确诊断出骨转移癌的病理类型,对指导该病的治疗具有十分重要的意义。

三、鼻咽癌骨转移的诊断

发生在不同部位的鼻咽癌骨转移会引起不同的临床症状,以骨质破坏、疼痛为主要表现。骨组织活检为诊断骨转移的"金标准",所有怀疑骨转移而影像学检查有疑问者,只要无活检禁忌,应尽量取得患者配合,争取行病理活组织检查以明确诊断。但骨组织活检并非必要检查。

如果鼻咽癌病理诊断明确,伴有血浆EBV DNA升高,且具有典型的骨转移影像学(包括X线、CT/全身骨显像、MRI或PET/CT等)骨质破坏表现,例如骨扫描上的主要表现为点状或小片状、多发性、散在分布,与鼻咽癌常见转移部位相一致的异常放射性浓聚区。综合考虑以上症状即可诊断为骨转移。

四、鼻咽癌骨转移的康复管理及策略

(一)预防性康复处理

1. 全面评估 鼻咽癌患者一旦发生骨转移,就已经是疾病晚期,即ⅣB期,应以全身治疗为主,同时配合一些局部治疗方法。治疗前需要全面评估患者一般情况,必须充分考虑姑息治疗带来的不良反应,权衡利弊。根据患者的症状、既往的治疗情况及患者的身体状态,通过多学科、多模式的综合治疗手段,制订适合于患者自身的个体化治疗方案,并进行全程康复管理,从而达到缓解症状、延长生存时间、提高生活质量的目的。

2. 心理治疗 鼻咽癌患者骨转移常伴有骨痛等不适,严重的可能引起行走困难甚至截瘫。要达到缓解症状、延长生存时间、提高生活质量的目的,患者的精神支持尤为重要。良好的精神支持可以使患者重拾生活信心,建立良好的医患关系,取得患者的配合。我们要在治疗肿瘤的基础上,给予患者真诚的关心和安慰,在精神上给予支持。应主动与患者交流,耐心倾听,用爱护理,使患者重新找到人生的意义。

3. 预防五大严重骨相关事件 骨转移患者应预防五大严重的骨相关事件。

(1)病理性骨折:由于恶性肿瘤细胞侵蚀骨骼导致的疼痛,这种骨折除了造成疼痛,可能还会导致严重的损伤和残疾。

(2)严重骨痛:患者往往会因为严重骨痛而需要接受放疗。

(3)骨骼手术:骨骼手术可以有效地解决癌症骨转移造成的骨强度下降、病理性骨折及肿瘤压迫神经等问题,并可减轻疼痛、恢复肢体功能。部分患者可能因为骨转移而需要手术治疗。

(4)高钙血症:高钙血症是因为骨转移破坏了骨组织,导致大量的骨钙释放出来,游离到血液中,引起血清钙离子浓度的异常升高,威胁生命健康。

(5)脊髓压迫症状:如果骨转移发生在脊椎,那么就有可能造成脊髓压迫,导致瘫痪、大小便失禁等。

4. 注意防护 临床上需要做到密切观察患者的病情变化,严密观察患者的生命体征变化,倾听主诉,注意观察患者的神经症状。提高患者对病理性骨折等骨相关事件的防护意识,患者在翻身、搬动、起床、坐、立、行走时,都需要注意防跌倒,防骨转移部位过度负重,防用力不当,防突然扭转身体等动作,以降低因活动不当所致骨转移部位发生病理性骨折的风险。另外需要对患者进行癌痛方面的认知和教育,告知患者如果患有癌痛,必须告诉医护人员,要与疼痛专科医护人员进行充分的交流与沟通,以便于医护人员能做出正确的评估及处理。

（二）西医康复处理

1. 全身化疗　化疗是治疗骨转移的主要手段之一，含铂类的双药化疗联合免疫治疗是标准的一线方案。根据 2022 年 CSCO 指南，对于转移性鼻咽癌的 1A 类推荐治疗方案，包括吉西他滨 + 顺铂联合或不联合卡瑞丽珠单抗 / 特瑞普利单抗方案等。

2. 骨转移药物治疗　双膦酸盐是鼻咽癌骨转移患者在进行治疗时必不可少的药物，具有基础用药的地位，常与其他的治疗方式联合应用。破骨细胞促进骨吸收和相关的神经损伤是肿瘤患者出现骨痛的主要原因。骨肿瘤相关疼痛通常选择双膦酸盐类药物治疗。双膦酸盐治疗骨转移的机制包括：①可以被破骨细胞选择性吸收，并选择性抑制破骨细胞活性，诱导破骨细胞凋亡，从而抑制骨吸收；②抑制破骨细胞成熟；③抑制成熟破骨细胞的功能；④抑制破骨细胞在骨质吸收部位的聚集；⑤抑制肿瘤细胞扩散、浸润和黏附于骨质。

双膦酸盐药物，如伊班膦酸钠、唑来膦酸等，在治疗骨转移患者疼痛症状的同时，还可以预防骨相关事件的发生。另外，针对存在高钙血症的患者，双膦酸盐具有增加骨密度的作用[12]。

不同种类的双膦酸盐类药物，其化学结构与中心碳原子连接的侧链不同，临床活性和功效也不同。第一代双膦酸盐药物（氯膦酸等）和第二代双膦酸盐药物（帕米膦酸二钠、阿仑膦酸钠）能减轻肿瘤骨转移患者疼痛，预防或延缓骨相关事件和提高患者生活质量。第三代双膦酸盐药物（唑来膦酸、伊班膦酸钠和因卡膦酸二钠）在此基础上，还能显著降低恶性肿瘤骨转移的高血钙水平，增加骨质密度，减少骨代谢紊乱。对于骨转移伴严重疼痛的患者，伊班膦酸钠负荷剂量可快速缓解肿瘤骨转移患者的疼痛。应当引起临床医师注意的是，在用药前及用药期间，需密切监测患者的电解质、血肌酐、肝肾功能等指标；长期使用双膦酸盐应每日补充钙和维生素 D；在使用双膦酸盐治疗时要避免拔牙手术，如果用药期间拔牙可能会出现以下不良反应，例如骨痛、发热、寒战、低钙血症、肾功能损害等，需特别注意的是，拔牙手术后使用双膦酸盐可能导致颌骨坏死。另外，地舒单抗同样可用于骨转移患者的骨健康管理。地舒单抗是核因子 κB 受体活化因子配体（receptor activator of nuclear factor-κB ligand，RANKL）的全人化单克隆抗体，可特异性结合 RANKL，抑制破骨细胞活性，减少骨吸收，从而减少肿瘤引起的骨破坏和其他骨相关事件。地舒单抗Ⅲ期临床研究显示，相对于唑来膦酸对照组，地舒单抗组首次发生骨相关事件的时间延长了 18%，且发生多次骨相关事件的风险降低了 23%。该研究也证明地舒单抗治疗不仅可延迟首次骨相关事件的时间，显著延缓疼痛加重时间，提高患者的生活质量，而且长期应用有良好的安全性和依从性。

3. 靶向药物治疗　靶向药物是从分子水平阻断肿瘤的信号转导通路，以达到抑制肿瘤生长的目的。根据不同的作用靶点，目前几项小型的回顾性研究证实了尼妥珠单抗和西妥昔单抗对于复发转移的鼻咽癌具有一定的疗效[13-14]。

4. 放射治疗　放射治疗在治疗骨转移和转移性脊髓压迫相关的疼痛领域有特殊的功效。放疗是骨转移的重要治疗手段，具有迅速止痛、副作用轻微的优点，可迅速缓解 50%～80% 患者的疼痛症状，约 1/3 患者的症状完全消失。对于此前未经照射的骨转移瘤的放疗剂量分割模式的选择，新指南继续推荐应用以下 4 种体外放疗方案：8Gy/1 次、20Gy/5 次、24Gy/6 次、30Gy/10 次[15]。现有文献支持骨转移单次放疗和分次放疗的疼痛缓解效果相当。姑息性放疗获得最好疗效的时间一般在 2～4 周后。立体定向放射治疗已成为一种新的治疗选择，它一般采用单剂量（10～16Gy）或低分割（9Gy×3 次或 6～8Gy×5 次）模式，避免过度照射肿瘤周围的正常组织，例如椎骨、脊髓等。

除常规照射治疗外，核素内照射治疗也是可选择的方式之一。核素内照射治疗原理是治疗骨转移癌的放射性药物与钙离子有相近的理化性质，都具有趋骨、亲骨的作用，所以，在骨组织代谢活跃部位就会浓聚放射性药物，而正常骨组织中聚集少。这样，放射性药物浓聚在肿瘤病灶周围，并发射 β 射线，对肿瘤进行内照射，起到止痛和破坏肿瘤组织的作用。核素内照射治疗的优点是缓解广泛性骨转移疼痛，出现新的骨转移疼痛病灶发生率较低；缺点是骨髓抑制发生率较高，且恢复缓慢。核素内照射治疗禁忌用于硬脊膜外的病变。常用的核素药物包括 ^{89}Sr（锶 89）和 ^{153}Sm（钐 153）。放射性核素物质释放 β 射线，射线范围为 2～5mm，β 射线可以有效杀伤肿瘤细胞，起到止痛和治疗作用，而且对骨髓的影响较小。其中 ^{89}Sr 半衰期长，可长期滞留在骨转移灶中，可以持久地维持疗效，平均维持时间 3～6 个月。而 ^{153}Sm 半衰期短，止痛出现的时间相对较快，需要每月使用一次,不良反应轻微。

核素放射治疗的适应证如下。

(1)全身多发骨转移灶伴骨痛患者。

(2)骨扫描提示多发骨转移灶放射性异常浓集。

(3)白细胞>3.5×10⁹/L,血小板>80×10⁹/L,肾功能基本正常。

(4)最近1个月内未进行化疗及大面积放疗。

(5)一般情况尚可,预期生存时间超过3个月。

核素放射治疗的禁忌证如下。

(1)骨显像示转移灶仅为溶骨型冷区。

(2)严重骨髓、肝、肾功能障碍的患者。

(3)近期(6周内)进行过细胞毒性药物治疗的患者。

5. 手术治疗 手术治疗在骨转移瘤的综合治疗中占有特殊地位,主要用于较为严重的,出现病理性骨折、脊柱不稳、脊髓压迫,非手术治疗往往难以达到确切疗效的患者。另外,外科手术还能够有效降低肿瘤负荷,缓解术前症状,稳定骨结构。对骨转移瘤患者进行手术治疗,掌握好手术适应证,选择合适的术式,手术治疗骨转移瘤能缓解患者的疼痛,提高生活质量,并在合适的情况下延长患者生命时间。但是,骨转移瘤的手术也同样有并发症,如感染、血肿和内固定松动等。

6. 镇痛药物治疗 在针对癌痛病因治疗的基础上,镇痛能够提高患者生活质量。首先应该对患者进行疼痛评定,患者对疼痛的感受是医生制订治疗方案最为重要的评价依据。在临床工作中,医生一般根据患者的主诉,秉持个体化的治疗原则进行。WHO癌痛三阶梯止痛治疗指南的五项基本原则为口服给药、按阶梯用药、按时用药、个体化给药和注意具体细节。应当根据骨转移疼痛患者的疼痛性质、程度、正在接受的治疗和伴随疾病等情况,合理地选择止痛药物和辅助镇痛药物,个体化调整用药剂量、给药频率,积极预防不良反应的发生,以期获得最佳止痛效果,减少不良反应。

7. 高血钙治疗

(1)扩容、促进尿钙排泄。

(2)利尿,争取尿量达到3~4L,避免使用噻嗪类利尿剂(噻嗪类利尿剂会增加肾脏对钙的重吸收而加重高钙血症)。

(3)限制钙摄入量。

(4)降钙素治疗起效快,但疗效不如双膦酸盐。

(5)对于中度或重度高钙血症,双膦酸盐是一种有效的药物。双膦酸盐可以抑制破骨细胞对骨小梁的溶解和破坏,抑制肿瘤转移引起的溶骨性病变,显著降低恶性肿瘤骨转移的血钙水平。

(三)中医康复处理

1. 中药治疗 肿瘤骨转移的病因病机多为脾肾亏虚、骨髓失养、痰凝血瘀、脉络痹阻。本着"治病必求于本"的原则,中医对肿瘤骨转移的治疗应始终贯穿着"扶正祛邪""标本兼顾""内外合治"等治疗大法进行辨证施治[16]。根据"肾主骨生髓"理论,肾气不足,骨失所养,寒湿毒邪侵袭,痰浊瘀血凝滞,络道阻塞,聚而成形,发为骨瘤。其病标在骨,而病本在肾。故中医治疗肿瘤骨转移主要从以下几方面着手:①治疗重在补肾填精壮骨;②治疗重视止痛;③治疗可选用虫蚁类中药[16]。

2. 中药外用 中药制剂以膏剂、散剂、贴剂等外敷于患者体表,药物通过腠理渗透肌肤,直达病所,发挥镇痛作用。临床常用治疗骨转移癌痛的中药有:延胡索、冰片、乳香、川乌、草乌、半夏、天南星、细辛、附子、三七等;多为芳香类药,具有开窍化痰、活血化瘀、清热止痛等功效[17]。

3. 针灸治疗 针灸通过穴位刺激作用于外周和中枢神经,对缓解疼痛有一定的疗效。针刺多采用四诊辨证＋局部取穴＋远端取穴＋经外奇穴,或配合子午流注选穴[17]。

(吴三纲　林　勤)

扫一扫，查阅参考文献

第七节　鼻咽癌立体定向放疗损伤的康复管理

鼻咽癌是我国南方地区高发且具有地域差异的头颈部恶性肿瘤之一，放射治疗是其首选治疗手段，目前鼻咽癌 5 年生存率已达 75%[1]，并且随着放疗技术的不断改进和提高，放疗所致的并发症也相应减轻。但鼻咽癌根治性放化疗后仍有少部分患者存在肿物残留，发生率在 7%～13%[2]，即使调强适形放射治疗后仍有 8%～14% 患者出现局部复发 [3-4]。鼻咽癌常规剂量分割模式的再程放疗所导致的邻近正常组织放射性损伤会给患者造成较大危害，严重影响其生活质量。而立体定向放射治疗（stereotactic radiotherapy，SRT）作为一种高精度放疗技术，早期用于部分鼻咽癌局部加量照射，近些年成为鼻咽癌放疗后残留或局部复发的有效挽救性治疗方法，具有较好的局部控制效果和较高的安全性 [5]，同时也是鼻咽癌合并肺转移或骨转移等寡转移患者的重要放疗方式之一。鼻咽癌适形或调强放疗所致的放射损伤相关研究证实，通过限制危及器官照射剂量，优化放疗设计方案，进行相应的药物防护及症状管理等综合措施，可以大大减轻放疗副作用。然而，立体定向放射治疗较常规分割放疗具有更高的等效生物剂量，其所致的正常组织或器官损伤与后者显著不同，国内外关于鼻咽癌残留或复发病灶的立体定向体部放射治疗（stereotactic body radiotherapy，SBRT）多为回顾性或观察性研究，尚无确切的循证医学证据，也无剂量体积限值作为参考，故临床应用时需谨慎评估其适应证。

鼻咽癌残留或局部复发患者的立体定向放疗最常见的早期不良反应为放射性黏膜炎，其放射损伤的分级与其靶区范围、剂量分割模式、距离首次放疗的时间间隔、合并症、营养状况、年龄等多种因素相关。另外常见的并发症有放射性口腔干燥症、吞咽困难、鼻咽部感染或坏死、鼻咽部出血、放射性耳部损伤、放射性脑损伤、放射性脑神经损伤、放射性软组织坏死、颅底骨坏死、软腭穿孔等。

一、立体定向放疗损伤的常见类型及临床表现

1. 放射性黏膜炎　通常在放疗后 2～3 周出现，是最为常见的早期放疗并发症。鼻咽癌患者在放疗期间多数会出现咽部及口腔黏膜的急性反应，主要表现为黏膜红斑、充血、伪膜形成，严重者出现溃疡、糜烂、出血伴疼痛，也可出现味觉改变、吞咽困难等，从而影响进食及营养状况，甚至导致中断放疗。相关文献报道，鼻咽癌初程放疗时几乎所有的患者会发生不同程度的放射性黏膜炎，3～4 级患者可有 50% 以上 [6]，SBRT 加量照射治疗鼻咽癌更不例外。而鼻咽癌残留病灶或局部复发的再程 SBRT 治疗所致放射性黏膜炎与常规放疗有所不同，SBRT 具有高精度、高适形性、剂量跌落快的特点，使得靶区周围的黏膜组织受照射剂量较低，发生急性黏膜炎的程度较轻。关于鼻咽癌 SBRT 治疗相关黏膜反应的文献报道较少，综合近 20 多年的国内外研究，SBRT 治疗后急性黏膜炎发生率较低，且多为轻度黏膜反应。但是，也有部分研究报道患者出现中重度黏膜反应，一项随机对照研究显示鼻咽癌 SRT 组和 SRT 联合化疗组 3 级口腔黏膜炎的发生率分别为 31.2% 和 23.6%[7]。中国医学科学院肿瘤医院在一项前瞻性研究中，采用分次立体定向放射治疗（fractioned stereotactic radiation therapy，FSRT）推量照射 111 例鼻咽癌初程放疗后残留病灶，分割方式为 12～26Gy/2～7 次，1 例患者并发黏膜坏死占比 0.9%[8]；另外 Ahn 等 [9] 对 19 例鼻咽癌患者采用 FSRT 推量照射，也有 1 例出现黏膜坏死。在一项回顾性研究中，24 例复发鼻咽癌患者采用 SBRT 治疗，其中 1 例因黏膜坏死合并感染而死亡 [10]。

2. 放射性口腔干燥症　放射性口腔干燥症是影响鼻咽癌放疗患者生活质量常见的不良反应。由于鼻咽肿瘤的特殊解剖位置，射线在杀灭肿瘤细胞的同时，也会对腮腺、下颌下腺、舌下腺等唾液腺造成不同程度的损伤，致使腺体萎缩和功能减退，从而引起唾液分泌量显著减少和成分的改变，进一步导致口腔干燥。RTOG/EORTC 标准将唾液腺放射损伤分为急性损伤（放疗后 3 个月内）和晚期损伤（放疗 3 个月后），并根据轻重程度

分为 5 级，通过客观测量和主观评分结合的方式全面评估口腔干燥症状，从而指导临床诊治。通常患者在放疗结束后唾液腺功能会得到一定程度的恢复，但研究表明仍有 80% 接受放射治疗的鼻咽癌患者受到口腔干燥症的困扰[11]。反应严重的患者不仅自觉口干，还会引起味觉、咀嚼、吞咽、发音等多功能障碍，导致生活质量下降。鼻咽癌患者仅进行常规放疗和常规放疗后给予 SBRT 加量照射，二种治疗方案发生口腔干燥症的比例和严重程度的比较目前尚无随机对照研究报道。而在不同的报道中，单纯 SBRT 治疗导致鼻咽癌患者口腔干燥症的发生率，受肿瘤位置和剂量分割模式的影响而存在着明显的差异。在一项针对复发鼻咽癌 SBRT 联合免疫治疗的研究中，口腔干燥症的发生率为 62.5%[12]。我国早期研究显示，27 例鼻咽癌根治性放疗后残留的患者经 SBRT 治疗后均出现不同程度的口腔干燥症[13]，而在 SRT 治疗 61 例鼻咽癌患者中口腔干燥症的发生率仅为 6.56%[14]。

3. 放射性鼻咽部出血 SBRT 提高了鼻咽癌根治性放疗后残留或复发患者的疗效，但增加了鼻咽部出血的风险。少量出血可通过填塞止血或自行止血，但若残留或复发病灶位于咽隐窝、咽旁间隙、岩尖或破裂孔，尤其是肿瘤侵及邻近动脉时，SBRT 治疗后可能出现肿瘤消退致血管破裂，从而并发大出血，甚至危及生命，故鼻咽部大出血是 SBRT 治疗后最严重的并发症。鼻咽部出血多为颈动脉破裂导致，该部位大出血又称为颈动脉爆裂综合征，一旦放疗后出现颈动脉裸露，破裂大出血常不可避免，抢救非常困难。在我国早期回顾性研究[15]报道的 50 例鼻咽癌 SBRT 治疗后残留病变或复发患者中，有 8 例死于鼻咽部大出血，其中 6 例为复发患者接受了再程放疗，1 例曾接受过近距离放射治疗，部分患者采用 12～15Gy/ 次的大分割照射方式或照射总剂量偏高，这可能是该研究中鼻咽大出血发生率和死亡率较高的主要原因。随着立体定向放疗技术的改进、分割模式的不断优化和适应证的慎重选择，鼻咽部大出血的发生率呈下降趋势。荷兰癌症研究所 Stoker 等[2] 总结了 SBRT 治疗鼻咽癌残留病灶出血的发生率为 6%～8%。在北京协和医院进行的一项前瞻性研究中，采用 FSRT 治疗 136 例鼻咽癌初程放疗后残留病灶的患者，分割方式为 16～26Gy/2～5 次，其中只有 3.7%（5 例）的患者出现了鼻咽部大出血[16]。

4. 放射性耳损伤 鼻咽癌患者放疗后仅次于口腔干燥症的常见并发症即为耳损伤，主要表现为耳鸣、耳痛、耳闷、听力损失、前庭功能异常等。由于整个听觉系统包括外耳、中耳、内耳、听神经、听觉中枢等邻近鼻咽癌放疗靶区，在放疗过程中都可能损伤，其中以放射性中耳炎和听力损失最为常见。根据听力损失发生的部位不同，又分为传导性听力损失和感音神经性听力损失，二者并存则表现为混合性听力损失。文献报道，IMRT 治疗后鼻咽癌患者听力损失的发生率在 3.2%～91.1%。回顾性研究发现中耳鼓室和咽鼓管是放射性中耳损伤的多发部位[17]。早期听力损失多发生在放疗后 3 个月内，可为暂时性的，但放疗对听力的影响则是一个缓慢发展的过程。听力损失的发病率和时间呈正相关，可在放疗后半年至 5 年的潜伏期之后出现，且发生后几乎不可逆转。一项关于鼻咽癌放疗后听力损失的前瞻性研究显示，鼻咽癌患者放疗后感音神经性听力损失的严重程度和发生率随时间延长而增加，尤其是高频区听阈，这种听力损失可能是由于耳蜗和 / 或耳蜗后听觉通路的改变[18]。鼻咽癌残留或复发病灶邻近听觉通路，尤其是侵犯咽鼓管时，进行 SBRT 治疗则会极大增加听力损失的风险。根据 SBRT 治疗鼻咽癌放疗后残留病灶的单中心 Ⅱ 期临床研究报道[19]，54 例患者中 3 例出现了同侧听力损失。另外一项对复发或残留鼻咽患者进行立体定向放疗的研究也显示 SBRT 可导致放射性中耳炎等耳部损伤[15]。

5. 放射性脑损伤 是指电离辐射后出现的脑部损伤，可以发生在放疗后的任何时间，以照射结束后 6～47 个月最为常见。潜伏期一般为放疗后 2～3 年。根据出现的时间分为急性型、早迟发反应型、晚迟发反应型。多数患者起病较隐匿，常因放疗后复查或急性发作性症状被发现，其临床表现根据损伤部位的不同而存在差异。当鼻咽肿瘤侵犯颞叶、海绵窦、斜坡等正常组织时，放疗过程中毗邻的脑组织将不可避免地受到照射，可能并发相关区域的损伤，出现相应的临床表现。鼻咽癌放疗后常见的脑损伤为放射性颞叶损伤，主要表现为颞叶水肿或坏死，而后者属于严重的放疗晚期并发症，总体发生率在 3%～35%。患者的主要症状为头痛、头晕、恶心、呕吐、肢体运动障碍等，部分患者也可无症状，仅在磁共振成像或磁共振波谱成像检查时发现。Liu 等[16]采用 FSRT 治疗 136 例鼻咽癌残留患者，其中 6 例发生了无症状颞叶坏死。Hara 等[20]对 82 例体外放射治疗（extemal-beam radiation therapy，EBRT）后鼻咽癌患者进行立体定向加量放疗，10 例患者出现了颞叶损伤影像学表现，8 例无症状，2 例出现颞叶组织坏死伴癫痫发作。通过对 125 例接受挽救性立体定向放疗的鼻咽癌患者进行回顾性分析发现脑坏死的发生率达 16%[21]。因此，在对靠近脑组织的鼻咽癌复发或残留病灶进行 SBRT 治疗时，一定要警惕会出现放射性颞叶损伤。

6. 放射性脑神经损伤　多发生于放疗后 3～5 年甚至更长的时间，属于放射性神经系统损伤的范畴，具有发展缓慢、进行性加重的特点。脑神经损伤分为直接损伤和间接损伤，前者为脑神经受到高剂量辐射引起的，后者多为放疗后周围组织纤维化瘢痕压迫所致。放射性脑神经损伤的临床症状根据 SBRT 治疗靶区所危及的具体脑神经而有所差异，其中以舌下神经、迷走神经损伤常见，前者表现为舌肌萎缩、伸舌偏向患侧等，后者出现呛咳、吞咽困难、声音嘶哑等。其他脑神经损伤还可出现头晕、头痛、恶心、呕吐、四肢无力、听力和视力障碍等。鼻咽癌残留或复发肿瘤累及海绵窦区域或颈动脉鞘时，第Ⅲ～Ⅵ对脑神经、第Ⅸ～Ⅻ对神经可能受到高剂量照射，放射损伤的概率将会显著增加。北京协和医院采用 FSRT 再程治疗 136 例鼻咽癌的残留病灶，其中 8 例患者出现 1～2 级第Ⅸ～Ⅻ对神经损伤[16]。Leung 等[22] 对 SRT 治疗的 30 例复发鼻咽癌患者 5 年随访结果显示，共有 11 例患者出现了放射性脑神经损伤，分别为第Ⅸ对脑神经（1 例）、第Ⅹ对脑神经（2 例）、第Ⅺ对脑神经（1 例），第Ⅻ对脑神经损伤（7 例）。脑神经一旦损伤，很难恢复，故对局部残留或复发鼻咽癌患者进行 SBRT 治疗时，需权衡利弊，慎重选择适应证。

7. 放射性颞下颌关节损伤　颞下颌关节损伤是鼻咽癌患者放疗后常见的并发症之一。颞下颌关节损伤主要是由于关节受到了高剂量照射，引起关节及周围咀嚼肌纤维化，多发生在放疗后 6 个月至 2 年。患者主要表现为开口受限或张口困难，轻者仅为门齿距轻度减小，重者可出现牙关紧闭，严重影响患者生活质量。早期常规放疗后颞下颌关节损伤发生率较高，一项关于 114 例放疗后鼻咽癌患者门齿距评估的研究显示，张口困难发生率为 34.2%[23]。但随着调强放疗技术在鼻咽癌患者中的应用，颞下颌关节受照射剂量明显下降，张口困难的发生率仅为 3.0%～7.4%，且大部分为 1～2 级。211 例接受 IMRT 放疗的鼻咽癌患者进行 5 年以上的随访研究结果显示[24]，张口困难发生率为 5.7%（12 例），其中 1 级 11 例，2 级 1 例（局部复发再程放疗患者）。关于鼻咽癌 SBRT 治疗所致的颞下颌关节损伤的研究较少，中国香港地区报道了 30 例经 SRT 治疗的复发鼻咽癌患者，其中 4 例（13.3%）发生张口困难。SBRT 具有高精准、剂量跌落快的特点，可以有效减少颞下颌关节和咀嚼肌群的受照剂量，降低张口困难发生率。

8. 其他　个别研究报道复发或残留鼻咽癌 SBRT 治疗后出现鼻咽部软组织坏死、颅底骨坏死、软腭穿孔、口咽或咽旁蜂窝织炎、脊髓损伤等，上述并发症相对比较少见。

二、立体定向放疗损伤的康复管理

（一）放射性黏膜炎的防治

1. 一般原则　放射性黏膜炎的预防和治疗同样重要，两者均要兼顾。对于 SBRT 治疗的鼻咽癌患者尤其要注意口咽部黏膜炎的防治。放疗前应进行口腔专科会诊及鼻内镜检查，对合并龈炎、龋齿或鼻咽部感染的患者，给予抗感染、拔牙等对症治疗。同时做好患者的口腔健康教育，指导患者正确进行口腔护理。患者在 SBRT 治疗期间和放疗后均应注意口腔卫生，饮食后及时清理口腔、定时漱口，减少食物残渣导致的细菌增殖，减轻口腔反应。

2. 局部用药　临床上治疗放射性口腔黏膜炎的药物包括外用重组人酸性或碱性成纤维细胞生长因子、人粒细胞 - 巨噬细胞集落刺激因子、白细胞介素 -11、地塞米松、庆大霉素等，将上述药物和 0.9% 氯化钠溶液按照一定的比例配制成漱口水局部应用。

3. 抗辐射药物　目前研究开发的对辐射损伤有防护作用的药物主要有氨巯基类药物、细胞因子类、激素类药物、氮氧自由基类、天然药物等。临床常用的药物包括氨磷汀、生长因子类、谷胱甘肽、人参皂苷、蜂胶等。

4. 止痛治疗　患者出现放射性黏膜炎时常合并疼痛，可参照癌痛三阶梯镇痛原则给予药物治疗，同时配合口腔局部止痛药物，如含局麻药或激素的漱口水等。对于轻度疼痛的患者可选用非甾体抗炎、镇痛药物或弱阿片类药物。合理使用止痛药物，可有效减轻患者疼痛，有助于患者进食及提高生活质量。

5. 营养支持　鼻咽癌放疗患者合并口腔黏膜炎时进食明显减少，严重时只能进少量流食，极易合并营养不良。SBRT 围放疗期应给予营养筛查和评估,进行规范化营养管理,按照营养不良的五阶梯治疗原则进行营养补充,有利于患者黏膜的修复愈合。

6. 中医治疗 中药复方制剂在抑制炎症反应、抗氧化应激损伤、促进黏膜修复和改善口腔环境等方面均有一定的疗效。

7. 抗感染药物 放疗导致的口腔黏膜炎容易合并局部或者全身感染,从而加重黏膜损伤。3 级及以上黏膜炎应给予局部或系统性抗生素治疗,根据细菌或真菌培养结果选择合适的抗菌药物。

8. 生活方式 养成良好的饮食习惯,禁食过冷、过热、过硬的食物,禁忌烟酒等。

(二)放射性口腔干燥症的防治

1. 一般原则 口腔干燥症的防治应贯穿 SBRT 治疗整个过程。放疗前,充分评估患者口腔状况,进行健康教育,树立口腔保健意识,必要时采取预防措施,如治疗口腔感染、拔除龋齿等;放疗中,合理设计 SBRT 分割模式,降低唾液腺的暴露剂量。最近荷兰癌症研究所[25]发现了被称为"管状腺"的一对唾液腺,其位于鼻咽后部、咽鼓管上方,它含有大量的浆液腺泡,对鼻咽、口咽润滑和吞咽起到一定的生理作用,在鼻咽癌放疗中保留这些腺体可能会减少口腔干燥症的发生。放疗后定期评估唾液腺分泌情况及患者主观感受,了解口干程度及其对生活质量的影响,给予相应的干预或治疗。

2. 药物治疗 目前尚无治疗放射性口腔干燥症的特效药物,主要采取对症治疗措施。治疗目标以改善唾液分泌、保持口腔健康、处理继发龋齿和口腔感染为主。研究发现,毛果芸香碱可刺激唾液腺分泌液体,是美国食品药品监督管理局批准的治疗放射性口腔干燥症的唯一药物,但目前尚未在国内上市。也可使用唾液替代制品如人工唾液等,减轻放疗患者的口干症状。

3. 高压氧疗法 研究发现头颈部肿瘤放疗患者经高压氧治疗后唾液量增加,口干症状改善,变形链球菌和乳杆菌菌落密度降低,对放疗导致的口腔干燥症和龋病有一定的治疗效果。

4. 中医治疗 中药用于放射性口腔干燥症的防治主要有中药提取物和中药单方及复方。目前研究较多的中药有效成分有以下几类:多糖类、酚类、生物碱类、皂苷类、黄酮类等。另外,针灸也被用于治疗口腔干燥症,患者主观上口干症状有一定程度的缓解,但缺乏随机对照研究,临床证据不充分。

5. 生活方式 避免吸烟和大量饮酒,可以咀嚼木糖醇、山楂等刺激唾液分泌;宜进食软饭,既易吞咽也有助于消化;尽量避免进食干硬食物或含高糖及咖啡因的食物。

(三)鼻咽部出血的防治

1. 一般原则 鼻咽癌患者大出血是危及生命的严重并发症,一旦发生,抢救非常困难,故鼻咽部出血应以预防为主,少量出血时需要积极处理,结合影像学或鼻内镜检查,评估是否存在鼻咽部软组织感染、颅底骨坏死或肿瘤侵犯动脉等高危因素,避免出现颈动脉爆裂综合征。同时做好患者的健康教育,保持鼻腔和鼻咽部湿润,进行有效的局部冲洗,避免因鼻咽黏膜干燥引起的出血。对鼻咽癌残留或复发肿瘤患者进行 SBRT 治疗前,应充分掌握适应证,权衡放射治疗的利与弊,合理地选择放疗技术,优化治疗方案。对邻近颈内动脉或颈外动脉的残留或复发病灶应避免 SBRT 治疗,以降低因再程放疗导致鼻咽部出血的风险。

2. 少量出血 症状较轻微时,可自行按压外鼻进行止血或鼻咽、鼻腔填塞止血。根据出血量及出血频次选择局部用药或全身用药。常用的局部药物有麻黄碱、复方鱼肝油滴鼻液等,局部用药效果不佳时,也可应用注射用凝血酶、酚磺乙胺注射液、卡络磺钠等药物止血治疗。

3. 大出血 当鼻咽突发大量出血,立即采用健侧头低卧位,避免血液进入呼吸道引发窒息,立即按压患侧颈动脉,同时建立静脉通路,给予心电监护、吸氧、吸出血液,保持呼吸道通畅,前后鼻孔填塞,持续静脉滴注垂体后叶素,为手术止血创造机会。紧急情况下可采取快速气管插管或气管切开,补液补血维持循环稳定。目前常用的方法有介入栓塞止血和鼻内镜下止血。

(四)放射性中耳炎的防治

1. 一般原则 鼻咽癌患者在初程放疗时耳部已受到一定剂量的辐照,而 SBRT 治疗多为再程放疗,故放疗前应充分评估患者中耳功能并进行听力测试,尽量减少中耳的照射剂量。SBRT 治疗前已合并中耳炎的患者应给予积极处理后再行放疗。放疗全程做好患者的健康教育,放疗后定期进行听力监测和随访。

2. 药物治疗 包括局部用药和全身用药。放射性中耳炎常用的局部用药包括氯霉素可的松滴耳液、氧氟沙星滴耳液等药物，也可经咽鼓管注射黏液促排剂（如桉柠蒎等）。鼻咽癌患者放疗后出现化脓性中耳炎时需系统应用抗菌药物，避免感染播散。

3. 手术治疗 放射性中耳炎发生后若鼓膜未穿孔，耳堵感加重，应请专科诊治进行鼓膜穿刺或鼓膜切开术。反复发作者，也可进行鼓膜置换术或咽鼓管球囊扩张手术。

4. 物理治疗 包括咽鼓管吹张，多做捏鼻吞咽、按压耳屏等动作。

5. 生活方式 鼻咽癌患者合并放射性中耳炎时应注意日常的自我护理。如保持外耳清洁，坚持正确冲洗鼻腔，洗澡或游泳时避免污水入耳等，不要随意掏耳以减少中耳外源性感染等。

（五）放射性脑损伤的防治

1. 一般原则 鼻咽癌的急性放射性脑损伤多呈可逆性，通过药物治疗可逐渐缓解，而晚期损伤则表现为放射性脑坏死，主要位于颞叶，多为不可逆性病变，治疗难度大，严重影响患者的机体功能和生活质量。故有效预防重于治疗，特别是剂量学的优化。在进行 SBRT 治疗前应充分评估残留或复发肿瘤所在位置及鼻咽癌患者初程放疗后的脑部功能，可通过 MR 功能成像检查发现无症状患者的脑损伤，特别是颞叶部位的脑白质变化，避免再程放疗带来的二次损害。

2. 药物治疗 早期患者出现脑水肿等放射性脑损伤时，可应用糖皮质激素、甘露醇、甘油果糖等脱水药物来改善症状。也可辅以扩张脑血管、营养神经、清除自由基类药物。对晚期损伤尚无特别有效的药物，多以缓解症状及功能锻炼为目标。近年来，一些新药（如贝伐珠单抗、神经生长因子、神经节苷脂、依达拉奉等）应用于放射性脑坏死，取得了一定疗效。

3. 高压氧治疗 高压氧可以大大提高氧分压，增加物理溶解氧量，有利于鼻咽癌脑损伤患者的脑组织供氧，对降低脑水肿、清除自由基、促进神经血管修复有治疗作用。

4. 对症支持治疗 结合鼻咽癌 SBRT 放疗后脑损伤患者的临床表现，给予相应的对症治疗。包括应用抗癫痫药物、改善认知功能和止痛治疗。伴有焦虑、抑郁、偏执或激惹等精神症状的患者，应专科诊治进行药物治疗。

5. 手术治疗 针对药物或保守治疗效果欠佳的鼻咽癌脑损伤患者，尤其是反复癫痫发作、颅高压症状严重或神经功能障碍进行性加重的患者，可以考虑外科手术切除坏死病灶以改善症状。但部分患者手术后也可出现复发，术前应充分评估患者病情和风险，把握好适应证。

（六）放射性脑神经损伤的防治

1. 一般原则 鼻咽癌患者 SBRT 放疗导致的脑神经损伤多是不可逆的，现有治疗手段有限，所以重点在于预防。对于侵犯脑神经的肿瘤再程放疗需特别谨慎，权衡 SBRT 治疗的利与弊，充分告知患者相关风险，避免 SBRT 放疗所致的严重脑神经损伤。放射性脑神经损伤的治疗以缓解症状、改善功能、提高生活质量为目标。

2. 药物治疗 目前尚无特别有效的药物，临床上常用的有糖皮质激素、血管扩张剂、营养神经类、生长因子等药物。需要特别指出的是激素治疗期间，症状缓解后应缓慢减量，同时辅以补钙、保护胃黏膜等措施以预防激素副作用。

3. 抗生素治疗 鼻咽癌 SBRT 治疗多为再程放疗，晚期反应容易合并面颈部蜂窝织炎，而后组脑神经从颈部经过，感染时可引起神经损害，有效控制炎症对减少脑神经损伤有积极作用。

4. 高压氧治疗 近些年，高压氧作为放射性神经损伤的新疗法在临床上逐渐应用。高压氧通过改善病灶组织供氧供血、促进侧支循环建立、增加血脑屏障的通透性而发挥神经修复的作用。但目前主要与其他治疗方法结合使用，需要进行更多的随机对照研究证实疗效。

5. 物理治疗 分为力量疗法和运动疗法，前者包括牵引、按摩等，后者主要为主动运动、功能锻炼、康复治疗等。

6. 中医疗法 部分中药复方制剂可以改善脑血液循环，在神经修复方面有一定的效果。另外也可进行针刺疗法或艾灸治疗等缓解症状。

7. 对症支持治疗 对鼻咽癌 SBRT 治疗后合并严重吞咽困难、呼吸困难的患者应及时给予鼻饲或胃造瘘营养支持,必要时行气管切开术,以缓解症状,提高患者生活质量。

(七)放射性颞额关节损伤的防治

1. 一般原则 鼻咽癌患者 SBRT 治疗后颞下颌关节损伤的发生率较低,且比较轻微,但仍有极少数患者存在张口困难导致生活质量下降,故在 SBRT 治疗时注意保护颞下颌关节,减少其辐照剂量,同时在放疗期间及放疗后进行张口训练,如口含软木塞或咬合板,舌前伸、后缩、卷动,上下牙齿的相互咬合撞击等。张口困难的防治原则为延缓进展和恢复功能。

2. 药物治疗 目前尚无针对张口困难的一些特效药物,部分研究证实干扰素或肉毒素可在缓解症状方面起到辅助作用。

3. 物理疗法 穴位针灸或按摩颞下颌关节区及颈部肌肉等康复训练。

4. 止痛治疗 严重颞下颌关节损伤会伴有明显疼痛,疼痛可由关节破坏引起,也可由肌肉牵拉引起。判断病因后,可给予非甾体抗炎药物及营养神经药物对症治疗,严重的疼痛给予阿片类药物止痛治疗。

三、立体定向放疗损伤的综合管理

鼻咽癌患者多为残留或复发病灶进行 SBRT 治疗,无论是治疗导致的躯体症状,还是肿瘤未控带来的心理痛苦,都严重影响患者的生存质量,故对 SBRT 治疗后的鼻咽癌患者应进行全人、全程、全队的全方位管理,既要照护患者的身体、心理、精神及社会等方面,也要对其照护者给予人文关怀。

1. 症状管理 这是心理、社会、精神层面照护的基础,也是提高患者生活质量的重中之重。只有躯体症状得到有效控制,才能减轻肿瘤患者的痛苦。

2. 心理康复 鼻咽癌残留或复发的肿瘤患者都存在不同程度的情绪或心理问题,可以通过生活质量量表、焦虑抑郁量表或心理痛苦温度计量表进行筛查和评估,从而进行针对性的情绪疏导或干预治疗。

3. 精神关怀 当鼻咽癌患者疾病进展,躯体症状或情绪困扰未得到有效控制时,原本的生活被打乱,患者还会继发精神痛苦,对自己充满了怀疑,无法找到人生的意义或存在的价值,更无法融入社会,这时需要医疗团队对其进行全面评估,通过同理、倾听、陪伴、生命回顾、精神抚慰等专业技巧进行精神关怀。

4. 社会支持 鼻咽癌患者经 SBRT 治疗后肿瘤得到控制,应鼓励其尽早回归社会,建立良好的人际关系,有利于疾病的转归和康复。而对于肿瘤进展的患者,抗肿瘤治疗的同时,可为其提供社工或志愿者服务,或组建患者互助团队,让他们感受到外界的关心和支持,从而得到精神慰藉和充满希望。

综上所述,立体定向放疗技术在鼻咽癌的治疗中仍具有肯定的临床价值,合理选择适应证,借助多模态影像精准勾画靶区,制订个体化的剂量分割模式,优化放疗方案设计,权衡治疗的利与弊,才能使 SBRT 在鼻咽癌的综合治疗中发挥其应有的作用,从而提高生存率和生活质量。

(曲宝林 梁岚青)

扫一扫,查阅参考文献

第八节 鼻咽癌术后的康复管理

鼻咽癌是头颈部常见的恶性肿瘤之一,以我国南方地区最为常见。鼻咽癌治疗以放射治疗联合化疗为主[1]。近年来,基于影像学、微创外科技术的快速发展,作为鼻咽癌综合治疗体系中的一种治疗方式,外科治疗异军突起,并且越来越受到业界的广泛关注。鼻咽癌外科治疗主要用于局部区域复发及坏死鼻咽癌[2-9],目前,鼻咽部复发坏死主要采用内镜手术治疗,而颈部复发则主要进行颈淋巴结清扫术。

一、鼻咽癌术后常规管理

（一）鼻内镜手术

复发鼻咽癌手术后可经验性使用抗生素抗感染治疗，坏死鼻咽癌术后则建议根据药敏试验结果用药，术后抗感染治疗 5～7 天。术后 1 周内复查鼻咽部增强 MRI，以评估手术切除范围、黏骨膜瓣血供情况，当黏骨膜瓣血供较差时（MRI 未见明显强化的黏膜线），应尽量减少鼻咽填塞物的压迫，并加用改善微循环的药物。术后每 2～4 周复查一次电子鼻咽内镜检查，清理术后创面的分泌物及痂皮，以营造干净的创面，复查直至黏骨膜瓣与术后创面融为一体 [2,10-11]。

在创面愈合之前，坚持用重组人表皮生长因子外用溶液，氯霉素眼药水依次滴鼻，每次 2～3 滴，每日 2～3 次。鼻咽创面脓性分泌多且黏稠的患者，可以使用双氧水滴鼻，有助于去除分泌物。

创面愈合之后，患者进行鼻咽癌治疗后常规复查，即在出院后的第 1 年内每 3 个月返院复查一次（一般需全面检查，包括血液相关检查、MRI 或 CT、X 线片和超声、电子鼻咽镜等，主治医生根据患者复查的身体状况而确定具体检查项目），1～3 年内每半年复查一次，4～5 年后每年复查一次。如果出现病情变化，可随时就诊 [3]。

（二）颈淋巴结清扫术

在术后引流液呈淡黄色，且每日不超过 10mL 后可以拔除颈部引流管。如果颈部切口需要拆线，考虑患者初诊时颈部接受了根治性放疗，一般建议术后 2 周左右，根据切口愈合情况予以拆线。如果进行了下颈部淋巴清扫，尤其是左侧下颈部，术后颈部切口注意加压包扎，以降低乳糜漏发生概率。切口愈合之后，术后肿瘤常规复查情况参同鼻内镜手术。

二、鼻内镜手术常见并发症及处理

1. 颈内动脉出血 颈内动脉出血后果相对危急，严重可危及生命。故术前应行磁共振血管成像、CT 薄层（1mm）扫描及三维重建、球囊闭塞试验（balloon occlusion test，BOT）等检查充分评估术中误伤颈内动脉的可能性和脑血管功能及其代偿情况。对于鼻咽侧壁肿瘤的切除，术中要彻底止血，保持视野干净，切忌咽旁间隙内的粗暴操作。对于肿瘤病灶比较靠近颈内动脉，术中有可能误伤颈内动脉导致其破裂大出血的患者，术前可预先在颈部暴露患侧颈内动脉，并行颈内动脉悬吊，这样做可为手术误伤颈内动脉破裂大出血抢救赢得更多机会。一旦发生颈内动脉破裂出血，应立即拉紧颈部血管吊带，快速鼻咽填塞，压迫出血点，然后请血管介入科行血管栓塞或带膜血管内支架植入等治疗。栓塞后应评估脑供血情况，有缺血缺氧脑损伤等症状时，须请神经内科指导进一步的康复治疗。目前也可术前进行颈内动脉栓塞 [12] 或者颈内动脉支架植入 [13] 治疗，以避免损伤颈内动脉且保证手术切除范围。

2. 术后出血 鼻内镜手术后鼻腔少量渗血是正常的，术后应注意：①观察鼻腔出血量，术后鼻前庭可放置棉球，防止血性分泌物流出，嘱患者及时吐出口腔血性分泌物，密切观察口咽有无活动性出血；②术后患者口吐黑色胃内容物多为术中、术后咽下血液所致，可不作处理，但需密切观察患者症状及血常规等变化情况，以预防消化道出血；③手术后短期内嘱患者不要用力做打喷嚏、咳嗽等动作，避免影响鼻内填塞，导致出血；④手术时纱条填塞不充分，术后可引起渗血或出血，过早地拔除前后鼻孔填塞物也可能引起出血，拔除前应滴入石蜡油，还可应用"免拔除鼻咽填塞"法，使用明胶海绵配合可吸收生物胶进行鼻咽、鼻腔分层填塞，术后填塞物可自行吸收，无须进行填塞物拔除，可避免患者术后拔除填塞物的痛苦，也避免了拔除过程中鼻腔黏膜损伤所导致的出血；⑤部分患者术后 2～4 周后出现鼻出血，多为鼻腔、鼻咽新生肉芽组织出血所致，要精准地找到出血点并予以电凝或压迫止血，注意要尽量避免大范围地前后鼻孔填塞，以免将黏膜瓣压迫导致坏死。

3. 黏膜瓣坏死 带血管蒂黏膜瓣常见的坏死原因如下。

（1）术中损伤鼻中隔后动脉：术中损伤鼻中隔后动脉会导致黏膜瓣整体缺血，最终导致坏死。一般建议黏膜瓣蒂部留取的面积稍宽些，以保证黏膜瓣的血供，然后在此基础上调整蒂部位置的高低以充分覆盖鼻咽创面。

（2）鼻咽填塞物压迫黏膜瓣：手术结束时进行的鼻咽填塞物过多、过紧可压迫鼻咽黏膜瓣，这是黏膜瓣部分坏死较常见的原因。经鼻内镜鼻咽切除术的鼻咽填塞应以适形、固定、轻度压迫为原则，术中止血应尽量彻底，以利于黏膜瓣的充分生长。

（3）再程放疗：再程放疗后鼻咽、鼻腔黏膜血供明显变差，黏膜瓣坏死发生率显著高于首程放疗后的患者。在对再程放疗患者进行带血管蒂鼻中隔 - 鼻底黏骨膜瓣修复术时，应尽量留取充分的蒂部黏膜，同时减少术中对黏骨膜瓣的损伤，术后可加用地塞米松、前列地尔等药物，以改善黏骨膜瓣微循环血供。

4. 鼻咽创面迁延不愈合 鼻咽创面迁延不愈合多因放疗所致，尤其多见于再程放疗后的患者，迁延不愈可形成颅底骨质坏死，其临床表现为鼻腔有恶臭、头痛、鼻出血等，如果不及时治疗，可能会导致颈内动脉破裂、脑膜炎等严重致死性并发症。其治疗手段有保守治疗和手术治疗两种。保守治疗包括抗感染、高压氧、鼻咽清理、鼻腔冲洗、生长因子等；手术治疗则是清除坏死骨和组织，以减轻或消除患者临床症状和预防重大并发症，同时进行黏膜瓣或其他生物材料的修复。使用带血管蒂鼻黏骨膜瓣修复鼻咽创面，术后定期清理痂皮和护理创面等可促进愈合。

5. 手术切缘阳性 留取的手术切缘若出现病理阳性，需要分析术中切除情况，对比手术前后 MR 等影像评估手术切除范围。如果存在再次手术的可能，可进行二次手术。如果因紧靠颈内动脉等重要解剖结构而未能保证安全距离的切除所致的切缘阳性，可以术后加以放疗或化疗。

6. 鼻甲粘连 常见于术中操作粗暴，形成大面积黏膜裸露或严重擦伤的创面，或术后术腔局部处理不及时，对术后形成较多且封闭术腔的纤维素膜未及时清理所致。也有些患者术腔的纤维素膜因倾向于形成瘢痕，容易发生粘连。如果粘连范围不大，可于发生后内镜下局麻后直接分离，并放置明胶海绵隔离，以防再次粘连，粘连范围广泛者需要全麻下行手术切除。

7. 脑脊液鼻漏 多因行鼻中隔黏膜瓣修复术时，剥离黏膜瓣上缘位置太高损伤筛板所致，术中可见清凉液体流下。发现脑脊液鼻漏后，术中可切取大小适中的下鼻甲黏膜游离瓣修补即可；若是术后发现脑脊液鼻漏，首先提倡保守处理，等待身体自然修复，患者保持头高位（抬高头部 $20° \sim 30°$），避免咳嗽、打喷嚏、擤鼻和极度紧张等，同时给予缓泻剂和限制液体量。保守治疗观察时间为 2~6 周，目的是减轻颅内压。对于是否使用广谱抗生素的意见尚不统一，多数主张对有并发症和颅底骨折伴感染者使用抗生素，也有主张使用激素和利尿剂者。对脑脊液压力增高者的有效处理是通过穿刺持续放液来降低脑脊液压力。如出现颅内出血、颅内积气、保守治疗无效的脑脊液鼻漏，则应考虑行手术治疗。脑脊液鼻漏最佳的手术径路是颅外经鼻径路，内镜下找到漏口后，可采用自体黏膜瓣进行修复。一般修复术后常规应用可以透过血脑屏障的抗生素 10~14 天；半卧位卧床 5~7 天；低盐饮食，限制饮水量；高蛋白和高纤维饮食，避免便秘；避免用力擤鼻、打喷嚏及用力咳嗽。有颅内高压患者，可静脉输入甘露醇降压。手术后注意观察眼底视盘变化和头痛症状，防止颅内压增高引起脑积水或导致手术失败。填塞的明胶海绵可留置 4 周，4 周后还未吸收者可内镜下取出。

8. 分泌性中耳炎 手术切除咽鼓管咽口时容易引起咽鼓管功能障碍，导致术后分泌性中耳炎。除了术后予以保守治疗之外，可行鼓膜穿刺抽液，严重者可行鼓膜切开置管。目前，有运用咽鼓管球囊扩张治疗慢性分泌性中耳炎的报道，是否适用于鼻咽癌放疗手术后的分泌性中耳炎还有待进一步的研究。

9. 鼻窦炎 经鼻内镜鼻咽切除术可能会损伤上颌窦、蝶窦开口处的黏膜，引起窦口闭塞导致鼻窦炎。严重者可行鼻窦球囊扩张术扩张窦口并辅以激素等治疗，也可内镜下行鼻窦开窗术治疗。

10. 切口感染 若有继发性感染，会导致切口愈合不良。故手术前后适当应用抗生素，以降低局部感染的概率。

11. 头痛 术后较持续的头痛，常见于鼻咽切除后颅底骨质暴露，引起颅底骨质骨髓炎的病例。进行黏骨膜瓣修复后此问题基本可以解决。

12. 呼吸困难 术后软腭水肿、舌后坠，鼻腔和鼻咽又被填塞，因而可能出现呼吸困难，故术后应注意观察呼吸情况，必要时行气管切开术。

13. 中耳感染 多因手术切除咽鼓管圆枕或鼻咽填塞过久所致。对于切除鼻咽侧壁的患者，术前行鼓膜切开置管，术后及时取出填塞物，可以减少中耳炎的发生。

14. 嗅觉减退、发音改变 多因手术伤及嗅区和鼻腔结构改变所致。部分患者术后可逐步恢复。

15. 颅内并发症 如肿瘤已破坏颅底骨质,或手术损伤颅底骨质、脑膜,可致颅内感染,但临床上较少见。一旦发生,须及时对症处理,复查颅内影像学检查,邀请相关学科共同会诊。

三、颈淋巴结清扫术常见并发症及处理

(一)出血

1. 术后切口出血 术后切口出血一般发生在手术当天,甚至在手术结束包扎切口时。原因可能是术后疼痛导致血压升高,或躁动和呕吐导致静脉压力增高,引起切口内小血管断端的凝血块脱落或结扎线脱落,表现为颈部皮瓣浮起,切口渗血,血性引流液明显增加,如压迫气管可引起呼吸困难。发现切口出血,应立即打开切口,清除血块,尽量找到出血点进行止血,重新放置负压引流。因此,术后应给予镇静剂、止痛剂,患者处于安静状态,有利于预防术后出血。

2. 颈总动脉出血 多发生在术后1周内,常在手术后因切口感染或因术前放疗,导致切口难以愈合,最后造成颈动脉破裂出血。据统计,由于颈总动脉或颈内动脉出血结扎后造成颅内供血不足,有1/3的患者结扎后形成偏瘫。因此,应该尽力避免这一并发症的发生。万一需要结扎时应维持患者血压,保证足够液体输入。

(二)颈部神经损伤

颈淋巴结清扫术中神经损伤主要是因为手术医生对解剖不熟悉。对于关键解剖部位,术者应保护好神经,再进行其他切割操作。术后如果发现神经刺激损伤症状,可予以营养神经、激素等对症治疗,同时予以相应的康复锻炼指导。神经损伤应以预防为主,术中小心保护,常见损伤情况如下。

1. 迷走神经 神经损伤与处理颈内静脉有关。在分离结扎颈内静脉下端或上端时,没有把迷走神经与颈内静脉分开,血管钳钳夹颈内静脉时,将迷走神经同时夹住,被切断。一侧迷走神经切断后可出现声音嘶哑、暂时性心率增快的症状。避免方法就是在颈鞘内分离颈内静脉,在结扎静脉前,一定要看到迷走神经,把神经与静脉分开,再处理静脉。

2. 膈神经损伤 膈神经来自颈丛神经第3~5支,从外侧在前斜角肌表面向内走行,覆盖在锥前筋膜下。颈横动脉从甲状颈干分出后在膈神经表面向后横行。这一神经在颈淋巴结清扫时受损,主要是因为颈横动脉出血或胸导管破裂,在处理结扎血管或淋巴管时误伤。膈神经损伤可导致膈肌麻痹,胸部透视可见膈肌抬高和反常运动,一侧膈肌麻痹可以引起轻度的呼吸困难,双侧麻痹可导致严重的呼吸障碍。避免办法是要先鉴别清楚膈神经(在前斜角肌表面,从外向内斜向走行),再处理血管。不要一发现出血,就用血管钳大把夹持,在颈部会误伤重要器官。要用小的精细止血钳处理。宁愿会有少量出血,也不要损伤神经。

3. 舌下神经损伤 舌下神经出颅后走行于颈内动脉外侧缘,颈内动脉与颈内静脉之间,绕颈外动脉表面前行至舌骨方向,在下颌舌骨肌和茎突舌骨肌之间进入口底。舌下神经的损伤部位多位于神经从出颅后,跨过颈动脉,弯向口底处。多数是由颈内静脉上端分支出血,未显露出舌下神经,盲目钳夹止血造成的。一侧舌下神经损伤后出现患侧半舌运动障碍,舌肌萎缩。加重口腔癌手术患者和喉部分切除患者的吞咽困难。预防方法是在结扎颈内静脉颅底段时,一定要在颈动脉表面看到神经,将静脉与神经分开后,然后用血管钳夹住颈内静脉后再切断。

4. 颈交感神经链损伤 交感神经紧贴颈鞘后方,通常不必完全解剖显露。在手术解剖颈鞘时,只需将颈内静脉游离,颈总动脉不需要完全游离,紧贴颈总动脉外侧及迷走神经切开颈鞘,不用扰动颈总动脉及迷走神经的背面,不要把迷走神经和颈总动脉向内侧翻转,这样就不会暴露并损伤交感神经。神经损伤后出现Horner征,即出现上眼睑下垂、瞳孔缩小、眼球内陷和同侧面部无汗等征象。

5. 臂丛神经损伤 这一神经损伤罕见,但偶尔也有发生。主要是术中解剖不小心,进入前斜角肌筋膜,手术范围过深所致。臂丛神经损伤会导致上肢运动障碍。如果用纱布将锁骨上脂肪结缔组织在椎前筋膜上向后推开,即可显露神经,避免误伤。一旦切断该神经,应在显微镜下用10-0的缝合线吻合。

6. 副神经 改良性颈淋巴结清扫和择区性颈淋巴结清扫应当保留副神经,损伤的主要原因是在寻找副神经过程中与走向相同的颈丛神经混淆,从而误断副神经。预防方法是沿斜方肌前缘浅面切开筋膜后,在锁骨上5cm左右,斜方肌前缘解剖出进入斜方肌深面的副神经,颈丛神经一般在斜方肌表面向后行,此点可进行鉴

别。另外,应用神经刺激电极观察肩部是否收缩也可用于鉴别。副神经损伤的另一部位是在出胸锁乳突肌后缘处,是颈分区性清扫后界,由于位置深在,容易与邻近脂肪结缔组织一同被牵拉到胸锁乳突肌后缘内侧,然后被切断。因此此处要加倍小心地解剖,争取在看到副神经出胸锁乳突肌处后再清除脂肪结缔组织。最后,副神经一般在进入胸锁乳突肌之前分为胸锁乳突肌支和斜方肌支,两支均应妥善保留。

(三)颈部皮肤裂开或坏死

主要是由颈部皮瓣远端缺血造成的,尤其是根治性放疗后颈部皮肤血运较差,更容易发生皮瓣坏死,可能导致颈动脉破裂出血。因此在设计颈淋巴结清扫切口时,应该设计成宽蒂,远端无锐角的切口。一旦皮肤坏死发生,应及时更换敷料,防止感染,待新鲜肉芽生长后再游离植皮。

(四)颅内压升高和面部水肿

双侧颈淋巴结清扫术如果都切除了颈内静脉,头颈部的静脉回流就会发生障碍。这时唯一的回流通路只有椎静脉和椎静脉丛,面部就会出现水肿,也可能发生脑水肿,甚至失明。治疗方法主要是使用糖皮质激素或间断使用利尿药物治疗。随着时间推移,水肿会有一定程度的改善。预防办法包括避免双侧同期颈淋巴结清扫术,改为分期进行;如果双侧颈内静脉无法保留,建议尽量保留一侧或双侧颈外静脉,有助于改善水肿的症状。

(五)气胸

这一并发症少见,主要是由于气体从颈部进入纵隔,当纵隔气体过多时可以经纵隔胸膜进入胸腔。另一少见原因是手术时在前斜角肌前缘或后缘解剖过深,直接损伤胸膜顶,造成气胸。主要出现在肺气肿患者或瘦弱患者中,壁层胸膜顶位置上升到锁骨以上所致。术中麻醉医生会提示血氧饱和度下降或呼吸规律改变,切口冲洗时可见漏气。发现后请麻醉医生膨胀肺,增加胸腔压力,排出胸内气体,缝合胸膜顶周围的软组织。手术结束时如胸内气体仍然较多,在第2肋间做胸腔引流。

(六)乳糜漏

胸导管损伤大多发生在左侧,少数在右侧。胸导管损伤多因手术操作时淋巴管破裂所致。在这一部位操作时宜多结扎,如发现有清亮液体或乳白色液体溢出,要用4-0线结扎。有时结扎不易止住,可用小块肌肉(胸锁乳突肌或带状肌,面积为1~1.5cm²)游离充填,周围用4-0至6-0的单股缝线缝紧。最后在关闭颈部切口前请麻醉师加压通气,增大对纵隔的压力,再次检查有无乳糜外漏。术后乳糜漏表现为颈部负压引流管和引流瓶内引流液呈乳白色,苏丹红染色阳性。乳糜漏的处理应视具体情况而定,若乳糜量每日少于500mL的早期乳糜漏,可采取保守治疗,方法包括反复负压引流(要避免负压引流管直接接触淋巴管破裂口)和局部加压,同时给予低脂饮食,补充因乳糜外流所致的蛋白质、电解质的丢失。如果引流量有逐日减少的趋势,继续保守治疗直至痊愈,为了刺激破裂口处的肉芽组织增生及组织粘连,可于破裂口处皮下注射50%的高渗葡萄糖溶液20mL/d。如果引流量每日超过500mL,或经保守处理1周后,乳糜漏液未见减少,或反有增多,应手术打开切口,进行胸导管结扎,最好应用局部转移肌瓣覆盖颈部胸导管损伤处。极少数病例可发生乳糜胸,主要是由于颈部胸导管破损位置较低或颈部引流不畅,导致外漏的乳糜流入纵隔,穿破胸膜进入胸腔。临床表现为胸前压迫感、呼吸不畅、呼吸音粗、脉搏加快;X线检查发现胸腔积液,立即穿刺抽吸诊断。若破裂口不太大,经反复胸腔穿刺、抽吸,随胸导管破口愈合,乳糜胸可痊愈。若经胸腔穿刺、抽吸不见好转,应开胸结扎胸导管。

(陈明远)

扫一扫,查阅参考文献

第十一章 鼻咽癌全程康复管理的临床实践

第一节 放疗全程康复管理的临床实践

目前鼻咽癌公认和有效的根治性治疗手段是放射治疗，或以放疗为主的综合治疗。在二维放射治疗时代，鼻咽癌的生存率低，副作用大。近年来，随着放射治疗技术的进步，三维放射治疗、调强放疗的普遍应用，鼻咽癌的局部控制率和长期生存率均有所提高，也明显降低了治疗的毒副作用。但是，由于鼻咽部毗邻众多头颈重要组织器官，鼻咽癌放疗过程中不可避免会造成周围正常器官的急性或慢性损伤，尤其是综合治疗手段，例如同步放化疗，可能加重这些相关不良反应。鼻咽癌放疗和/或综合治疗前、中、后的全程康复管理是临床工作的重要组成部分，也是提高鼻咽癌患者长期生存率和生活质量的重要环节。因此，我们要在鼻咽癌放疗前准备、放射治疗方案和流程、放射治疗靶区勾画和计划评估，以及在放疗中、放疗后的康复指导等一系列问题上形成规范化流程。

一、鼻咽癌放疗前准备和患者评估

（一）鼻咽癌根治性放疗的原则

1. I 期（$T_1N_0M_0$）NPC 采取单纯根治性放疗即可获得满意疗效。

2. II 期（$T_{0-2}N_{0-1}M_0$）NPC，根治性放疗是否加用同期化疗存在较大争议，其中 T_2N_1 具有较高的远处转移发生率，应联合以顺铂为主的同步化疗。

3. 局部晚期即 III～IV A 期 NPC，根治性放疗的同时需联合铂类同步化疗。根据分期及个体情况，在同步放化疗基础上进一步增加化疗强度（比如联合诱导化疗或辅助化疗）。此外，对无法耐受或不愿接受化疗的患者，放疗联合靶向治疗（如西妥昔单抗、尼妥珠单抗）及免疫治疗也是选择方案之一。

（二）鼻咽癌姑息性放疗的原则

1. 对初治即有远处转移即 IVB（$TxNxM_1$）的 NPC，应以全身治疗为主，4～6 个周期的化疗后再行局部治疗，包括原发灶放疗、转移灶放疗，原发区域推荐给予根治性剂量（>66Gy），如果对不同转移部位进行局部放疗，首选 SBRT。

2. 复发 NPC 常需先行二线化疗或联合靶向治疗、免疫治疗，再行再程放疗，且首选 IMRT，并且需要严格限制周围重要器官剂量。

3. 根治性治疗后出现转移 NPC，如果是寡转移，对寡转移灶进行积极治疗（包括局部放疗）仍有明显的生存获益，如果行局部放疗，首选 SBRT。如果发生全身多器官多发转移，对多发转移灶以姑息减症治疗为主，根据临床情况酌情考虑局部姑息放疗。

（三）放疗前的护理宣教

在放疗过程中，放射线对受照射局部组织会不可避免地产生一定的损伤，可引起口腔黏膜炎、放射性龋齿、骨髓炎等，若在放疗前加强宣教，进行相关预防处理，可在一定程度上避免口腔疾患等不良反应。因此，鼻咽癌放疗前的护理宣教尤为重要。

1. **心理准备** 放疗过程中常有不同程度的放射性反应，表现为皮肤黏膜溃烂、口干、咽痛、下颌关节疼痛等，患者常常出现消极的情绪。放疗前应向患者讲解疾病相关的知识，帮助患者减轻精神压力，保持良好的心

239

理状态,解除紧张、焦虑、悲观的情绪。

2. 饮食护理 忌烟酒;饮食忌过冷、过热、过硬、过辣的食物,以避免刺激口腔黏膜;可多食高蛋白的食物(如鸡蛋、牛奶、精瘦肉、鱼虾等);多食蔬菜、水果等富含维生素的食物。根据国家卫生和计划生育委员会发布的 2018 年版的《恶性肿瘤患者膳食指导》行业标准[1],卧床患者每天的能量需要在 84~105kJ/kg,能下床活动的患者,每天的能量需要在 126~147kJ/kg;肿瘤患者蛋白质的需求量比正常人高,一般按 1.0~1.2g/(kg•d)计算,对于严重营养消耗的患者按 1.2~2.0g/(kg•d)计算;因此,鼻咽癌患者应该调整为以高蛋白质为主的饮食结构,并且每日需达到目标能量需求量。放疗期间患者感到口腔疼痛时,可提供匀浆膳;放疗期间需保持每日饮水量在 2 000mL 以上。

3. 口腔预处理 放疗前须到口腔科就诊,处理口腔疾患,包括洁治、修补龋齿、去除金属牙套、拔除残根或无法保留的患齿;治疗牙周炎,以减少放射性龋齿、骨髓炎、骨坏死等并发症。准备软毛牙刷和含氟牙膏,每天刷牙4~6次;准备漱口杯,饭前、饭后及放疗前漱口,口腔副作用大时可增加漱口次数,保持口腔清洁。

(四)放疗前的营养和风险评估

放疗在杀伤肿瘤细胞的同时也会对正常组织造成损伤,尤其是鼻咽癌患者。放疗所致的口腔黏膜炎、疼痛、口干等会直接影响患者对于营养物质的摄入、消化和吸收,导致或加重患者体重下降和营养不良。而营养不良会对鼻咽癌患者放疗的效果和反应造成不良的影响,包括降低肿瘤细胞的放射敏感性,影响放疗摆位的精确性,降低放疗耐受性,延长总住院时间等,从而影响放疗效果和降低生存质量。因此,放疗前规范的营养风险筛查和评估具有重要的意义。一项研究表明,给予鼻咽癌患者集中化营养管理,包括给予营养知识教育、营养评估筛查、保证营养摄入等,其营养不良的发生率观察组(27.94%)低于对照组(31.00%)[2]。

鼻咽癌患者在放疗前应该进行营养风险筛查与评估建议。美国营养协会(American Dietetic Association,ADA)指出,营养风险筛查是发现患者是否存在营养问题和是否需要进一步进行全面营养评估的过程。推荐使用 NRS 2002 量表,该量表能快速且有效地评估患者是否存在营养风险,该量表耗时少、简单易操作;若患者存在营养高风险,应进入 PG-SGA 评定,进一步确定患者是否存在营养不良。PG-SGA 是中国抗癌协会肿瘤营养与支持治疗专业委员会推荐的用于调查肿瘤患者营养状态的评估工具,可以准确、快速地评估肿瘤患者营养不良的状况,根据研究报道,基于该量表的营养干预可较好地改善鼻咽癌患者的营养状况[3]。

(五)放疗前的临床准备

鼻咽癌患者放疗前的临床准备主要包括以下几点。

1. 放疗前的护理宣教十分重要,治疗前医护团队应跟患者进行充分沟通。

2. 如果同时合并妊娠,建议提前终止妊娠,否则可能会加速肿瘤进展。

3. 放疗前要进行热塑膜制作,制作前应剪短发,去掉项链、耳环等饰品,在制作期间患者应保持舒适姿势并维持体位稳定,以免影响热塑膜形状。

二、鼻咽癌放射治疗方案和流程指导

(一)鼻咽癌靶区确定前的准备

由于鼻咽癌调强放射治疗的整个治疗过程复杂,技术要求高,每次治疗时间、周期较长。其靶区复杂,周围重要器官多,治疗过程中患者的摆位偏差会使肿瘤受照射剂量和正常组织接受剂量与放疗计划不相符,为减少摆位误差、靶区位置误差,保证摆位重复性,在确定靶区前需要模拟定位,包括 CT 和 MRI 模拟定位。

1. CT 模拟体位 NPC 治疗体位一般采取自然仰卧位,选择合适角度的头枕(标准头枕、发泡胶等),双臂自然平行地置于身体两侧,左右肩高度一致,双腿并拢伸直;采用头颈肩热塑膜固定,覆盖从颅顶到肩关节的范围,固定在体架上。扫描中心通常选择在与治疗靶区中心接近的部位,标记点尽量选择在平坦部位(避免选择鼻尖、颏下)以确保摆位重复性好。建议扫描层厚 3mm;范围从头顶至胸骨切迹下 2cm,宽度需包括双侧肩部所有皮肤。无造影剂禁忌者,需采用静脉碘造影剂增强 CT 检查。

2. MRI 模拟定位 MRI 是 NPC 靶区勾画的重要影像学参照,有条件者可行带模具 MRI 模拟定位。并将定位 CT 与定位 MRI 图像融合后进行靶区勾画。无条件者,尽量按照 CT 模拟定位体位进行 MRI 扫描,并采用颅底骨性标记融合方式与定位 CT 进行图像融合。

（二）鼻咽癌放射治疗的靶区勾画和剂量分割

1. 根治性放疗的靶区勾画　NPC 照射靶区包括鼻咽大体肿瘤、颈转移阳性淋巴结、亚临床区域和颈淋巴结引流区，尽量避免或减少重要器官的照射。靶区勾画以 MRI 为基础，结合鼻咽喉镜、颈部体格检查，在定位 CT 图像上进行勾画，必要时可结合 PET/CT。

（1）鼻咽大体肿瘤靶区（gross tumor volume of nasopharyngeal carcinoma，GTVnx）：临床和影像学检查所见的鼻咽部原发肿瘤区域。

（2）颈部大体肿瘤靶区（gross tumor volume of cervical node，GTVnd）：临床检查和 / 或影像学所见的肿大淋巴结。

（3）临床靶区（clinical target volume，CTV）：主要基于 NPC 的局部侵袭规律和路径，分为高、中和低风险区 [4-6]。

1）CTV1：包括 GTVnx 及其周围的亚临床病灶区域（一般在 GTVnx 外 5mm，紧邻脑干方向，距离可缩小至 1mm）。

2）CTV2 及 CTVnd：包括 CTV1 及其外缘 5mm 范围（紧邻脑干方向，距离可缩小至 2mm），并且包括 GTVnd 及需要预防性照射的颈淋巴结引流区。

如果阳性淋巴结有明显包膜外侵犯，或侵犯周围肌肉者，可根据具体位置增设 CTV1。对于双侧均有淋巴结转移者，预防性照射颈淋巴结引流区，包括双侧 Ⅱ 区、Ⅲ 区、Ⅳ 区、Ⅴa 区、Ⅴb 区；对仅一侧有淋巴结转移者，预防性照射转移侧颈淋巴结引流区，包括 Ⅱ 区、Ⅲ 区、Ⅳ 区、Ⅴa 区、Ⅴb 区，而非转移侧照射区域包括 Ⅱ 区、Ⅲ 区、Ⅴa 区；对于无颈部淋巴结转移的患者，预防性照射颈淋巴结引流区包括双侧 Ⅱ 区、Ⅲ 区、Ⅴa 区。此外，对于 Ⅰb 区，不作为常规照射区域，如下颌下腺有受累、Ⅱa 区淋巴结最大径≥2cm、Ⅱa 区淋巴结包膜外侵犯，或口腔、鼻腔前半部分有受侵时需行照射治疗。

2. 诱导化疗后根治性放疗靶区勾画　诱导化疗在局部晚期 NPC 治疗中应用越来越普遍，标准的一线诱导化疗方案有效率均在 75% 左右。诱导化疗后肿瘤体积和范围常会发生较大变化，因此与根治性放疗的靶区勾画略有差异 [7]。

（1）GTVnx：凸向鼻咽腔或向咽旁膨胀性生长的软组织肿瘤应据化疗后实际范围勾画，但颅底骨质受侵区域，应按化疗前范围勾画。

（2）GTVnd：按化疗后影像所见区域勾画，但如有包膜外侵犯肌肉时，勾画范围应包含侵犯的肌肉区域。

（3）CTV1 和 CTV2：原则上勾画范围与根治性放疗相同，但 CTV1 须包括化疗前软组织受浸润的范围。

3. 危及器官的勾画　头颈部解剖结构复杂，器官多，需要精准地勾画。NPC 放疗中必须勾画的危及器官包括脑干、颈椎脊髓、视神经、视交叉、晶状体、双侧颞叶、垂体、内耳、腮腺、颞下颌关节、下颌骨等。可选择的器官包括眼球、口腔、舌、喉、甲状腺、咽缩肌、下颌下腺、乳突、臂丛神经等 [8]。

4. 靶区剂量和分割模式　根据鼻咽原发病灶、亚临床灶、颈淋巴结和颈淋巴引流区域的不同分别给予不同的处方剂量，一般采用常规分割，处方剂量参照如下 [5]：鼻咽原发灶总剂量 PTV-GTVnx 68～76Gy/30～33 次；高危亚临床区 PTV-CTV1 60～66Gy/30～33 次；低危亚临床区 PTV-CTV2 54～60Gy/30～33 次；颈部阳性淋巴结 PTV-GTVln 66～70Gy/30～33 次；颈部淋巴引流区 PTV-CTVln 50～54Gy/30～33 次。

5. 危及器官限制剂量　重要的危及器官限量参照（QUANTEC）（2012 标准）。危及器官耐受剂量与其受照射体积密切相关，随着精准放疗及各种放疗技术的发展，应当对危及器官耐受剂量进行进一步研究与分析。当鼻咽肿瘤局部分期晚或肿瘤侵入颅内并已出现脑神经受侵症状时，需要经过多位上级医生讨论后确定靶区并制订 OAR 剂量。有文献报道，在 IMRT 时代为了保证肿瘤侵犯部位靶区的剂量，进而提高局部控制率，在知情同意前提下，适当调整 OAR 限制剂量并未明显提高严重的放疗并发症的发生率。

（三）鼻咽癌放疗新技术

1. 图像引导放疗　图像引导放疗（image-guided radiation therapy，IGRT）是一种四维的放射治疗技术，它在三维放疗技术的基础上加入了时序的概念，IGRT 充分考虑了解剖组织在治疗过程中的运动和分次治疗间的位移误差。肿瘤精确放疗中存在系统误差和随机误差,简而言之,就是由于技术员在进行每一次治疗时的摆位状态和分次治疗时患者解剖位置的变化(如呼吸运动、膀胱充盈、小肠蠕动、胸腹水和肿瘤的增大或缩小等)引起的位置差异。尽管采用各种辅助摆位装置,并严格按照操作规程摆位,但摆位误差仍可能有数毫米,甚至更大,在适形放疗和调强放疗中更为明显。近年来,出现了将 CBCT 安装在直线加速器上,实现了 IGRT,在每次放射治疗前,CBCT 扫描治疗体位肿瘤靶区及周围一定体积的三维图像,并与治疗计划图像对比,如果发现有误差,便调整患者位置使肿瘤靶区回到治疗计划位置,使照射野仅覆盖靶区。IGRT 在三维适形和调强放疗的基础上进一步提高了射线照射的精确性,可以在确保肿瘤得到充分照射的前提下,最大程度地保护正常组织。

2. 磁共振引导的适形调强放射治疗　CBCT 引导的放疗目前已经成为常规放疗手段,但存在较大的局限性。使用 MRI 代替 CBCT 进行 IGRT,不但利用了 MRI 特有的影像学优势,还可以在线和实时地跟踪肿瘤运动和生物学变化,实现解剖学与生物学上"真正"的实时 MRI 引导放疗,是放疗史上又一个里程碑式的技术进步[9]。相对于 CBCT,MRI 的优势有优越的软组织对比且无骨伪影,无额外的剂量辐射,3D 数据和任意方位的断层,多序列的生物功能影像,无需体表标记物等。如果使用 MRI 代替 CBCT 进行图像引导的放疗,将 MRI 与直线加速器进行一体化,即 MR-Linac 整合系统,那么无疑可以弥补目前 CT 图像引导技术的不足。由于 MRI 具有纯电磁扫描特征,借助于强大的计算机实时处理能力,在 X 射线出束之前和同时可以快速采集 MRI 图像,并允许根据肿瘤实际位置、形状和运动特征进行患者体位校正,实现在线和实时跟踪肿瘤运动的自适应放疗,并且通过记录解剖变化进行剂量重建和累积,从而提供一个准确摆位和剂量确定的过程,达到减少外放边界和准确施照的目的。更重要的是,MR-Linac 系统在放疗期间可以获取患者特定的肿瘤和正常组织生物学特性的变化,并针对患者的治疗反应进行调整。从这个意义上讲,MR-Linac 不仅仅是一种新的 IGRT 机器,更是一种革命性的放疗技术,达到了解剖学与生物学上"真正"的实时 MRI 引导放疗,可提供高度个性化的放疗。

3. 质子重离子放疗　质子和重离子技术是放疗中的一种,是国际公认的放疗尖端技术,质子和重离子同属于粒子线,与传统的光子线不同,粒子线可以形成能量布拉格峰,能够在对肿瘤进行集中爆破的同时,减少对健康组织的伤害。Malyapa 等证明调强质子放疗(IMPT)对头颈部肿瘤有效,其中有剂量学优势。Widesott 等认为,与常规调强放疗相比,鼻咽癌的 IMPT 放疗对正常器官的照射剂量更低,可更好地保护 OAR。比较 IMRT 和 IMPT 剂量测定参数表明,NPC 可从 IMPT 剂量学优势中获益,特别是治疗后吞咽相关副作用减少[10-13]。IMPT 治疗计划的剂量学优势,对年轻患者或肿瘤紧邻危及器官的 T_4 分期患者,可减少急性和晚期毒副作用的发生,且近期预后良好。但 IMPT 与 IMRT 的远期疗效还需更长的随访和更多的对照评估。重离子(如碳离子)较高的相对生物效应(relative biological effectiveness,RBE)能更有效地杀死对光子照射有抵抗力的癌细胞。海德堡大学重离子与质子治疗中心对 75 例局部复发 NPC 患者采用强度调制的碳离子放射治疗(carbon ion radiation,CIRT),1 年生存率超 98.1%。一般来说,CIRT 挽救放疗对局部复发 NPC 有效,其毒性可以接受。中位随访时间为 22.8 个月,2 年生存率为 83.7%。中至重度的急性毒性反应很少,与 IMRT 相比,晚期严重不良事件很少。初步证明离子放疗应用于复发 NPC 安全可行,但与其他放疗相比,离子放疗能否带来生存获益和并发症还需进一步研究。

(四)放疗期间的检查和其他治疗

1. 营养治疗　首先,正确评估患者营养状况,并对有营养治疗指征者及时给予治疗。并在疗程中不断进行重新评估以及时调整治疗方案。

(1)恶性肿瘤一旦确诊,应行营养风险筛查。

(2)目前使用最广筛查工具是 NRS 2002 和 PG-SGA。

(3)NRS<3 分虽无营养风险,但住院期间每周应行一次筛查。NRS≥3 分有营养风险,须根据临床情况制订个性化营养计划并行营养干预。

(4)PG-SGA 评分 0~1 分者无须干预,治疗期间应保持随访和评估。且 2~3 分由营养师、护师或医师对患者或家属进行教育,并根据存在症状和实验室结果进行药物干预;4~8 分者由营养师进行干预,并可根据症状程度,与医师和护师联合进行干预;9分者急需进行症状改善和 / 或同时进行营养干预。

(5) 询问病史,体格检查和实验室检查有助于了解营养不良原因和程度,从而进行全面的营养评估。

(6) 营养风险筛查及综合营养评定应与抗肿瘤治疗的影像学疗效评价同时进行,以全面评估抗肿瘤受益。

2. 中医治疗　NPC 患者因长期肿瘤消耗导致免疫力等严重受损,同时还有漫长的放疗、化疗及靶向治疗,常有口干、恶心、呕吐、食欲下降等相关副作用,中医治疗可减轻放化疗的不良反应,提高生活质量。对高龄、体质差、病情重而无法耐受西医治疗的患者,中医药治疗可作为辅助治疗手段。患者可在治疗中和治疗结束后到中医门诊行长期调理康复。

3. 支持 / 姑息治疗　支持 / 姑息治疗在于缓解症状、减轻痛苦、提高生活质量、处理治疗相关不良反应、提高抗肿瘤治疗依从性。患者都应全程接受支持 / 姑息治疗的症状筛查、评估和治疗,如疼痛、复视、面部麻木、听力下降、恶心、呕吐等与疾病及治疗相关的症状,还应包括失眠、焦虑、抑郁等心理问题。同时应加强康复指导与随访,包括鼻腔冲洗、张口训练、颈部肌肉功能锻炼等。

(1) 支持 / 姑息治疗的基本原则:医疗机构应将 NPC 支持 / 姑息治疗整合进肿瘤治疗的全过程,所有 NPC 患者在治疗早期加入支持 / 姑息治疗,并在适当的时间或根据临床指征进行调整。支持 / 姑息的专家和跨学科的多学科协作治疗组,包括肿瘤科医生、支持 / 姑息治疗医生、护士、营养师、社会工作者、药剂师、精神卫生专业人员等。

(2) NPC 支持 / 姑息治疗的管理

1) 疼痛:①主诉是疼痛评估的金标准,镇痛前必须评估疼痛强度。首选数字疼痛分级法,评估项目包括疼痛病因、特点、性质、加重或缓解因素、疼痛对日常生活的影响、镇痛的疗效和副作用等,还要明确是否存在肿瘤急症所致的疼痛,以便进行相应治疗。② WHO 三阶梯镇痛原则仍是遵循的最基本原则,阿片类药物是癌痛治疗基石,必要时加用糖皮质激素、抗惊厥药等辅助,要关注镇痛药的不良反应。③ 80% 以上的癌痛可经药物治疗得以缓解,少数需要非药物镇痛手段,包括外科手术、放疗止痛、微创介入治疗等,应动态评估镇痛效果,积极开展学科间协作。

2) 恶心 / 呕吐:①化疗所致恶心 / 呕吐的药物选择应基于治疗方案的催吐风险、既往止吐经验及患者自身因素等,进行充分的动态评估以合理管理。②恶心 / 呕吐可能与放疗有关,部分患者在单纯放疗时即可出现恶心 / 呕吐,可参考化疗所致恶心 / 呕吐进行药物选择,同时加强心理疏导工作。③综合考虑其他潜在致吐因素,如前庭功能障碍、脑转移、电解质紊乱、辅助药物(包括阿片类)治疗不良反应、心理生理学反应(包括焦虑、预期性恶心 / 呕吐)。④调整生活方式有助于减轻恶心 / 呕吐,如少食多餐,选择清淡饮食,控制食量,忌冷忌热。可请营养科会诊。

3) 厌食 / 恶病质:①评估体重下降的原因及程度,及早治疗可逆的厌食原因(口腔感染、心理原因、疼痛、便秘、恶心 / 呕吐等),评估影响进食的药物等。②制订适当运动计划,积极给予肠内或肠外营养。

4. 心理治疗　患者常有恐惧、焦虑、抑郁等负面情绪,会影响生理功能。家属应对患者实施心理疏导,使之树立战胜疾病的信心,相信自身免疫力,保持乐观心态,为康复创造良好心境。

(1) 心理痛苦是心理(即认知、行为、情感)、社会、精神和 / 或躯体上等多重因素引发的不愉快体验,可能会影响患者应对肿瘤、躯体症状及治疗的能力。心理痛苦包括了诸如抑郁、焦虑、恐慌、社会隔绝及存在性危机。

(2) 心理痛苦应在疾病的各个阶段和所有环境下做到及时识别、监测记录和处理。

(3) 应依据临床实践指南组建多学科诊疗组,对心理痛苦进行评估、管理。

5. 介入治疗

(1) NPC 肝转移的介入治疗:介入治疗可作为 NPC 肝转移患者,除外科手术切除之外的局部微创治疗方案。主要包括射频消融治疗、经导管血管栓塞术(transcatheter arterial embolization,TAE)、经动脉化疗栓塞术(transcatheter arterial chemoembolization,TACE)及经导管血管灌注术(transcatheter arterial infusion,TAI)等。

(2) NPC 相关出血的介入治疗:介入治疗(如 TAE)对于 NPC 相关出血(包括初治或复发 NPC 累及颈部大血管导致破裂出血、NPC 放疗后鼻咽深部溃疡形成累及颈内大血管导致破裂出血等)具有独特的优势,通过选择性或超选择性动脉造影明确出血位置,并选用合适栓塞材料进行封堵止血。由于 NPC 相关出血多为颈内大血管破裂出血,出血量大且易造成窒息,病情发展极为迅速,常难以及时接受有效的介入止血治疗。

6. 手术治疗 手术治疗并非 NPC 主要的治疗方式,然而,在一些情况下其价值日趋重要,如鼻咽癌局部复发、放疗后残留鼻咽癌、颈部或咽后淋巴结复发,以及放疗后遗症等。局部鼻咽手术治疗的方法包括经鼻外径路开放手术(下方入路、侧方入路、前方入路)和经鼻内镜手术(内镜消融术、经鼻内镜鼻咽切除术)。其中,常规经鼻外径路手术创伤大,逐渐被经鼻内镜手术替代。此外,经鼻内镜鼻咽切除术,其兼具外径路的根治性及内镜手术的微创性,逐渐成为主流的治疗模式。

(1)鼻咽局部复发或鼻咽残留:针对可手术切除的局部复发鼻咽癌,首选经鼻内镜鼻咽切除术。目前比较公认的局部复发鼻咽癌可手术切除的范围为肿瘤局限在颈内动脉内侧 5mm 以内,包括鼻咽腔内、侵犯鼻中隔或后鼻孔、轻度侵犯咽旁间隙、局限于蝶窦底壁或翼突基底部。对于局限在公认的可手术切除范围的复发鼻咽癌,手术疗效更优。一项多中心大型Ⅲ期临床试验证实可切除复发鼻咽癌接受经鼻内镜手术后的 3 年生存率明显高于再程放疗[6];同时,另一项大型配对研究亦表明,手术切除除了疗效更优,医疗费用更低以外,远期毒副作用也更小。

(2)颈淋巴结复发(残留)的手术治疗:区域淋巴结手术治疗的方法包括根治性颈淋巴结清扫术、改良根治性颈淋巴结清扫术、择区性颈淋巴结清扫术、内镜下颈淋巴结清扫术。颈部淋巴结复发外科疗效评价重点在于是否清扫完全。不同术式的主要差异在于清扫范围与创伤大小。彻底清扫比广泛切除更重要。

(3)咽后淋巴结复发(残留)的手术治疗:咽后淋巴结由于既往已接受过高剂量放疗,若其复发或残留灶再接受放疗,其后遗症严重。目前对复发或残留咽后淋巴结的治疗以微创手术为主,主要术式包括经口机器人咽后淋巴结清扫术及经鼻内镜辅助下经下颌下 - 咽旁入路咽后淋巴结切除术。该两种术式均有回顾性研究报道,疗效较佳且手术相关并发症较轻[7]。

(4)鼻咽坏死的手术治疗:鼻咽坏死内科保守治疗预后较差。当前,内镜下反复清创是放射性鼻咽坏死的主要治疗方式,而其疗效尚存争议,尤其是鼻咽黏膜完全上皮化率低。鼻内镜清创联合带血管蒂黏膜瓣是解决创面修复问题的有效手段,多项回顾性研究表明联合带血管蒂黏膜瓣可显著提高鼻咽坏死的疗效。

(5)微创外科在复发鼻咽癌中的应用:陈明远[14]在国内外率先报道了新术式——经鼻内镜鼻咽切除 + 带血管蒂鼻黏膜瓣修复术,通过"第三只手技术",解除了鼻咽狭窄、操作困难的限制;通过"包饺子样切除",实现肿瘤的整块切除;利用"带血管蒂黏膜瓣修复"技术,促进创面快速愈合;对于肿瘤紧邻颈内动脉的患者,创造性地提出"手术靶区"的先进理念,明确了复发鼻咽癌的可切除范围;制订"肉眼干净、病理干净及影像干净"三大术后评估原则。这个新方法兼具放射治疗的精确性,开放手术的根治性及内镜消融治疗的微创性,使得鼻咽微创手术基本实现了最大程度切除肿瘤,最大程度保护正常组织。相较于 IMRT 再程放疗,精准选择患者的微创手术可提高复发鼻咽癌生存率,同时并发症及成本更低。目前,对于可手术切除的复发鼻咽癌,以微创外科手术为优先治疗选择。咽后淋巴结复发患者在有条件的医院可通过手术机器人开展咽后淋巴结的经口微创切除,以克服咽后淋巴结复发位置深且毗邻血管的困难。

(6)放射治疗相关毒性的手术治疗:包括放射性脑损伤、鼻窦炎症、后鼻孔闭锁等放射治疗后的远期毒性可通过选择合适的手术入路和术式得到控制,从而提高生活质量。

7. 自适应放疗 自适应放疗(adaptive radiotherapy, ART)是 IGRT 发展延伸出的一种新型放疗技术[15]。即通过引导图像评判患者解剖和生理变化,或治疗过程中所反馈的信息,例如肿瘤大小、形态及位置变化,分析分次治疗与原计划之间的差异,从而指导后续的治疗来适应这种改变。通过提高肿瘤放疗的精确性,减少周围正常组织毒副作用的发生。从放疗技术角度又分为离线自适应、在线自适应及实时自适应。通过 CBCT 发现,在鼻咽癌患者放射治疗过程中,由于靶区病灶结构的明显变化、体重减轻、腮腺萎缩等因素造成患者的 CT 轮廓发生明显变化。鼻咽癌照射范围主要集中在头颈部,解剖结构比较固定,整个人体的消瘦呈渐进的变化,比较适合离线的自适应放疗。离线的自适应放疗是对在治疗的患者治疗靶区重新评估、重新设计治疗方案的一个闭环过程。这个过程需要有专业的医疗团队共同协作完成。一般在治疗 10~15 次开始启动自适应,在治疗 15~20 次开始实施,根据不同的病情变化来制订适宜的治疗策略。大部分的研究显示,体重减轻是自适应放疗的主要因素。一项研究以平均减少 22% 的初始体重作为重新设计放疗计划的阈值,当体重下降超过基线的 15% 时,应该实施重新计划。Chen 等采用另一种方法,用计算机模型来表示理论上的体重下降,发现体重下降达 13.7% 可能会导致重新离线计划。有研究显示头颈肿瘤中鼻咽癌的自适应放疗收益最大,2 次以上的自适应放疗在局部控制率和总生存率上均有获益,重度黏膜反应和口干症的症状也明显减轻。每周超过1 次的自适应放疗并无获益,鼻咽癌的靶区和外轮廓改变越明显,自适应放疗的获益越大。

(五)放疗期间常见不良反应及预防措施

1. 放疗相关并发症预防和处理

(1)放射性口腔黏膜炎的预防和治疗

1)非药物

A. 避免辛辣食物对口腔黏膜的刺激:放疗前行口腔检查,改善口腔卫生。每天用柔软的牙刷刷牙,用不含氟牙膏、牙线和不含酒精的生理盐水或碱性(例如碳酸氢钠)漱口水清洁口腔。用口腔保湿剂或人工唾液、水溶性果冻、口含片或干口胶润滑口腔。有金属材料义齿的患者,要在义齿与口腔黏膜之间放置保护材料,以减小摩擦。

B. 低能量激光治疗:低能量激光治疗(low level laser therapy,LLLT)能通过调节活性氧及促炎性细胞因子的产生,而起到治疗放射性口腔黏膜炎(RTOM)的作用。

C. 口腔溃疡防护剂:有研究报道,通过[16]多个量表对口腔黏膜炎、口腔疼痛、生活质量进行评估,证实口腔溃疡防护剂能明显降低局部晚期 NPC 放化疗中口腔黏膜炎的发生率及严重程度,延缓口腔黏膜炎进展,促进口腔黏膜愈合,减轻口腔及咽喉疼痛。

2)药物

A. 细胞因子:一项我国随机研究显示预防性外用重组人表皮生长因子,可推迟放射性黏膜炎的发生,预防用药可减少 3 级和 4 级黏膜炎。另一项韩国多中心、随机、双盲、前瞻性研究也显示局部使用表皮生长因子可降低 RTOM 发生率和严重程度。

B. 黏膜保护剂:包括自由基清除剂、口腔黏膜涂层、必需氨基酸及过饱和钙磷酸盐等。

C. 非甾体抗炎药:盐酸苄达明能使口腔红斑和溃疡发生率降低约 30%,从而减少全身止痛剂的使用。欧洲国家已将苄达明作为预防头颈部癌症 RTOM 的 I 级证据推荐。

D. 中药:多项中成药复方制剂预防 RTOM 的研究陆续发表,包括双花百合片、康复新液等。

E. 镇痛剂:RTOM 伴轻度疼痛时,可使用利多卡因或吗啡等漱口液。有研究证实 2% 吗啡含漱液能有效控制黏膜炎相关性疼痛,并减少全身性吗啡的需求。重度疼痛时推荐系统使用吗啡或芬太尼等强阿片类药物。

F. 抗生素:RTOM 合并感染时需要使用抗生素。治疗前,用口腔黏膜拭子取标本,做细菌和真菌培养及药敏试验,指导抗生素使用。

G. 糖皮质激素:局部使用含糖皮质激素的药物能减轻水肿,抑制炎症反应,缓解症状,但长期使用有增加口腔真菌感染的风险。

(2)急性放射性唾液腺损伤:最常见的是急性放射性腮腺炎,一般在放疗开始后 1~3 天出现,常表现为一侧或双侧腮腺区肿胀、疼痛,严重者皮肤泛红、皮温增高。一般不用特殊处理便可自愈。若有发热,怀疑继发感染,应行特殊口腔护理,并给予抗感染、止痛治疗,必要时暂停放疗。

(3)放射性口干:放射性唾液腺损伤是放射性口干的直接原因。研究表明,NPC 经调强放疗后晚期明显口干症状的发生率高达 30%。减轻症状的处理重在预防,例如提高放疗精准度,采用调强适形放疗、自适应放疗等。同时,中医药对其有一定的治疗作用。

(4)急性放射性耳损伤:通常表现为耳鸣、听力下降,是放疗过程中的常见毒性反应,一般无须处理;若出现鼓膜穿孔、耳漏,则需局部清洗及抗感染处理[17]。

(5)放射性脑损伤:放射性脑损伤潜伏期较长,最多发于双侧颞叶。轻者无临床症状,重者可导致死亡。目前无特效药物,重在预防。对颅内明显侵犯的 T₄ 期 NPC,推荐采用诱导化疗尽量缩小瘤体,采用多次、计划性的自适应性放疗,尽可能减少颞叶和脑干受照射剂量和受照射体积,预防放射性脑损伤的发生。

放射性脑损伤的传统治疗是给予大剂量维生素、血管扩张剂、神经营养药、糖皮质激素及高压氧治疗[18]。糖皮质激素主要通过有效的抗炎、消除水肿、减少炎性因子释放等作用，达到抑制免疫反应的目的，从而能够有效地起到稳定毛细血管完整性的作用。高压氧能够有效改善脑皮层缺血缺氧状态，有利于扩张血管，改善脑部血液供应，从而改善脑部神经功能；还能刺激内皮生长因子生成，激活血管的修复功能。因此，建议放射性脑损伤患者进行高压氧治疗，或能显著改善患者预后及认知功能。在前瞻性临床研究中提示，贝伐珠单抗可改善放射性脑损伤导致的水肿，治疗有效率高于传统激素治疗，神经生长因子联合间断性糖皮质激素治疗能够修复 20% 的颞叶损伤[19]。

综上所述：①RTOM 的非药物预防和治疗包括放疗前及放疗中的预防和口腔护理，LLLT 和口腔溃疡防护剂等；②RTOM 的药物预防和治疗包括黏膜保护剂、盐酸苄达明漱口水、双花百合片、康复新液等；③RTOM 引起重度疼痛可系统使用吗啡或芬太尼等强阿片类药物；④RTOM 合并感染可使用抗生素和糖皮质激素；⑤提高放疗精度和注重保护唾液腺是预防放射性口干的主要手段；⑥急性放射性耳损伤是放疗过程中的常见毒性反应，症状严重需要耳鼻咽喉科专科处理；⑦放射性脑损伤潜伏期较长，常发于双侧颞叶，临床治疗尚无特效药物，重在预防。

2. 放疗期间化疗相关并发症预防和处理

（1）血液系统并发症的预防和处理：骨髓抑制是化疗药物最常见的血液学毒性反应。严重程度和持续时间与化疗药物类型、剂量、联合用药，以及患者自身因素相关，例如高龄、接受全量化疗、肝肾功能异常、免疫抑制状态、近期做过手术、既往放化疗史等，需整合多方面因素考量。

1）骨髓抑制分级：根据 NCI-CTCAE 5.0 标准将骨髓抑制分为 4 级。

2）骨髓抑制的预防

A. 中粒细胞减少性发热的预防有中粒细胞减少性发热（febrile neutropenia，FN）发生风险 >20% 的患者，需预防性使用粒细胞集落刺激因子（G-CSF）。发生 FN 风险在 10%～20% 的患者可评估后考虑是否使用。如前一周期化疗发生 FN 或剂量限制性中性粒细胞减少事件，则下一周期需预防性使用 G-CSF，以保证足疗程标准化疗。同时，同步放化疗期间预防性应用聚乙二醇化重组人粒细胞刺激因子的循证证据也在探索中，需要更多的临床研究证实疗效，具体可参考中国医师协会放射肿瘤治疗医师分会制订的《同步放化疗期间应用聚乙二醇化重组人粒细胞刺激因子中国专家共识（2023 版）》。

B. 血小板减少的预防：对既往曾发生Ⅲ～Ⅳ级血小板减少的患者，本周期化疗结束后有血小板下降趋势，存在出血高风险因素，建议化疗结束后 6～24 小时开始预防性应用促血小板生成药物[20]。如无出血高风险因素，推荐在 $PLT < 75 \times 10^9/L$ 时开始使用促血小板生成药物，直到化疗抑制作用消失，且在 $PLT \geq 100 \times 10^9/L$ 时停药。重组人白介素 -11（recombinant human interleukin-11，rhIL-11）推荐剂量为 50mg/kg，皮下注射，每天 1 次；但在下一周期化疗开始前 2 天和化疗中不宜应用 rhIL-11。目前国内批准的化疗所致的血小板减少治疗用药中，仅 rhIL-11 说明书中具有预防用药的适应证。

C. 贫血的预防：对轻度贫血（血红蛋白 100～110g/L），需要进行铁检查，判定患者是否存在铁缺乏，例如，转铁蛋白饱和度（TSAT）< 20% 或血清铁蛋白（SF）< 100μg/L，则需补铁（静注，1 000mg）。口服铁只适于铁蛋白 < 30μg/L 且无炎症的患者（C 反应蛋白 < 5mg/L）；如果为维生素 B_{12} 或叶酸缺乏，还需补充维生素 B_{12} 或叶酸；如果是其他原因导致的贫血（非化疗因素），则需根据临床症状进行相应治疗。

3）骨髓抑制的处理

A. 对 FN 风险较高的患者，可预防性使用 G-CSF；而中低风险患者，则不推荐预防应用，可在出现粒细胞减少后再给予 G-CSF。

B. 当血红蛋白 < 100g/L 时，可皮下注射 EPO，同时补充铁剂；当血红蛋白 < 80g/L 时，可输注悬浮红细胞改善贫血，并配合补充铁剂、口服药物及食补等。具体分为以下几种情况：当血红蛋白为 80～100g/L 时，如果为维生素 B_{12} 或叶酸缺乏，需补充维生素 B_{12} 或叶酸；如果存在绝对性铁缺乏（SF < 100μg/L），则需要静脉补充铁剂（1 000mg）。如果补充铁剂后血红蛋白仍然 < 100g/L，则加用重组人促红细胞生成素 [rHuEPO-α、β 用量约为 450IU/（周·kg）]；如果存在功能性铁缺乏（TSAT < 20% 但 SF 正常），则 ESA 与铁剂联用；如果不存在铁

缺乏（TSAT 和 SF 均正常），则仅使用 ESA，若随访过程中出现铁缺乏，则加用铁剂；当血红蛋白＜80g/L 时，说明处于严重贫血状态，需要通过输血快速恢复血红蛋白水平。

C. 化疗相关血小板减少（chemotherapy-induced thrombocytopenia, CIT）的治疗包括输注血小板和给予促血小板生长因子，例如 rhIL-11、重组人血小板生成素（rhTPO）、血小板生成素受体激动剂（TPO-RAs）（例如海曲泊帕）。发生 CIT 且有出血症状时，需输注血小板或同时给予 rhTPO；发生 CIT 但无出血症状时，血小板≤10×10^9/L，需预防性输注血小板或同时给予 rhTPO，血小板＞10×10^9/L 时，不建议输注血小板。

（2）非血液系统并发症的预防和处理

1）胃肠道反应相关并发症的预防和处理

A. 恶心和呕吐：化疗所致恶心呕吐是化疗常见，常可预见并可预防的不良反应。分为急性呕吐、迟发呕吐和预期性呕吐。针对急性呕吐患者，应在化疗或呕吐之前预防性使用止吐药物，例如，神经激肽（neurokinin 1, NK1）受体拮抗剂或甲氧氯普胺，5-HT3 受体拮抗剂与地塞米松配合；针对迟发性呕吐患者，缺乏有效防治办法，发生后可联合 1～2 种止吐药治疗；针对预期性呕吐患者，可选用抗焦虑或抗抑郁药物。

对于使用高致吐风险化疗方案的患者，可行 5-HT3 受体拮抗剂＋NK1 受体拮抗剂＋地塞米松三联方案，或 5-HT3 受体拮抗剂＋NK1 受体拮抗剂＋地塞米松＋奥氮平四联方案；对于使用中度致吐风险化疗方案的患者，可行 5-HT3 受体拮抗剂＋NK1 受体拮抗剂（含卡铂方案）或 5HT3 受体拮抗剂＋地塞米松（不含卡铂方案）进行止吐治疗。

B. 腹泻：每日超过 5 次腹泻或血性腹泻应停止化疗并及时对症治疗，轻者停止化疗或应用止泻药即可止泻。腹泻次数较多或年老体弱者需补充足够能量，维持水电解质平衡，尤其要防止低钾血症发生。大便细菌培养阳性应进行抗感染治疗，主要针对大肠杆菌感染。

2）口腔黏膜炎的预防和处理：化疗会引起或加重已有的口腔黏膜炎，除按照 RTOM 预防和处理外，化疗期间应更加重视口腔卫生，用软毛牙刷刷牙，选用非刺激性洁牙剂，进食后 30 分钟用复方硼酸溶液、康复新液、3% 碳酸氢钠溶液或 3% 的过氧化氢溶液含漱，忌烟酒，避免过热、过凉、辛辣、粗糙的刺激性食物。可使用中药调理，降低放化疗相关口腔黏膜炎的发生率及严重程度。

3）脱发的预防和处理：积极进行心理疏导，建议剪短发、佩戴假发，并告知患者化疗结束后头发会重新长出；应用性质和缓、以蛋白质为主的洗发剂，避免刺激性强的洗发用品。避免使用电吹风、卷发棒、发胶、染发剂和过度梳头；化疗前使用止血带、冰帽等物理手段预防脱发。

4）过敏反应的预防和处理：通过有效的预防性抗过敏治疗，可以尽量减少药物过敏发生。发生药物相关的过敏反应，应充分评估过敏反应的严重程度，并采取有效的治疗措施。例如，局部荨麻疹经密切观察和抗过敏治疗好转后，可考虑在密切观察下继续用药。而出现全身过敏表现时应立即停药，联合应用组胺 H1 受体、组胺 H2 受体拮抗剂，并根据病情变化，适当应用糖皮质激素、升压药或支气管扩张药。

（3）同步放化疗期间的毒副作用管理：同步放化疗的相关血液及非血液系统毒副作用，大于单纯放疗或化疗。其中，口腔黏膜炎、食管炎的发生随着放疗剂量和化疗疗程的增加而明显加重。对接受同步放化疗的 NPC 患者要对口腔黏膜炎、食管炎进行有效预防和治疗，参同 RTOM 的预防和治疗。

对口腔黏膜炎或食管炎，Ⅰ～Ⅱ度可继续当前放化疗方案；Ⅲ度可延长用药间隔时间或调整药物的剂量、方案；Ⅳ度应暂缓或暂停化疗。

（4）化疗相关副作用与药物减量问题：根据化疗相关副作用调整用药剂量及用药间隔时间，可使患者能够得到足疗程、足量的化疗，获得更大收益。基本原则：①除非必需，化疗药物尽量不要减量。针对化疗引起的不良反应，可以考虑延长化疗周期的间隔时间，以及改变化疗药物的给药方式；②根据化疗不良反应的分级情况酌情减量；③年龄大于 70 岁以上或一般体质较差者应酌情减量；④出现严重肝肾功能及心肌损伤者，应停药。

根据化疗不良反应分级，酌情减量的方案推荐如下：①对于发生Ⅳ度化疗相关不良反应者，下一周期的三周方案用药间隔可延后到第 28 天，药物剂量按标准或按上次用药剂量减少 25%～50%，或调整化疗方案，必要时可停药。②对于发生Ⅲ度化疗相关不良反应者，下一周期的三周方案用药间隔时间为 21～28 天，用药剂量可较上周期或标准剂量减少 10%～25%。对于 I～II 度的化疗相关不良反应，经积极对症后症状改善，可不用调整用药间隔及剂量，或按推荐用药剂量减少 10%[21]。

综上所述：①化疗前应对患者化疗耐受性（体能、年龄、心肺功能、化验检查）进行充分的评估；②化疗相关副作用的预防和治疗都很重要，上次化疗中出现的 III 度及以上的副作用应充分考虑，必要时对下次化疗方案、用药剂量及间隔时间重新考量，并做必要的预防治疗；③同步放化疗会增加副作用，应加强对口腔黏膜炎、胃肠道反应的预防和管理；④放化疗相关副作用对下一周期化疗药物剂量滴定的影响，因副作用（血液系统 / 非血液系统）、患者的恢复情况及所处治疗阶段的不同而不同，临床中应根据具体情况，个体化滴定用药。

3. 放疗期间分子靶向治疗相关并发症的预防和处理

（1）皮肤毒性：皮肤毒性在 EGFR 靶向治疗相关不良反应中最常见。药物抑制 EGFR 后可影响皮肤角化细胞的增生、分化、迁移及黏附，从而形成皮疹，主要包括痤疮样皮疹、皮肤瘙痒、皮肤干燥、皮肤皲裂、色素沉着、甲沟炎、黏膜炎、毛发改变、光敏反应等。

在施行 EGFR 靶向治疗前，应向患者及其家属做好宣教：首先，EGFR 靶向治疗所致的皮疹不具有传染性；其次，皮疹与普通痤疮具有差别，部分痤疮治疗药物对此缺乏疗效。指导患者采取正确预防措施，例如健康饮食、注意防晒（建议使用防晒系数≥30 的广谱防晒用品）、保持皮肤清洁与湿润（温水洗浴后适当涂抹保湿乳霜）、治疗过程中需穿宽松且透气的鞋袜、治疗足癣等原发疾病。

1）痤疮样皮疹：痤疮样皮疹是 EGFR 靶向药物最突出的皮肤毒性反应，多在用药后 1～2 周出现，14 天左右达峰后逐渐消退，但常有新发皮疹出现。多发生于头面部、前胸、上背部等皮脂腺丰富的部位。EGFR 靶向药物导致的皮疹与寻常痤疮不同，形态较单一，很少有粉刺，主要表现为丘疹、脓疱疹，可伴有瘙痒。阳光暴晒、同期放疗、皮肤保湿不足可加重痤疮样皮疹的症状。预防措施包括注意防晒、保持皮肤清洁和湿润等。痤疮样皮疹，轻度可自行缓解，不影响继续治疗，应避免用手挤压皮疹。尼妥珠单抗使用过程中若发生 1～2 级皮疹，应减慢静脉滴注速度至原速度的 50%，局部应用氢化可的松软膏或红霉素软膏，2 周后评价疗效；若仍未缓解，或发生 3～4 级皮疹，除上述措施外，可以加服氯雷他定片，必要时可给予冲击剂量的甲泼尼龙，减少 25% 的尼妥珠单抗剂量；若合并感染，使用合适的抗生素。

2）皮肤干燥、皮肤瘙痒：常表现为皮肤干燥、脱屑甚至皲裂，引起疼痛甚至感染，部分可伴皮肤瘙痒。应避免搔抓、温水沐浴、注意防晒、保持皮肤湿润、适当涂抹保湿乳霜。经日常护理效果不佳时，可选用一代或二代抗过敏药（苯海拉明、氯雷他定等），严重者可加用加巴喷丁、普瑞巴林等药物。

3）甲沟炎：多于用药 4～8 后周出现，先在指 / 趾甲周围皮肤出现红肿、疼痛，继而两侧甲沟逐渐出现感染、溃疡、化脓性肉芽组织等，指 / 趾甲内嵌，导致疼痛，进而影响活动。应穿宽松、透气的鞋袜，保持局部皮肤干燥，常涂润肤乳霜，勿将手足浸泡在肥皂水中，避免指 / 趾甲受伤，穿鞋前确保脚部干燥，修剪指甲要小心。加强日常护理后效果不佳可外用抗生素（莫匹罗星、克林霉素等），必要时加用糖皮质激素、抗真菌药物、碘酊等。

（2）胃肠道毒性：EGFR 靶向治疗前无腹泻而治疗后出现腹泻者，或 EGFR 靶向治疗前已有腹泻而治疗后显著加重者，均应考虑 EGFR 靶向治疗导致腹泻的可能性。

预防及治疗措施：了解治疗前 6 周的大便情况，以更好地评估 EGFR 靶向治疗导致腹泻的状况；了解治疗前同时服用的药物及其他临床状况，以便评估药物对消化系统的潜在影响，对可能导致消化系统不良反应的药物也应评估；EGFR 靶向治疗期间应低脂低纤维饮食，忌食用含有咖啡因、酒精、奶制品、高脂肪、高纤维的食物，忌食用橘子汁、葡萄汁，以及辛辣食物，少食多餐；若无相关医嘱，不得服用导致腹泻的药物。对于轻、中度腹泻，无需停药，可服用黏膜保护药物（蒙脱石散）、止泻药（洛哌丁胺）、抗菌药物和肠道微生态调节剂（双歧杆菌），以改善靶向治疗对胃肠道的损伤；重度腹泻导致脱水或有恶化趋势者，可短期停药。使用尼妥珠单抗若发生 3～4 级恶心呕吐，经对症处理仍未缓解者，应停药。

（3）出血：出血多见于使用 VEGF/VEGFR 抑制剂后。一方面，阻断 VEGF 使其失活，导致 NO 水平下调，可能会影响血小板活化；另一方面，抑制 VEGF 通路会影响内皮细胞存活和增殖，导致血管完整性受损，进而引发出血。

预防和治疗措施：治疗前评价潜在风险因素，鉴别出高风险出血人群，例如，长期或大剂量使用抗风湿 /

抗炎药物或抗凝治疗者；有动脉硬化或消化性溃疡病史的患者；近期肿块内有出血征象者；患有严重心血管病者（如冠心病或充血性心力衰竭），使用抗血管生成药应更加谨慎；重大手术后至少 28 天内不应抗血管生成治疗，待手术伤口完全愈合后再开始。3 个月内发生过肺出血、咯血（>3mL 的鲜红血液）的患者不应行抗血管生成治疗。

治疗过程中应严密监测中枢神经系统出血症状和体征，一旦出现颅内出血，应立即中断贝伐珠单抗或安罗替尼治疗；如果发生出血事件，1 级无需调整抗血管生成药物剂量，可涂抹或口服三七粉、云南白药等；2 级需暂停抗血管生成药物治疗，积极止血后再考虑继续使用；≥3 级应该永久停用抗血管生成药物。

（4）高血压：高血压常见于使用 VEGF/VEGFR 抑制剂的患者。VEGF 被阻断，NO 水平下降，导致血管无法扩张，外周阻力增加，引发高血压。此外，NO 水平较低还会导致肾排泄量减少，继而引起水钠潴留。使用 VEGF/VEGFR 抑制剂，需动态监测血压；如果发生高血压，或血压值较基线明显升高，推荐使用抗高血压药，以期良好地控制血压，一般血压的控制目标是 <140/90mmHg，合并糖尿病、慢性肾脏病、心力衰竭或冠心病的患者应 <130/80mmHg；血管紧张素转化酶抑制剂（ACEI）、血管紧张素 II 受体阻滞剂（ARB）、β 受体拮抗剂、钙离子通道阻滞剂均可选择；如果出现中度以上高血压（高于 160/100mmHg），且抗高血压药不能控制时，应暂停抗血管生成药物并予降压治疗，直至血压恢复到可控状态。如果高血压经治疗 1 个月，仍不能控制或出现高血压危象或高血压脑病，则需停用贝伐珠单抗或安罗替尼。

4. 放疗期间免疫治疗相关并发症的预防和处理

（1）免疫治疗相关并发症的预防：对患者及其家属做好治疗前、中、后生存期内与治疗相关不良反应的教育。了解有关自身免疫性疾病的既往史和家族史。医生必须熟悉免疫治疗相关不良反应（irAEs）的特点及危险因素，irAEs 可发生在任何时候，建议从免疫治疗开始一直监测至停止治疗后 1 年，早期识别和早期处理可减少 irAEs 的持续时间和减轻症状。虽然研究显示应用肾上腺糖皮质激素处理 irAEs 并未降低免疫治疗效果[22]，但因其具有免疫抑制作用，仍不建议预防性使用糖皮质激素或免疫抑制药物。

（2）免疫治疗相关并发症的治疗：irAEs 的总体处理原则是按不良反应事件的分级进行治疗。根据不良事件的严重程度，可暂停免疫治疗和 / 或使用糖皮质激素。危及生命或复发的严重不良事件可终止免疫治疗。一般来说，处理方案如下：①一级毒性反应，除外神经系统及血液系统的毒性，可在密切监测下继续治疗。②二级毒性反应，除了仅有皮肤或内分泌症状者，应暂停免疫治疗，直到症状和 / 或实验室指标恢复到一级毒性反应或更低水平，可给予糖皮质激素［初始剂量为泼尼松 0.5～1.0mg/（kg•d）或等剂量的其他激素］。③三级毒性反应，应当停止治疗，并且立即使用高剂量糖皮质激素［泼尼松 1～2mg/（kg•d），或甲泼尼龙 1～2mg/（kg•d）］，糖皮质激素减量应持续 4～6 周以上。糖皮质激素治疗 3～5 天症状未能缓解者，可考虑在专科医生指导下使用其他免疫抑制剂。当症状和 / 或实验室指标恢复到一级毒性反应或更低水平，可以恢复治疗，但应慎重，尤其是对于治疗早期就出现不良事件者。④四级毒性反应，除外已用激素替代疗法控制的内分泌不良事件，一般建议永久停止治疗，并进行全身激素治疗，静脉使用甲泼尼龙 1～2mg/（kg•d），连续 3 天，若症状缓解逐渐减量至 1mg/（kg•d）维持，以后逐步减量，6 周左右停药。对糖皮质激素治疗 3～5 天症状未能缓解者，可考虑在专科医生指导下使用其他免疫抑制剂，例如英夫利西单抗。

1）皮肤毒性：最常见，多为斑丘疹 / 皮疹和瘙痒；其他皮肤表现包括免疫检查点抑制剂诱导的皮肌炎、药物反应伴嗜酸性粒细胞增多和全身症状、肉芽肿、地衣样皮疹、脂膜炎样和狼疮样反应等，但并不常见。反应性皮肤毛细血管增生症在应用卡瑞利珠单抗过程中时常发生（77%），病理学证实这是一种良性的毛细血管增生性病变。皮肤毒性在接受 CTLA-4 单克隆抗体和 PD-1 单克隆抗体的患者中更为常见，联合治疗较单药治疗更易发生且更严重。治疗上使用泼尼松，直至症状改善至毒性等级≤1 级，并于 4～6 周内逐步减量。对于应用时间≥4 周，使用总量超过 20mg 泼尼松或等效剂量药物的患者，应使用抗生素预防肺孢子菌肺炎。长期使用糖皮质激素，需补充钙剂和维生素 D，还要使用质子泵抑制剂预防胃肠道反应。

2）胃肠毒性：PD-1/PD-L1 抑制剂引发胃肠道毒性反应的中位时间为用药后 3 个月，联合 CTLA-4 抑制剂不仅会提高发生风险，还可提前发生时间。严重腹泻或持续 2 级及以上的腹泻推荐乙状结肠镜或结肠镜检查以确诊。一级毒性反应可继续免疫治疗，必要时口服补铁，使用止泻药物对症处理；二级需暂停免疫治疗，并使用激素，口服泼尼松，1mg/（kg·d）；三级也需暂停免疫治疗；四级需永久停用免疫检查点抑制剂，静脉给予甲泼尼龙 2mg/（kg·d），如果使用 48 小时后无改善或症状加重，在继续应用激素的同时加用英夫利西单抗；若英夫利西单抗耐药，可以考虑应用维多珠单抗。

3）内分泌毒性：甲状腺毒性是内分泌系统最常见的 irAEs，主要表现为甲状腺功能减退、甲状腺功能亢进和甲状腺炎等，通常与应用抗 PD-1 抑制剂相关，很少出现 3 级以上毒性反应，通过及时检查及对症或替代治疗，极少引起致死性甲状腺危象。原发性肾上腺功能减退、垂体炎等不良事件虽然少见，但有 20%～35% 的可能为 3 级以上 irAEs。既往有甲状腺功能亢进家族史、碘摄入过量或不足、代谢性疾病等，是发生甲状腺功能亢进症的风险因素。出现甲状腺功能亢进者可继续使用免疫检查点抑制剂，如果出现症状，可使用 β 受体拮抗剂缓解；甲状腺手术史是发生甲状腺功能减退症的风险因素。对甲状腺功能减退者，免疫检查点抑制剂也可继续使用，2 级以上应在排除肾上腺功能不全后开始使用左甲状腺素替代治疗。甲状腺功能恢复后，大部分患者可完全康复，少数会发展为其他持续性甲状腺功能减退（桥本甲状腺炎）[23]。

4）呼吸系统毒性：与其他 irAE 相比，肺炎发生的中位时间在 2.8 个月左右，但联合治疗者发病较早，接受PD-1 抑制剂者比 CTLA-4 抑制剂更有可能发生免疫相关性肺炎，且常危及生命[24]。免疫相关性肺炎的临床表现为发热、咳嗽、胸痛、呼吸困难，严重时会出现呼吸衰竭。影像学表现各异，可为非特异性间质性肺炎、隐源性机化性肺炎、超敏反应性肺炎、急性间质性肺炎、结节性反应和磨玻璃样肺炎。在所有肺炎病例中，72% 为1～2 级。大部分免疫相关性肺炎需要激素或免疫抑制剂治疗。一级毒性反应在 3～4 周后应复查胸部 CT 及肺功能检查，如果影像学有进展表现，暂停免疫检查点抑制剂治疗。二级毒性反应要暂停免疫检查点抑制剂治疗，直至降至一级及以下反应，同时静脉滴注甲泼尼龙，1～2mg/（kg·d），治疗 48～72 小时后，若症状改善，激素在 4～6 周内按照每周 5～10mg 逐步减量。若症状无改善，按照三、四级毒性反应治疗；不能完全排除感染者，需考虑加用经验性抗感染治疗。对三、四级毒性反应应永久停用免疫治疗，不能完全排除感染者，需经验性抗感染治疗。静脉滴注甲泼尼龙 2mg/（kg·d），酌情行肺通气治疗；激素治疗 48 小时后，若症状改善，继续治疗至一级毒性反应及以下，然后在 4～6 周内逐步减量；若无明显改善，可考虑英夫利单抗静脉滴注，或使用吗替麦考酚酯，或静脉注射免疫球蛋白。治疗呼吸系统毒性反应，若治疗时间在 4 周及以上，使用泼尼松超过 20mg 或等效剂量药物者，应考虑应用抗生素，预防肺孢子菌肺炎。长期使用糖皮质激素，需补充钙剂和维生素。还要使用质子泵抑制剂预防胃肠道反应。若使用 TNF-α 抑制剂，治疗前应行结核感染 T 细胞斑点试验以排除肺结核。

（六）放疗期间的康复指导

随着放疗的进行，放射线对鼻咽癌患者受照射局部会产生一定的损伤，可引起放疗区域脱皮，严重时出现破溃、渗液；引起口腔、咽喉黏膜溃疡，表现为口腔、咽喉疼痛，口干、张口困难、颈部活动受限等一系列不适的症状，为了减轻放疗过程中的不适症状，在放疗期间需对患者进行以下康复指导。

1. 放射性皮炎 放射性皮炎是鼻咽癌患者放疗过程中最常出现的并发症之一，常发生在颈部皮肤；一项研究报道，放射性皮炎在头颈部肿瘤中的发生率高达 100%，若患者颈部皮肤处有皱褶，其放射性皮炎的发生时间更早，轻者表现为轻度水肿、红斑、干性脱皮，严重者可出现破溃，并伴有疼痛、颈部活动受限；按照美国RTOG 发布的急性放射损伤分级标准，可将放射区域皮肤反应分为 5 级，0 级为无变化，若出现 3 级及以上放射性皮炎，建议暂停放疗并进行局部换药及抗炎等对症处理。放疗期间做好放射区域皮肤的预防护理能有效延缓或减轻放射性皮炎症状，以保证放疗顺利完成：①保持皮肤清洁干燥，使用软毛巾轻轻沾洗，避免摩擦，水温适宜，避免过烫；②避免风吹日晒，外出时打伞遮阳，勿做热敷、冰敷与理疗；③穿无领、宽松、棉质，且无金属亮片的衣服，衣服领口尽量大，冬天勿穿硬领及毛领衣服，防止摩擦加重皮肤损伤，颈部禁止佩戴饰物；④勿抓挠照射部位的皮肤，有脱皮时勿撕皮，勤剪指甲，防止睡觉时因瘙痒抓挠皮肤而引起破溃；⑤照射部位皮肤禁贴胶布，勿用酒精、碘酒等刺激性药物，以及肥皂、凡士林、沐浴露等含有化学成分制剂的物品；⑥酌情使用皮肤保护剂，常用的皮肤保护剂分为膏/乳剂（固体类）和喷剂（液体类）；常用的膏/乳剂有多磺酸黏多糖乳膏、三乙醇胺乳膏、医用冷敷皮肤膜、医用冷敷凝胶等，使用膏/乳剂时涂抹范围要大于照射区域 1～2cm，轻轻按摩至完全吸收，每日使用 2～3 次，以防治放射性皮炎；常用的喷剂有医用射线防护喷剂、重组人表皮生长因子、重组人碱性成纤维细胞生长因子、康复新液等，使用喷剂时清洁皮肤后，均匀喷于照射野处，每日 2～3 次；皮肤保护剂不推荐在放疗开始前的 30 分钟使用；⑦放射野如有照射标记，切勿洗掉；若发现有褪色情况，应由医生补划，保持照射野界线清晰。

2. 放射性口腔黏膜炎　80% 以上的鼻咽癌患者在放疗过程中都会发生放射性口腔黏膜炎，若放疗联合化疗和 / 或靶向治疗，会加重口腔黏膜炎症，半数以上患者甚至会发生较为严重的口腔黏膜炎，表现为口腔黏膜充血、红斑、糜烂、溃疡及纤维化等，患者感觉疼痛、进食困难、口干、味觉障碍等，严重者被迫暂停放疗。按照美国 RTOG 发布的急性放射损伤分级标准，可将黏膜反应分为 5 级，0 级为无变化，若出现 3 级及以上放射性黏膜炎，建议暂停放疗并进行对症及抗炎等处理。放射性口腔黏膜炎可在一定程度上加以预防，且重在预防，放疗期间应进行有效的预防措施：①戒烟、戒酒，避免过热、过冷及辛辣的食物，良好的口腔卫生能有效预防和减轻口腔黏膜炎；②指导患者经常性地使用温开水、淡盐水、碱性（碳酸氢钠）漱口水或医用漱口水漱口，切勿使用含酒精的漱口水，将漱口水含在口里做吸吮、鼓腮动作，让液体在口腔内来回冲击，以清除牙齿缝隙间的食物残渣，湿润口腔，每次含漱 3～5 分钟，每日 4 次以上；③若出现口腔溃疡、吞咽疼痛等不适，应予以止痛治疗及药物对症处理，饮食以温凉、无刺激、匀浆膳为宜，疼痛者可在餐前先行止痛治疗，以改善进食状态；④若出现重度口腔反应时，暂停使用牙刷，可用棉签或棉球蘸水轻轻擦洗，加强口腔含漱，保持口腔清洁；⑤随着放疗剂量增加，唾液腺反应加重，唾液分泌减少，会逐渐出现口干，除多饮水外，可食用一些滋阴生津的食物，例如梨、甘蔗汁、西瓜、草莓、乌梅、柑橘等；也可采用口腔保湿剂或人工唾液、口含片或干口胶润滑口腔；⑥有研究报道，一些药物能预防和减轻口腔黏膜炎，例如重组人粒细胞集落刺激因子漱口液、重组人表皮生长因子、康复新液、过饱和磷酸钙溶液等，以及一些物理疗法，包括冷冻疗法、低温氧气雾化等；⑦大多数放射性口腔黏膜炎可在放疗结束后 2～4 周逐渐缓解，因此，放疗后仍需进行持续、有效的康复措施。

3. 饮食与营养　鼻咽癌患者接受放疗时大部分鼻腔、口腔、口咽及唾液腺，均在放疗照射范围内，此时味觉、嗅觉、咀嚼、吞咽及唾液腺分泌等重要生理功能会受到影响，产生口干、味觉减退、恶心、呕吐、口腔（咽）黏膜炎、吞咽困难、疼痛等并发症，导致进食减少而出现营养不良。据相关研究报道，放疗过程中，体重丢失≥5% 的患者达到一半以上，营养不良的直接后果是影响肿瘤对放疗的敏感性，也会导致患者对治疗的耐受性下降、治疗中断，进而对治疗的效果产生不良影响。早期营养治疗可预防和及时纠正营养不良，良好的饮食和积极的营养支持可增强口腔黏膜的抵抗能力，促进放射性口腔黏膜炎的修复，从而减轻口腔反应，增加饮食量，满足患者的营养需求，减轻放疗毒副作用。因此，放疗期间需进行以下营养管理：①放疗期间需要保持体重，不可变化过大，每周监测，维持体重非常重要，以免影响放疗的精确性，加重放疗毒副作用，降低疗效；②根据放疗前 NRS 2002 和 PG-SGA 的评估结果，给予个性化的营养干预；放疗期间持续进行 NRS 2002 和 PG-SGA 评估[25]；③经口进食不能满足营养需求时，应采取留置胃管或静脉营养治疗等方式补充营养；④口腔疼痛致吞咽困难者，可将食物用破壁机打碎做成匀浆膳，减少口腔内的摩擦，便于吞咽，少食多餐，必要时给予口服营养补充（oral nutritional supplement，ONS）及静脉高营养补充。

4. 头颈部功能锻炼　鼻咽癌患者放疗时颞下颌关节、咬肌、颈部肌肉受到照射导致其纤维化，发生张口受限及颈部活动障碍，尤其是放疗结束后，若不进行持续、有效的头颈部功能锻炼，其张口受限及颈部活动障碍的发生率将大大提高。有研究报道，鼻咽癌患者放疗后张口受限的发生率可高达 58.5%[26]。放疗期间，应指导患者每日进行头颈部功能锻炼，早、中、晚各 1 次。头颈部功能锻炼操包括漱口、鼓腮、颈部活动、张口运动、弹舌、饶舌、吞咽运动、上肢活动、耸肩、旋肩活动[27]。

5. 鼻腔护理　鼻咽癌患者在接受放疗时，由于解剖结构特点，其照射野是无法完全避开鼻腔的。随着放疗剂量的增加，鼻腔黏膜出现病理改变，导致鼻腔的自洁功能下降，表现为鼻腔干燥，甚至出血；另外，放疗过程中也会产生坏死物质。因此，应指导患者采取以鼻咽冲洗为主的鼻腔综合护理措施：①避免鼻腔黏膜损伤，勿用手指挖鼻孔；②使用油性滴鼻剂缓解鼻腔干燥症状；③鼻咽冲洗，保持鼻腔清洁，坚持并做好鼻咽冲洗；每日用温开水冲洗鼻腔 2～3 次（晨起、放疗前、睡前），每次冲洗量为 500mL～1 000mL，温度 35～38℃；冲洗压力不可太大，以水冲进鼻腔为宜，以防中耳炎等并发症；冲洗时应两侧鼻腔交替进行，冲洗一侧鼻孔时冲洗液应从另一侧鼻孔或口腔流出；不要用手抠鼻腔内的结痂，要用冲洗的方法使其脱落，以免引起出血，若有少许鼻出血应减少冲洗次数或暂停冲洗；如果鼻腔出血较多，应暂停冲洗并给予对症处理。

三、放射治疗后的患者康复管理

鼻咽癌放疗后会出现晚期放射性损伤，需要患者终身随访和功能康复以提高生存质量。康复需要多学科团队的合作，包括治疗的医生、护士、言语和吞咽专家、口腔科医生、营养学家、康复理疗师等。

（一）口腔康复管理

放疗后口腔会出现张口受限、口干、龋齿等，需要持续做好保持口腔功能的康复管理。

1. 患者放疗结束后需终身坚持张口锻炼和颈部功能锻炼，以预防张口受限的发生或减轻严重程度；张口受限是指上下切牙最大切缘间距<3.5cm；张口受限可致患者营养不良（咀嚼功能受损）、口腔卫生不良、疼痛和肌痉挛。建议患者终身理疗，包括自主式被动活动度训练，例如用双手将上、下颌骨掰开（完全放松时），或在口腔内上下牙之间放置开水瓶塞、开口器等。

2. 保持口腔清洁，选择含氟牙膏和软毛牙刷刷牙，进食后漱口。

3. 建议终身使用含氟牙膏和保持口腔清洁，每年接受1次口腔科检查，放疗后3年内避免拔牙，必须拔牙时，告知口腔科医生有鼻咽癌放疗史。

4. 口干燥症的症状包括口干、唾液黏稠、进食和讲话困难，以及进食、吞咽或讲话时需要持续饮水等；唾液分泌功能会随着时间推移而逐渐恢复，部分患者会出现永久性口干燥症；采用对症治疗可减轻口腔干燥的症状，例如改变生活方式，小口饮水；进食松软食物，干燥食物浸湿后食用；在卧室里使用空气加湿器；适当食用酸、苦、甜味的物质以刺激唾液分泌；咀嚼无糖口香糖；针刺、药物、高压氧治疗对缓解口干燥症有效；还可以选用人工唾液滋润口腔；嘴唇干燥时使用润唇膏；避免酒精、咖啡因的刺激等。

（二）鼻腔康复管理

鼻咽癌放疗后出现鼻腔干燥、嗅觉改变、鼻炎，严重时发展为鼻窦炎。切忌手指挖鼻、用力擤鼻；鼻腔干燥时可以滴鱼肝油；终身坚持鼻腔冲洗，可使部分患者的嗅觉恢复、减轻鼻腔干燥症状，以及预防鼻窦炎；一项研究显示，鼻咽癌放疗结束建议应用"四步"鼻腔冲洗法[22]：①第一步，温开水冲洗鼻腔；②第二步，呋麻滴鼻液滴鼻，2次/d，休息10分钟；③第三步，妥布霉素滴眼液滴鼻，2次/d，休息10分钟；④第四步，鱼肝油滴鼻，2次/d。第二步只应用15天，15天以后重复第一、三、四步，持续冲洗1个月，可明显改善患者鼻塞、鼻出血和听力下降的症状。

（三）听力、视力康复管理

放疗后可出现中耳炎、听力下降，要进行听力检查；中耳炎有外耳道溢液时，要保持外耳道清洁；儿童听力随访至成年；听力损失严重者使用助听器；视力下降或者白内障患者需要注意日常生活的安全。

（四）吞咽功能康复管理

鼻咽癌患者放疗时引起的咽喉疼痛、口腔干燥、味觉改变等造成患者吞咽障碍，若放疗损伤累及吞咽、构音的神经，会加重患者的吞咽障碍。需要和专业的康复医生一起评估吞咽功能，明确有无发生窒息的风险。采取吞咽康复锻炼来改善吞咽功能，包括缩唇式呼吸、咳嗽训练、K点刺激、DPNS深层咽肌神经刺激术、舌压抗阻反馈训练、发音训练等；同时要注意饮食，选择黏稠的软食，例如香蕉、蛋糕、面条等；取坐位进食，曲颈吞咽可减少呛咳；呛咳时不可进食；进食时还需要有人陪护。

（五）颈部僵直康复管理

颈部僵直是放疗导致的颈部肌肉纤维化，是放疗的晚期损伤表现之一，近年来，因精确调强放疗技术的发展，颈部肌肉纤维化的发生率逐年降低，但仍需进行预防。因此，放疗结束后需要终身坚持头颈部功能锻炼；一旦出现颈部肌肉纤维化可采用按摩、针灸等物理方式进行治疗。

（六）持续疲乏康复管理

放疗结束后数周或数月内持续存在体力下降等疲乏症状；适度安排日常活动是处理放疗后持续疲乏的最佳方法；患者需正确认识癌因性疲乏，养成良好的作息习惯，进行适当的有氧运动，减轻生活和工作压力，保证营养；医护人员要注意鉴别患者的疲乏与抑郁状态，必要时给予帮助。

（七）甲状腺功能监测

由于颈部淋巴结是鼻咽癌患者放疗的常规部位，甲状腺不可避免地会接受一定剂量的照射，因此，鼻咽癌患者放疗后可能导致甲状腺功能减退，应每6～12个月检查一次血清促甲状腺激素水平，持续监测，若出现甲状腺功能减退的症状，应给予内分泌科治疗。

（八）中医康复指导

中医在鼻咽癌放化疗后的康复中可发挥重要的作用。中医在于改善和调理肿瘤发生、发展和变化的机体，增强体质和提升免疫力，提高机体的抗邪及康复能力，消除并抑制亢奋有余的毒副作用。

1. 化疗后毒副作用的中医康复 紫杉醇或者长春瑞滨等药物化疗后的心动过缓、白细胞减少、低血压、食欲减退、外周神经副作用等可归类为寒象和阴象的反应，可以使用辨证温阳祛寒药，益气养血、滋补精髓。而吉西他滨、氟尿嘧啶、卡培他滨等化疗药物导致的高血压、红色皮疹、口干、手足干裂、发热出汗潮红等可归类为热象和燥象的反应，可以使用辨证清热润燥药。比如骨髓抑制的康复过程中可考虑扶正补益为主：补肾填髓、健脾生血、补益气血、养肝益阴、调补脏腑等；同时解骨髓之药毒，包括"解毒法""清热法""祛湿法""祛痰法""泻下法""理气法"等；扶正祛瘀生新，补气益血生髓同时，不忘活血化瘀可以明显改善骨髓抑制的症状。推荐方药：八珍汤加减。党参30g、白术15g、茯苓15g、熟地黄15g、白芍15g、川芎10g、当归10g、甘草6g。其他推荐：口服地榆升白片、芪胶升白胶囊。

化疗后导致的便秘等症状可以采用穴位敷贴、耳穴贴压、天枢穴穴位按压、中药足浴、针刺疗法、针灸、中药灌肠等中医手段缓解并改善。

化疗后呕吐或者顽固性呃逆等消化道反应也可通过针灸或者艾灸等中医手段作为缓解方法之一。穴位包括双侧攒竹、内关、合谷、足三里等。

2. 放疗后毒副作用的中医康复 放射性口腔黏膜炎（RTOM）是鼻咽癌放射治疗过程中最常见的毒副作用。中医认为放射线属于火热毒邪，导致人体热毒过盛，日久热毒伤津耗气，因此阴虚和热毒是放疗最常见的不良反应，清热解毒、益气养阴、滋阴生津是中药治疗RTOM的最主要原则。推荐方药参考：玉女煎加减。生地黄15g、金银花12g、连翘12g、麦冬9g、玉竹9g、知母6g、川牛膝6g。

多项成品中药复方制剂预防和治疗RTOM的研究陆续发表，包括双花百合片、冬凌草滴丸、口炎清颗粒、康复新液、冷冻新鲜芦荟漱口液、口炎清颗粒等。一项纳入240例鼻咽癌患者的多中心随机、双盲、前瞻性临床试验结果显示，服用双花百合片能降低RTOM发生率，延迟口腔黏膜炎出现时间，以及降低严重RTOM发生率（$P<0.001$）。另一项随机、平行、多中心临床研究纳入240例患者随机接受康复新溶液（试验组）或复方硼砂漱口剂（对照组）预防RTOM。与对照组相比，试验组口腔黏膜炎的发生率、严重程度及口腔疼痛发生率低于对照组（$P<0.01$）。

放射性咽喉炎也是放疗后常见症状，中医则可对症清热利咽，益气养阴。推荐方药：银翘马勃散加减。金银花15g、连翘15g、马勃10g、射干10g、山豆根10g、黄芪20g、南沙参15g、麦冬15g、生甘草5g。其他推荐：口服蓝芩口服液，含化西瓜霜润喉片，含漱后口服康复新液等。

放射性皮炎常见于颈部淋巴结照射区域，常见症状包括：皮肤红斑水肿、灼痛瘙痒，严重的可能出现脱屑水疱、溃疡糜烂。中医可对症予以清热养阴、益气活血。推荐方药包括：涂搽复方溃疡油。当归、生大黄、红花、紫草、生黄芪各250g加入5.5L橄榄油慢火煎熬过滤而成5L。其他推荐：喷洒紫草液喷雾剂，涂搽高山茶油、三黄膏调合蜂蜜涂抹于在皮肤照射野，康复新液等浸透纱布敷于皮肤创面。

放疗后常导致不同程度的放射性分泌性中耳炎，常见症状包括：耳闷、耳胀，耳痛、耳鸣，听力下降等。中医康复中可采用清肝泄热，除湿通窍。推荐方药包括：龙胆泻肝汤加减。龙胆草6g、酒黄芩9g、酒栀子9g、泽泻12g、木通9g、车前子9g、酒当归8g、生地黄20g、柴胡10g、生甘草6g。其他推荐：口服龙胆泻肝丸，针刺蝶腭神经节。

放疗后张口常发生于放疗后数月甚至数年后，常见症状包括：颞下颌关节僵硬、发紧疼痛，肌肉萎缩，言语困难，吞咽障碍等。中医康复治法为疏通经脉、通畅气血。可采用针灸穴位等疗法缓解症状，穴位包括：下关（双侧）、人迎（双侧）、颊车（双侧）、足三里（双侧）。

（九）日常生活管理

良好的生活习惯对鼻咽癌生存者明显有益,包括改善疲乏症状、提高生活质量、改善情绪、减少癌症复发及提高生存率。

1. 饮食　戒烟戒酒;可选择自己喜爱、能满足营养需求的食物,禁忌辛辣、冷硬、变质食物;禁忌吸烟饮酒。

2. 运动　运动可以提高生存质量、增强机体免疫力、减轻不良情绪。根据个人体质恢复情况选择能耐受的适宜运动,例如散步、骑自行车等。最好每周进行至少 150 分钟的中等强度运动,或 75 分钟高等强度运动,外加 2 次抗阻训练。低水平身体活动也可改善健康状况,例如每周 3 次,每次 30 分钟的中等强度有氧运动,或者每周 2～3 次有氧运动加抗阻训练。避免久坐、长时间看电视或使用电脑等行为。

3. 重返工作岗位　评估自身精力和体力,在病情稳定和康复后可从事非重体力工作,不宜过度劳累、熬夜等。

4. 学习　学生可复学,参加学习可促进康复。

5. 脱发　鼻咽癌患者放化疗均可引起脱发,头发全部重新长出可能需要 6～12 个月。头发重新长出前,注意保暖,防止头皮晒伤;可戴假发、帽子、围巾、头巾或其他头部遮盖物以改善外观。

（张　鹏　徐　鹏　兰　美　江庆华　林　冰　阴　骏　彭珊珊　郎锦义）

 扫一扫,查阅参考文献

第二节　化疗全程康复管理的临床实践

鼻咽癌为头颈部常见恶性肿瘤之一,在我国南方发病率较高,我国鼻咽癌的病理类型以非角化未分化型为主,约占 90%。鼻咽癌临床表现多样化,常见症状有涕中带血、鼻塞、颈部淋巴结肿大、耳鸣、听力下降及头痛等,临床上因症状不典型,患者就诊时已多为中晚期[1]。治疗原则上,Ⅰ期鼻咽癌采用单纯放疗即可获得较为满意的疗效。对于Ⅱ期鼻咽癌,NCCN 指南中将其综合治疗策略与局部晚期鼻咽癌(Ⅲ～ⅣA 期)的策略归为同一类,进行放疗、化疗的综合治疗[3]。

一、鼻咽癌化学治疗概述

1. 诱导化疗　为放疗前缩小鼻咽部肿瘤及颈部淋巴结,提高局部控制率,减轻放疗反应,在放疗前行 2～3 个周期诱导化疗是目前局部晚期鼻咽癌综合治疗的新趋势。诱导化疗联合同步放化疗可改善局部晚期鼻咽癌患者的预后,有望使诱导化疗联合同步放化疗成为局部晚期鼻咽癌患者的标准治疗[2]。

2. 同步化疗　同步放化疗已成为鼻咽癌的标准治疗方案,NCCN 指南推荐局部晚期鼻咽癌标准治疗方案为调强放疗同步单药顺铂化疗。由于顺铂的消化道反应及耳毒性、肾毒性发生率高,目前临床上治疗局部晚期鼻咽癌的放疗同步化疗方案多样,根据现有的研究结果主要有奈达铂、替吉奥、紫杉醇、多西他赛、氟尿嘧啶等。其中有单药同步化疗,也有多种化疗药物联合的同步化疗,不同方案疗效不等,不良反应出现的类型及严重程度也各异。因此,在临床工作和科研中,在选择合适同步化疗药物的同时,也应该考虑到所给化疗药物剂量对患者预后的影响,在能得到较好疗效而不出现严重不良反应的基础上,给予最佳剂量的同步化疗药物[3]。

3. 辅助化疗　NCT00677118 为一项局部晚期鼻咽癌(除外 $T_{3-4}N_0$ 的Ⅲ～Ⅳ期)Ⅲ期多中心随机分组研究,其中辅助化疗组患者 251 例,同步放化疗组 257 例,研究发现辅助化疗并未提高 2 年无失败生存期(failure-free survival, FFS),长期随访仍在进行中[4]。

4. 姑息化疗　对于晚期鼻咽癌患者,化疗可延长患者生存时间和改善生活质量。最近研究表明吉西他滨联合顺铂的化疗方案有较高的反应率和良好的耐受性,疗效优于氟尿嘧啶联合顺铂[5-6]。

随着免疫治疗时代的到来,免疫联合化疗也是目前探索的新治疗模式。与传统治疗方式不同,免疫治疗并不直接杀伤肿瘤本身,而是通过激活患者自身的免疫系统来抗击肿瘤,在鼻咽癌的治疗上已显示出长期生存获益的特点,且安全性及耐受性良好,目前化疗、放疗联合免疫治疗也是一种新的治疗策略[7]。

二、鼻咽癌康复的标准

鼻咽癌的康复是一种理念,必须渗透到整个医疗行为中去,包括预防、早期识别和治疗及随访过程。其康复标准大致包括三个方面。

1. 心理康复　患者从疑似鼻咽癌的诊断开始,就普遍存在着不同程度的精神和心理压力,这种压力可引起机体强烈的应激反应,通过降低机体免疫力,致使激素内分泌失调,促进肿瘤发展,影响治疗效果。因此,患者要在精神上战胜自己,相信现代科学,树立战胜鼻咽癌的信心,积极配合治疗是康复的第一个标准。

2. 身体康复　身体的恢复是患者战胜鼻咽癌并恢复功能的长期过程,一般是患者经过综合治疗,病灶消失或稳定后,生活可以自理并能参加一定量的体育活动。

3. 社会功能康复　患者在疾病得到完全或部分控制后,能够积极参加社会活动,能够参加亲友交往、文化娱乐活动或恢复部分工作,能够被社会认可,实现自我价值,是其重要的康复标准。

三、鼻咽癌化疗的原则及评估

鼻咽癌的化疗分为诱导化疗、同期化疗、辅助化疗和姑息化疗,应当严格掌握治疗的适应证,并充分考虑患者的病情、体力状况,评估患者可能的获益和对治疗的承受能力,及时评估疗效,密切监测并有效防治不良反应。

1. 适应证　美国东部肿瘤协作组(Eastern Cooperative Oncology Group, ECOG)制订的活动状态(performance status, PS)评分≤2分,重要脏器功能可耐受化疗。

2. 禁忌证

(1) Karnofsky(KPS)功能状态评分<60分或ECOG>2分的患者不宜进行化疗。

(2) 白细胞<$3.0×10^9$/L,中性粒细胞<$1.5×10^9$/L,血小板<$75×10^9$/L,红细胞<$2×10^{12}$/L,血红蛋白<8.0g/dL的患者原则上不宜化疗。

(3) 患者肝、肾功能异常,实验室指标超过正常值上限的2倍,或有严重并发症和感染、发热、出血倾向者不宜化疗。

(4) 在化疗过程中,如果出现以下情况应当考虑停药或更换方案:①化疗2个周期后病变进展,或在化疗周期的休息期间病情恶化者,应当停止原方案治疗,酌情选用其他化疗方案或治疗方式;②出现美国国家癌症研究所发布的常见不良反应事件评价标准(4.0版)≥3级的不良反应时间,对患者生命有明显威胁时,应当停药,并在下次治疗时减量或改用其他方案。

四、临床治疗中康复的全程管理

(一) 化疗前的管理

1. 完善一般项目检查、明确诊断及治疗目的　首先要与患者及家属沟通,明确化疗的目的是姑息性的,还是根治性的;明确化疗在综合治疗中的作用;明确化疗药物的不良反应及可能取得的效果。接着对肿瘤进行影像学评估,完善相关基线检查,完善患者的血常规、肝肾功能、心电图等一般项目的检查,并给予活动状态评分,对于活动状态评估,我们一般采用PS评分或者KPS评分。

2. 静脉置管准备　静脉炎、药物外渗等常见输液通路并发症的发生会对患者治疗进程及生活质量造成影响。根据患者疗程时长、经济状况等因素,综合考虑选择合适的置管方式:①静脉留置针;②中心静脉导管;③外周静脉置入的中心静脉导管(PICC);④输液港(PORT)。

3. 心理准备　由于目前癌症仍是一个预后欠佳的疾病,在患者的精神准备还不充分时,医生应该给予患者心理上的缓冲机会,要让患者在得知癌症诊断的同时,建立起治愈疾病的希望和信心。一个完善的治疗计划将使患者在确定诊断时遭受的心理创伤得以较快地平复,并带来恢复健康的希望,有助于改善情绪。医生必须在治疗中得到患者的高度信任和密切配合,因此必须把整个计划及其利害关系和治疗措施向患者交代清楚,使患者有更充分的心理准备。我们一定要在精神上经常给予其安慰和鼓励,耐心解释治疗的安全性和有效性,以解除患者的焦虑和不安。这种心理上的支持,会使患者情绪稳定、乐观,有助于减轻治疗反应,使治疗方案顺利完成。

4. 生育的准备 目前有相当一部分的年轻患者。针对该部分患者,在治疗之前,要和患者及家属充分沟通,任何的化疗药物,即使一次的治疗,都可能导致不育的情况。目前对于生殖系统的保护药物并不十分明确,主要的策略是对有生育意愿的患者,应在化疗前进行生育方面的准备。对于男性来讲,指南推荐行精子冻存,对于成年女性,指南推荐可采用胚胎冻存,还可采用未受精卵母细胞冻存的方式等[8]。

(二)化疗中的管理

1. 一般护理 化疗期间应定期检查血常规、肝肾功能及电解质,观察并记录出入量、体重、皮肤弹性、水肿及意识状况等情况。化疗期间,应指导患者进行适当运动,对卧床不能行动者,应给予其被动活动。

2. 饮食指导 鼓励患者进食多样化,少食多餐。多食用高蛋白、低脂肪及富含维生素的食物;食物要温热适中,多食用容易消化的食物,避免过分油腻、辛辣和口味重的食物,饮食可适当偏咸,以增进患者的食欲,要鼓励患者适当多进食,尽量做患者平时爱吃的食物。

3. 化疗中常见不良反应的处理

(1)恶心、呕吐:化疗期间注意口腔清洁,少量多餐,避免甜食或油腻食物,为避开化疗药物作用的高峰时间,应指导患者在给药前 2~3 小时进餐,待胃内容物基本排空后再给予化疗药物,此时胃腔内压力较低,发生呕吐的概率也较低。早餐进食量调整为平时的 1/2,避免食用刺激性、易产气食物,避免早晨空腹和化疗前30 分钟内进食。对于化疗方案中有使用高致吐性药物(例如顺铂)的患者,应于化疗前联合使用 5-羟色胺受体拮抗药(例如昂丹司琼、帕洛诺司琼等)和皮质类固醇(例如地塞米松)。另外,放松训练是将患者的注意力集中在声音、呼吸、运动等方面,降低对周围环境的感知能力,减轻化疗引起的焦虑、抑郁等心理因素而造成的恶心、呕吐。常见的辅助疗法有音乐疗法、意向冥想、呼吸放松等,也可在化疗期间应用,以缓解恶心、呕吐的症状。如果恶心呕吐的持续时间超过 24 小时,或者严重到不能摄入液体,必要时给予补液,维持水和电解质平衡。

(2)腹泻:应首先明确是否为感染性腹泻,在明确没有炎症和感染的情况下,可给予阿片类物质及抗胆碱能药或两者合用,也可给予蒙脱石散等药物治疗。若为感染性腹泻,应及时做相应的抗感染和对症治疗。适当控制进食量,进流质饮食以促进肠道休息。少量多餐既可以减轻胃肠道负担,又可以补充相对多的营养。食用纤维素含量少的食物,如精米、面条等。饮用足够的温和饮品,例如牛奶、苹果汁、水等。避免不易消化的油腻食物和辛辣食物。选用含钾量高的食物,补充体内丢失的钾,例如香蕉、橘子等,这样可以减轻患者乏力的感觉。如患者腹泻严重,及时静脉补液,维持水、电解质平衡。

(3)过敏反应:鼻咽癌常用化疗药物(例如紫杉醇等)可引起过敏反应,因此在输注此类药物的时候,必须提前做好预防措施,准备好抢救物品和药物。输注紫杉醇应使用带过滤器的非聚氯乙烯输液器,紫杉醇的过敏反应大多发生在用药后 15 分钟内,故在用药前应做好预处理,输注紫杉醇前 12 小时和 6 小时应常规口服地塞米松,输注前 30 分钟给予苯海拉明、地塞米松和西咪替丁。化疗时,缓慢静脉滴注,滴注开始后,医护人员应在床边守护 10~15 分钟,并进行心电监护,每 5~10 分钟测血压、心率及呼吸各 1 次,密切观察生命体征变化(建议持续观察 1 小时)。如果患者没有不适反应,可逐渐加快至正常滴速;如果正常滴速后仍没有不适反应,可按正常剂量进行用药。化疗整个过程中都要严密观察病情变化,一旦出现过敏反应要立即停止输注化疗药物,并就地进行抢救。

(4)骨髓抑制:骨髓抑制不但延缓化疗的进程而影响治疗效果,而且可能导致危及患者生命的并发症。因此,及时发现骨髓抑制并给予相应处理是化疗的重要环节。骨髓抑制包括中性粒细胞减少症、贫血和血小板减少症。

1）中性粒细胞减少症：对于粒细胞系受到抑制的患者而言，中性粒细胞绝对值比白细胞总数更为重要。对于中性粒细胞减少的患者，尽量避免去公共场所，以降低交叉感染的概率，若必须外出，应佩戴口罩；定期检测血常规，遵医嘱正确使用升白细胞的药物（一般在使用化疗药物后的 24 小时内应避免使用）；对于粒细胞减少伴有发热的患者，应使用抗生素；对于Ⅳ度骨髓抑制的患者，可以预防性使用抗生素。

2）血小板减少症：对于血小板减少的患者而言，护理与药物同等重要。护理上应注意以下问题：①减少活动，防止受伤，必要时绝对卧床；②避免增加腹压的动作，注意通便和镇咳；③减少黏膜损伤的机会，进软食；④指导患者及其照顾家属，出现任何部位的出血、新的瘀斑，或出现突然头痛、意识改变等症状，应立即报告医生。当血小板≤$20×10^9/L$ 时，应考虑输注血小板。若发生贫血，可以采用以下治疗策略：①促红细胞生成素治疗；②输血治疗；③补充铁剂；④注意补充维生素 B_{12}、叶酸等。

（5）脱发：化疗造成的毛发脱落是由于分裂较快的细胞对化疗药物较敏感。这些细胞不仅有癌细胞，还包括体内繁殖较快的正常细胞。据统计，肿瘤化疗患者的脱发发生率约为 65%。目前仍未发现有效的、可以预防脱发的措施。但是化疗药物不会破坏毛囊，脱去的毛发还可以重新长出来，这可能需要 2～6 个月。因此，应告知患者化疗引起的脱发多是可逆的，停药后毛发可以再生。

（三）化疗后管理

在治疗后，也可能发生一些远期的不良反应，要求我们对此要有所认知，并给予患者康复指导。

1. 认知功能损害及康复管理　自 20 世纪 90 年代以来，人们就发现化疗药物对大脑功能会有不良影响，这些影响包括记忆力、注意力、学习能力、执行力的功能障碍等。也就是我们目前定义的化疗相关认知功能障碍（chemotherapy-related cognitive impairment，CRCI）[9]。目前针对 CICI 预防及治疗同样缺乏标准化共识，较为认可的是物理康复治疗。通过针对性的听觉系统、语言功能重新建立，患者日常生活质量得到显著提高。药物性治疗目前研究较少，部分药物，例如抗氧化剂、细胞保护剂（美司钠）、抗代谢药物（二甲双胍）、中枢神经兴奋药、促红细胞生成素及阿司匹林等被认为可能有一定帮助，并且不同化疗药物造成功能损害的损伤机制不同，选择的干预药物也略有不同，但总体而言，药物治疗仍缺乏足够的证据支持。

2. 心肌损害管理　针对化疗药物所致的心脏毒性的合理管理，主要通过治疗前的风险评估、降低风险，治疗期间合理监测并及早治疗，治疗结束后的规律随访等途径来实现。对于能够干预的危险因素，例如基础心脏病、糖尿病、高血压和电解质紊乱等，可以在治疗前及时纠正。化疗药物累积剂量、给药方式、持续时间、联合用药等因素，也能影响心脏毒性反应的发生，针对不同的抗肿瘤药物所致心脏毒性的特点，采取不同的防治策略。此外，部分药物也被发现具有潜在的预防化疗药物所致心脏毒性的作用，如右雷佐生、β 受体阻滞剂、血管紧张素转化酶抑制剂（ACEI）和血管紧张素受体阻滞剂（ARB）等。目前，对于已经发生的抗肿瘤药物所致心力衰竭，推荐联合应用 ACEI/ARB 类药物和 β- 受体拮抗剂，严重者尚需应用利尿剂、洋地黄类药物、醛固酮受体拮抗剂等药物治疗。

3. 生殖器官毒性及康复管理　许多化疗药物可以影响生殖细胞的产生和生殖、内分泌功能，对生殖细胞产生致突变作用，对胎儿有致畸作用。化疗药物可以引起男性精子减少，导致不育。对于女性，化疗后可有月经不规律或闭经、子宫内膜增生能力低下、卵巢功能受损等，可能导致不孕。因此，从安全角度考虑，妊娠期妇女，尤其是妊娠前 3 个月，应尽可能不应用化疗；男性患者在用药期间也应节育或避孕，如发现在妊娠前 3 个月内已应用了化疗，或必须化疗时，应考虑终止妊娠；妊娠 6 个月后，根据病情必要时化疗。

（胡超苏）

扫一扫，查阅参考文献

第三节 靶向及免疫治疗全程康复管理的临床实践

鼻咽癌以放射治疗为基础,在鼻咽癌早期,单纯放疗即可获得满意疗效。然而,随着病情加重,单纯放疗已无法满足需求,常需联合化疗、靶向及免疫等治疗为不同的癌症人群提供更好的疗效。在这些药物治疗中,化疗是在目前临床应用中最广泛的,几乎涵盖各期鼻咽癌[1-2]。不过,化疗有限的效果,较重的副作用限制了部分患者的使用。近年来,随着鼻咽癌基础学科的发展和临床实践的探索,靶向及免疫治疗药物得到了长足发展,不仅弥补了部分化疗的缺点,其特殊的作用机制也开创了更多的临床应用领域,展现出重要价值[3-4]。

靶向及免疫治疗有别于传统化疗的治疗方法。靶向治疗主要针对鼻咽癌细胞的一个或多个靶点发挥作用,如靶向表皮生长因子受体(EGFR)、靶向血管内皮生长因子(VEGF)及其受体(VEGFR),以及一些重要的信号通路或靶点,如 PI3K-Akt、miRNA 以及 NF-κB 等,前两类是当前临床较常应用的治疗手段[3-5]。免疫治疗是针对患者免疫系统的一种癌症治疗方法,包括过继细胞免疫治疗、肿瘤疫苗和免疫检查点抑制剂等,其中免疫检查点抑制剂临床效果显著,应用广泛[2]。

一、靶向治疗的分类

1. 针对 EGFR 异常表达的治疗 表皮生长因子受体是一种酪氨酸蛋白激酶受体,在鼻咽癌等多种肿瘤组织中高表达或异常表达,并与肿瘤细胞的增殖、侵袭和凋亡等功能密切相关,是鼻咽癌分子靶向治疗的重要靶点之一。目前,针对鼻咽癌 EGFR 靶点的治疗主要有两类,一类是针对 EGFR 过表达的单克隆抗体,如西妥昔单抗和尼妥珠单抗,其抗肿瘤机制包括:①阻断 EGFR 通路抑制肿瘤细胞增殖和侵袭;②介导免疫系统杀瘤效应;③诱导机体适应性免疫效应等。另一类是针对 EGFR 基因突变的小分子酪氨酸激酶抑制剂(tyrosine kinase inhibitor, TKI),如吉非替尼和厄洛替尼,由于相关临床研究未证实该类药物的疗效,目前临床并未推荐应用。

2. 针对肿瘤血管生成的治疗 抗血管生成治疗成功用于多种实体瘤,并作为一线治疗推荐。大部分鼻咽癌患者高表达 VEGF,且表达与预后呈负相关,鼻咽癌抗血管生成治疗理论可行。目前临床应用的主要包括三类,一类是针对 VEGF 的单克隆抗体,即贝伐珠单抗;一类是针对 VEGFR 的 TKI,该类药物通常是针对多个靶点,常以 VEGFR2 为主,例如索拉菲尼、阿帕替尼、阿西替尼、法米替尼及帕唑帕尼等;一类是重组人血管内皮抑制素,代表药物是重组人血管内皮抑制素注射液,该药物作用机制与前两类稍不同,它是通过抑制血管的内皮细胞迁移发挥抑制血管新生作用。由于此类药物具有大出血的风险,临床应用需严格把握适应证和禁忌证,如果存在鼻咽病灶未控、肿瘤明显侵犯血管等情况,常不推荐使用[3]。

3. 其他靶点 鼻咽癌属于实体瘤,通常也包含其他实体瘤具有的非特异靶点。在其他实体瘤中应用的靶向治疗位点,也会被应用到鼻咽癌中。然而,大部分靶点处于临床前探索阶段,尚未进入临床应用,如 PI3K-Akt 靶点、NF-κB 靶点及 miRNA 靶点等。

二、免疫治疗分类

1. 针对免疫检查点的治疗 免疫检查点是免疫细胞上维持其正常免疫功能的蛋白质。在肿瘤发生、发展过程中,各种原因导致肿瘤细胞对免疫检查点耐受,使免疫细胞无法杀灭肿瘤细胞。免疫检查点抑制剂即是恢复免疫细胞杀灭肿瘤细胞的药物,目前临床上应用的主要有两类,一类是抑制剂,例如程序性死亡受体 1 (PD-1)、程序性死亡蛋白配体 1(PD-L1)和细胞毒性 T 淋巴细胞相关抗原 4(CTLA-4);另一类是激动剂,如 OX40L 单克隆抗体和 4-1BB 单克隆抗体等。目前经过规模临床试验证实有确切疗效的主要是免疫检查点抑制剂——PD-1/PD-L1 单克隆抗体。

2. 其他 包括过继细胞免疫疗法、肿瘤疫苗和肿瘤治疗性抗体等,尽管部分免疫疗法在其他肿瘤治疗中取得较好疗效,但在鼻咽癌治疗中,上述疗法总体仍处于探索阶段,个别药物开展了小规模的临床研究,展现出一定的前景,但尚需进一步规模临床试验验证其疗效和安全性,目前临床并未推荐常规应用。

三、各期鼻咽癌的靶向及免疫治疗康复管理

（一）早期鼻咽癌

鼻咽癌对放射治疗敏感，早期鼻咽癌通过 IMRT 或 IMRT 联合化疗即可获得满意疗效，因此，目前未推荐早期鼻咽癌使用靶向或免疫治疗。

（二）局部晚期鼻咽癌

局部晚期鼻咽癌在临床就诊患者中占据最大的比例，且该期患者个体差异明显，疗效差异显著，临床推荐放疗联合其他治疗以增强疗效。靶向 EGFR 异常表达的尼妥珠单抗和西妥昔单抗具有一定抗肿瘤效果且副作用轻微，临床推荐在一些特殊人群中应用。而针对其他靶点的靶向治疗及免疫治疗仍处于探索阶段，目前临床并未推荐常规应用。

1. 尼妥珠单抗和西妥昔单抗联合单纯放疗　尼妥珠单抗和西妥昔单抗（以下简称抗 EGFR 治疗）能特异性作用于 EGFR 靶点发挥抗肿瘤效应，且副作用轻微。相较单纯放疗，放疗联合抗 EGFR 治疗能增强疗效，且未明显增加副作用。有研究发现抗 EGFR 治疗联合放疗的疗效并不劣于同步放化疗，但副作用明显减轻。因此，对于无法耐受或不愿接受同步化疗的患者及老年患者，可考虑行抗 EGFR 治疗作为替代治疗。

2. 抗 EGFR 治疗联合同步放化疗　抗 EGFR 治疗和化疗的抗肿瘤作用机制不同，抗 EGFR 治疗联合同步放化疗可增强疗效，尽管副作用有所增加，但总体可控。根据 2022 年 CSCO 指南，对于局部晚期鼻咽癌患者，同步放化疗基础上可联合抗 EGFR 治疗（Ⅲ级推荐，2B 类证据）。近期，在国内开展的一项多中心随机对照临床试验证实，在同步放化疗基础上联合尼妥珠单抗，可明显提高患者的长期生存率，并降低死亡风险 36%，效果显著，且安全性良好。因此，对于条件允许的患者，在同步放化疗的基础上，可考虑联合抗 EGFR 治疗，如尼妥珠单抗。

3. 抗 EGFR 治疗联合诱导化疗　抗 EGFR 治疗联合诱导化疗在治疗局部晚期鼻咽癌中也具有一定优势，回顾性研究发现，诱导化疗联合抗 EGFR 治疗表现出增强疗效的趋势，两者联合应用有望增强部分高危人群的疗效[6]。在小规模前瞻性随机对照研究中，比较了多西他赛或尼妥珠单抗联合顺铂＋5-FU 方案作为诱导化疗的疗效和安全性，结果显示联合尼妥珠单抗的诱导化疗具有更好的淋巴结缓解率和更轻的副作用[7]。在 2022 年 CSCO 指南推荐中，对于局部晚期鼻咽癌患者，在诱导化疗基础上可考虑联合抗 EGFR 治疗（Ⅲ级推荐，2B 类证据）。

4. 抗血管生成治疗　抗血管生成治疗已成为多个实体瘤的一线治疗选择，联合同步放化疗治疗局部晚期鼻咽癌也具有一定提升疗效的作用，但尚未在局部晚期鼻咽癌中广泛证实其确切疗效和安全性，目前不推荐常规应用抗血管生成治疗局部晚期鼻咽癌。

5. 免疫治疗及针对其他靶点的靶向治疗　这些治疗方法目前尚未在局部晚期鼻咽癌中确定疗效和安全性，不推荐常规应用。

（三）复发鼻咽癌

复发鼻咽癌以局部治疗为主，主要为放疗和手术。复发病情往往较复杂，具备手术指征的患者比例并不高，放疗仍是最重要的治疗手段。再程放疗患者常表现为放疗抵抗，同时存在危及器官剂量限制，需要减毒、增效手段辅助，除了化疗目前临床常用的治疗方法还有靶向治疗（抗血管生成治疗、抗 EGFR 治疗）和免疫治疗。

1. 抗 EGFR 治疗　抗 EGFR 治疗联合放化疗在局部晚期鼻咽癌中表现出较好的疗效和安全性。在复发鼻咽癌治疗中，抗 EGFR 治疗也表现出一定效果，但尚不能完全确定其疗效。在 2022 年 CSCO 指南中，对于有局部治疗指征的局部复发鼻咽癌患者，抗 EGFR 治疗为Ⅱ级推荐，2A 类证据。对于无局部治疗指征的患者，抗 EGFR 治疗则为Ⅰ级推荐，2A 类证据。

2. 抗血管生成治疗　抗血管生成治疗在局部复发鼻咽癌患者中具有一定的出血风险，且有效率不确切，目前临床未常规推荐应用。

3. 免疫治疗　在各种免疫治疗方法中，免疫检查点抑制剂治疗复发鼻咽癌具有较好疗效。免疫治疗单药可使部分患者获得较长期的疾病控制，且副作用较轻，但总体有效率不高。免疫治疗联合化疗并维持免疫治

疗的效果较好,虽副作用发生率高,但总体可控,是目前临床上主要的应用模式。根据 2022 年 CSCO 指南,有局部治疗指征的局部复发鼻咽癌,免疫治疗为Ⅱ级推荐,2A 类证据。无局部治疗指征的患者,免疫治疗为Ⅰ级推荐,2A 类证据。

(四)转移性鼻咽癌

转移是鼻咽癌治疗失败的主要原因。转移患者的病情较复杂,疗效差异显著,通常需要多学科联合会诊制订最佳的个体化诊疗方案。对于寡转移的患者,通常可行单纯局部治疗,例如放疗或手术,随着病情的加重,则以全身治疗为主。目前全身治疗以化疗为主,靶向和免疫治疗是重要的辅助治疗手段,对于靶向和免疫治疗的临床实践和康复介绍如下。

1. 抗 EGFR 治疗 抗 EGFR 治疗联合化疗在治疗转移性鼻咽癌中具有一定的有效性,且副作用相对轻,可耐受[8],但具体疗效仍不确切,需要大型随机对照研究进一步评估。目前临床对于条件允许的患者,可考虑抗 EGFR 治疗联合化疗[9],但不推荐抗 EGFR 单药治疗转移性鼻咽癌。

2. 抗血管生成治疗 抗血管生成单药治疗时有效率不高,但部分患者可获得较长期的肿瘤控制。联合其他治疗时能增强效果,虽然副作用增加,但总体仍可控,展现出一定价值[10]。不过,抗血管生成治疗总体有效率不高,考虑到有出血风险,且未发现用于筛选适宜患者的特异性标志物,目前,临床未常规推荐应用。根据 2022 年 CSCO 指南,在转移性鼻咽癌一线治疗推荐中,给予重组人血管内皮抑制素联合顺铂 + 吉西他滨治疗方案,Ⅲ级推荐,2B 类证据。

3. 免疫治疗 大部分鼻咽癌表现出密集的 T 淋巴细胞浸润和 PD-L1 表达,为免疫疗法提供了可能,成为鼻咽癌患者的重要治疗手段。目前鼻咽癌免疫治疗主要集中在免疫检查点抑制剂上,其他免疫治疗方法尚处于研究阶段,未被推荐常规应用于临床。

在转移性鼻咽癌后续治疗中,免疫检查点抑制剂(以下简称免疫治疗)单药即可获得一定的肿瘤缓解,部分有效患者可获得较长期的疾病控制,且副作用良好。免疫治疗联合化疗一线治疗转移性鼻咽癌,较单纯化疗具有更明显的优势,联合治疗组获得更好的肿瘤缓解,更长的中位无进展生存时间及总生存时间,疾病进展风险下降约 50%,疗效确切。尽管副作用有所增加,但总体可控,安全性较高[11-12]。目前,国内、外相关肿瘤诊疗指南均将免疫治疗纳入转移性鼻咽癌的治疗推荐,根据 2022 年 CSCO 指南,在转移性鼻咽癌一线治疗推荐中,卡瑞利珠单抗、特瑞普利单抗联合顺铂 + 吉西他滨为Ⅰ级推荐,1A 类证据;二线及以上治疗中,卡瑞利珠单抗、特瑞普利单抗、纳武利尤单抗和帕博利珠单抗单药(如一线未接受 PD-1/PD-L1 抑制剂)为Ⅲ级推荐,2B 类证据;三线及以上治疗中,特瑞普利单抗和卡瑞利珠单抗(如一线未接受 PD-1/PD-L1 抑制剂)为Ⅰ级推荐,2A 类证据。

四、靶向和免疫治疗的毒副作用及处理

靶向治疗和免疫治疗已成功应用于临床多年,临床积累了丰富的应用经验,可能出现的毒副作用及相应处理方案也已形成行业规范和指南。总体上,除药物本身特有的毒副作用外,靶向及免疫治疗还会增加联合治疗方案部分副作用的发生率,加重毒副作用程度,例如增强化疗药物的胃肠道反应、骨髓抑制等,加重放疗的皮肤黏膜反应等。对于靶向和免疫治疗相关毒副作用,总体上仍以对症治疗为主,部分副作用需要特殊处理。经过积极治疗,大部分患者都能治愈,预后良好。

(一)抗 EGFR 治疗的毒副作用及处理

1. 过敏反应 发生率约 10%,但病情进展较迅速,需谨慎对待,一旦发生,立即停药并按过敏反应紧急处理。为预防过敏反应,首次使用时需缓慢给药,密切观察。

2. 皮肤 抗 EGFR 治疗最常见的副作用,约 80% 的患者会发生皮肤反应,主要表现为痤疮样皮疹、皮肤瘙痒、皮肤干燥、脱屑、甲沟炎等,重者可发生皮肤坏死、感染等,需谨慎对待。一旦发生皮肤反应,需要积极对症处理并调整药物剂量,若发生重症皮肤反应,需停药并积极进行专科治疗,症状改善后方可调整剂量继续治疗。

3. 代谢及营养类 主要为腹泻及黏膜炎导致的脱水、食欲减退、低镁血症、低钙血症等,轻症以对症治疗

为主,重症时需及时停药并予以积极处理。

4. 消化系统　恶心、腹泻、转氨酶水平升高较常见,通常予以积极对症治疗后能改善。

5. 其他毒副作用　总体发生率较低,多为轻症,少有重症,治疗上也以对症治疗为主。

（二）抗血管生成治疗的毒副作用及处理

1. 出血　出血的发生除与药物有关外,还与肿瘤病灶是否侵犯血管相关,以消化系统和呼吸系统发生率较高,中枢神经系统也有报道,其他部位主要为黏膜和皮肤出血,例如牙龈出血和鼻出血。出血的总体发生率稍高,严重出血事件发生率不高。一旦发生出血,需仔细评估出血部位及程度,必要时停药,同时积极予以对症处理,例如应用止血药物、压迫止血、内镜下止血及介入止血等。

2. 高血压　高血压发生率较高,总体以轻、中度为主,严重高血压发生率不高,高血压危象少见,与基础疾病相关。治疗上以口服抗高血压药治疗,如血管紧张素转化酶抑制剂、钙通道阻滞剂等,绝大部分患者能得到控制,少有因为高血压导致抗血管生成治疗中断的患者。

3. 胃肠道穿孔和瘘　胃肠道穿孔和瘘的发生率总体较低,但有报道,既往腹腔、盆腔放疗的患者应用抗血管生成治疗会增加穿孔发生率。胃肠道外组织器官瘘的发生率较少见。对于此类副作用,通常需要外科介入治疗。

4. 蛋白尿　抗血管生成治疗会破坏肾小球滤过屏障而导致蛋白尿,总体上以轻症为主,多为无症状,重症事件很少见。绝大部分患者通过相应治疗能缓解,少有患者因蛋白尿而停药。

5. 血栓栓塞性事件　应用抗血管生成治疗会增加血栓栓塞事件的发生率,包括脑血管意外、心肌梗死、短暂性脑缺血发作、肺栓塞及其他血栓栓塞事件等,其中静脉血栓栓塞事件发生率较动脉高,总体发生率为2.8%～17.3%,严重事件发生率约10%,对有心脑血管疾病的患者及老年患者需密切关注,除积极治疗原发病外,抗血管生成治疗期间还需密切观察相应指标,及时处理,以防发生严重副作用。

6. 伤口愈合并发症　抗血管生成治疗会对伤口愈合产生不良影响,尤其是在重大手术期间使用抗血管生成治疗会明显增加术后出血和伤口愈合相关并发症,手术期间不推荐应用。

7. 其他不良事件　抗血管生成治疗副作用可涉及全身各个组织器官,但其他组织器官副作用的总体发生率不高。并发症发生情况还与抗血管生成治疗是否联合其他治疗密切相关。治疗上以对症治疗为主,要求早期发现、早期干预,避免发生严重事件。

（三）免疫治疗的毒副作用及处理

免疫治疗毒副作用涉及全身各个组织器官,每种药物引起的毒副作用也有一些差异,甚至部分药物具有特殊的副作用,如卡瑞利珠单抗特异地引起皮肤黏膜毛细血管增生,因此在临床应用免疫治疗时,需详细参考每种药物的说明书。免疫治疗联合其他治疗时会明显增加副作用的发生率和加重副作用的程度,如增强化疗胃肠道反应、骨髓抑制及肝肾功能损伤等；增强放疗的皮肤黏膜反应；增加其他免疫治疗的各种并发症的发生等。免疫治疗的疗程常与疗效相关,在处理并发症和停药间需仔细权衡利弊,争取最大获益。

五、影响靶向和免疫治疗的因素

1. 疾病状态　反映疾病总体预后风险的指标会影响靶向治疗和免疫治疗的效果,如肿瘤总负荷、转移器官、转移病灶数量、血 EBV DNA 等。

2. 与治疗关联的因素

（1）肿瘤组织 EGFR 表达水平:抗 EGFR 治疗的靶点为 EGFR,EGFR 的表达也在一定程度上影响抗 EGFR 治疗的效果。因此,建议抗 EGFR 治疗前常规监测肿瘤组织的 EGFR 表达情况。

（2）PD-L1 表达水平:鼻咽部非角化型鳞状细胞癌常伴随大量免疫细胞浸润,PD-L1 阳性表达率高,免疫治疗效果好,但尚无证据表明低表达会明显影响免疫治疗效果,临床也未推荐低表达患者避免免疫治疗。该指标仅作为临床参考,不作为决定是否行免疫治疗的条件。

（3）免疫治疗维持时间:临床试验常设计长时间的免疫维持治疗,后期分析也表明,更长的免疫治疗维持时间比维持治疗时间短的患者效果更好,具体维持方案需结合患者实际情况制订。

（4）免疫抑制剂的应用：免疫抑制剂被认为是影响免疫治疗效果的因素之一。从临床试验数据分析，使用皮质类固醇治疗免疫治疗相关毒副作用，不会影响整体疗效。免疫抑制剂或许对免疫治疗产生影响，但不是绝对因素。

（王　颖）

扫一扫,查阅参考文献

第四节　中医康复管理的临床实践

"鼻咽"是现代医学的解剖学术语,中医文献中并未提及鼻咽癌的病名。根据患者的症状表现和古代医书记载,可将其归为"鼻渊""控脑砂""耳鸣证""上石疽""失荣"等疾病类型中的一种。引起鼻咽癌的原因有内因和外因两个方面,外因多由感受时邪热毒所致,内因则多与情志失和、饮食不节、正气亏虚等因素有关。鼻咽癌的发病机制在于先天禀赋不足、后天失养、饮食不当等因素导致人体正气不足、脏腑功能减退、气血运行不畅、痰湿内蕴、气滞血瘀,最终在鼻咽部形成癌变。观其病程发展,是因虚而致实,因实而更虚,终致虚实夹杂。中医药在鼻咽癌的康复治疗中能配合手术、放化疗、靶向治疗,减轻毒副反应,增强疗效,其单独运用,还能起到改善临床症状,提高生活质量,延长生存时间,防止复发转移等作用。常见的中医康复治疗方法包括:中医辨证施药、中医辨证施膳、中医辨证施乐、中医针灸理疗、中医心理疏导及中医运动指导。

一、中药药物疗法康复

扶正祛邪、标本兼治是中医治疗恶性肿瘤的基本原则。在鼻咽癌治疗中,中医药除了能够配合鼻咽癌放化疗以增效减毒外,在放化疗后稳定期患者的续贯治疗以及晚期转移患者的维持治疗中,中医药也有很大的优势,可改善患者生活质量,提高生存率[1]。对于体力评分状态较差或高龄而无法耐受放化疗的患者,中药可单独用于鼻咽癌的治疗,以达到改善症状、延长生存期的目的。

（一）中药汤剂[2]

1. 中西医结合治疗　对于接受放疗、化疗、分子靶向等治疗且具备治疗条件的鼻咽癌患者,采用中西医结合的治疗方式。在不同治疗阶段,分别发挥扶助正气、协同增效、减轻不良反应、巩固疗效、促进康复等作用。

（1）放疗结合中医治疗

1）热毒瘀结

[临床表现]　鼻塞,回吸性涕血,发热,皮肤黏膜溃疡,咽喉肿痛,或见颈核肿大,视物不清或复视,面麻舌歪,心烦不寐;或见高热,头痛,恶心呕吐,大便秘结,舌红,苔黄,脉滑数。多见于放射性口腔黏膜炎、皮炎或因放疗后颅内压力升高而引起的脑水肿。

[治疗原则]　清热通窍,活血解毒。

[中药汤剂]　普济消毒饮[3,4]（《东垣试效方》）合桃红四物汤[5]（《医宗金鉴》）加减。

[药物组成]　黄芩、黄连、陈皮、生甘草、玄参、柴胡、桔梗、牛蒡子、薄荷、僵蚕、升麻、桃仁、红花、当归、川芎、白芍。

2）气阴亏虚

[临床表现]　头晕目眩,咽喉不适,间有涕血,耳鸣耳聋,神疲乏力,少气懒言,口干咽燥,纳呆,舌质红或红绛,苔少或无苔、或有裂纹,脉细或细数。多见于放射性损伤后期,或迁延不愈,损伤正气者。

[治疗原则]　益气养阴。

[中药汤剂]　沙参麦冬汤[6,7]（《温病条辨》）加减。

[药物组成]　沙参、党参、玉竹、生甘草、冬桑叶、麦冬、生扁豆、天花粉、五味子。

（2）手术结合中医治疗

1）气血亏虚

[临床表现]　鼻塞，头痛且空，眩晕，面色淡白或萎黄，唇甲淡白，神疲乏力，少气懒言，自汗，或肢体肌肉麻木、女性月经量少，舌体瘦薄，或者舌面有裂纹，苔少，脉虚细而无力。

[治疗原则]　补气养血。

[中药汤剂]　八珍汤 [8,9]（《正体类要》）加减，或当归补血汤 [10]（《内外伤辨惑论》）加减，或十全大补汤 [11-13]（《太平惠民和剂局方》）加减。

[药物组成]　人参、白术、茯苓、当归、川芎、白芍、熟地黄、黄芪、肉桂、地黄、白术、甘草、生姜、大枣等。

2）脾胃虚弱

[临床表现]　食欲减退、体力不支、大便稀薄、食后胀气、面色晦暗、体态消瘦、舌质淡、舌苔淡白等。

[治疗原则]　健脾益胃。

[中药汤剂]　补中益气汤 [14,15]（《脾胃论》）加减。

[药物组成]　黄芪、人参、白术、炙甘草、当归、陈皮、升麻、柴胡、生姜、大枣。

（3）化疗结合中医治疗：中药可以提高化疗疗效，减轻化疗毒副反应，同时改善患者的生存质量，提高其生存率。配合中药减轻化疗药的毒副作用，维护和提高患者自身的抗癌能力和内环境的稳定，不失为提高鼻咽癌复发治疗效果的一条重要途径。

1）脾胃不和

[临床表现]　胃脘饱胀，食欲减退，恶心、呕吐，腹胀或腹泻，舌体多胖大，舌苔薄白、白腻或黄腻。多见于化疗引起的消化道反应。

[治疗原则]　健脾和胃，降逆止呕。

[中药汤剂]　旋覆代赭汤 [16,17]（《伤寒论》）加减，或橘皮竹茹汤 [18]（《金匮要略》）加减。

[药物组成]　旋覆花、人参、生姜、代赭石、甘草、半夏、大枣；或半夏、橘皮、枇杷叶、麦冬、竹茹、赤茯苓、人参、甘草。

2）气血亏虚

[临床表现]　疲乏，精神不振，头晕，气短，纳少，虚汗，面色淡白或萎黄，脱发，或肢体肌肉麻木，女性月经量少，舌体瘦薄，或者舌面有裂纹，苔少，脉虚细而无力。多见于化疗引起的疲乏或骨髓抑制。

[治疗原则]　补气养血。

[中药汤剂]　八珍汤 [19]（《正体类要》）加减，或当归补血汤 [20]（《内外伤辨惑论》）加减，或十全大补汤 [21]（《太平惠民和剂局方》）加减。

[药物组成]　人参、白术、茯苓、当归、川芎、白芍、熟地黄，或黄芪、当归，或人参、肉桂、川芎、地黄、茯苓、白术、甘草、黄芪、当归、白芍、生姜、大枣。

3）肝肾阴虚

[临床表现]　腰膝酸软，耳鸣，五心烦热，颧红盗汗，口干咽燥，失眠多梦，舌红苔少，脉细数。多见于化疗引起的骨髓抑制或脱发。

[治疗原则]　滋补肝肾。

[中药汤剂]　六味地黄丸 [22]（《小儿药证直诀》）加减。

[药物组成]　熟地黄、山茱萸（制）、山药、泽泻、牡丹皮、茯苓。

（4）生物靶向治疗结合中医治疗

1）血热毒盛证

[临床表现]　全身皮肤瘙痒，疹出色红，分布多以上半身为主，鼻唇口旁为甚，可伴发热、头痛、咳嗽，舌质红，苔薄，脉浮数。多见于生物靶向治疗引起的皮疹、瘙痒等不良反应。

[治疗原则]　凉血解毒。

[中药汤剂] 清瘟败毒饮[23]（《疫疹一得》）加减。

[药物组成] 生石膏、小生地、乌犀角、生栀子、桔梗、黄芩、知母、赤芍、玄参、连翘、竹叶、甘草、丹皮、黄连。

2）脾虚湿盛

[临床表现] 腹胀，大便稀溏，脘痞食少，肢体倦怠，舌苔薄白腻。多见于生物靶向治疗引起的腹泻等不良反应。

[治疗原则] 健脾利湿，涩肠止泻。

[中药汤剂] 参苓白术散[24]（《太平惠民和剂局方》）合四神丸[25]（《六科证治准绳》）加减。

[药物组成] 党参、茯苓、白术、白扁豆、陈皮、山药、薏苡仁、补骨脂、肉豆蔻、五味子、吴茱萸。

（5）免疫治疗结合中医治疗

1）血虚风热

[临床表现] 皮肤瘙痒、干燥脱屑、皮疹、湿疹或苔癣样皮肤损害、毛囊炎、皮肤痣等，伴心慌失眠，形体消瘦，精神疲倦，周身乏力等症状，苔白或黄，脉浮细数。多见于免疫治疗引起的皮疹、毛囊炎、皮肤痣等不良反应。

[治疗原则] 疏风除湿，清热养血。

[中药汤剂] 消风散加减。

[药物组成] 当归、生地、防风、蝉蜕、知母、苦参、胡麻、荆芥、苍术、牛蒡子、石膏、甘草、木通。

2）阴阳两虚

[临床表现] 心悸胸闷，神疲体倦，畏寒肢冷，干咳无痰，或咳吐涎沫，量少，形瘦短气，心烦失眠，自汗盗汗，咽干舌燥，大便干结，舌光少苔，或质干而瘦小者，脉结代或虚数。多见于免疫治疗引起的肺损伤、心肌损伤或继发性甲状腺功能减退症等。

[治疗原则] 益气滋阴，气血双补。

[中药汤剂] 炙甘草汤加减。

[药物组成] 炙甘草、生姜、桂枝、人参、生地黄、阿胶、麦门冬、麻仁、大枣。

（6）放化疗后中医巩固治疗：放化疗综合治疗后采用中医巩固治疗，能够防止鼻咽癌复发转移，改善症状，提高生存质量，够控制肿瘤生长，延缓疾病进展或下一阶段放化疗时间。辨证论治同"单纯中医治疗"。

2. 单纯中医治疗 对于不适合或不接受放疗、化疗、分子靶向、手术治疗的鼻咽癌患者，采用单纯中医治疗，以提高生存质量，延长生存期。

1）热邪犯肺：以现代临床分期Ⅰ期、Ⅱ期多见。

[临床表现] 鼻塞涕血，微咳痰黄，口苦咽干，时有头痛，胃纳如常，尿黄便结，舌质淡红或红，舌苔薄白或薄黄，脉滑或数。

[治疗原则] 清热解毒，润肺止咳。

[中药汤剂] 清气化痰丸[26]（《医方考》）加减。

[药物组成] 胆南星、瓜蒌仁、黄芩、枳实、辛夷花、茯苓、陈皮、法半夏、杏仁、石上柏。

2）痰凝气滞：以颈淋巴结转移多见。

[临床表现] 胁肋胀满，口苦咽干，烦躁易怒，头晕目眩，颈核肿大，时有涕血，舌质淡红或舌边红，舌苔薄白、白腻或黄腻，脉弦或滑。

[治疗原则] 行气化痰。

[中药汤剂] 消瘰丸（《医学衷中参西录》）加减。

[药物组成] 煅牡蛎、生黄芪、海带、三棱、莪术、浙贝母、玄参、龙胆草、血竭、乳香、没药。

3）血瘀阻络：以颅底骨侵犯或脑神经受损多见。

[临床表现] 头晕头痛，痛有定处，视物模糊或复视，面麻舌歪，心烦不寐，舌质黯红、青紫或见瘀点瘀斑，舌苔薄白、薄黄或棕黑，脉细涩或细缓。

［治疗原则］　活血祛瘀，祛风通络。

［中药汤剂］　通窍活血汤[27]（《医林改错》）加减。

［药物组成］　赤芍、桃仁、红花、八月札、苍耳子、川芎、当归、郁金、蜂房、地龙。

4）气阴两虚

［临床表现］　口干咽燥，咽喉不适，间有涕血，耳鸣耳聋，气短乏力，口渴喜饮，舌质红或绛红，苔少或无苔、或有裂纹，脉细或细数。

［治疗原则］　益气养阴。

［中药汤剂］　生脉散[28]（《医学启源》）合增液汤[29]（《温病条辨》）加减。

［药物组成］　太子参（或西洋参）、玄参、麦冬、生地、女贞子、石斛、天花粉、白花蛇舌草、半枝莲、甘草。

（二）中成药

中成药有协同抗肿瘤的作用，同时能缓解鼻咽癌患者症状，减轻放化疗不良反应，提高患者生活质量，患者使用方便，是维持和巩固治疗阶段患者的良好选择。使用中成药同样需要辨证施治。

1. 以"祛邪"为主的中成药有小金丸、西黄丸、消癌平注射液、榄香烯注射液、平消胶囊、华蟾素片、康莱特注射液、鸦胆子油乳注射液、复方苦参注射液等。

2. 以"扶正"为主的中成药主要有养正消积胶囊、紫龙金片、参丹散结胶囊、参芪扶正注射液、参附注射液等、安康欣胶囊、艾迪注射液等。

（三）中药外治法

中医外治具有起效快、方便、安全的特点，是中医治疗的一大特色。中医内病外治法最早见于内经，所谓"外治之理，及内治之理。"使用方法[30]：将中药饮片研磨成细末，加入适量蜂蜜或白醋调成糊状，再涂于患处，亦可制成膏剂外敷，也可外用中药汤剂清洗。对鼻咽癌引起的癌痛、浅表淋巴结转移、恶性胸腹水、脘腹胀满、失眠及放射治疗引起的神经毒性症状等，临床上常采用中医外治法进行治疗。中药外治法举例如下。

1. 恶性胸腹水

［治法］　益气温阳利水。

［方药组成］　生黄芪、葶苈子、大枣、桂枝、桃仁、红花、牵牛子、茯苓、泽泻、猪苓、甘遂、大戟等。

［使用方法］　将上述中药打粉后调制成糊状或者制成膏剂穴位贴敷或贴于患侧胸壁。常用穴位包括：肺俞、肾俞、脾俞、膏肓、水分等。

2. 癌性疼痛

［治法］　清热解毒，活血止痛。

［方药组成］　青黛、乳香、没药、川芎、雄黄、威灵仙等。

［使用方法］　将上述中药打粉后调制成糊状或者制成膏剂外敷于疼痛处。

3. 化疗药物外渗

［治法］　养血敛疮生肌。

［方药组成］　黄连、黄柏、大黄、苍术、厚朴、紫草、陈皮、姜黄、甘草等。

［使用方法］　将上述中药打粉后调制成糊状或者制成膏剂外敷于化疗药物外渗部位。

4. 浅表淋巴转移

［治法］　清热解毒，化痰散结。

［方药组成］　乳香、没药、浙贝母、夏枯草、蒲公英、大黄等。

［使用方法］　将上述中药打粉后调制成糊状或者制成膏剂外敷于浅表淋巴结肿大部位，注意皮肤破溃者不宜使用。

二、中医五行音乐疗法康复

中医五行音乐是以中医学理论为指导原则，五音对应人体五脏、五志，临床应用广泛[31]，在治疗鼻咽癌患者癌性疼痛、抑郁状态、失眠、癌因性疲乏等方面有独特疗效。中医五行音乐根据调式主音的不同，其治疗目的也不相同,每种调式乐曲各有其代表曲目[32]。

1. 角为春音 角调式乐曲,属木主生:旋律生机盎然,亲切爽朗,生气蓬勃,可入肝,具有疏肝明目、健脾补心的作用。

2. 徵为夏音 徵调式乐曲,属火主长:旋律轻松明快,欢畅愉悦,层次分明,气氛活跃,可入心,具有养心阳助、利肺健脾的作用。

3. 宫为长夏音 宫调式乐曲,属土主化:旋律悠扬,庄重宽宏,淳厚典雅,气氛沉静,可入脾,具有健脾养胃、利肺补肾的作用。

4. 商为秋音 商调式乐曲,属金主收:旋律铿锵雄伟、慷壮高亢有力,气氛高昂,可入肺,具有养阴补肺、利肝补肾的作用。

5. 羽为冬音 羽调式音乐,属水主藏:旋律澄净柔润,苍凉清净,如流水一般,可入肾,具有滋补肝肾的作用。

中医处方用药的原则有正治、反治。正治是阳病则用阴药,阴病则用阳药;反治与正治相反,因势利导。中医五音疗法同样遵循这个原则。

正治:阳病如精神亢奋患者适合听静谧的音乐,如《塞上曲》《昭君怨》;阴病如抑郁苦闷适合听明快的音乐,如《江南好》《好日子》。

反治:如消极患者,可以听一些悲观忧愁的音乐(如《二泉映月》),使患者感同身受,可以使情绪得到宣泄,反而利于病情缓解。

三、中医辨证施膳

(一)鼻咽癌康复期间饮食注意事项

当鼻咽癌患者在手术、放化疗等治疗结束,病情达到完全缓解或部分缓解之后,应在饮食方面加以注意。应做到:

1. 注意口腔卫生,时常漱口;

2. 均衡饮食,多吃蔬菜和水果,少吃咸、熏、烤和腌制品,不要吃太干、太糙的东西;

3. 戒烟酒,忌食辛辣刺激食物;

4. 鼻咽癌放化疗期间的饮食以含有蛋白质、维生素、氨基酸等易于消化、新鲜可口的食物为宜。

(二)鼻咽癌放疗期间饮食

中医认为放疗是为"火毒",鼻咽癌患者放疗期间,由于热毒伤身,毒火上炎,导致气阴两虚,常见口干咽燥、口腔疼痛,味觉下降,舌苔光剥,脉弦细数。郁热伤津,应多食滋润、清淡、甘寒、养阴、生津之品,如茅根汁、荸荠汁、梨汁、菱角、莲藕、莲子、西瓜、冬瓜、绿豆、香菇、银耳等食品,而忌香燥、烩炙、辛辣、饮酒等刺激物。

食疗方列举:银耳雪梨汤、玉竹银耳汤——放疗口干患者;山楂枸杞饮、芡实山药粥——放疗饮食欠佳患者;百合玉竹汤汤、萝卜蜂蜜汤——放疗口腔黏膜炎患者。

(三)鼻咽癌手术期间饮食

鼻咽癌术后患者临床多见气血两虚、脾胃不振,因此,针对鼻咽癌术后患者,多用补气养血的药食,以恢复生化之源,治疗上要注意补益脾胃,以利于术后康复。由于患者术后往往消化吸收能力差,故一般先进食流质、半流质食物,然后逐渐恢复到高营养的日常饮食。鼻咽癌术后药膳制作原则:宜选用易消化吸收、清淡又健脾养胃、利于湿气排毒的食材;不建议使用生冷过热、收敛滞气的食材,不宜吃油腻味重的。治疗鼻咽癌后的手术患者,通常可选用以下常见的药膳材料:海带,鲫鱼汤,米仁,白扁豆,鸡肉,生地,乌鸡,慈菇,芦笋,芹菜,大枣,莲子,香菇,鸽肉,淮山药,荸荠,鸡蛋,黑木耳。香菇,兔肉,海参,银耳,百合,杏仁和山楂等食材。

食疗方列举:珠玉二宝粥、补虚正气粥、山药清汤、茯苓小米粥等[33]。

(四)鼻咽癌化疗期间饮食

鼻咽癌患者化疗后多数副作用明显,表现为恶心、食欲下降、全身乏力等不适,宜选择健脾开胃且营养丰富的食物，如海鲜粥、鱼肉、鸡汤、酸汤、萝卜、玉米、南瓜、番茄等。

食疗方列举：人参茯苓粥、川贝雪梨煲猪肺、银耳百合粥、参芪冬瓜鸡丝汤等。

四、中医运动疗法康复

中医学理论认为，运动能促进气血通畅，经络通达，使脏腑功能调和，情绪得到调节，阴阳得到平衡。中医传统功法涵盖气功、八段锦、太极拳等多种功法的修习，鼻咽癌康复期的鼻咽癌康复者，以微微出汗不喘为目标，可进行轻度、短时间、多次数的耐力锻炼，运动强度和持续时间逐渐增加。

（一）气功治疗

气功可以调息、调气、调神，可调畅人体气血，平衡脏腑功能，提高身体功能，从而达到帮助预后的目的。其中以五禽戏、易筋经为主要代表。

1. 五禽戏　五禽戏以虎、鹿、熊、猿、鸟五种动物为灵感来源，是东汉名医华佗创制的一种功法。习者旨在通过模仿虎之威猛，鹿之舒缓，熊之稳重，猿之敏捷，鸟之轻灵，将五兽之神韵体现出来。做到内外兼顾，形神相应，立意一致，一气呵成[34]，适合鼻咽癌康复期患者练习。

2. 易筋经　易筋经功法对人体多个系统功能均有较好的调节作用，例如呼吸系统、心血管系统、运动系统、免疫系统等，练习易筋经功法能够提升人体免疫力、调节心肺功能、缓解心理压力、提高生活质量，是一种简便易行且疗效可靠的临床辅助康复疗法[36]，适合鼻咽癌康复期患者练习[37]。

（二）八段锦

八段锦是一种将形体活动与呼吸运动相结合，既能强健体魄，又能帮助祛病的养生保健方法，能对人体各部位进行训练，达到综合调理的效果。鼻咽癌患者在康复期间进行八段锦练习，可有效促进功能的恢复，具体动作包括以下八式：①两手托天理三焦；②左右开弓似射雕；③调理脾胃须单举；④五劳七伤往后瞧；⑤摇头摆尾去心火；⑥两手攀足固肾腰；⑦攒拳怒目增气力；⑧背后七颠百病消。

（三）太极拳

太极拳对人体的身心状态都能起到有效的调节作用，积极的作用是多方面的。在心理层面，在提升人际交往能力的同时，有助于消除癌症患者的悲观情绪，减轻心理压力和焦虑，缓解痛苦和痛苦。在生理层面上，对改善肿瘤患者的整体健康状况，有助于增强肿瘤患者的呼吸、心血管和消化系统功能、防止肌肉骨骼退化、调节内分泌水平、增强免疫力等方面都有积极的作用[15]。

太极拳的练习要求[38,39]：

1. 静心用意，呼吸自然：即在练拳时，要保证心平气和、聚精会神地引导动作，保持气顺、气深、气匀，切勿勉强屏息。

2. 中正安舒，柔和缓慢：动作宜流畅如水，轻柔匀速，以保持身体自然放松的状态为宜。

3. 动作弧形，圆活完整：即动作要以腰为轴心，上下呼应，周身浑然一体的同时，呈螺旋圆弧状转换圆活而不滞涩；

4. 连贯协调，虚实分明：即动作要连贯、环环相扣、一气呵成、处处辨虚实、重心要稳、要实；

5. 轻灵沉着，刚柔相济：每一个动作都要求轻灵稳健，不偏不摇，外表温和，内心坚毅，力量释放浑然一体，富有弹性，切忌生硬、用力过猛。

五、中医情志疗法康复

在鼻咽癌患者的康复期，保持良好的情绪对患者起着不可忽视的辅助作用。情感健康有助于调节机体对外界环境的适应能力，防止不良情绪的影响，促使鼻咽癌患者形成和巩固积极的心态，使情绪保持乐观、平和的状态，对减轻鼻咽癌患者的痛苦也会有很大的帮助。

中医情志疗法与中华传统文化一脉相承，都讲求"恬淡虚无"。《黄帝内经》奠定了中医情志疗法的基础，肿瘤康复相关的中医情志疗法主要包括[40]：

1. 静心安神法　使患者静坐或静卧，调整呼吸和心境，尽心消除杂念，使心静气静，真气自然畅达，病气渐衰,从而达到"静者寿,躁者夭"的作用。

2. 言语开导法　将具体的医学知识传授给患者,帮助患者了解病情,消除患者对疾病的误解、紧张、恐惧、消极等情绪,增强战胜疾病的信心。

3. 移情易性法　通过改变患者对疾病的注意力,如语言、行为等,使其调节逆乱的气机,使其心平气和,使疾病症状得到缓解。学琴下棋,读书作画,酝酿诗文,演戏跳舞,听曲行旅,垂钓耕种花草,皆能陶冶情趣,陶冶性情。

4. 顺情从欲法　遵从患者意愿,照顾患者情绪,尽量满足其身心需求,对因情绪障碍导致的疾病进行辅助治疗。

5. 以情胜情法　中医认为"怒伤肝,悲胜怒""喜伤心,恐胜喜""思伤脾,怒胜思""忧伤肺,喜胜忧""恐伤肾,死胜恐",可以利用五行的相克规律来调节其所胜的情志。该方法的具体操作需由专业医师进行指导。

以上疗法在具体运用中可选择性整合使用,为体现中医"整体观念""辨证论治"的理念,应当综合考虑患者情志状态、躯体症状、体质倾向、性格特征等因素。

六、针灸经络养生康复

1. 针刺疗法　针刺疗法可起到疏通经络、调和阴阳、扶正祛邪的功效,对于鼻咽癌的诸多临床症状,有良好的康复治疗效果。如:针刺百会、上星、风池、完骨、天柱、双侧内关、双侧足三里、三阴交,配合艾灸足三里、三阴交,治疗鼻咽癌放化疗后味觉及嗅觉减退,其中上星向百会穴透刺,风池、完骨两穴针尖分别刺向患者的鼻部、咽喉,余穴均直刺[41];针刺太阳、风池、百会、率谷、合谷、太冲、列缺等穴位可治疗鼻咽癌导致的神经血管性头痛[42];针刺颊车、下关、廉泉、风池、人迎等穴祛瘀通络,辅以合谷、太冲行气化瘀,可治疗鼻咽癌放疗后吞咽障碍[43],伴有鼻塞者可加迎香、印堂,伴有头痛者可加额厌。此外,《素问·阴阳应象大论》云:"阳化气,阴成形。"放疗后阴液灼伤,津液亏损,使有形之躯——肌肉出现萎缩,伴口干、咽喉干燥疼痛、咀嚼乏力、吞咽困难等,治疗时选取金津、玉液、太溪养阴生津,足三里培土以调后天之本、气血生化之源,形体消瘦者可辅以艾灸中脘、神阙温中健脾益气。

2. 耳穴压豆法　耳穴压豆可以防治鼻咽癌患者急性放射损伤。口腔炎选穴为口、心、肺、舌、神门;咽喉炎选穴为咽喉、肺;食管炎选穴为食管、口、交感、皮质下[44]。

3. 刮痧[45]　选择华佗夹脊穴、足太阳膀胱经,对鼻咽癌康复期患者进行刮痧治疗,可疏通全身经气,提高身体免疫力。

4. 穴位贴敷　对于康复期的鼻咽癌患者,穴位贴敷主要用于增强免疫力、缓解遗留症状,如:增强免疫力可选用脾俞、肾俞、大椎、膻中、气海、关元、神阙、足三里、三阴交等穴;听力下降可选用耳门、听宫、听会等穴位;头痛可选用百会、大椎、风池、太阳、头临泣等穴位。

七、鼻咽癌常见症状的中医药治疗

(一)回吸性血涕和鼻衄

可分为虚实两大类。属实者有肺热,胃火,肝火;属虚者有肝肾阴虚,阴虚肺燥,脾不统血。实证者因火热迫血妄行而致衄,虚证者因阴虚血热或气虚不摄血而鼻衄。

1. 中药口服

(1)肺经热盛

[治法]　疏风清热,凉血止血。

[方药]　黄芩汤(《医宗金鉴》)加减。黄芩9g,山栀子9g,连翘12g,桑白皮12g,薄荷9g,荆芥6g,赤芍12g,丹皮12g,麦冬9g,白茅根15g,侧柏叶9g,大蓟9g,小蓟9g,甘草6g,咳嗽痰稠者加瓜蒌仁、贝母。

(2)胃热炽盛

[治法]　清胃泻火,凉血止血。

[方药]　清胃汤(《脉固症治》)合犀角地黄汤(《备急千金要方》)加减。黄芩15g,黄连6g,芦根12g,藕节

9g,升麻9g,生石膏（先煎）30g,生地15g,丹皮12g,赤芍12g,犀角（冲服）2g,大蓟9g,白茅根15g、若失血过多,加黄精、桑葚子等以养血止血。

（3）肝火上逆

[治法]　清肝泻火,降逆止血。

[方药]　龙胆泻肝汤（《医宗金鉴》）加减。龙胆草6g,山栀子9g,黄芩9g,柴胡12g,木通6g,生地15g,车前子18g,泽泻2g,当归12g,甘草6g,羚羊角（冲服）1.5g,代赭石15g,钩藤15g,茜草12g,侧柏叶9g。血量多可酌加白茅根、仙鹤草、旱莲草等,口干甚者,可加麦冬、元参以养阴生津。

（4）肝肾阴虚

[治法]　滋养肝肾,养血止血。

[方药]　知柏地黄汤（《医方考》）加味。熟地黄15g,山萸肉9g,山药30g,茯苓12g,泽泻12g,丹皮6g,知母6g,黄柏6g,阿胶10g,旱莲草12g,桑椹子9g,仙鹤草9g,白及9g。

（5）阴虚肺燥

[治法]　养阴清肺,润燥止血。

[方药]　养阴清肺汤（《重楼玉钥》）加减。生地黄15g,麦冬9g,白芍15g,丹皮9g,玄参12g,贝母9g,白茅根15g,旱莲草9g,藕节9g,侧柏叶9g,甘草6g。

（6）脾不统血

[治法]　健脾益气,摄血止血。

[方药]　归脾汤（《济生方》）加减。人参9g,黄芪15g,白术9g,茯苓12g,当归12g,生地15g,阿胶10g,木香9g,炒枣仁30g,大枣5枚,仙鹤草30g,血余炭9g,桑葚子30g,桂圆肉6g。若大衄不止,出血过多,面色苍白,心神恍惚,有阴脱阳亡之危急证候,宜急投独参汤,或加附子以回阳救逆。

2. 中成药　云南白药胶囊具有化瘀止血,活血止痛,解毒消肿之功效。

3. 中药外用

（1）将白及粉、三七粉或云南白药粉吹入鼻腔出血处,同时压迫止血。

（2）复方止血油局部应用:将白及加工提取,加麻黄素粉,制成油剂。用时将止血油滴入棉片,塞于鼻出血部位。

（3）中药止血药膜的应用:以血余炭、血竭、三七、大黄、蒲黄、白及、五倍子、枯矾各等量加工成粉,过120目筛,以聚乙烯醇为基质成膜,紫外线消毒后备用,分成10×200px大小,用时置于鼻出血处。

4. 针灸经络疗法

（1）取穴上星,委中,合谷,少商,气海,足三里。先于委中,少商刺血,再刺上星,合谷,留针20分钟,10分钟行针1次。

（2）指压百劳穴2～5分,可止鼻衄。

（3）耳针止鼻衄:取鼻的同侧耳穴内鼻,外鼻,神门等耳穴按压王不留行粒,可作为鼻衄的辅助治疗。

（4）令患者双足浸入温水中或将大蒜捣烂,敷于足心涌泉穴上。亦可将吴茱萸捣成末状,炒热,调醋,敷于双足上。有引血下行,减轻鼻衄的功效。

（二）耳鸣与听力减退

1. 针刺治疗　鼻咽癌患者出现耳鸣、听力减退症状时,采用益肾填精、聪耳开窍的治疗原则,针刺双侧听宫、率谷、翳风、完骨将针感向耳底传导,用补法针刺双侧照海、太溪、三阴交,对双侧申脉施以泻法,双侧中渚、安眠、外关则平补平泻法,获针感后留针30min,治疗每隔日进行1次[46]。

2. 耳穴压豆治疗　用耳穴贴压王不留行籽,重者每用2次,症状轻者每用一次,左右耳轮流更换,10次为一疗程;取穴:内耳、耳鸣线、外耳、丘脑、神经系统皮质下、时穴、心穴、随症加减穴,如阴虚或阳虚者加肾,耳鸣时轻时重者加耳背肾,若睡眠不佳而耳鸣加重者加耳背心[47]。

（三）头痛

1. 中医辨证处方　鼻咽癌的头痛中医多认为属"内伤头痛"范畴,根据中医四诊,常见证型有肝阳上亢、肾精亏虚、痰浊上犯、瘀血内阻等证型，可辨证选用天麻钩藤饮、大补元煎、半夏白术天麻汤、通窍活血汤等处方口服[48]。

2. 体针法 取巨髎透四白、合谷、支沟穴。常规皮肤消毒，快速进针，达到穴位深度，产生酸、麻、胀感，中等刺激，留针5～10分钟，日1次，5日1个疗程。

3. 耳穴针 取上颌透额，肾上腺透内鼻，神门透交感，中等刺激，留针2分钟。体针与耳针交替进行，疼痛剧烈时，体针耳针并行。

4. 耳穴压豆治疗 使用王不留行籽贴压，常用穴位包括肺、神门、交感、胸、肾上腺、肿瘤特异区等穴位，将其粘牢压紧，并轻轻揉按1～2分钟，或以耳郭发热潮红为度。每日揉按3～5次，隔3～5天更换1次，两耳交替贴用。

（四）放疗后口腔黏膜炎

1. 中药内治 临床辨证分型常分为热毒蕴结、气阴两虚、瘀毒内结3种，治疗常以清热解毒、益气养阴、破瘀散结为主[49]。常用中药处方包括玉女煎、六味地黄丸、三才封髓丹、引火汤等；也有少数医家认为放射线乃燥热邪气，所致的放疗副作用属于燥证，治疗以扶正祛邪为主，益气养阴润燥为基本，辅以清热利湿、活血消肿、化瘀散结[50]，常用中药处方如：参麦饮、养阴清肺汤等。

2. 中药外治 常用外治处方有康复新液、加味冰硼散[51]（熊胆、血竭、儿茶、没药、乳香、寒水石、硼砂、青黛、冰片等9味中药组成）、口炎宁合剂[52]（玄参100g，生地黄100g，延胡索30g，露蜂房30g，白及30g，金龟莲3g，）以及其他含有金银花、野菊花、蒲公英、天葵、紫花地丁、生石膏、硼砂等的中药液。在放疗治疗期间，每日采用上述中药漱口液进行漱口，3次/天，每次含漱5分钟。

3. 饮食 患者应忌食辣椒、胡椒、榨菜、羊肉、茴香、韭菜、鹿肉、雀肉等性温热之物，少用热性补药，戒烟忌酒，以免生热助火。多选用清热、解毒、养阴生津的食物，并能归入肺、肝经的中药食疗。常用药膳方可选养津饮：雪梨干、芦根各50g，天花粉、玄参、荠菜各25g，麦门冬、生地黄、桔梗各15g，杭白菊20g，同煎去渣取汁，每日1次，分2次温服，治疗鼻咽癌津液亏损，口舌干燥者，有滋阴生津，凉血利咽的作用。

4. 针灸 可在颈部、手足部及背部寻找热敏点实施透热灸疗，选用咽安穴（经验穴）、肺俞、扶突、孔最、曲池、太溪、风池、大椎区域，按下述步骤分别进行透热灸方法，先行回旋灸1分钟温热局部气血，继以雀啄灸1分钟加强敏化，循经往返灸1分钟撤发经气，再施以温和灸发动感传、开通经络。每日一次，10天为一个疗程[53]。

八、中医辨证施护

辨证施护是以中医的整体观念为根本，从表、里、寒、热、虚、实、阴、阳等八纲辨证和脏腑辨证入手，针对肿瘤患者的功能障碍、免疫力低下、心理负担重等生理和心理特点，采取饮食调护[54]、生活起居、情志护理、中医养生、用药护理、中医适宜技术运用等，在促进治疗效果的同时，积极调动患者机体内部因素，强化和激发患者自我调节能力，达到提高临床疗效的目的。中医辨证施护对于缓解鼻咽癌患者放化疗期间的不良反应，提高患者生活质量具有十分重要的意义。

1. 痰热内结证

（1）症见：患者表现头痛剧烈，痛处固定，流涕或痰中带血，口干、口臭，心烦失眠，大便秘结，舌质红，或有瘀斑，脉弦数。

（2）施护：①嘱患者卧床休息，密切观察流涕量及血涕量、性质及伴随症状，严密监测生命体征、血压等；②饮食以清热化痰之品为主，忌辛辣刺激、燥热之品，可用猫爪草、夏枯草、石上柏为药膳；③多饮水，保持大便通畅，必要时通过穴位按摩等方式促进排便；④加强患者情志疏导。

2. 肺胃阴虚证

（1）症见：患者表现口干咽燥，口渴喜冷饮，或口唇燥裂，鼻干少津，干呕或呃逆，干咳少痰，胃纳欠佳，大便秘结，小便短少，舌红而于，少苔或无苔，脉细数。

（2）施护：①嘱患者多饮水，勤漱口；②饮食以清肺养胃，润燥生津之品为主，忌温燥伤阴之品，可用葛根、沙参、麦冬、玉竹、杏仁等为药膳，口咽干燥无津者，嘱患者平时口含藏青果和鲜山楂。③可选用渴点、口、交感、神门、内分泌、外耳点等耳穴，进行王不留行籽穴位压豆，起到益气养阴、生津止渴之效。

3. 气血亏损证

（1）症见：患者头晕目眩，面色苍白或萎黄，咽干，鼻干少津，或涕中带血，气短乏力，四肢麻木，心悸怔忡，失眠多梦，甚至头发脱落，爪甲无华，舌质淡或淡暗，少津，脉细无力。

（2）施护：①护理人员应通过耐心细致地开导、安慰和解释，消除患者不良精神因素，帮助他们树立战胜疾病的信心；②饮食以健脾养心，益气补血之品为主，忌生冷、寒凉之品，可用黄芪、枸杞子、甲鱼、人参等为药膳，取黄芪 50g、枸杞子 30g、甲鱼 500g 炖服，或将生晒参或西洋参 3～5g 切片泡茶饮服，或隔水蒸服，1 次 /d，7 天为 1 个疗程。③注意锻炼身体，适寒温，随气候变化增减衣物。④可艾灸气海、关元、足三里、百会、脾俞、肾俞等穴位以益气养血。

4. 脾胃失调证

（1）症见：患者形体消瘦，胃纳欠佳，厌食，恶心呕吐，或呕吐酸水，呃逆心烦，腹胀、腹痛，胸脘痞满，大便溏，舌质淡，苔白厚，脉细弱。

（2）施护：①叮嘱患者要多卧床休息，护理时要耐心开导，排解忧郁情绪，要根据患者的心理状况给予关心；②患者应清淡素食，避免厚味膏粱；③要做到动作轻柔，尽量不要在病床上晃动。④急性呕吐严重者应暂停进食，半流质食物可在呕吐停止后开始逐步进食。对于呕吐症状较重的患者，建议用中药少量、多次服用，可将生姜片嚼烂或少量生姜汁饮下，再服用药物。对呕吐较重的患者，要采取侧卧、清除呕吐物、换洗脏衣等措施，保证病区卫生整洁，通风换气。⑤治疗上可选择内关穴、合谷穴、足三里穴、丰隆穴、中脘等处进行针刺。⑥在饮食上，应以健脾益气、和胃止呕的食物为主，忌食寒凉肥甘之品，可尝试用山楂、五爪龙、淮山等药食，并用于药膳的制作[54]。

5. 肾精亏损证

（1）症见：患者形体消瘦，眩晕，耳鸣，听力下降，口舌干燥，咽干欲饮，腰酸膝软，遗精滑泄，五心烦热或午后潮热，舌红少苔或无苔，脉细弱或细数。

（2）施护：①在护理中应嘱患者多活动筋骨，使血脉流通，益气生精建议患者在护理过程中多活动，促进血液循环，使气血得到加强，对精气的产生有一定的帮助[55]。②每天指导患者坚持运动，但要注意劳逸结合，劳逸结合要适度。③饮食应以滋补肾气、滋阴降火的食材为主，忌食寒凉、辛辣或燥热之品，可选用熟地黄、鲜地黄、冬虫夏草、淮山、茯苓、人参、黄芪、党参、灵芝、乌龟等中药材烹制药膳。④注意生活规律，注意休息，忌用脑过度，忌劳顿过度，食物要营养丰富，可多吃甲鱼、银耳等有助补肾壮阳的食物，不要吃煎炸、烤烤或辛辣的食物，切忌酗酒、抽烟。

九、中医治未病康复指导

早在《黄帝内经》就有中医"治未病"理念——"上工治未病，不治已病，此之谓也"，经过中医家的继承、发扬和创新，"治未病"理念得到不断完善，逐步形成了涵盖"未病先防、已病防变、瘥后复发"理念的理论体系。

中医"治未病"在鼻咽癌康复中的应用，主要是从精神调养、防治鼻咽癌复发转移、带瘤生存等方面进行全方位积极干预[56]。未病先防——平素修身养性，注意精神调摄、饮食起居，戒烟酒，加强锻炼；既病防变——对癌前病变（如鼻咽上皮增生、增生结节、鼻咽腺样体增殖和黏膜重度慢性炎症等）进行治疗，防止其加重癌变等；瘥后防复——对于病情稳定处于康复期患者，需注意饮食、起居，避免过度劳累，保持心情舒畅，防止病邪再侵袭。

十、鼻咽癌中医康复多学科诊疗

鼻咽癌的中医康复多学科诊疗，主要通过中医肿瘤科、放疗科、中医康复科、营养科、疼痛科、心理科、肿瘤专科护士团队等多学科联合诊疗，在最短时间内形成多科学联合诊疗中医康复方案，以缓解患者症状，延长带瘤生存期，改善生活质量。在鼻咽癌患者手术治疗、放射治疗、化学治疗等综合治疗前后，针对鼻咽癌患者正气受损、火毒内蕴、气阴两虚、肝肾不足等病因病机，采取健脾益气、清热解毒、益气补阴、补益肝肾、化瘀散结等方法进行辨治，同时辅以中医饮食指导、中医情志调理、经络养生等中医康复治疗方法，为鼻咽癌患者提供全面的中医康复治疗模式[57]。

（王 维 李枋霏）

扫一扫，查阅参考文献

第十二章 鼻咽癌的随访指导

第一节 鼻咽癌随访概述

一、随访概述

恶性肿瘤是威胁人类健康和生命的常见疾病,其发病率和死亡率呈上升趋势,未来肿瘤将逐渐成为疾病防控中的重大问题。恶性肿瘤局部复发和全身转移的生物学特性,决定了对患者的治疗不能在完成治疗出院时就宣告结束,应定期进行复查和随访,对潜在的复发转移做到早发现、早诊断、早治疗。同时,通过对随访资料的分析,获得不同类型肿瘤患者在接受治疗后的生存时间及复发转移情况,掌握肿瘤疾病的发展、预后、演变规律及判断治疗方案在临床中的疗效,总结诊疗经验,收集临床数据,从而指导肿瘤的诊断与治疗。

鼻咽癌是一种对放射治疗敏感的恶性肿瘤,放射治疗是 I～Ⅳa 期、寡转移的Ⅳb 期鼻咽癌的主要方式,在初次治疗后多数能获得较好的控制,但局部复发和远处转移仍然是鼻咽癌治疗失败的主要原因,放疗后相关的毒副作用值得进一步关注[1]。随访的目的是评估治疗效果,及早发现复发和转移,及时实施挽救治疗,包括接受手术、再程放疗、化疗和或免疫治疗等;并监测和处理治疗相关的晚期不良事件和并发症,促进功能康复,以提高鼻咽癌患者的生活质量。理想的情况是尽可能频繁地检查患者,无限接近其发生的真实时间检测到不良事件和并发症。然而,随着患者随访频率和检查项目数量的增加,所需的医疗资源费用也相应增加,也有出现假阳性结果的可能,给患者带来心理负担,还要承受相关检查可能导致的负面影响,同时增加患者经济负担和医疗机构负担。因此,有必要制定合理的策略,及时发现鼻咽癌复发、转移,以及不良事件和并发症,却又不盲目增加随访和检查项目的频率和成本。目前鼻咽癌的最佳随访策略尚未建立,缺乏高质量的随机对照临床试验数据,循证医学也较少,主要由相关专家利用大数据平台对鼻咽癌患者进行长期随访,探索相应的随访时间限制、频率和跟进项目。

鼻咽癌的首次随访主要是对局部和全身病变进行系统、完整评估,应在放化疗完成后 12～16 周开始。鼻咽癌患者在治疗后 5 年内应主要随访肿瘤复发、肿瘤转移、治疗相关的不良事件和并发症[2]。目前,CSCO、NCCN 等临床指南有推荐鼻咽癌的随访频率,但欠缺大量高级别证据的前瞻性和循证医学证据的支撑。根据一项涉及 7 043 名鼻咽癌患者的真实世界研究,提议根据鼻咽癌 T 分期、N 分期及 EBV DNA 拷贝数对鼻咽癌进行分组后,进行个体化随访[3]。对于鼻咽癌的局部复发和区域复发,目前的随访方法包括鼻咽镜检查、鼻咽和颈部 B 超、MRI 及 EBV DNA 检测。远处转移是鼻咽癌治疗失败的主要原因,因此,远处转移的复查也是鼻咽癌患者治疗后随访的重点。远处转移的检查主要包括 PET/CT、胸腹部 CT、全身骨显像和 EBV DNA 检测。对于鼻咽癌放疗后并发症的观察,建议定期检查甲状腺功能,以及听力、视力、吞咽、营养、口干、龋齿等头颈部器官的功能评估,并积极接受康复治疗。

二、随访方式

由于鼻咽癌在生物学方面具有局部复发和全身转移的特性,部分晚期鼻咽癌患者需要长期治疗。然而,掌握患者治疗间歇期或治疗结束后的心理状态、用药、饮食、治疗效果、复发转移情况、生存状况等信息必须依靠随访来实现。定期随访还能与患者建立长期的医疗、护理、康复指导体系,有目的、有针对性地追踪观察,为患者饮食营养、功能恢复、心理、护理等方面进行指导,预防可能发生的并发症,减少肿瘤的复发、转移和第二原发肿瘤的发生,有助于实现鼻咽癌个体化治疗,提高生活质量,有效延长患者的生存时间[4]。

肿瘤随访可以分成被动随访与主动随访。被动随访主要由指定的机构,定期或不定期报告覆盖范围内病例的治疗结局或生存结局的方法,如公安户籍部门核对死亡情况;也包括患者主动向医疗机构提供的医疗记录等信息。被动随访简单易行、成本低、资料准确性高,但不易获取结局信息。主动随访是指登记机构主动收集随访资料,以及医疗机构、经治医护人员和患者或亲属保持常规的接触,包括、门诊随访、信函随访、家访、电话随访、网络随访等方法。

1. 门诊随访 门诊随访是临床随访的有效方式,但不适合应用于病情较重的患者,且依赖于患者自身的依从性。

2. 信函随访 信函随访是经典而重要的方法,可用于医学随访、行风回访、科研随访等。缺点是因信函丢失、地址变更、患者文化程度较低、患者病故等因素导致随访失败或随访率降低。

3. 家访 家访是提高随访率的重要措施之一,也是提高随访质量的重要环节。但家访随访成本高,而且在新兴城市或移民、搬迁较普遍的城市集镇难以被广泛使用。

4. 电话随访 电话随访是直接交流的随访方式之一,能明显提高随访效率,获得的资料也较准确可靠。通过对出院患者打电话,包括记录在案、号码查询平台查询,以及由当地部门或个人提供的号码进行随访,能明显提高随访效率,获得的资料也较准确、可靠,能有效监测患者的部分健康状况,并给予患者支持和指导,提高生存质量。但受客观因素影响较大,例如被随访对象失联或被随访者的表述不清等。

5. 网络随访 随着网络基础设施的进步和智能终端的普及,网络随访成为一种新的便利的随访手段,可以实现即时信息共享,具有时效性、互动性强等优点,提供了更加便利的随访条件[5]。

(王若峥)

 扫一扫,查阅参考文献

第二节 不同阶段鼻咽癌患者随访时间及建议

鼻咽癌治疗后可能出现疾病进展,持续随访监测对鼻咽癌患者至关重要。鼻咽癌治疗后随访的主要目的是评估疗效,尽早发现肿瘤复发和/或转移事件,以及第二原发肿瘤,并及时干预治疗,提高患者总生存率;同时还能评估和处理治疗后的晚期毒性,提高患者生活质量。然而,如何对鼻咽癌患者进行合理有效的治疗后随访,最佳的临床随访策略目前仍在探索。既要尽可能早发现肿瘤复发和转移的情况,又要减轻患者经济负担,避免医疗资源浪费。应根据患者情况、肿瘤分期和复发风险等来制定个体化、人性化的随访策略。

鼻咽癌治疗后随访相关的高质量临床研究数量较少,从而导致鼻咽癌治疗后随访循证医学指导证据不足,缺乏清晰的临床指导。美国 NCCN 指南推荐患者随访频率为第 1 年内每 1~3 个月随访 1 次;第 2 年每 2~6 个月随访 1 次;第 3~5 年每 4~8 个月随访 1 次;5 年后每 12 个月随访 1 次[1]。国内指南也缺乏基于患者风险分层制定个体化的随访策略,易导致随访过度或者随访不足。国内的学者利用鼻咽癌大数据平台的长期随访优势,基于患者不同分期、治疗前 EBV DNA 水平等,根据复发转移风险的高低制定个体化随访策略模式,为制定鼻咽癌的个体化随访策略提供依据[2-3]。针对鼻咽癌复发和转移的随访手段,临床实践中最常用的方法是病史和体格检查(包括颈部触诊和鼻咽镜检查)、外周血 EBV DNA 拷贝数检测、影像学检查等[4]。对于放疗后的患者,有可能损害头颈部器官的生理功能,推荐定期检测甲状腺功能,定期接受牙齿、言语、听力、吞咽功能、营养和心理状态评估,并积极进行康复治疗。

因此,结合美国的 NCCN 指南、《中国临床肿瘤学会(CSCO)鼻咽癌诊疗指南(2022)》《中国肿瘤整合诊治指南（CACA）鼻咽癌（2022）》和《中国鼻咽癌放射治疗指南（2022 版）》对鼻咽癌治疗后的随访管理的建议，对不同阶段鼻咽癌患者随访时间及内容进行总结如下[5-7]。

一、Ⅰ～Ⅱ期（$T_{0\sim2}N_{0\sim1}M_0$）鼻咽癌治疗后无临床症状或症状稳定患者

根治性放疗后第 1～2 年，第 1 个月随访 1 次，之后每 3～6 个月随访 1 次；根治性放疗后第 3～5 年，每 6 个月随访 1 次；根治性放疗满 5 年后，每 12 个月随访 1 次。

随访内容：①问诊与体格检查；②鼻咽镜检查；③外周血 EBV DNA 拷贝数检测；④鼻咽及颈部增强 MRI 或者 CT（MRI 存在禁忌时）；⑤胸部 CT；⑥上腹部 CT 或腹部 B 超；⑦全身骨 ECT（一年一次）；⑧甲状腺功能检查（每 6～12 个月一次）；⑨口腔、听力、视力、吞咽和营养康复功能评估。

二、局部晚期Ⅲ～ⅣA期鼻咽癌治疗后无临床症状或症状稳定患者

1. 复发转移高风险组需维持化疗或者辅助化疗的患者　根治性放疗后第 1 年（维持或辅助治疗阶段），每 2～3 个月随访 1 次，建议使用实体瘤疗效评价标准进行肿瘤疗效评估；根治性放疗后第 2～3 年，每 3～4 个月随访 1 次；根治性放疗后第 4～5 年，每 6 个月随访 1 次。根治性放疗满 5 年，每 12 个月随访 1 次。

随访内容：①问诊与体格检查；②鼻咽镜检查；③血常规、肝肾功能、外周血 EBV DNA 拷贝数检测；④鼻咽及颈部增强 MRI 或者 CT（MRI 存在禁忌时）；⑤胸部 CT；⑥上腹部 CT 或腹部 B 超；⑦全身骨 ECT（一年一次）；⑧甲状腺功能检查（每 6～12 月一次）；⑨口腔、听力、视力、吞咽和营养康复功能评估；⑩怀疑转移和复发病灶时，条件允许下可行 PET/CT 检查。

2. 复发转移低风险组无需维持化疗或者辅助化疗的患者　根治性放疗后第 1～2 年，第 1 个月随访 1 次，之后每 3～4 个月随访 1 次；根治性放疗后第 3～5 年，每 6 个月随访 1 次；根治性放疗满 5 年后，每 12 个月随访 1 次。

随访内容：①问诊与体格检查；②鼻咽镜检查；③外周血 EBV DNA 拷贝数检测；④鼻咽及颈部增强 MRI 或者 CT（MRI 存在禁忌时）；⑤胸部 CT；⑥上腹部 CT 或腹部 B 超；⑦全身骨 ECT（一年一次）；⑧甲状腺功能检查（每 6～12 个月一次）；⑨口腔、听力、视力、吞咽和营养康复功能评估；⑩怀疑转移和复发病灶时，条件允许下可行 PET/CT 检查。

3. 复发/转移性鼻咽癌患者治疗后无临床症状或疾病控制稳定患者　一线治疗结束后随访频率：建议每 2～3 个月随访 1 次，最长不超过 4 个月，直至发现任何疾病进展。

随访内容：①问诊与体格检查；②鼻咽镜检查；③血常规、肝肾功能、外周血 EBV DNA 拷贝数检测；④鼻咽及颈部增强 MRI 或者 CT（MRI 存在禁忌时）；⑤胸腹部 ± 盆腔增强 CT（根据转移灶部位确定）；⑥合并骨转移时，需复查椎体 MRI 或全身骨 ECT（必要时可每半年一次）；⑦条件允许可行 PET/CT 检查；⑧若行鼻咽及淋巴结引流区域局部放疗，可行甲状腺功能、口腔、听力、视力、吞咽和营养康复功能等评估；⑨临床试验患者，随访密度和复查手段遵循临床试验研究方案。

（陆　颖　陈锡山）

扫一扫，查阅参考文献

第三节　鼻咽癌患者随访的具体内容

鼻咽癌作为中国特色的恶性肿瘤，好发于我国的南方，尤其是广东、福建、广西等地区，严重危害了我国人民的生命健康[1]。鼻咽癌患者总体预后比较好，但仍有部分人群治疗后出现复发、转移及严重的治疗相关毒副作用。因此，对鼻咽癌患者进行规律的随访，不仅能了解鼻咽癌患者治疗后的生存状态，评估治疗效果和

不良反应,还能对患者及家属进行治疗后的康复指导,包括功能康复、心理康复、营养康复等,同时随访是医、护、患之间至关重要的联系纽带,也是肿瘤疾病管理的重要组成部分。

鼻咽癌是一类异质性较大的疾病,不同的临床分期、不同的血浆 EBV DNA 水平、不同的治疗手段,鼻咽癌复发转移的风险大小和治疗后的相关毒性程度均不尽相同,因此随访的频率、随访的内容也不尽相同。例如早期鼻咽癌(Ⅰ期或部分Ⅱ期)可通过单纯放疗治愈,局部晚期患者必须通过联合治疗才可能提高治愈率;对于 T_4 期的大肿瘤患者,往往容易出现局部复发,对于 N_3 期的患者或治疗后 EBV DNA 持续升高的患者容易出现远处转移,往往需要维持治疗。鉴于鼻咽癌的异质性、治疗模式和复发模式有很大差异,因此鼻咽癌患者的随访要求多元化和个体化。目前,鼻咽癌的最佳随访策略尚未建立,缺乏高质量的随机对照临床研究,循证医学数据较少,有待进一步完善。

一、随访形式

恶性肿瘤的生物学特性决定了它具有局部复发和远处转移的可能性,对它的治疗是长期且艰巨的。因此,对于恶性肿瘤的治疗,不能以患者完成治疗和出院而宣告结束,还应该进行定期复查和随访。

根据医疗机构与患者的关系,随访可分为主动随访和被动随访。前者是医疗机构主动联系患者,了解他们的生存情况等信息,并进行归纳整理;后者是患者主动向医疗机构提供信息,比如患者来院复诊等。在随访活动中,两者各有优缺点,主动随访成本较高,容易出现失访、漏访,但获得的信息相对全面,特别是患者的死亡信息;被动随访,简单易行、成本低,医生可详细记录患者的相关信息,但容易出现远离医疗机构的患者不再返院复诊的情况。

从内容来看,肿瘤随访的形式包括信函随访、电话随访、建立数字化随访系统、预约(门诊)随访、上门随访及网络随访等 [2]。信函随访是经典而重要的方法,可用于医学和科研随访等。缺点是信函容易丢失,或因患者文化程度或病故等因素导致随访结果不满意。电话随访是最主要的随访方式,由医务人员主动通过电话,有目的地向患者获取相关信息,能显著提高随访效率,同时获得的资料也比较准确。

近年来,随着互联网技术的飞速发展,网络随访将成为一种新的肿瘤随访方式,包括短信、微信、电子邮件、随访软件等,这些随访方式具有更强的时效性和更好的互动性,将为鼻咽癌患者的随访提供更好的便利性。

二、随访时间及建议

复发和转移是影响鼻咽癌患者生存最主要的两个因素,理想的随访旨在能早期发现鼻咽癌的复发和转移,并能够采取有效的治疗手段。调强放疗时代鼻咽癌的复发风险为双峰:第一复发高峰发生在治疗结束后的 1.5 年内(主要发生于分期为 T_3、T_4 和 N_2、N_3 的患者);另一复发高峰则在治疗结束后 3.5 年(所有 T 分期和 N_2、N_3 的患者)。同时,既往研究显示,鼻咽癌治疗后 5 年内的死亡风险主要来自肿瘤治疗失败,非肿瘤性死亡风险相对较小。因此,根据 ESMO-EURACAN 的建议 [3],鼻咽癌患者的随访频率为第 1 年每 3 个月一次,第 2 年和第 3 年每 6 个月一次,之后 5 年每年一次。随访内容包括病史、体格检查、血常规和生化检查、内分泌功能检查、血浆 EBV DNA 拷贝数、影像学检查和内镜检查等。

美国 NCCN 并没有对鼻咽癌的随访作出具体的描述,而是同头颈部肿瘤一起作了如下推荐:第 1 年,每 1~3 个月一次;第 2 年,每 2~6 个月一次;第 3~5 年,每 4~8 个月一次;满 5 年以后每 12 个月一次。

目前,对于鼻咽癌最佳的随访策略尚未达成共识,各大指南也存在较大争议,以下结合中国临床肿瘤协会(CSCO)指南和最新的相关文献进行推荐。

1. 治疗后第 1~2 年 随访频率为每 2~4 个月一次。随访内容如下。

(1)Ⅰ级推荐:①病史与体格检查;②鼻咽镜检查;③外周血 EBV DNA 拷贝数检查;④鼻咽 + 颈部 MRI;⑤胸部 CT;⑥腹部 B 超或上腹部 CT;⑦全身骨 ECT;⑧甲状腺功能检查(每 6~12 个月)。

(2)Ⅱ级推荐:①鼻咽部和颈部 CT(针对有 MRI 检查禁忌的患者);②胸部 X 线片;③ PET/CT(针对临床怀疑远处转移或 EBV DNA 拷贝数升高的 T_4 或 N_3 期患者);④口腔科检查;⑤听力、视力、吞咽、营养和功能康复评估。

2. 治疗后第 3 ~ 5 年 随访频率为每 3 ~ 6 个月一次。随访内容参同"1.治疗后第 1 ~ 2 年"。

3. 治疗满 5 年后 随访频率为每 12 个月一次。随访内容参同治疗后第 1 ~ 2 年。

CSCO 指南对鼻咽癌的随访时间及随访频率进行了大致描述，但鼻咽癌是一类异质性较大的疾病，这种群体随访或者经验性随访可能并不适用于所有鼻咽癌患者。对于不同疾病风险的患者，如何建立合理的随访时限、随访频率和随访项目是非常重要的，这既能提高随访的效率同时也能降低患者的经济负担。2020 年，中山肿瘤团队纳入了 7 000 余例鼻咽癌患者的真实世界大数据，描绘了鼻咽癌治疗后 5 年内复发风险的动态变化规律，建立了一套可平衡随访效果与时间成本的随访策略，为开展肿瘤的个体化随访提供了依据[4]。

该研究指出，对于 I 组（T_1N_0）患者，基于风险的监测安排为 5 年内 10 次随访（1 ~ 5 年分别为 2 次、3 次、2 次、2 次和 1 次）；II 组（$T_{2-3}N_0$ 或 $T_{1-3}N_1$）患者共需 11 次随访（1 ~ 5 年分别为 2 次、4 次、2 次、2 次和 1 次）；III 组（$T_{1-3}N_2$ 和 EBV DNA > 2 000；T_4N_{0-2}）患者共需要 13 次随访（1 ~ 5 年分别为 4 次、4 次、3 次、1 次和 1 次）；IV 组（任何 T 和 N_3）患者共需要 14 次随访（1 ~ 5 年分别为 4 次、5 次、3 次、1 次和 1 次）。相对于 NCCN 或 RTOG 推荐的随访策略，基于风险的个体化随访策略并没有影响肿瘤的控制，反而显著地减少了随访的次数，减轻了患者的经济负担。

三、随访内容

（一）人口学资料

包括姓名、性别、年龄、民族、出生日期、身份证号码、家庭（单位）住址，以及配偶（联系人）姓名、住址、联系电话、网络账号等信息。

（二）肿瘤相关资料

肿瘤相关资料包含肿瘤的诊断及初次确诊时间；疾病治疗过程；目前状态及历次随访资料；治疗及肿瘤相关症状的记录随访；目前心理状况、营养状况、躯体功能状况、社会职业状况等的康复情况。具体包括以下几个方面。

1. 询问病史 关注鼻咽癌患者的临床表现，常见的有回吸性血涕、颈部包块、耳鸣及听力下降、鼻塞、面部麻木和复视等。结合患者的症状和主诉，认真询问病史，便于早期发现。

2. 体格检查 重点包括眼、耳、鼻、口腔检查，颈部包块检查和脑神经检查等。

3. 实验室检查 血常规、肝肾功能及电解质、EBV DNA 拷贝数、EBV 抗体 VCA-IgA 和 EA-IgA、甲状腺功能检查等。其中 EBV DNA 拷贝数的动态监测对鼻咽癌治疗后的复发、转移具有重要提示作用，尤其是在鼻咽癌流行地区[5-6]。

4. 影像学检查 针对鼻咽癌的局部复发和区域复发，现有的检查手段主要包括电子鼻咽内镜和鼻咽及颈部 MRI 检查。鼻咽电子内镜对鼻咽黏膜表面复发较为敏感，但无法窥及颅底、咽旁和颅内病灶。MRI 对鼻咽黏膜表面以外的复发具有较好的灵敏度和特异度，是目前临床上常见的鼻咽癌局部和区域复发检查手段[7]。对于 MRI 检查的频率目前还没有统一的推荐，有回顾性研究显示，对于治疗后无症状的 T_{1-2} 患者可不常规行 MRI 检查，而对于 T_{3-4} 的局部晚期患者建议每年行 1 次 MRI 检查。

远处转移目前是鼻咽癌治疗后最主要的失败原因[8]，对远处转移的发现和诊断是鼻咽癌随访的重点内容。胸腹部 CT 和骨 ECT 常作为远处转移筛查的影像手段，然而其临床价值目前尚未明确，有待进一步研究。PET/CT 对远处转移病灶诊断的灵敏度和特异度均较高，但价格昂贵，限制了其临床应用。有研究显示，在 EBV DNA 拷贝数的指导下，有针对性地进行影像学检查，可能提高鼻咽癌复查的经济学效益[9]。

5. 远期毒副作用监测 鼻咽癌在放疗过程中，不可避免地会损坏周围正常组织，而且鼻咽癌患者的生存时间往往较长，因此对于长期生存的患者来讲，放疗后的远期毒副作用常常是他们随访过程中最主要的主诉，包括口干、听力下降、耳鸣、张口困难和颈部纤维化等，应详细记录这些远期毒副作用。

6. 营养状况评估和监测 鼻咽癌患者放疗后常常出现口干、吞咽困难等不良反应，导致患者进食困难。因此，在鼻咽癌的随访过程中，需要高度重视患者的营养状态评估，包括体重、体重指数、皮下脂肪厚度、血清学检查（人血清白蛋白、前白蛋白、视黄醇结合蛋白）等检查。

7. 生活质量 生活质量常在随访中得不到足够的重视,甚至被忽略。应充分利用常用的生活质量量表,如 QLQ-C30[10-11]、QLQ-H&N35[12]、EQ-5D-3L[13] 和 FACT-H&N[14] 等,对患者生活状态、社会回归程度进行评估[15],加强对患者的心理指导、生活方式指导,尤其是康复指导,包括鼻腔冲洗,牙齿功能检查、颈部功能锻炼和张口锻炼等。

8. 第二原发肿瘤 鼻咽癌在放射治疗后,约有 3% 的概率会发生第二原发肿瘤,较为常见的有肺癌、上消化道肿瘤、肝癌、结直肠癌和甲状腺癌等[16],因此,治疗后的随访应注意筛查常见的早期第二原发肿瘤。

(张石川 廖文军)

扫一扫,查阅参考文献

第十三章 鼻咽癌的预防

第一节 一级预防

鼻咽癌是一种地域分布极不均衡的恶性肿瘤，高发区主要分布在中国华南地区，其中以广东省的发病率最高，世界标准化发病率可达 20/10 万以上。据 2020 年国际癌症研究中心的数据显示，全球新发鼻咽癌病例约 13.3 万例，中国新发 6.24 万例，占全球患者近 50%[1]。目前，随着放疗技术发展和综合治疗的运用，鼻咽癌患者的生存率得到了显著提高，但为了减少鼻咽癌对人类健康的危害，必须贯彻预防为主，防治结合的战略方针。目前，我国的肿瘤防治策略主要包括以全人群为基础和以高危人群为基础的两种策略。根据鼻咽癌发病的不同阶段，因地制宜制订合理有效的防治策略是降低鼻咽癌的发病率和死亡率关键。

一级预防也被称为病因预防，是指在致癌因素层面对肿瘤进行预防的措施。某些因素的暴露可增加人们患病风险，而在肿瘤发生发展之前，针对这些因素进行积极主动干预，可降低有害因素的暴露水平及肿瘤的发病率。因此，充分了解鼻咽癌的病因，可以更好开展鼻咽癌的一级预防。大量的流行病学和实验室资料证实，EB 病毒感染、吸烟、家族遗传因素、饮食习惯及口腔卫生等均与鼻咽癌的发生密切相关，上述多种因素相互作用共同导致了鼻咽癌的发病。

一、EB 病毒与疫苗研发

EB 病毒（Epstein-Barr virus，EBV）是一种人类 γ 疱疹病毒，人群中绝大多数人为终身无症状感染者[2]。青少年或年轻人的原发感染常导致传染性单核细胞增多症[3]。同时，作为一种致癌病毒，EBV 感染可引发多种恶性疾病，包括鼻咽癌、胃癌、伯基特淋巴瘤和霍奇金淋巴瘤[4]。据不完全统计，全球每年有超过 20 万例肿瘤疾病的发生与 EBV 感染相关[5]。

早在 19 世纪 70 年代，研究者就发现了鼻咽癌发病与 EBV 感染相关的现象[6]，鼻咽癌患者体内存在针对 EBV 及 EBV 阳性细胞的高水平抗体[7]。为进一步明确鼻咽癌患病和 EBV 感染的关系，研究者收集了 240 例鼻咽癌患者的血清标本，发现血清 EBV 抗体滴度≥1∶160 的占比约为 85%，几何平均值为 1∶340，这种高滴度的抗体证实在鼻咽癌患者体内可能存在活跃的 EBV 感染[8]。此外，另一项研究还发现，从 I 期到 IV 期，患者血清 EBV 抗体的平均滴度由 1∶103 升至 1∶790，证实 EBV 抗体滴度的高低与疾病分期密切相关，更高滴度的 EBV 提示患者病情更加严重[6]。然而，在舌癌、喉癌等其他头颈部肿瘤中，均未见疾病发生与高 EBV 抗体滴度的相关性。

既往研究表明，EBV 感染者体内产生的 EBV 中和抗体可在体外抑制上皮细胞和 B 细胞的感染，基于中和抗体理论进行疫苗研发成为鼻咽癌一级预防的关键策略。gp350 为 EBV 血清中和抗体的主要靶点[9]，因此，gp350 也成为 EBV 预防性疫苗临床试验的主要免疫原[10]。近年来，随着抗体制备技术的发展，基于 gH/gL 和 gB 与 EBV 的融合机制受到越来越多的关注，以此为靶点的新一代抗体在体外和体内实验中已经得到证实，可以广泛而有效地抑制 EBV 对上皮细胞的感染活性，这对于鼻咽癌疫苗的研发具有重要的意义[11-12]。以上研究可用于指导 EBV 疫苗的表位设计和药物筛选，有望在未来应用于临床。

二、吸烟

烟草中含有 1 400 多种化学成分，在吸烟时产生的烟雾里有 40 多种致癌物质，还有 10 多种会促进肿瘤发展的物质,其中对人体危害最大的是尼古丁和焦油。尼古丁可以导致吸烟者成瘾;焦油可以黏附在气管等人体器官上,影响其功能,长期作用可以致癌。既往研究已经证实,吸烟是多种恶性肿瘤发生的危险因素,包括呼吸道、胃肠道和泌尿生殖系统肿瘤。几十年来,一些报告同样表明吸烟与鼻咽癌患病风险密切相关。

在一项汇总了 17 项病例对照研究的荟萃分析中,共纳入了 5 960 名鼻咽癌患者和 429 464 名健康人,分析结果显示,当前吸烟人群和既往吸烟人群患鼻咽癌的风险分别是从未吸烟人群的 1.59 和 1.56 倍[13]。为明确吸烟量和鼻咽癌患病的关系,研究者用累计吸烟量进行剂量反应分析。累计吸烟量定义为吸烟者每天的吸烟量(包)× 吸烟的时间(年)。分析显示,累计吸烟量每增加 10,鼻咽癌的患病风险平均提高 15%[13]。烟草中的多种成分可作为肿瘤的诱变剂引起 DNA 损伤,在鼻咽部正常上皮细胞中驱动肿瘤的发生。此外,烟草提取物还可以直接参与 EBV 的激活,诱发鼻咽癌的产生[14]。目前认为,吸烟对鼻咽癌的诱发具有剂量依赖效应,吸烟的累计量越大,这种诱变和损伤作用越强,鼻咽癌的患病风险也进一步升高[15-16]。此外,研究人员还发现,开始吸烟时间越早的人群,鼻咽癌的罹患风险越高。当吸烟者于未成年阶段就开始吸烟时(年龄小于 18 岁),未来患鼻咽癌的风险是未吸烟人群的 1.78 倍,而成年后开始吸烟的人群患病风险为未吸烟者的 1.28 倍[13]。与许多其他癌症一样,鼻咽癌可能需要几十年才能从癌前细胞发展为可检测的实体肿瘤。因此,更早接触致癌物质可能会对鼻咽癌的发展具有更加显著的影响[17-18]。

由此可见,控制吸烟是鼻咽癌一级预防的另一项重要措施。世界卫生组织国际癌症研究中心已于 2017 年 10 月 27 日将吸烟、二手烟及无烟烟草列为一类致癌物。2015 年,我国国家卫生和计划生育委员会发布了《中国临床戒烟指南(2015 版)》。除了个人努力戒烟,控制烟草更是一项复杂的社会工作,政府部门需要积极进行戒烟、控烟的健康宣传教育,完善相关法律法规,包括禁止在公共场所吸烟,禁止售烟给未成年人等,以达到鼻咽癌的预防目的。

三、家族因素及遗传易感性

多种恶性肿瘤都具备遗传易感性,即不同个体由于遗传基因的不同,在外界环境的影响下呈现出更易患病的倾向。在鼻咽癌中,研究者同样发现了家族聚集现象,这种家族聚集现象在鼻咽癌高发区更为多见。中山大学肿瘤防治中心的资料显示,21.6% 的鼻咽癌患者有恶性肿瘤家族史,12.3% 患者有鼻咽癌家族史,并且肿瘤患者大部分都集中在一级亲属。多个大规模的病例对照研究证实,当一级亲属为鼻咽癌患者时,个体患鼻咽癌的风险是其他正常人群的 8 倍以上[19-21]。这些高风险家族人群抵抗致癌物质的能力比较差,发生癌变的阈值比较低。例如,正常人群在大量致癌物质长期作用下才发生癌变,而这些高危家族人群,可能接触相对少量的致癌物质便可发生癌变。此外,研究人员还发现,兄弟姐妹的鼻咽癌风险关联要强于父母,也就是说,如果被研究者的兄弟姐妹曾患鼻咽癌,那么他患鼻咽癌的风险,要高于那些父母患鼻咽癌但是兄弟姐妹未患病的人群[22]。对此研究人员提出家庭环境共享理论来解释这一现象,即个体与兄弟姐妹更容易暴露在相同的病因环境下,例如吸烟、饮酒、喜食腌制食品、EBV 感染等,在遗传因素的作用下,患者具有更高的患病风险[23-24]。

目前研究者已经发现多个与鼻咽癌发病相关的基因位点,例如在全基因组关联研究中,染色体 3p21 被反复证实为鼻咽癌的易感位点[25-26],位于该位点的整合素 α9 基因中内含子 3 的单核苷酸多态性(single nucleotide polymorphism,SNP)(rs2212020)与鼻咽癌的发生密切相关[26]。此外,基于更大队列的鼻咽癌样本资源和基因数据库(7 046 例鼻咽癌患者和 8 570 例正常对照),研究人员又发现了两个新的鼻咽癌 SNP 位点:rs401681(TERT/CLPTM1L)和 rs6498114(CIITA),以上位点已经证实与多种肿瘤的遗传易感性相关[27]。随着基因编码技术领域的不断创新,上述位点可以作为遗传学上减少鼻咽癌发生的潜在干预靶向位点。

四、膳食因素

大量流行病学资料显示鼻咽癌发病与膳食结构密切相关,了解不同饮食习惯对鼻咽癌患病的影响,同样有助于预防鼻咽癌的发生。

1. 咸鱼及其他腌制食品 咸鱼在两广地区的人群的饮食结构中是一种常见的食品。然而,咸鱼及腌制食品中含有的高浓度可挥发性亚硝酸盐,为重要的致癌物质[28-29]。多项研究已经证实,咸鱼饮食习惯可显著增加鼻咽癌的患病风险。1990 年 7 月 1 日至 1992 年 6 月 30 日,研究者收集了来自 4 个治疗中心的 282 例鼻咽癌患者,同时从普通人群中抽样出同等数量在年龄、性别和居住环境方面相匹配的对照组。通过对他们的饮食习惯分析发现,当鼻咽癌人群食用咸鱼的频率高于每月一次的时候,罹患鼻咽癌风险是其他普通人群的 2.5 倍;而当食用频率高于每周一次时,罹患风险高达 4.2 倍[30]。因此,咸鱼也被世界卫生组织定义为一类致癌物。除咸鱼之外,其他腌制过的食品,例如腌菜、腌肉、咸蛋、槟榔果、果脯同样可以增加鼻咽癌的患病风险[30]。

2. 饮酒 作为另一种一级致癌物,酒精已被证实与多种肿瘤的发病密切相关,包括口咽癌、喉癌、食管癌、肝癌、结肠癌、直肠癌和乳腺癌[31]。在鼻咽癌领域,虽然没有高级别证据证明酒精的摄入可增加鼻咽癌的患病风险,但相关研究仍揭示了其间的内在关联。在鼻咽癌高发区(中国南方地区)的一项基于人群的病例对照研究中,研究者评估了 2 441 例鼻咽癌患者和 2 546 例健康人的酒精摄入量。回归分析结果显示,与从未饮酒的人群相比,重度饮酒者(≥90g/d)的鼻咽癌患病风险要增加 32%,但其结果的差异无统计学意义[32]。而在另外一项在美国较早开展的研究中同样提示,中重度饮酒的人群患鼻咽癌风险是其他人群的 1.2~2.9 倍,差异具有显著的统计学意义[30]。有关酒精和鼻咽癌发病的相关性分析,需要在更充足的流行病学资料的基础上进一步证实。

3. 新鲜蔬菜、水果、牛奶及茶叶 除了上述可增加鼻咽癌患病风险的饮食习惯外,既往研究还报道了一些可以降低鼻咽癌发病的膳食结构。迄今,有多项研究报告了富含新鲜蔬菜、水果的饮食模式对鼻咽癌发病具有预防作用[30,33]。在一项纳入了 15 项研究,包括 8 208 例鼻咽癌患者的荟萃分析显示,新鲜蔬菜和水果摄入量与鼻咽癌风险之间存在显著负相关性。其中,食用新鲜蔬菜可使鼻咽癌患病风险降低 40%,食用水果可使鼻咽癌患病风险降低 37%[34]。除新鲜蔬菜、水果外,来自中国大陆的多项研究都证实了饮用茶叶也可以在一定程度上降低鼻咽癌的患病风险[32-33]。这种保护作用在生物学上的解释通常认为与茶多酚激活肿瘤细胞中的甲基化沉默基因和阻断 EBV 感染有关[35-36]。近期,在一项纳入 48 个国家 / 地区资料的生态研究中,统计了鼻咽癌年龄标准化发病率和乳制品消费量之间的关系,并发现二者之间具有显著的负相关性[37],但此结论需要通过分析个体暴露和疾病发生来进一步证实。

五、职业暴露

一些职业暴露是导致肿瘤发生的重要因素,了解它们可帮助我们提供切实有效的预防策略。目前,无论是在鼻咽癌流行区还是非流行区,某些职业暴露均被证实可能潜在导致鼻咽癌的发生,例如:甲醛、棉尘、化学烟雾和焊接烟雾等[38-39]。近期,在中国大陆发起的一项大型病例对照研究,进一步明确了这些暴露因素与鼻咽癌患病风险的内在关联[40]。共有 2 514 例鼻咽癌患者和 2 586 例正常人纳入该研究。多变量回归分析显示,在工作场所接触职业粉尘、化学蒸气、废气 / 烟雾及酸 / 碱试剂,均是鼻咽癌发病的独立危险因素,患病风险增加的范围为 37%~56%。除此之外,鼻咽癌的患病风险会随着上述四种职业暴露持续时间的增加而增加。对所接触的相关化学物质进一步分析发现,共有 14 种物质会显著增加鼻咽癌的患病风险,包括金属、纺织品、水泥或煤炭产生的粉尘;甲醛、有机溶剂或染料产生的蒸汽;柴油、木柴、沥青 / 焦油、车辆或焊接产生的废气或烟雾;硫酸、盐酸、硝酸和浓碱 / 氨等,风险增加的范围为 30%~129%。上述研究结果为鼻咽癌一级预防提供了关键信息,相关部门人员应积极改善高危职业的工作场所条件,这对于降低尤其是流行地区的鼻咽癌的发病率至关重要。

六、口腔卫生

既往流行病学研究已经表明,口腔卫生不良可增加多种恶性肿瘤的发病风险[41-43]。在鼻咽癌方面,研究者校正了吸烟、经济状况、家族史、饮食习惯等因素后发现,补牙、龋齿等口腔卫生不良的因素,可增加鼻咽癌的患病风险,而那些更加注重口腔卫生的人群(每天刷牙≥2 次),鼻咽癌患病风险较其他人群下降 42%[44-45]。对于不良口腔卫生引起鼻咽癌的可能原因如下,首先,有研究表明口腔健康状况不佳会刺激 EBV 复制,研究者在患有牙周病的个体中发现更高载量的 EBV[46]。其次,不良的口腔卫生条件也会导致口腔细菌过度生长,一些口腔细菌可能会催化亚硝胺的产生,亚硝胺是鼻咽癌发展的已知致癌物[28-29]。因此,维护好口腔卫生条件也属于鼻咽癌一级预防,应保持早晚刷牙的习惯,对减少鼻咽癌的发生具有一定的作用。

综上所述,鼻咽癌防控的形势虽然严峻,但在一级预防中,还是有很多方式、方法可以降低鼻咽癌的发病风险。在个人层面,要做好戒烟限酒,倡导不食或少食咸鱼及腌制食品,同时增加新鲜蔬菜、水果、牛奶等食物摄入,形成健康合理的饮食习惯,做好口腔卫生管理。在科研方面,研究人员要积极研发针对EBV特征表位的预防疫苗,筛选潜在的遗传位点及干预靶标。社会方面,还要积极进行防癌宣传,提高老百姓的癌症预防意识,完善禁烟控烟等相关法规,改善具有潜在致癌暴露的工作场所条件等。相信在全体成员的共同努力下,鼻咽癌的发病率会呈现逐年下降的趋势。

(麦海强)

扫一扫,查阅参考文献

第二节 二级预防

二级预防是指肿瘤的早期发现、早期诊断及早期治疗。由于鼻咽部的解剖位置隐蔽,70%~80%的患者就诊时已为中晚期,据国际癌症研究中心的数据显示,从2018年到2020年,全球鼻咽癌发病率上升3.31%,死亡率上升9.7%,约为发病率的3倍,导致该现象的根本原因是鼻咽癌的早期诊断率低,仅20%~30%,使得鼻咽癌的5年生存率提高进入瓶颈期,且治疗费用昂贵,生活质量下降[1-4]。因此,普及、开展鼻咽癌的早期筛查,并及早治疗是降低鼻咽癌死亡率的关键。

一、鼻咽癌初筛

最简单易行的鼻咽癌筛查方法是检测外周血中的生物标志物,目前已经证实EB病毒感染与鼻咽癌密切相关。因此,检测外周血中EB病毒相关标志物是鼻咽癌筛查和早期诊断的重要手段。

1. EB病毒相关抗体检测　EB病毒感染鼻咽上皮细胞可表达R反式激活因子(R transactivator,Rta)、Z反式激活因子(Z transactivator,Zta)和产生不同的抗原,包括EB病毒核抗原(Epstein-barr nuclear antigen,EBNA)、膜抗原(membrane antigen,MA)、衣壳抗原(viral capsid antigen,VCA)、早期抗原(early antigen,EA)及淋巴细胞识别抗原(lymphocyte detected membrane antigen,LYDMA)等,不同的抗原可诱导机体产生不同的抗体,并通过酶联免疫吸附测定(enzyme-linked immunosorbent assay,ELISA)、聚合酶链反应(polymerase chain reaction,PCR)、免疫荧光试验和免疫印迹法等来检测血清中的抗体水平。目前,临床上常用的是以免疫球蛋白G(immunoglobulin G,IgG)和免疫球蛋白A(immunoglobulin A,IgA)为主的EB病毒血清抗体标志物,包括Rta-IgG、Zta-IgG/IgA、EA-IgA、VCA-IgA、EBNA1-IgA/IgG等,抗体水平的升高可早于临床检查出鼻咽癌3年,因此可作为肿瘤标志物用于鼻咽癌的筛查和早期诊断[5]。

从20世纪70年代开始,鼻咽癌高发区就以检查EB病毒抗体水平作为鼻咽癌的筛查和早期诊断指标,传统的筛查指标是检测血清中的EA-IgA、VCA-IgA和EBV DNA水平,并将存在以下情况之一者,定义为鼻咽癌的高危人群:① VCA-IgA抗体滴度≥1:80;② EA-IgA、VCA-IgA和EBV DNA三项指标中任意两项阳性;③上述三项指标中,任意一项持续高滴度或滴度持续升高[6]。一项在鼻咽癌高发地区的前瞻性、随机对照的鼻咽癌筛查试验证实,针对EBV的IgA抗体可以识别高危人群,在早期无症状鼻咽癌筛查中发挥关键作用,同时可在一定程度上降低鼻咽癌患者的死亡率[7]。在另一项针对132个国家的380位鼻咽癌患者的研究中,研究者分析了EBV血清学筛查的成本效益。结果显示,基于EBV的筛查可降低鼻咽癌患者的死亡率,在高达14.5%的人群中具有成本效益[8]。

但传统方法准确性稍差,阳性预测值低,操作复杂,难以在基层单位普及推广。近年来的研究显示采用

ELISA 联合检测 VCA-IgA 和 EBNA1-IgA 双抗体的诊断效能最高,与传统的筛查指标相比,二者特异度相似,约为 98.5%,但新筛查指标的灵敏度(75%)明显高于传统的筛查指标(25%),且操作简单,自动化程度高,价格低廉,适宜在现场推广和运用。该方法根据风险判别方程(Logit $P=-3.934+2.203\times$VCA-IgA$+4.797\times$EBNA1-IgA)计算综合 P 值,并根据 P 值大小将筛查人群分为高危、中危和低危三个不同的发病风险等级,并制订不同的筛查方案。高危人群和中危人群每年复查 1 次血清学抗体水平,低危人群每 4~5 年复查 1 次,高危人群每年除了进行血清学抗体检测外,还需进行精确筛查检测。这一筛查策略最早在广东省中山市和广东省肇庆市四会市实施,筛查人群早诊率较未参加筛查的人群显著提高,患者总生存期显著延长。目前,检测 EB 病毒双抗体的鼻咽癌筛查方案已经被国家卫生健康委员会和中国临床肿瘤学会发布的指南采纳并推荐作为鼻咽癌标准筛查方案在高发区推广应用[9]。

此外,新型鼻咽癌筛查血清学指标,针对 EB 病毒 BNLF2b 基因编码的多肽抗体 BNLF2b-Ab,与双抗体筛查方法比较,灵敏度、特异度都有提高,阳性预测值大幅提高了 2.75 倍,新抗体与双抗体方案结合,灵敏度 75%,阳性预测值可以达到 46%。未来有望在高危人群筛查中应用和推广,进一步提高鼻咽癌的早诊率[10]。

2. EB 病毒 DNA 定量检测　基于实时荧光定量 PCR 技术的 EBV DNA 检测是目前临床上应用最广泛的鼻咽癌标志物,其中血浆中 EBV DNA 对鼻咽癌诊断的灵敏度和特异度均高于血清,血浆 EBV DNA 检测在鼻咽癌的筛查和早期诊断中具有重要价值。

2013—2016 年,一项采用血浆 EBV DNA 作为标志物对 20 174 例中国男性进行鼻咽癌早期筛查的前瞻性研究证实,EBV DNA 阳性的受试者采用间隔 4 周连续两次检测,若仍为阳性,则定义为鼻咽癌高危人群,并进一步精确筛查。该研究显示,血浆 EBV DNA 作为鼻咽癌早期筛查标志物的灵敏度和特异度分别为 97.1% 和 98.6%,阳性预测值为 11.0%,阴性预测值为 99.995%,能有效地筛查出早期(Ⅰ~Ⅱ期)鼻咽癌,早诊率达 71%,从而相应地提高鼻咽癌的总生存期,因此,在鼻咽癌高发区,推荐血浆 EBV DNA 检测作为鼻咽癌早期筛查的常规项目[11]。

此外,检测鼻咽癌高发区鼻咽癌患者与非鼻咽癌人群鼻咽脱落细胞 EBV DNA,诊断效能高于双抗体检测,但未在大规模筛查队列中进行全面评估,故其在筛查中的价值仍有待进一步探讨[12-14]。

二、鼻咽癌精确筛查

鼻咽癌精确筛查主要在鼻咽癌的高危人群中进行,常用的方法包括鼻咽内镜及头颈部 MRI 检查等,对早期诊断鼻咽癌具有重要意义。

1. 鼻咽内镜检查　鼻咽内镜检查是鼻咽癌筛查中的重要环节,内镜检查镜像清晰,可单人操作并直接观察鼻咽部的形态,观察有无结节、隆起和溃疡等改变,活检钳可到达鼻咽的各个角落,对于高度怀疑癌变的组织可进行活检确诊,鼻咽内镜检查除了应该注意检查常规的好发部位,例如咽隐窝、咽侧壁及顶后壁等,还应该留意一些较为隐蔽、容易漏诊的部位,例如圆枕下方、咽旁间隙附近、双侧咽隐窝外上方等处,还要多进行两侧对比,发现不对称性增厚应该及时予以活检。研究显示在高危人群中进行鼻咽内镜检查可显著提高鼻咽癌早诊率,可在高危人群中推广运用。但由于鼻咽部结构复杂,鼻咽内镜检查对医生经验依赖性大,准确性不一,需要加强基层耳鼻咽喉科医生内镜检查技术的培训,提高诊断水平。

2. 头颈部 MRI 检查　由于内镜检查仅局限于黏膜上改变,对于黏膜下改变则主要依靠 CT/MRI 的影像学检查,而头颈部 MRI 检查对比鼻咽癌诊断准确率要高于 CT。在血清学筛查 EBV 阳性的人群中,鼻咽内镜对鼻咽癌的检测不像 MRI 一样敏感,特别是对于早期病例的检测,MRI 活检阳性率是内镜的两倍。在一项使用血浆 EBV DNA 筛查鼻咽癌的前瞻性队列研究中,进一步比较了 MRI 和内镜下对于早期鼻咽癌的识别判断,发现 MRI 在鼻咽癌诊断中与内镜起着互补的作用,可以更早地检测内镜隐匿性鼻咽癌,早期灵敏度达96.1%[15-16]。但 MRI 检查也依赖诊断医生的经验,存在缺乏同质化的问题,且检查成本高,是内镜检查的六倍,检查耗时长。因此,MRI 检查目前主要用于内镜检查的补充。

3. 鼻咽癌筛查风险模型　基于血浆 EBV DNA 全基因组测序分析的单核苷酸变异谱建立的单核苷酸变异(single nucleotide variant,SNV)位点的鼻咽癌风险评分回归模型,可以有效地告知鼻咽癌风险[17-18]。此外,整合吸烟、食用咸鱼、教育水平、家族史,以及由两个人类白细胞抗原(human leucocyte antigen,HLA)的 SNPs 和三个 EBV 位点的 SNPs 构建的鼻咽癌综合风险评估模型,该模型鼻咽癌的阳性预测值高达 43%,但是同时假阴性率也有 58%。相对其他模型,上述模型比较复杂,目前尚未在人群中推广应用。

(麦海强)

扫一扫,查阅参考文献

第三节 三级预防

　　鼻咽癌的三级预防,即合理的治疗与康复,是指给予鼻咽癌患者合适的个体化治疗以提高生存率,提高生存质量,防止并发症和后遗症。

　　放射治疗是鼻咽癌的主要治疗方法,I 期患者单纯放疗的 5 年生存率在 90% 以上,治愈率高[1]。在传统二维放疗时代,Chen 等人[2]开展的一项随机对照临床研究结果显示,在放疗基础上加上同期化疗能显著提高 II 期鼻咽癌患者 5 年的 OS 和 PFS。该研究的 10 年长期随访结果提示同期放化疗带来的生存获益主要体现在 T_2N_1 期患者中[3]。而在调强放疗时代,对于 II 期患者在放疗基础上是否需要加上同期化疗存在较大争议。一般认为 T_2N_1 期患者具有较高转移风险,这部分患者建议联合顺铂为基础的同期化疗。针对低危患者,最近一项 III 期临床试验纳入了 341 例分期为 $T_1N_1M_0/T_2N_{0-1}M_0/T_3N_0M_0$ 鼻咽癌患者,所有患者均满足以下条件:所有淋巴结 <3cm,无 IV/Vb 区淋巴结;无淋巴结外侵犯;EBV DNA<4 000 拷贝数 /mL。结果表明,在这些低危鼻咽癌患者当中,单纯调强放疗的疗效不差于同期放化疗[4]。

　　对于局部晚期患者(III~IVa 期),指南推荐在放疗基础上联合系统性治疗。Intergroup 0099 研究结果显示接受同期放化疗和辅助化疗的鼻咽癌患者预后优于接受单纯放疗患者,该研究确立了以顺铂为基础的同期放化疗作为局部晚期鼻咽癌的标准治疗方法的地位[5]。在同时期放化疗的基础上,可进一步增加化疗强度,包括联合诱导化疗或辅助化疗等。辅助化疗是指在放疗之后进行化疗的方式,患者对辅助化疗耐受性较差,因此加用辅助化疗比较难带来额外的生存获益[6]。与辅助化疗相较而言,诱导化疗是指在放疗之前进行化疗的方式,其可以较早地缓解患者症状、消除微小转移灶,以及具有更好的依从性,因此诱导化疗联合同期放化疗能显著提高患者生存获益[7]。近年来,来自广州中山大学肿瘤防治中心的几项随机对照临床研究结果表明,顺铂加 5-氟尿嘧啶(PF)、多西他赛加顺铂加 5-氟尿嘧啶(TPF)、紫杉醇加顺铂加卡培他滨(TPC)及吉西他滨加顺铂(GP)的诱导化疗方案联合同期放化疗均可以为鼻咽癌患者带来生存获益[8-12],进一步进行个体患者数据(individual patient data,IPD)合并分析,发现诱导化疗主要是通过提高远处转移率来提高生存获益[13]。节拍化疗是指通过低剂量、长时间口服氟尿嘧啶类药物的给药方式,使血药浓度长时间维持在一个相对低的状态,从而在持续抗肿瘤的同时减小毒副作用,尤其适合放化疗结束患者的辅助治疗。有研究表明,在根治性放化疗后加用卡培他滨辅助治疗,可显著改善高危鼻咽癌患者的预后,并且该治疗方案耐受性好,毒副作用较少[14-15]。此外,对于无法耐受或不愿意接受化疗的患者,放疗联合靶向治疗(例如西妥昔单抗、尼妥珠单抗[16]、重组人血管内皮抑制素[17]等)及免疫治疗也是可供选择的方案之一。

　　复发转移鼻咽癌患者应针对不同的疾病模式,遵循多学科综合治疗原则,合理运用放疗、手术、化疗、靶向、免疫治疗等方法制订个体化综合治疗策略。目前,多项临床研究表明,在 GP 化疗的基础上联合 PD-1 抗体免疫治疗,可进一步提高复发转移鼻咽癌患者的生存率,目前已经成为复发转移鼻咽癌的一线标准治疗方案[18]。此外,对于初诊即伴有远处转移的患者,还应遵循局部治疗与全身治疗并重的原则。研究表明,对于化疗敏感的初治转移鼻咽癌患者,当化疗后疗效评价达部分缓解或完全缓解时,给予鼻咽部的局部放疗可显著延长患者的总生存时间[19]。

治疗后随访能早期发现复发转移及治疗相关并发症，从而指导康复。康复治疗主要包括心理、社会和职业康复，另外通过姑息、止痛等对症治疗改善患者症状，减轻疾病的不良反应，延长患者生存期和提高生活质量。

（麦海强）

扫一扫，查阅参考文献

第四节 药物预防

肿瘤的药物预防也称为肿瘤的化学预防，化学预防这一概念于 1976 年由 Michael Sporn 提出，是指利用天然、合成或生物物质，来减缓、阻止甚至逆转癌症的发生发展过程，从而降低癌症发生率和死亡率的方法[1]。药物预防的目的是对发生癌症的环节进行分子水平的干预，最终达到防治恶性肿瘤的目的。

鼻咽癌是遗传因素、EBV 感染、环境因素等共同作用导致的鼻咽上皮恶性肿瘤，其发生的分子机制非常复杂，包括一系列信号通路的改变，大量蛋白质表达异常，以及正常的细胞凋亡、细胞增殖、细胞黏附等功能失调。有易感基因的个体在致癌因素（EBV、环境因素等）的作用下，正常鼻咽上皮转化为异型增生上皮，发生癌前病变。在有致癌因素（病毒因素、环境因素）持续刺激和易感基因群失活时，多个易感基因链发生变化，引起一连串的分子事件，使细胞发生恶性转化，癌前病变逐渐发展为癌细胞，经历鼻咽上皮异型增生—早期浸润癌—鼻咽浸润癌—肿瘤转移的多阶段转化，最终导致鼻咽癌的发生和发展。

目前，鼻咽癌组织病理学全部采用 WHO 的分类方法，分为角化性鳞状细胞癌和非角化性癌、基底样鳞状细胞癌三大类。其中，非角化性癌根据肿瘤细胞分化程度的不同又分为分化型非角化性癌和未分化型非角化性癌或鼻咽型未分化癌。此外，不同人种鼻咽癌的病理类型的分布构成也不同，中国南方地区及新加坡鼻咽癌高发地区的鼻咽癌组织类型 90% 以上为未分化型或非角化性鼻咽癌。而在低发区，角化性鼻咽癌占大部分。所有鼻咽癌亚型中多步骤癌变过程都涉及鳞状上皮细胞遗传学和表观遗传学改变。鼻咽鳞状细胞癌进展可表现为一系列的组织学变化，包括储备细胞增生、鳞状上皮化生、轻度、中度和重度不典型增生及原位癌。鼻咽癌的这种发展过程使得药物预防成为可能。从整个发展过程分析，轻度和中度不典型增生可视为癌前状态，它们有自发和被干预逆转的共性，因而是采取阻断或预防措施的最佳阶段，如果能在此时期给予药物或环境因素的干预，则可能促进其逆向分化，恢复正常，达到预防的目的。

最有效的癌症预防方法是针对癌症的一般特点，例如抗病毒、抑制炎症、干扰自分泌或旁分泌、生长刺激、修复上皮细胞分化和极性、增强细胞凋亡、提高免疫力监控和抑制肿瘤浸润或血管生成等。关于鼻咽癌药物预防的研究众多，化学预防工作分为三个不同的阶段，即一级预防、二级预防和三级预防：一级预防针对癌症风险因素增加，但无肿瘤病史的患者，可通过消除危险因素和病因，提高防癌、抗癌能力，做到防患于未然；二级化学预防目的在于对患癌风险极高且有明显癌前病变的重点区域的重点人群，做到早期发现、早期诊断和早期治疗；三级化学预防目的在于对已经确诊为鼻咽癌的患者进行合理的治疗和康复。目前较有希望的研究结果主要集中在以下几方面。

一、人工合成化合物

1. EBV 抗体疫苗 EB 病毒是研究最广泛的鼻咽癌病因学因素。EBV 是一种疱疹病毒，95% 以上的成年人都存在 EBV 感染，且多为终身持续感染。一般情况下是无害的，当 EBV 与宿主的平衡状态发生改变时，容易导致 EBV 激活，从而使鼻咽癌的发病风险增加。应用原位杂交技术，EBV 可以在所有肿瘤细胞中检测到，但在正常的鼻咽上皮细胞中却未检测到，且鼻咽组织中所有的 EBV 具有相同的末端重复序列，提示 EBV 在鼻咽上皮的早期癌变中起到重要的作用。EBV 在鼻咽癌组织中属于潜伏Ⅱ型感染，表达一系列病毒蛋白，例如潜伏膜蛋白（latent membrane protein，LMP）、EB 病毒核抗原（Epstein-Barrvirus nuclear antigen，EBNA）。已知，*MP1* 是鼻咽癌的主要致癌基因。鼻咽癌患者体内还可产生多种 EBV 抗体，包括病毒衣壳抗原 IgA 抗体（viral capsid antigen IgA antibody，VCA-IgA）、EB 核抗原 1 IgA 抗体（Epstein-Barrnuclear nuclear antigen 1 IgA antibody，EBNA1-IgA）、Zeta 蛋白 IgA 抗体（Zeta-IgA）和 Rta 蛋白抗体 IgG（Rta-IgG）等，抗体水平升高通常意味着患鼻咽癌的风险增加。VCA-IgA 抗体滴度持续升高时患鼻咽癌风险比可达 21.3。目前，联合检测 VCA-IgA、EBNA1-IgA 作为鼻咽癌筛查指标已在鼻咽癌高发区筛查中普遍应用。近年来，发现 EBV 糖蛋白 350（glycoprotein 350，gp350）抗体可中和 EBV 对 B 细胞的感染，属于保护性抗体，可降低患鼻咽癌的风险。前瞻性研究发现，gp350 抗体水平低的人群鼻咽癌的发病率显著低于抗体水平高的人群。因此，研发 gp350 抗体疫苗可能会降低 EBV 相关性鼻咽癌的发病风险。EBV DNA 也可在患者循环血中被检出，对鼻咽癌患者的预后有很好的预测作用。EBV DNA 浓度越高，患者长期无病生存率越低，预后越差。

2. 非甾体抗炎药 非甾体抗炎药（nonsteroidal anti-inflammatory drugs，NSAIDs）的作用机制为非选择性抑制环氧合酶（cyclooxygenase，COX）（同时抑制 COX-1 和 COX-2）活性或选择性抑制 COX-2（环氧合酶 -2）活性，前者包括阿司匹林、布洛芬等药物，后者包括塞来昔布、罗非昔布等药物，两者可抑制 COX-2 阳性表达的鼻咽癌细胞的增殖效应，诱导凋亡。COX-2 是炎症的重要媒介，被认为是通过抑制细胞凋亡和刺激血管生成等多种途径来促进恶性细胞生长的，因此它被作为许多癌症的重要潜在预防目标。

鉴于 COX-2 在鼻咽癌细胞中的高度表达和促进鼻咽癌生长、增殖和转移的作用，选用 COX-2 抑制剂来治疗鼻咽癌已成为目前医学界的研究热点。Chan 等人[2] 用鼻咽癌细胞株 HNE21 进行的研究表明，塞来昔布作用 24 小时后，周期蛋白 D1（cyclin D1）表达下降，癌细胞的生长得到抑制。根据 COX-2 在鼻咽癌中的表达可以预测对鼻咽癌进行放射治疗的灵敏度，并选择合理的治疗方案[3]。

目前认为，阿司匹林预防和抗肿瘤的机制尚未完全明确，研究认为主要机制是促进肿瘤细胞凋亡[4-6]、促进抑癌基因的表达[7]、降低氧化应激、减少 DNA 损伤和抑制线粒体钙吸收从而抑制肿瘤增殖等[8-9]。在鼻咽癌方面，阿司匹林通过抑制基质金属蛋白酶 -9 表达，下调潜伏膜蛋白 1（LMP-1）的表达，来降低肿瘤细胞的侵袭性[8]，但更深层次的机制有待进一步研究。

二、天然化合物及其提取物

中草药及中医治疗作为我国特有的医疗方式，已有数千年历史，其抗肿瘤及预防肿瘤的作用也被反复提及。中药材是我国的医药宝库，而且大多数中药材都是药食同源，对人类来说，食物来源的天然物质是大自然的馈赠，与作为药品修饰后的化合物或补充剂相比，天然食物或食物来源的天然物质更易于让人接受。因此，从药材中筛选化学预防药物不失为发现癌症化学预防有效手段的重要途径。目前通过对中医药癌症化学预防作用的机制探索认为，中医药的癌症化学预防作用主要涉及干扰其始发机制、干扰促癌机制、抗氧化作用等三个方面。

1. 姜黄素 姜黄素（curcumin，CUR）是提取自姜黄根茎的一种具有广泛生物活性的物质，对鼻咽癌、结肠癌、肝癌和乳腺癌等肿瘤表现出显著的抗肿瘤活性[10-11]。多数体外细胞研究显示，姜黄素作为一种多靶点的抗肿瘤药物，其抑制鼻咽癌增殖的作用途径广泛，机制复杂。Ramayanti 等人[12] 合成的姜黄素衍生物作为裂解诱导治疗的佐剂，能产生更强的裂解诱导效应，促进 EBV 感染相关肿瘤细胞的死亡。经研究可知，姜黄素能够积极地阻断诱抗性或非抗性癌细胞分裂周期，上调细胞周期蛋白依赖性激酶（cyclin-dependent kinase，CDK）、关键性基因 *p53*、*p27kip1*（编码 CDKI 1B）、*p21*（cyclin dependent kinase inhibitor ck1）的表达上调，下调细胞周期蛋白 B1 和周期蛋白依赖性蛋白激酶 CDC2，从而诱导肿瘤细胞凋亡[13]。此外，肿瘤细胞内在凋亡途径主要涉及刺激线粒体膜抑制 bcl-x1（B cell lymphoma extra large）的表达，姜黄素的加入可以扰乱线粒体膜电位平衡，增强对 bcl-xl 蛋白的抑制作用。事实上，Zheng 等人[14] 的研究也揭示姜黄素通过靶向线粒体诱导肿瘤细胞凋亡，它能够使线粒体膜通透性增强、膜电位失衡和能量合成受阻导致细胞凋亡。目前有研究表明，姜黄素靶向的免疫应答治疗主要通过减轻肿瘤髓系中性粒细胞浸润，从而加速肿瘤细胞的凋亡[15]。此外，姜黄素还可以通过 Akt-Bcl- 线粒体凋亡通路诱导癌细胞凋亡。通过诱导中性白细胞弹性蛋白酶启动子活性，上调体内、外中性粒细胞弹性蛋白酶水平,从而抵消 α1- 抗胰蛋白酶表达水平,抑制肿瘤生长。也有报道显示,其作用机制可能是通过上调 *P53* 和 *P21* 基因的表达水平,下调 *PCNA* 和 *eIF4E* 基因的表达水平,启动 P53/P21/PCNA/eIF4E 信号通路的级联效应[16]。

2. 十字花科蔬菜提取物——异硫氰酸酯 研究发现,十字花科蔬菜对多种肿瘤具有化学预防作用,包括鼻咽癌。十字花科蔬菜所含的异硫氰酸酯是生物活性相似的一类化合物,包括萝卜硫素、苄基异硫氰酸酯、苯乙基异硫氰酸酯等。研究表明,异硫氰酸酯通过诱导细胞保护酶、抑制炎症反应、调节免疫活动、改变信号通路等发挥肿瘤预防的作用。异硫氰酸酯作用机制的多样性和来源的广泛性,显示了利用食物和植物化学物来预防鼻咽癌的前景。

3. 维生素 C 流行病学资料表明,鼻咽癌高发区人群适当补充一些维生素及微量元素,可明显降低其发生率。维生素 C 是水果和蔬菜中最常见的抗氧化剂之一,具有化学预防作用。癌细胞线粒体氧化代谢的改变导致 O_2^- 和 H_2O_2 水平升高,维生素 C 可以保护细胞不受氧化性损伤,从而阻断致癌物致癌[17]。高剂量维生素 C 用于肿瘤防治虽未达到统一标准,但表现出一定的应用前景。维生素 C 可以与胺竞争性结合硝酸盐,抑制亚硝胺的生成。此外,维生素 C 还可以通过消灭自由基、氧化烟草中的致癌物、阻止病毒在体内复制等诸多途径,从而起到防癌、抗癌的作用。

4. 姜叶三七挥发油 姜叶三七为姜科姜七属植物土田七的根茎及块根。具有清热、利湿、止痛、解毒、止血的功效,用于淋浊、胃痛、口疮、痔疮、溃疡、跌打损伤、蛇咬伤、外伤出血等症,为广西特色中药材。徐勤等人[18]研究后得出姜叶三七挥发油对鼻咽癌细胞具有更显著的抑制作用,可有效抑制细胞周期的正常转换,使细胞阻滞于 G1 期,从而阻止细胞的有丝分裂,使细胞增殖受到抑制。

5. 葫芦素 I 葫芦素 I,也被称为 JSI-124,属于一个天然化合物家族,在许多人类癌症中具有强大的抗肿瘤活性。葫芦素是从甜瓜蒂 *Cucumis meloL.* 和葫芦科等其他科属植物中提取的苦味苷元成分。近年来,这类抗癌化合物在许多植物科中被发现,包括十字科、葫芦科和番红花科,在中国、印度、巴西和秘鲁作为传统或民间药物使用了几个世纪。信号转导和转录激活因子 3(signal transducer and activator of transcription 3,STAT3)是已知的调节癌症增殖、凋亡、转移、上皮 - 间充质转化和分化的关键点。最近的证据表明,STAT3 除了是抗癌治疗的靶点外,也可能是癌症预防的关键靶点。STAT3 与鼻咽癌发生相关,75% 的鼻咽癌患者存在 STAT3 激活或过表达,STAT3 激活可以直接导致鼻咽癌细胞内在侵袭性的产生,其通过 EBV 感染或 EB 病毒潜伏膜蛋白 1(LMP1)的激活可能参与了鼻咽癌的早期肿瘤发生。STAT3 在鼻咽癌中诱导 DNA 损伤和维持 EBV 潜伏感染,提示 STAT3 可能是鼻咽癌肿瘤预防的潜在靶点。JAK/STAT3 通路的天然选择性抑制剂——葫芦素 I,在许多人类癌症中具有强大的抗肿瘤活性,可以预防鼻咽癌的侵袭和肿瘤的形成。鼻咽癌细胞短暂暴露于葫芦素 I 可显著降低鼻咽癌细胞的体外克隆性和体内致瘤性。葫芦素 I 的抗增殖活性常伴随着磷酸化 STAT3 和 STAT3 靶基因表达(如 cyclin D1)的下调。葫芦素 I 还可降低 STAT3 活性增高的侵袭性鼻咽癌细胞系的侵袭作用。结果表明葫芦素 I 可能是一种有效的鼻咽癌化学预防剂[19]。

6. 白藜芦醇 白藜芦醇是一种来自葡萄皮的天然多酚类植物抗毒素,从葡萄皮和其他水果中提取,已知具有强大的抗炎和抗氧化作用。白藜芦醇通过其抗增殖、抗血管生成、抗氧化和促凋亡等功能,对多种癌症具有强大的抗癌作用。众多体外和体内研究表明,白藜芦醇能够调节各种信号通路和分子靶点的激活 / 功能,参与细胞增殖、细胞凋亡 / 存活、细胞周期、炎症和血管生成,这可能构成其强有力的抑制肿瘤生长作用的基础。白藜芦醇能有效抑制人鼻咽癌细胞系 CNE-1 和 CNE-2Z 细胞的增殖,并诱导细胞凋亡。裸鼠肿瘤模型进一步证实了白藜芦醇对鼻咽癌生长的治疗作用。研究结果表明,白藜芦醇可能通过干扰 PI3K/AKT/mTOR/p70S6K 信号通路,对人鼻咽癌细胞具有强大的抗增殖和促凋亡作用。因此,白藜芦醇有可能成为人类鼻咽癌的化学预防和治疗的药物[20]。

7. 表没食子儿茶素 -3- 没食子酸酯 流行病学研究表明,食用绿茶可以降低患癌症的风险,降低鼻咽癌的发病率。一杯典型的绿茶(一杯 200mL 的火药绿茶)中含有 100~150mg 的茶多酚,其主要成分是儿茶素,主要的绿色茶多酚是表没食子儿茶素 -3- 没食子酸酯(epigallocatechin gallate,EGCG),它占茶多酚总量的 50% 以上。研究表明茶多酚可以抑制癌细胞的生长。其通过抑制与致癌相关的信号转导通路,产生化学预防和抗肿瘤活性。EGCG 抑制 EB 病毒阳性的鼻咽癌细胞的增殖，但不影响非恶性鼻咽细胞系的生长；口服 EGCG 能够抑制鼻咽癌移植小鼠的肿瘤生长。用 EGCG 处理可提高 *p53* 和 *p21* 的表达，促进细胞黏附分子的上调，抑制基质金属蛋白酶 -2（matrix metalloproteinases 2，MMP-2）和 MMP-9，并最终通过激活胱天蛋白酶 3（caspase-3）导致鼻咽癌细胞凋亡。总之，EGCG 可抑制鼻咽癌细胞的增殖和侵袭性，并诱导细胞凋亡，是一种很有前途的鼻咽癌化学预防或辅助治疗药物[21-22]。

8. 覆盆子提取物 覆盆子提取物（rubus idaeus extract，RIE）（0～100μg/mL）通过 ERK1/2 通路抑制 MMP-2 的表达，对鼻咽癌具有预防作用[23]。

9. 青霉菌素 黄酮类化合物在多种类型的人类癌细胞中都显示出抗肿瘤活性，青霉菌素是另一种从医用植物中纯化的戊烯基黄酮类化合物，从桑草（桑科）根皮中提取，具有抗菌能力和抗炎活性。研究表明青霉菌素具有抑制鼻咽癌细胞的迁移和侵袭能力。青霉菌素通过下调 ERK1/2 信号通路抑制 MMP-2 的表达来抑制鼻咽癌细胞的迁移和侵袭，提示青霉菌素可能是鼻咽癌化学预防的潜在候选药物[24]。

10. 穿心莲 穿心莲被称为"苦之王"，它不仅在中国是一种传统药物，而且在东南亚国家也很常用。穿心莲内酯（andrographolide）是穿心莲的主要生物活性成分，是一种流行的药用植物，穿心莲内酯有抗炎、抗菌、抗病毒、抗氧化、免疫调节、肝脏保护、心血管保护作用等多种药理作用，用于治疗各种疾病。此外，据报道穿心莲内酯对多种癌症具有抗癌活性[25]。研究表明穿心莲内酯通过调控 LKB1/AMPK/mTOR 信号通路抑制人鼻咽癌细胞系 C666-1 细胞增殖并诱导细胞凋亡，提示穿心莲内酯可能是鼻咽癌化学预防的潜在候选药物[26]。

全球每年约有 10 万例鼻咽癌确诊病例，其中大部分病例发生在我国，以及南亚、北非和北极地区的国家[27-28]。鼻咽癌发病是多因素作用的结果，包括 EB 病毒感染、遗传易感性、不健康的生活方式和环境危害（例如吸烟和接触灰尘污染）等[29-30]。尽管近年来对鼻咽癌的治疗取得了较大进步，但大多数鼻咽癌患者症状无特异性，往往被诊断时已至中晚期，导致患者预后不佳[31]。因此，对鼻咽癌癌前病变采取积极的化学预防治疗，对降低鼻咽癌发生率和病死率有极其重要的意义。当前通过不断地探索和研究，鼻咽癌的化学预防药物取得了明显进展，为鼻咽癌的防治提供了希望。然而，目前鼻咽癌的化学预防仍然缺乏高级别证据的随机对照研究，仍需临床上进一步探索。

（白 静 孔祥虎 丁 力）

扫一扫，查阅参考文献

第五节 运动预防

癌症已成为严重影响人类生活质量和寿命的主要慢性疾病之一，过去得了癌症，临床医生通常是建议患者休息并避免体育锻炼或运动，但从 20 世纪 80 年代起大量运动与癌症的研究让人们开始重新认识运动在癌症预防和治疗中的积极作用。据统计，在过去 10 年中，已有数千项运动与癌症治疗的随机对照试验，多个大型流行病学和临床研究得以完成，所有这些都扩展了我们对这个领域的认知，现在我们已经有足够的科学证据来证明患有癌症的人能从运动中受益[1]。2007 年美国运动医学学会（The American College of Sports Medicine，ACSM）提出"Exercise Is Medicine"，简称 EIM，即运动是良医的理念，从此在全世界范围内开始逐步推广并实施 EIM 项目[2]。

美国疾病控制与预防中心（Centers for Disease Control and Prevention，CDC）将"体力活动"定义为任何由骨骼肌收缩引起的导致能量消耗的身体活动。但并不是所有的体力活动都是运动，只有能够增强身体健康的活动才能被称为运动。而锻炼是指有计划性的、重复性的、以提高或者保持身体健康为目的的运动。目前，越来越多的研究证据表明，规律的体力活动对癌症初级预防、延长癌症患者生存时间、提高生活质量均有良好作用。

一、运动预防癌症的研究进展

Schmitz 等人[3] 开展的一项关于对体力活动的 5 年跟踪调查发现,走出久坐状态,拥有良好健康运动体能的人群,患癌率会降低 44%。2016 年,*The Journal of the American Medical Association*(*JAMA*)发表了一篇涉及欧美国家 144 万人的研究报道,统计了运动与 26 种不同癌症类型风险相关的情况,发现对于长期锻炼的人,至少有 13 种癌症的发病率都显著降低[4]。2022 年 2 月,*International Journal Of Cancer* 发表一项研究,结果显示当个体长时间坚持每周多次中等强度的有氧运动时,体内会释放出更多对抗癌有作用的分子,这些分子能对异常细胞发挥作用,促进 DNA 修复,减缓癌细胞的生长增殖[5]。2022 年 11 月,Wu Z 教授团队[6] 在小鼠模型中发现,有氧运动可以增强人体免疫系统,可以促进肺组织再生并具有轻微的炎症作用。累积的充分证据表明,运动对很多癌症都有积极的防治作用,例如乳腺癌、结肠癌、直肠癌、食管癌、肺癌、肝癌、肾癌、膀胱癌和头颈癌等[7]。

二、运动在癌症预防中的作用

综合众多的研究,运动在癌症预防中的作用理论大致如下。

1. 运动可以影响癌细胞代谢生长,使其重新编程,导致宿主与癌症微环境的相互作用发生变化,进而改变癌症细胞的代谢与生长[8]。2022 年 11 月 15 日,以色列特拉维夫大学的研究人员发现,高强度有氧运动(例如跑步、跳绳等,)可以将转移性癌症的风险降低 73%,会提高内脏器官的代谢率,增加内脏对葡萄糖的消耗,从而降低癌症可用的葡萄糖,抑制癌症代谢及原发性癌症的生长和自发转移的形成[9]。

2. 肥胖是癌症发生和死亡的重要危险因素之一,代谢失调和紊乱引起的肥胖与多达十余种癌症的发生风险增加相关。科学运动可以改善肥胖引起的炎症代谢紊乱,从而降低由肥胖引起的癌症发生风险[10]。

3. 运动时肌肉产生的热量高,癌细胞对热的耐受力远不如正常细胞,容易被杀伤。运动使人体吸氧增多,气体交换更为频繁,同时出汗可使体内的一些致癌物质排出体外。

4. 适当的运动有助于人体排便。粪便在大肠内停留时间越长,其含有的一些致癌物接触肠壁的机会和时间也就会越多,人体患胃肠道癌症的可能性就会越大。

5. 运动还能增加人体内免疫细胞的数量和干扰素分泌量,从而增强对癌细胞的杀伤力。消极情绪和抑郁的心情往往容易诱发癌症,运动可以改善人的情绪,帮助人们抵制消极情绪侵扰。

6. 有效运动预防鼻咽癌的机制可能在于运动可以减轻炎症,改善机体的免疫系统功能,抵抗 EB 病毒和 HPV 病毒的入侵,同时可以缩短食物通过消化系统所需的时间,从而减少胃肠道对可能的致癌物的暴露。与此同时,运动也会对身体产生积极的心理影响,从而可以调节情绪,减轻焦虑和抑郁的程度,改善群体免疫系统功能、认知、睡眠和整体生活质量[11-12]。

三、癌症预防的运动处方

(一)癌症预防运动的类型

1. 轻体力活动 轻体力活动包括做家务、逛街和修剪花草等,还包括日常的活动,比如在工作中(从停车场走到办公室,在办公室走动)和家中(在回家的途中爬楼梯),甚至日常穿衣和沐浴也可涵盖在内。

2. 中等强度活动 中等强度活动是指需要通过努力达到完成的刻意活动,比如在闲暇时间安排正式的体育锻炼或健身运动,包括散步、跳舞、慢骑自行车、瑜伽等。同时有些人群有目的地将一些刻意活动结合到日常生活中,使之成为一种中等强度生活方式运动,例如步行去乘坐公共交通工具,骑自行车代替开车上班等。

3. 高强度的活动 高强度的活动通常指会牵引到大部分肌肉的运动,从而引起明显的心率加快、呼吸深度增加和频率加快、出汗增多。高强度的活动项目包括慢跑、快骑自行车、游泳、跳绳、足球、田径、网球、篮球等。

(二)癌症预防运动量的推荐

2018 年的美国运动指南推荐,除了日常生活的活动外,成人每周至少进行 150 分钟的中等强度运动或者至少 75 分钟的高强度运动，或将两者进行等效组合，这种程度的运动已证明对健康有明显的益处，可降低早死率[13] 和减少各种癌症的发病率或死亡率。有证据表明，更多的身体活动量可以降低癌症发生的危险性，接近或超过每周 300 分钟中等强度的活动，或每周 150 分钟高强度的活动可能对抗癌提供额外的保护[14]。

（三）癌症预防的运动建议

中国抗癌协会发布了 2022 年中国癌症防治十大建议，也提倡适量运动可以有效降低癌症的发生[15]。美国癌症协会 2020 年发布的癌症预防营养及运动指南中也指出健康饮食及适量运动可以降低癌症风险，虽然我国膳食结构与美国有所不同，但对于相关运动建议，仍具有借鉴意义。美国癌症协会建议成人每周至少需要进行 150～300 分钟的中等强度锻炼，或者 75～150 分钟的高强度体育锻炼，或者等效的中等强度 / 高强度锻炼组合运动，均匀分布在整个星期更佳。儿童和青少年每天至少参加一个小时的中等强度或高强度运动。减少久坐等静态行为，比如坐着、躺着、看电视，以及其他会让你长期对着电脑和手机的娱乐活动[16]。

2016 年一项样本量为 8 万多人，平均追踪了 5～13 年的观察性研究论述了各类运动与死亡率之间的关系，并提出 3 种性价比高的运动。①有氧运动（健美操），每周可酌情进行适度的有氧运动，运动频率不宜过高，可保持每周 3 到 5 次运动，每次时间在 30 分钟左右；②游泳，是全身运动，热量消耗往往大于其他运动方式，换气还能增强心肺功能和呼吸系统功能，但需注意的是，游泳前要充分热身，单次运动最好少于 1 小时；③羽毛球、网球、乒乓球等挥拍类运动，该类运动可降低 47% 的全因死亡率。挥拍运动一方面锻炼身体协调性，改善心肺功能；另一方面让人注意力集中、大脑活跃、延缓衰老，建议每周 3～5 次，每次运动时间在 45～60 分钟[17-18]。

四、总结

生命的意义在于运动，运动和健康具有正相关性。越来越多的基础研究发现运动对改善机体微环境、提高免疫力、维护神经系统功能等都有积极作用[19]。总而言之，只有坚持科学运动、循序渐进、适度适量才能够改善体质，达到降低癌症及其他慢性病发生率的目的。

（齐榕 朱虹玉 熊倩 邱晶 杨欢欢）

 扫一扫，查阅参考文献

附录1　焦虑自评量表

本量表包含20个项目,分为4级评分,请您仔细阅读以下内容,根据最近1周的情况如实回答。

填表说明: 所有题目均共用答案,请在A、B、C、D下划"√",每题限选一个答案。

姓名_____　　性别:□男　□女

自评题目	没有或很少时间	小部分时间	相当多时间	绝大部分或全部时间
1. 我觉得比平时容易紧张或着急	A	B	C	D
2. 我无缘无故地感到害怕	A	B	C	D
3. 我容易心里烦乱或感到惊恐	A	B	C	D
4. 我觉得我可能要发疯	A	B	C	D
*5. 我觉得一切都很好,也不会发生什么	A	B	C	D
6. 我手脚发抖、打颤	A	B	C	D
7. 我因为头痛、颈痛和背痛而苦恼	A	B	C	D
8. 我感到容易衰弱和疲乏	A	B	C	D
*9. 我觉得心平气和,并且容易安静坐着	A	B	C	D
10. 我觉得心跳得很快	A	B	C	D
11. 我因为一阵阵头晕而苦恼	A	B	C	D
12. 我有晕倒发作,或觉得要晕倒似的	A	B	C	D
*13. 我吸气、呼气都感到很容易	A	B	C	D
14. 我的手脚麻木和刺痛	A	B	C	D
15. 我因为胃痛和消化不良而苦恼	A	B	C	D
16. 我常常要小便	A	B	C	D
*17. 我的手脚常常是干燥、温暖的	A	B	C	D
18. 我脸红发热	A	B	C	D
*19. 我容易入睡,并且一夜睡得很好	A	B	C	D
20. 我做噩梦	A	B	C	D

评分标准: 正向计分题A、B、C、D分别按1、2、3、4分计;反向计分题(标注*的题目,题号为5、9、13、17、19)A、B、C、D按4、3、2、1分计。总分乘以1.25取整数,即得标准分。低于50分者为正常;50～60分者为轻度焦虑;61～70分者为中度焦虑;70分以上者为重度焦虑。

附录 2　抑郁自评量表（Self-Rating Depression Scale，SDS）

　　本量表包含 20 个项目，分为 4 级评分，为保证调查结果的准确性，请您仔细阅读以下内容，根据最近 1 周的情况如实回答。

　　填表说明：所有题目均共用答案，请在 A、B、C、D 下划"√"，每题限选一个答案。

　　姓名_____　　性别：□男　　□女

自评题目	没有或很少时间	小部分时间	相当多时间	绝大部分或全部时间
1. 我觉得闷闷不乐，情绪低沉	A	B	C	D
*2. 我觉得一天之中早晨最好	A	B	C	D
3. 我一阵阵哭出来或想哭	A	B	C	D
4. 我晚上睡眠不好	A	B	C	D
*5. 我吃得和平常一样多	A	B	C	D
*6. 我与异性密切接触时和以往一样感到愉快	A	B	C	D
7. 我发觉我的体重在下降	A	B	C	D
8. 我有便秘的苦恼	A	B	C	D
9. 我心跳比平时快	A	B	C	D
10. 我无缘无故地感到疲乏	A	B	C	D
*11. 我的头脑跟平常一样清楚	A	B	C	D
*12. 我觉得经常做的事情并没困难	A	B	C	D
13. 我觉得不安而平静不下来	A	B	C	D
*14. 我对将来抱有希望	A	B	C	D
15. 我比平常容易生气和激动	A	B	C	D
*16. 我觉得作出决定是容易的	A	B	C	D
*17. 我觉得自己是个有用的人，有人需要我	A	B	C	D
*18. 我的生活过得很有意思	A	B	C	D
19. 我认为我死了别人会生活得更好些	A	B	C	D
*20. 平常感兴趣的事我仍然照样感兴趣	A	B	C	D

　　评分标准：正向计分题 A、B、C、D 分别按 1、2、3、4 分计；反向计分题（标注 * 的题目，题号为 2、5、6、11、12、14、16、17、18、20）A、B、C、D 按 4、3、2、1 分计。总分乘以 1.25 取整数，即得标准分。低于 50 分者为正常；50～60 分者为轻度抑郁；61～70 分者为中度抑郁；70 分以上者为重度抑郁。

附录 3　心理痛苦温度计

　　请看下图心理痛苦温度计，在过去的 1 周（包括今天），您的心理痛苦程度如何，请在图上圈出最符合您平均痛苦水平的数字。

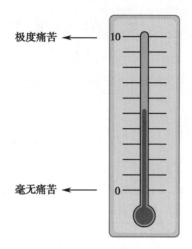

图附录 3-0-1　心理痛苦温度计

　　您的心理痛苦水平的最佳数字是_____。

　　评分标准：0 表示无心理痛苦，1～3 分为轻度痛苦，4～6 分为中度痛苦，7～9 分为重度痛苦，10 分表示极度痛苦。

附录4　心理痛苦相关因素调查表

在过去的1周（包括今天）时间里，您是否受到下问题困扰，请选择"是"或"否"。

表附录4-0-1　心理痛苦相关因素调查表

项目	是	否	项目	是	否
实际问题			**身体问题**		
无时间精力照顾孩子老人			外表/形体		
无时间精力做家务			洗澡/穿衣		
经济问题			呼吸		
交通			排尿改变		
工作/学习			便秘		
周围环境			腹泻		
交往问题			进食		
与老人孩子相处			乏力		
与伴侣相处			腹胀		
与亲友相处			发热		
与医护人员相处			头晕		
情感问题			消化不良		
抑郁			记忆/集中精力		
恐惧			口腔溃疡		
孤独			恶心		
紧张			鼻腔干燥/鼻塞		
悲伤			疼痛		
担忧			性		
对日常生活丧失兴趣			皮肤干燥/痒		
睡眠问题			睡眠		
记忆力下降/注意力不集中			手/脚麻木		
信仰/宗教问题			身体活动受限		

其他问题_____

附录5　生活质量测定量表——EORTC QLQ-C30（V3.0）中文版

我们想了解有关您和您的健康的一些情况，请您亲自回答下面所有问题，这里的答案并无对与不对之分，只要求在最能反映您情况的数字上画圈。您所提供的资料我们将会严格保密。

请填上您的代号（编号）：

出生日期：_____年___月___日

今天日期：_____年___月___日

	没有	有点	相当	非常
1. 您从事一些费力的活动有困难吗，比如说提很重的购物袋或手提箱？	1	2	3	4
2. 长距离行走对您来说有困难吗？	1	2	3	4
3. 户外短距离行走对您来说有困难吗？	1	2	3	4
4. 您白天需要待在床上或椅子上吗？	1	2	3	4
5. 您在吃饭、穿衣、洗澡或上厕所时需要他人帮忙吗？	1	2	3	4

在过去的1周内：	没有	有点	相当	非常
6. 您在工作和日常活动中是否受到体能限制？	1	2	3	4
7. 您的业余爱好或休闲活动是否受到体能限制？	1	2	3	4
8. 您有气短吗？	1	2	3	4
9. 您感到疼痛吗？	1	2	3	4
10. 您需要休息吗？	1	2	3	4
11. 您睡眠有困难吗？	1	2	3	4
12. 您觉得虚弱吗？	1	2	3	4
13. 您食欲缺乏（没有胃口）吗？	1	2	3	4
14. 您觉得恶心吗？	1	2	3	4
15. 您有呕吐吗？	1	2	3	4
16. 您有便秘吗？	1	2	3	4

在过去的1周内：	没有	有点	相当	非常
17. 您有腹泻吗？	1	2	3	4
18. 您觉得累吗？	1	2	3	4
19. 疼痛影响您的日常活动吗？	1	2	3	4
20. 您集中精力做事有困难吗，如读报纸或看电视？	1	2	3	4
21. 您觉得紧张吗？	1	2	3	4
22. 您觉得忧虑吗？	1	2	3	4
23. 您觉得脾气急躁吗？	1	2	3	4
24. 您觉得压抑（情绪低落）吗？	1	2	3	4
25. 您感到记忆困难吗？	1	2	3	4
26. 您的身体状况或治疗影响您的家庭生活吗？	1	2	3	4
27. 您的身体状况或治疗影响您的社交活动吗？	1	2	3	4
28. 您的身体状况或治疗使您陷入经济困难吗？	1	2	3	4

以下问题，数字1~7代表从"非常差"到"非常好"的不同等级，请在1~7之间选出一个最适合您的数字并画圈

29. 您如何评价在过去1周内您的整体健康状况？

　　　　　1　　　2　　　3　　　4　　　5　　　6　　　7
　　　　非常差　　　　　　　　　　　　　　非常好

30. 您如何评价在过去1周内您的整体生活质量？

　　　　　1　　　2　　　3　　　4　　　5　　　6　　　7
　　　　非常差　　　　　　　　　　　　　　非常好

附录6 营养风险筛查简表（NRS 2002）

营养风险筛查（Nutrition Risk Screening，NRS 2002）是欧洲肠外肠内营养学会（ESPEN）推荐使用的住院患者营养风险筛查方法。

1. 疾病有关评分： □0分 □1分 □2分 □3分	
评分1分	营养需要量轻度增加：髋骨折□ 慢性疾病有并发症□ COPD□ 血液透析□ 肝硬化□ 一般恶性肿瘤患者□
评分2分	营养需要量中度增加：腹部大手术□ 脑卒中□ 重度肺炎□ 血液恶性肿瘤□
评分3分	营养需要量重度增加：颅脑损伤□ 骨髓移植□ APACHE评分>10分的ICU患者□
2. 营养状态有关评分（下面3项取最高分）： □0分 □1分 □2分 □3分	
（1）人体测量：□0分 □1分 □2分 □3分 身高_____m（精度到0.5cm）（免鞋） 实际体重_____kg（精度到0.5kg）（空腹，病房衣服，免鞋） BMI_____kg/m²（≤18.5kg/m²，3分） 注：因严重胸腔积液、腹水、水肿等得不到准确的BMI值时用白蛋白来替代（ESPEN 2006）：白蛋白_____g/L （≤30g/L，3分）	
（2）近期（1~3个月）体重是否下降？ 是□ 否□ 如果是，体重下降_____kg 体重下降≥5%，是在：□3个月内（1分） □2个月内（2分） □1个月内（3分）	
（3）1周内进食量是否减少？ 是□ 否□ 如果是，较之前减少：□25%~50%（1分） □50%~75%（2分） □75%~100%（3分）	
3. 年龄评分：□0分 □1分 注：≥70岁为1分，否则为0分	

注：营养风险总评分 = 疾病有关评分 + 营养状态有关评分 + 年龄评分。总分≥3分，提示患者存在营养风险，应立即开始营养支持；总分≤3分，应每周用此法复查其营养风险。

附录7　常用的疼痛评估量表（VAS、NRS、FPS、VRS）

1. 视觉模拟量表（VAS）　在白纸上画一条长10cm的直线,左右两端分别标记为"无痛"和"剧痛",即构成视觉模拟量表（图附录7-1）。患者根据所感受的疼痛程度,在直线上做一记号,从起点至记号处的距离就是量化了的疼痛程度。

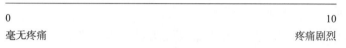

图附录7-1　视觉模拟量表（VAS）

2. 数字评价量表（NRS）　将疼痛程度用数字0~10依次表示,0表示无疼痛,10表示最剧烈的疼痛（图附录7-2）。由患者自己选择1个最能代表自身疼痛程度的数字,或由医护人员询问患者:你的疼痛有多严重? 由医护人员根据患者对疼痛的描述选择相应的数字。按照疼痛对应的数字将疼痛程度分为: 轻度疼痛（1~3）,中度疼痛（4~6）,重度疼痛（7~10）。

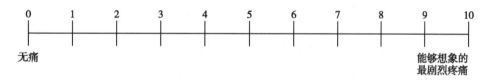

图附录7-2　数字评价量表（NRS）

3. 面部表情疼痛评分量表（FPS）　医护人员根据患者疼痛时的面部表情状态,对照《面部表情疼痛评分量表》进行疼痛评估（图附录7-3）,该量表适用于表达困难的患者,如儿童、老年人,以及存在语言或文化差异或其他交流障碍的患者。

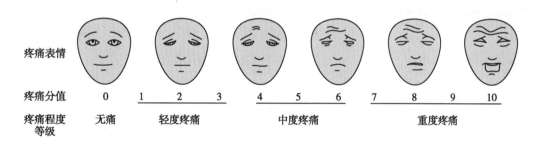

图附录7-3　面部表情疼痛评分量表

4. 语言评分量表（VRS）　根据患者对疼痛的主诉,将疼痛分为轻度疼痛、中度疼痛、重度疼痛。

（1）轻度疼痛:有疼痛,但可忍受,生活正常,睡眠未受干扰。

（2）中度疼痛:疼痛明显,不能忍受,要求服用镇痛药物,睡眠受到干扰。

（3）重度疼痛:疼痛剧烈,不能忍受,需服用镇痛药物,睡眠严重受到干扰,可伴自主神经功能紊乱或呈被动体位。

附录8 简明疼痛评估量表

患者姓名：_____ 病案号：_____ 诊断：_____
评估时间：_____ 评估医师：_____

1. 大多数人一生中都有过疼痛经历（如轻微头痛、扭伤后痛、牙痛）。除这些常见的疼痛外，现在您是否还感到有别的类型的疼痛？ （1）是 （2）否

2. 请您在下图中标出您的疼痛部位，并在疼痛最剧烈的部位以"×"标出。

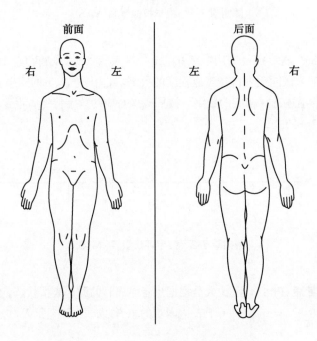

3. 请选择下面的一个数字，以表示过去24小时内您疼痛最剧烈的程度。
   （不痛）0　1　2　3　4　5　6　7　8　9　10（最剧烈）

4. 请选择下面的一个数字，以表示过去24小时内您疼痛最轻微的程度。
   （不痛）0　1　2　3　4　5　6　7　8　9　10（最剧烈）

5. 请选择下面的一个数字，以表示过去24小时内您疼痛的平均程度。
   （不痛）0　1　2　3　4　5　6　7　8　9　10（最剧烈）

6. 请选择下面的一个数字，以表示您目前的疼痛程度。
   （不痛）0　1　2　3　4　5　6　7　8　9　10（最剧烈）

7. 您希望接受何种药物或治疗控制您的疼痛？

---

8. 在过去的24小时内，由于药物或治疗的作用，您的疼痛缓解了多少？请选择下面的一个百分数，以表示疼痛缓解的程度。

　　（无缓解）0　10%　20%　30%　40%　50%　60%　70%　80%　90%　100%（完全缓解）

9. 请选择下面的一个数字, 以表示过去 24 小时内疼痛对您的影响。

(1) 对日常生活的影响:

     (无影响) 0 1 2 3 4 5 6 7 8 9 10(完全影响)

(2) 对情绪的影响:

     (无影响) 0 1 2 3 4 5 6 7 8 9 10(完全影响)

(3) 对行走能力的影响:

     (无影响) 0 1 2 3 4 5 6 7 8 9 10(完全影响)

(4) 对日常工作的影响(包括外出工作和家务劳动):

     (无影响) 0 1 2 3 4 5 6 7 8 9 10(完全影响)

(5) 对与他人关系的影响:

     (无影响) 0 1 2 3 4 5 6 7 8 9 10(完全影响)

(6) 对睡眠的影响:

     (无影响) 0 1 2 3 4 5 6 7 8 9 10(完全影响)

(7) 对生活兴趣的影响:

     (无影响) 0 1 2 3 4 5 6 7 8 9 10(完全影响)

附录9　常用镇痛类药物使用方法及注意事项

1. 非甾体类抗炎药物

使用方法	注意事项
口服给药	a. 宜饭后服用，指导患者不应空腹用药 b. 不宜同时应用两种或两种以上非甾体类抗炎药
静脉给药	静脉注射给药时应缓慢注射
经皮肤给药	a. 应根据疼痛部位大小涂抹药物，并轻轻摩擦，不宜长期大面积使用 b. 药物应涂抹于完整皮肤，避开破损皮肤或伤口
经直肠给药	a. 宜睡前给药 b. 用药前应指导患者排便，取侧卧位，膝部弯曲，放松肛门 c. 栓剂应缓慢推进，栓剂尾端距肛门口 2～5cm 为宜 d. 栓剂塞入肛门后应嘱患者保持侧卧位 15 分钟，用药后 1～2 小时内不宜排便

2. 阿片类药物

使用方法	注意事项
口服给药	a. 缓释阿片类药物应整片/粒服用，禁掰开、碾碎或咀嚼 b. 即释吗啡，口服给药 60 分钟后评价镇痛效果
皮下注射	a. 注射时应避开瘢痕、硬结、水肿部位，计划性更换注射部位 b. 消瘦患者可捏起皮肤，减小进针角度 c. 皮下注射用药 30 分钟后应评价镇痛效果
静脉给药	a. 应依据药物镇痛效果及不良反应，遵医嘱控制给药速度 b. 应观察患者意识状态、呼吸及瞳孔变化，有无思睡、嗜睡、呼吸浅慢、瞳孔缩小等过度镇静表现 c. 静脉给药 15 分钟后应评价镇痛效果
经皮肤给药	a. 宜选择在完整、平坦的皮肤表面贴用，避开放射治疗部位 b. 应在用药前去除毛发，用清水清洗皮肤，禁用肥皂、油剂或其他刺激性用品 c. 贴剂与皮肤应贴合紧密，更换贴剂时应改变部位 d. 贴剂不应剪切使用，粘贴部位不应接触热源或用力挤压 e. 芬太尼透皮贴剂应每 72 小时更换一次，发热患者不宜使用或遵医嘱缩短贴剂更换时间
PCA 泵给药	a. 应保持 PCA 泵装置处于正常使用状态，妥善固定，管路连接紧密且通畅 b. 应每日评估穿刺点有无红、肿、热、痛、渗液、硬结等表现 c. 应指导患者 PCA 泵的使用方法及按压间隔时间 d. 应观察 PCA 泵的按压次数、镇痛效果及药物不良反应

附录10　常用镇痛类药物常见不良反应的预防及护理

1. 非甾体抗炎药物

症状	预防及处理
胃肠道毒性	a. 监测高危人群：年龄＞60岁、既往有消化道出血、溃疡病史、酗酒史、长期使用大剂量非甾体类抗炎药、每日口服保护心脏剂量阿司匹林者，应告知医生谨慎用药 b. 指导患者不宜空腹服用 c. 用药期间应观察有无消化道出血及胃肠道不适症状，如便血、恶心、胀气、疼痛
肝肾毒性	a. 监测高危人群：年龄＞60岁、高血压、糖尿病、体液失衡、应用加重肝肾毒性的化疗方案者，应通知医生谨慎用药 b. 用药期间注意监测肝肾功能
心脏毒性	a. 监测高危人群：年龄＞60岁、高血压、心血管疾病史者，应通知医生谨慎用药 b. 用药期间应观察有无血压升高、心悸等症状 c. 应用环氧化酶-2抑制剂者，应遵医嘱定期监测血压、心电图、左心室射血分数等，如出现心悸、胸闷等，应告知医生
血液学毒性	a. 监测高危人群：长期应用抗凝药物、出凝血障碍者，应告知医生谨慎用药 b. 用药期间注意监测血小板计数、出凝血功能等
神经系统毒性	a. 指导患者用药后如出现头痛、头晕、眩晕等症状，应及时报告医护人员 b. 出现神经系统症状者，应卧床休息，预防跌倒、坠床等

2. 阿片类药物

症状	预防及处理
便秘	a. 应每日评估排便情况，及早发现便秘征象 b. 应遵医嘱预防性给予缓泻药物 c. 宜指导患者摄入充足的水分及膳食纤维并适当运动，规律排便，可建议患者在晨起或餐后2小时内尝试排便 d. 宜选择腹部顺时针环状按摩、循经按摩配合耳穴贴压、中药穴位贴敷、经皮电刺激等预防便秘 e. 持续便秘者，应排除肠梗阻、肠嵌塞、高钙血症以及其他药物的影响 f. 应依据便秘严重程度，遵医嘱对症处理
恶心呕吐	a. 应指导患者规律排便，初次用药数天内或既往有阿片类药物诱发恶心呕吐者宜遵医嘱预防性使用止吐药物 b. 应评估恶心呕吐的严重程度，遵医嘱对症处理 c. 应观察有无恶心呕吐引起的水及电解质紊乱，遵医嘱及时纠正并维持内环境稳定 d. 应做好口腔清洁，呕吐后可根据患者的喜好应用清水、茶叶水、柠檬水、甘草水等维持口腔的舒适感 e. 症状持续1周以上，应再次评估，排除放化疗、脑转移、肠梗阻等其他因素导致的恶心呕吐，遵医嘱减少阿片类药物剂量、更换药物或改变用药途径
镇静	a. 应监测高危人群：初次用药、药物剂量大幅度增加、联合应用镇静剂、老年或合并重要脏器功能障碍者 b. 应评估患者的镇静程度、意识状态、呼吸及瞳孔变化。出现镇静加重或思睡、嗜睡等意识改变时，应及时通知医生 c. 出现呼吸抑制症状时，如对躯体刺激无反应，呼吸频率小于8次/min，并出现针尖样瞳孔时，应立即遵医嘱停用阿片类及镇静药物，并给予纳洛酮等解救处理

续表

症状	预防及处理
尿潴留	a. 应监测高危人群:蛛网膜下腔阻滞麻醉术后、前列腺增生、联合应用镇静剂或老年患者等 b. 应指导患者及时排尿,避免膀胱过度充盈,可采取诱导排尿、热敷会阴部或按摩膀胱区 c. 出现尿潴留者,应遵医嘱导尿,留置导尿管患者应执行留置导尿管护理常规
谵妄	a. 监测患者意识状态、认知及精神行为的改变,应及早发现患者谵妄征象 b. 应排除感染、高钙血症、中枢神经系统疾病或使用精神药物等原因引起的谵妄 c. 出现谵妄者应遵医嘱给予减量或停药,同时采取积极措施保证患者的安全 d. 应保持环境安静,避免强光及噪声刺激 e. 应向主要照顾者提供谵妄预防相关知识,及时报告患者谵妄症状
瘙痒	a. 宜保持皮肤清洁,可用清水或无刺激性洗剂清洁皮肤 b. 宜指导患者穿着质地柔软、纯棉内衣,皮肤干燥患者可涂抹无刺激性润肤剂 c. 宜将患者指甲剪短,睡眠时可戴上手套,避免不自主抓伤皮肤 d. 宜评估有无皮肤改变,排除过敏或其他药物引发的瘙痒 e. 应依据瘙痒情况遵医嘱用药处理

附录 11 疼痛日记

填写说明:根据下列表格内容记录每日疼痛情况和缓解疼痛的措施(如果 24 小时内无疼痛发生,仍需每 12 小时记录 1 次疼痛情况)。

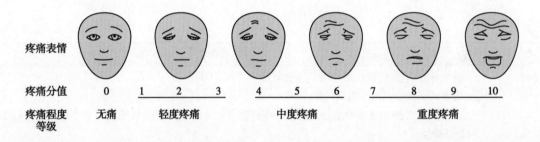

日期/ 时间	疼痛分 数/分	疼痛 部位	疼痛描述(钝痛、锐 痛、烧灼样痛、电击 痛、刺痛等)	疼痛发生时 正在做什么	疼痛持续 时间	镇痛药物名称、 剂量、服药时间	服用镇痛药物 1 小时后疼痛 分数/分	副作用/ 不良反应